Elastografia

Uma Abordagem Prática

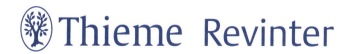

Elastografia

Uma Abordagem Prática

Richard G. Barr, MD, PhD, FACR, FSRU
Professor
Department of Radiology
Northeast Ohio Medical University
Rootstown, Ohio
Southwoods Imaging
Youngstown, Ohio

Thieme
Rio de Janeiro • Stuttgart • New York • Delhi

**Dados Internacionais de
Catalogação na Publicação (CIP)**

B268e
Barr, Richard G.
　Elastografia: Uma Abordagem Prática/Richard G. Barr; tradução de Soraya Imon de Oliveira, Mônica Regina Brito & Edianez Chimello. – 1. Ed. – Rio de Janeiro – RJ: Thieme Revinter Publicações, 2018.
　200 p.: il; 21,3 x 27,7 cm

　Título Original: *Elastography: A pratical approach*
　Inclui Índice Remissivo e Referências
　ISBN 978-85-5465-013-1

　1. Técnicas de imagem de elastografia – métodos. I. Título.

CDD: 616.075
CDU: 616-07

Tradução:

Soraya Imon de Oliveira (Caps. 1 a 4)
Tradutora Especializada na Área da Saúde, SP
Mônica Regina Brito (Caps. 5 a 8)
Médica Veterinária
Tradutora Especializada na Área da Saúde, SP
Edianez Chimello (Caps. 9 a 13)
Tradutora Especializada na Área da Saúde, SP

Revisão Técnica:

Flávia Djahjah
Graduada em Medicina pela UFRJ
Residência Médica em Radiologia pela UERJ
Médica Radiologista da Rede Labs D'Or, Rio de Janeiro

Nota: O conhecimento médico está em constante evolução. À medida que a pesquisa e a experiência clínica ampliam o nosso saber, pode ser necessário alterar os métodos de tratamento e medicação. Os autores e editores deste material consultaram fontes tidas como confiáveis, a fim de fornecer informações completas e de acordo com os padrões aceitos no momento da publicação. No entanto, em vista da possibilidade de erro humano por parte dos autores, dos editores ou da casa editorial que traz à luz este trabalho, ou ainda de alterações no conhecimento médico, nem os autores, nem os editores, nem a casa editorial, nem qualquer outra parte que se tenha envolvido na elaboração deste material garantem que as informações aqui contidas sejam totalmente precisas ou completas; tampouco se responsabilizam por quaisquer erros ou omissões ou pelos resultados obtidos em consequência do uso de tais informações. É aconselhável que os leitores confirmem em outras fontes as informações aqui contidas. Sugere-se, por exemplo, que verifiquem a bula de cada medicamento que pretendam administrar, a fim de certificar-se de que as informações contidas nesta publicação são precisas e de que não houve mudanças na dose recomendada ou nas contraindicações. Esta recomendação é especialmente importante no caso de medicamentos novos ou pouco utilizados. Alguns dos nomes de produtos, patentes e *design* a que nos referimos neste livro são, na verdade, marcas registradas ou nomes protegidos pela legislação referente à propriedade intelectual, ainda que nem sempre o texto faça menção específica a esse fato. Portanto, a ocorrência de um nome sem a designação de sua propriedade não deve ser interpretada como uma indicação, por parte da editora, de que ele se encontra em domínio público.

Título original:
Elastography: a practical approach
Copyright © 2017 by Thieme Medical Publishers, Inc.
ISBN 978-1-62623-271-6

© 2018 Thieme Revinter Publicações Ltda.
Rua do Matoso, 170, Tijuca
20270-135, Rio de Janeiro – RJ, Brasil
http://www.ThiemeRevinter.com.br

Thieme Medical Publishers
http://www.thieme.com
Capa: Thieme Revinter Publicações

Impresso no Brasil por Zit Gráfica e Editora Ltda.
5　4　3　2　1
ISBN 978-85-5465-013-1

Todos os direitos reservados. Nenhuma parte desta publicação poderá ser reproduzida ou transmitida por nenhum meio, impresso, eletrônico ou mecânico, incluindo fotocópia, gravação ou qualquer outro tipo de sistema de armazenamento e transmissão de informação, sem prévia autorização por escrito.

A minha família, aos meus amigos e colaboradores.

Prólogo

Este segundo livro de Richard G. Barr sobre elastografia expande o tema da prática rapidamente crescente da elastografia por ultrassom em diversas aplicações clínicas. A elastografia é uma modalidade de imagem que mapeia as propriedades elásticas do tecido mole. O principal conceito por trás da elastografia está no fato de que a rigidez ou maleabilidade dos tecidos fornecerá informação diagnóstica sobre a manifestação ou estado de uma patologia. A elastografia está sendo usada para investigar muitas condições patológicas em vários órgãos. Fornece informação diagnóstica adicional além do que pode ser aprendido com uma imagem anatômica 2D.

O uso da elastografia cresceu ao longo dos últimos anos. Atualmente, engloba múltiplos órgãos, e a maioria dos fabricantes de ultrassom tem ao menos uma versão em seus sistemas. Isto levou à necessidade de um texto abrangente que abordasse todos os aspectos da elastografia: o uso clínico em vários órgãos; como, por quê e onde no decorrer da prática; e as armadilhas, dicas e truques para a realização de um exame bem-sucedido e relevante. No mundo todo, há poucos médicos com ampla experiência e conhecimento requeridos. O Dr. Barr incluiu muitos destes profissionais neste livro-texto bastante abrangente, reunindo os seus conhecimentos clínicos e práticos em um único lugar.

Este livro abrangente cobre os princípios e técnicas usados em elastografia. Cada capítulo explora diferentes tipos de elastografia: as dicas e truques para obtenção de um elastograma; diagnóstico; métodos de intepretação da informação; e compreensão acerca dos artefatos e limitações encontrados, de modo a permitir que, nessas situações, o leitor consiga distinguir entre aquilo que está relacionado com a técnica usada ou com a informação diagnóstica real.

Mais do que apenas cobrir as técnicas, o Dr. Barr inclui informações sobre o uso da elastografia em vários órgãos. A doença hepática crônica é um problema substancial no mundo inteiro, tendo como principal consequência a deposição crescente de tecido fibroso junto ao fígado, com o consequente desenvolvimento de cirrose. O Dr. Barr abrange elegantemente a técnica de obtenção de imagem difusa da doença hepática, incluindo como executar o procedimento, e limitações e indicações para avaliação clínica da doença hepática e de doenças hepáticas focais. O ultrassom é usado para avaliar a mama em exames de diagnósticos e de triagem. A elastografia da mama é um método de ultrassom bastante moderno, que pode fornecer informação diagnóstica suplementar na avaliação da patologia. O ultrassom é correto e preciso na detecção de nódulos tireoidianos, mas exibe desempenho diagnóstico relativamente precário na diferenciação entre nódulos benignos e malignos. A elastografia é uma ferramenta válida e útil na avaliação da tireoide. Mesmo com treinamento adequado e parâmetros convenientes, um equipamento apropriado e a adequação clínica do exame são fundamentais. Outras aplicações clínicas da elastografia apresentadas neste livro incluem a obtenção de imagens da próstata, linfonodos, baço, pâncreas, rim, sistema musculoesquelético, glândulas salivares e testículos, tornando este livro valioso para a compreensão das práticas de elastografia em qualquer departamento.

Elastografia – Uma Abordagem Prática foi escrito de modo a abranger uma ampla variedade de aplicações clínicas da elastografia para a prática diária do leitor. As imagens clínicas, os diagramas, as dicas e os truques técnicos sobre como obter elastogramas de qualidade são excelentes. Acredito que este livro será extremamente útil para todos os departamentos de ultrassom.

Cynthia L. Rapp, RDMS, FAUM, FSDMS
Senior Clinical Marketing Manager
Toshiba Ultrasound
Tustin, California

Prefácio

Este livro, uma revisão abrangente das aplicações clínicas atuais da elastografia, é projetado para técnicos de ultrassonografia e médicos que usam a elastografia na prática clínica de rotina. As técnicas destinadas à otimização de cada tipo de elastografia para cada sistema de órgãos são discutidas em detalhes, com as armadilhas claramente explicadas. Uma revisão de todos os artefatos e o modo de como evitá-los é incluída. Sempre que os artefatos fornecem informação clínica, sua importância clínica é destacada. O presente livro foi projetado para ser útil tanto para iniciantes como para usuários com experiência em imagem. Os usos da elastografia para cada sistema de órgãos são explorados, de modo a permitir que o leitor determine qual destas aplicações é valiosa em seu departamento ou prática clínica.

Este livro é uma compilação da experiência de especialistas em elastografia do mundo inteiro. Tentou-se incluir todas as técnicas disponíveis para cada órgão, comparando-as e contrastando-as. Foram incluídas informações suficientes sobre cada técnica, para permitir que aqueles com acesso a uma única técnica consigam otimizar a utilidade clínica do seu sistema. Para os leitores que dispõem de múltiplas técnicas em diferentes equipamentos, a discussão acerca das diversas técnicas existentes poderá ajudá-los a determinar quais pacientes se adequam melhor a cada uma delas.

Foram selecionados casos clínicos para demonstrar uma ampla gama de patologias. Junto a uma determinada condição patológica, foram selecionados alguns casos para demonstrar a gama de achados elastográficos para a patologia em foco. Os casos em que a elastografia pode fornecer resultados falso-positivos ou falso-negativos são destacados e discutidos em detalhes, com dicas sobre como reconhecer achados que podem estar equivocados e que não devem ser usados no diagnóstico clínico.

Os princípios científicos básicos da elastografia por ultrassom são abordados no Capítulo 2. A ciência básica apresentada neste livro não pretende ser exaustiva e sim fornecer uma revisão que destaque as informações necessárias durante a obtenção de imagens clínicas. Nos Capítulos 3 ao 12, discute-se o uso clínico da elastografia em sistemas de órgãos específicos, destacando as abordagens práticas para incorporação da elastografia à prática clínica. Os capítulos clínicos trazem dicas detalhadas e truques para conseguir elastogramas de alta qualidade. As diferenças entre elastografia por tensão (SE) e elastografia por ondas de cisalhamento (SWE), para cada órgão, são discutidas. A elastografia por ressonância magnética é discutida no Capítulo 12, seguindo dos capítulos sobre os usos clínicos da elastografia por ultrassom.

A elastografia foi extensivamente validada para o diagnóstico clínico melhorado na doença hepática difusa e em doenças da mama e glândula tireoide. Foram publicadas diretrizes para o uso da elastografia com estes órgãos. As aplicações clínicas da elastografia para estes órgãos são discutidas em detalhes, enfatizando particularmente o uso da elastografia como auxílio no diagnóstico clínico.

Outros órgãos com aprovação do uso clínico da elastografia estão sendo amplamente avaliados. Aplicações clínicas bem definidas ainda não foram validadas nestes sistemas de órgãos, contudo muitas parecem ser promissoras. Pesquisas iniciais sobre elastografia da próstata obtiveram resultados excelentes na detecção e caracterização do câncer de próstata na zona periférica. Em muitos outros órgãos, parece haver sobreposição entre os valores de rigidez de lesões benignas e malignas, limitando a especificidade e a sensibilidade da elastografia na detecção e caracterização das condições patológicas. Os capítulos sobre doença hepática focal, próstata, linfonodos, outros órgãos abdominais e o sistema musculoesquelético apresentam o atual estágio de desenvolvimento das técnicas destinadas a estes órgãos, sistemas e condições patológicas. Por fim, no último capítulo do livro, são discutidas as aplicações mais recentes que ainda estão em fase de desenvolvimento.

Agradecimentos

Muitas pessoas estão associadas e dão suporte à pesquisa e aos estudos clínicos sobre elastografia que tornaram este livro possível — o meu obrigado a todas estas pessoas. Agradeço especialmente aos autores dos capítulos, que são especialistas em suas áreas e compartilharam seus conselhos e opiniões especializadas.

O número de nossos fornecedores/colaboradores, tanto engenheiros como especialistas em aplicação clínica, é amplo demais para listar individualmente. Todos merecem reconhecimento por terem trabalhado com os autores, dando conselhos sobre a aplicação da elastografia aos numerosos campos de interesse.

Agradeço à equipe da Southwoods Imaging pelo duro trabalho, que prestou contribuições significativas aos meus esforços de pesquisa. Por fim, agradeço aos milhares de pacientes que serviram de voluntários para os meus estudos científicos, possibilitando o avanço que alcançamos.

Colaboradores

Anupam Bam, MBBS
Thane Ultrasound Center
Thane, India

Richard G. Barr, MD, PhD, FACR, FSRU
Professor
Department of Radiology
Northeastern Ohio Medical University
Rootstown, Ohio
Southwoods Imaging
Youngstown, Ohio

Chandra Bortolotto, MD
Department of Radiology
Policlínico San Matteo
Università degli Studi
Pavia, Italy

Costanza Bruno, MD
Department of Radiology
Policinico, "GB Rossi"
University of Verona
Verona, Italy

Fabrizio Calliada, MD
Department of Radiology
Policlinico San Matteo
Università degli Studi
Pavia, Italy

Vito Cantisani, MD, PhD
Department of Radiological Sciences
Oncology and Pathology
Policlinico Umberto I
University Sapienza
Rome, Italy

Carlo Catalano, MD
Department of Radiology
Anatomo-pathology and Oncology
University of Rome
Rome, Italy

Nitin Chaubal, MD, DMRD, FICR, FAIUM, FICMU, FSRU
Thane Ultrasound Center
Thane, India

Valentina Ciaravino, MD
Department of Radiology
University of Verona
Verona, Italy

Jean-Michel Correas, MD, PhD
Vice Chairman of the Adult Radiology Department
Paris-Descartes University & Necker University Hospital
Batiment Hamburger
Paris, France

David O. Cosgrove, MD
Imperial and King's Colleges
London, United Kingdom

Stefano Crosara, MD
Department of Radiology
University of Verona
Verona, Italy

Ferdinando D'Ambrosio, MD
Department of Radiology
Anatomo-pathology and Oncology
University of Rome
Rome, Italy

Emanuele David, MD
Department of Radiological Sciences
Oncology and Pathology
Policlinico Umberto I
University Sapienza
Rome, Italy

Riccardo De Robertis, MD
Department of Radiology
Casa di Cura Pederzoli
Peschiera del Garda
Italy

Nicola Di Leo, MD
Department of Radiology
Anatomo-pathology and Oncology
University of Rome
Rome, Italy
Department of Biomedical Sciences and
Morphological and Functional Imaging
University of Messina
Messina, Italy

Mattia DiSegni, MD
Department of Radiology
Anatomo-pathology and Oncology
University of Rome
Rome, Italy

Mirko D'Onofrio, MD
Associate Professor
Department of Radiology
GB Rossi University Hospital
University of Verona
Verona, Italy

Bogdan Dzyubak, PhD
Department of Radiology
Mayo Clinic
Rochester, Minnesota

Giovanna Ferraioli, MD
Department of Infectious Disease
Fondazione IRCCS
Policlinico San Matteo
University of Pavia
Pavia, Italy

Carlo Filice, MD
Department of Infectious Disease
Fondazione IRCCS
Policlinico San Matteo
University of Pavia
Pavia, Italy

Antonio Giulio Gennari, MD
Department of Radiology
University of Trieste
Trieste, Italy

Hektor Grazhdani, MD
Department of Biomedical Sciences
and Morphological and Functional Imaging
University of Messina
Messina, Italy

Nelson A. Hager, MD
Franciscan Orthopedic Associates
Tacoma, Washington

Olivier Hélénon, MD
Department of Radiology
Necker Hospital
Paris, France

Andrea Isidori, MD
Department of Radiological Sciences
Oncology and Pathology
Policlinico Umberto I
University Sapienza
Rome, Italy

Ketki Khadtare, MBBS, MD
Thane Ultrasound Center
Thane, India

Amy M. Lex, MS, RT(R), RDMS
National Strategic Business and Luminary Manager
for General Imaging and Women's Healthcare
Philips Ultrasound
Bothell, Washington

Raffaella Lissandrin, MD
Department of Infectious Disease
Fondazione IRCCS
Policlinico San Matteo
University of Pavia
Pavia, Italy

Antonio Masciotra, MD
Department of Medical Imaging
Casa di Cura Villa Maria
Campobasso, Italy

Roberto Pozzi Mucelli, MD
Department of Radiology
University of Verona
Verona, Italy

Michele Pontello, MD
Department of Radiology
Cattinara Hospital
University of Trieste
Trieste, Italy

Emilio Quaia, MD
Department of Radiology
Cattinara Hospital
University of Trieste
Trieste, Italy

Giuseppe Schillizzi, MD
Department of Radiological Sciences
Oncology and Pathology
Sapienza University of Rome
Rome, Italy

Stephanie R. Wilson, MD
Clinical Professor of Radiology
Clinical Professor of Medicine
Division of Gastroenterology
University of Calgary
Calgary, Alberta, Canada

Mabel Zicchetti, MD
Department of Infectious Disease
Fondazione IRCCS
Policlinico San Matteo
University of Pavia
Pavia, Italy

Abreviaturas/Terminologia

ARFI	Impulso de força de radiação acústica
Razão E/B	Comprimento de uma lesão mamária medido em imagem de tensão e comparado ao comprimento da lesão medida em imagem em modo B
ECI	Índice de contraste de elasticidade
EI	Índice de elasticidade
Escore de elasticidade	Sistema de pontuação para caracterizar lesões por elastografia por compressão; também conhecido como escala colorida de 5 pontos, escore de Tsukuba ou padrão de compressão
Escala colorida de 5 pontos	Sistema de pontuação para caracterização de lesões por elastografia por compressão; também conhecido como escore de Tsukuba, escore de elasticidade ou padrão de compressão
FLR	Razão gordura/lesão. Método de semi-quantificação de resultados de compressão; determina a rigidez relativa de uma lesão em comparação à rigidez da gordura
FNA	Aspiração por agulha fina
FNAB	Biópsia aspirativa por agulha fina
FNAC	Citologia aspirativa por agulha fina
FOV	Campo visual
Razão do comprimento	O comprimento da lesão medido em imagem de compressão e comparado ao comprimento da lesão medida em imagem em modo B, também conhecida como razão E/B ou razão de largura
Método do deslocamento manual	Uso de transdutor, da respiração do paciente e/ou do batimento cardíaco para gerar a força de compressão-liberação necessária à geração de um elastograma por compressão
MRE-3D	Elastografia por ressonância magnética tridimensional
MRI	Imagem por ressonância magnética
RTSE	Elastografia por compressão em tempo real
ROI	Região de interesse
SE	Elastografia por compressão, genérico para todos os tipos de elastografia
SR	Razão de compressão; a razão da rigidez de uma lesão em relação à rigidez de um padrão de referência (p. ex., na elastografia da mama) Medida semiquantitativa (relativa) de compressão
SSI	Imagem de onda de cisalhamento supersônico; Imagem de onda de cisalhamento de SuperSonic Imagine
Razão de compressão	Razão lesão/gordura, razão da rigidez de uma lesão em relação a um padrão de referência (p. Ex., gordura na elastografia de mama)
SWE	Elastografia por onda de cisalhamento, termo genérico para "imagem de onda de cisalhamento"
p-SWE	Elastografia por onda de cisalhamento pontual; técnica de onda de cisalhamento em que a SWS é calculada em uma ROI pequena
2D-SWE	Elastografia por onda de cisalhamento bidimensional; técnicas de onda de cisalhamento em que a SWS é calculada sobre um campo visual amplo e com codificação colorida na imagem Pelo menos uma ROI pequena pode então ser colocada junto ao FOV, para obter medidas de rigidez
3D-SWE	Elastografia por onda de cisalhamento tridimensional; uma técnica de onda de cisalhamento em que a SWS é calculada sobre um volume 3D com codificação colorida na imagem Pelo menos uma ROI pequena pode então ser colocada junto ao FOV, para obter medidas de rigidez
SWS	Velocidade da onda de cisalhamento, em metros por segundo (m/s); também chamada SWV
SWV	Velocidade da onda de cisalhamento, em metros por segundo (m/s); também chamada SWS
Padrão de compressão	Sistema de pontuação para caracterização de lesões por elastografia por compressão; também conhecido como escala colorida de 5 pontos, escore de Tsukuba ou escore de elasticidade
TSI	Índice de rigidez da tireoide

Escore de Tsukuba	Sistema de pontuação para caracterização de lesões por elastografia por compressão; também conhecido como escala colorida de 5 pontos, escore de elasticidade ou padrão de compressão
VTI	*Virtual Touch Imaging* (sistema de imagem de compressão da Siemens, que usa ARFI)
VTQ	*Virtual Touch Quantification* (sistema de quantificação pontual de onda de cisalhamento da Siemens), uma técnica de ultrassom p-SWE
US	Ultrassom
Razão de largura	Comparação do tamanho de uma lesão medida em imagem de compressão e comparada ao tamanho medido em uma imagem em modo B
Módulo de Young	Propriedade mecânica de materiais sólidos elásticos; define a relação existente entre estresse (força por unidade de área) e compressão (deformação proporcional) em um material; é uma medida de rigidez expressa em kPa

Sumário

1 Introdução à Elastografia 1
Richard G. Barr

2 Princípios da Elastografia 6
Richard G. Barr

3 Elastografia para Doença Hepática Difusa 25
Giovanna Ferraioli ▪ Mabel Zicchetti ▪ Raffaella Lissandrin ▪ Carlo Filice

4 Elastografia para Doença Focal Hepática 37
Stephanie R. Wilson

5 Elastografia da Mama 43
Richard G. Barr

6 Elastografia da Glândula Tireoide 68
Vito Cantisani ▪ Hektor Grazhdani ▪ Emanuele David ▪ Fabrizio Calliada ▪ Nicola Di Leo
Mattia DiSegni ▪ Antonio Mosciotra ▪ Carlo Catalano ▪ Ferdinando D'Ambrosio

7 Elastografia da Próstata 87
Jean-Michel Correas ▪ Olivier Hélénon

8 Elastografia de Linfonodos 100
Nitun Chaubal ▪ Anupam Bam ▪ Ketki Khadtare

9 Elastografia do Baço, Pâncreas e Rins 115
Mirko D'Onofrio ▪ Vito Cantisani ▪ Emilio Quaia ▪ Riccardo De Robertis ▪ Costanza Bruno ▪ Stefano Crosara
Valentina Ciaravino ▪ Antonio Giulio Gennari ▪ Michele Pontello ▪ Giuseppe Schillizzi ▪ Roberto Pozzi Mucelli

10 Elastografia do Sistema Musculoesquelético 129
Richard G. Barr ▪ Amy M. Lex ▪ Nelson A. Hager

11 Elastografia das Glândulas Salivares, dos Linfonodos e dos Testículos 141
Fabrizio Calliada ▪ Vito Cantisani ▪ Chandra Bortolotto ▪ Hector Grazhdani ▪ Emanuele David ▪ Antonio
Masciotra ▪ Andrea Isidori

12 Elastografia por Ressonância Magnética 158
Bogdan Dzyubak

13 Aplicações Futuras para Elastografia 170
David O. Cosgrove

Índice Remissivo 176

Elastografia

Uma Abordagem Prática

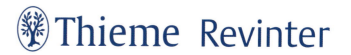

1 Introdução à Elastografia

Richard G. Barr

A avaliação da rigidez tecidual tem sido usada há milhares de anos para diagnosticar doenças.[1] Muitos estados patológicos levam a alterações na rigidez da lesão, como ocorre de forma mais notável no câncer. No passado, estas alterações eram avaliadas por palpação clínica, que constituía uma das avaliações básicas realizadas durante o exame físico.[2,3,4] Isto é bastante simples para órgãos superficiais, como as mamas, mas se torna problemático para os órgãos mais internos. A elastografia é uma nova técnica de imagem que pode produzir imagens baseadas na rigidez dos tecidos.[5] Fornece informação clínica adicional que não pode ser obtida com ultrassom em modo B (que avalia as propriedades acústicas) nem com Doppler (que acessa o fluxo vascular) (▶ Tabela 1.1).

A elastografia por ultrassom (comumente chamada apenas *elastografia*) é usada no contexto de pesquisa há muitos anos. Desde o advento do primeiro sistema clinicamente aprovado, em 2003, tem havido grande interesse e muito mais pesquisa sobre o uso desta tecnologia no diagnóstico clínico de muitos estados patológicos. Desde a sua introdução clínica inicial, houve um desenvolvimento rápido e contínuo de diversas variações da elastografia. A princípio, a *elastografia por compressão* (SE) foi desenvolvida e usada clinicamente. Esta técnica consiste em avaliar as alterações teciduais decorrentes da aplicação de uma força externa (seja com auxílio de transdutor ou via respiração ou batimento cardíaco do paciente). Tecidos rígidos não deformam, enquanto tecidos moles deformam diante da aplicação de uma força. Com todas as técnicas baseadas em tensão, a quantidade de força aplicada não é conhecida e, portanto, o grau exato de rigidez dos tecidos não pode ser medido. Portanto, estas técnicas são qualitativas.[5] Entretanto, é possível avaliar a rigidez relativa dos tecidos no campo visual (*field of view* ou FOV). Foram desenvolvidas abordagens semiquantitativas em que a rigidez do tecido de interesse é comparada à rigidez de um tecido padrão, no campo de visão. A partir desta comparação, é possível determinar uma razão que representa a rigidez relativa do tecido de interesse.[6] Tomemos como exemplo a rigidez de uma lesão na tireoide, que pode ser comparada à rigidez do tecido tireoidiano normal, que exibe rigidez relativamente similar entre os pacientes. É possível determinar um valor de corte para comparar a rigidez relativa ao padrão de referência, que permita diferenciar uma lesão benigna de outra com suspeita de malignidade.

Há uma curva de aprendizado para a obtenção de elastogramas por compressão precisos. Observa-se uma variabilidade significativa na técnica usada para execução da SE, dependendo do sistema adotado. Para obter elastogramas ideais e resultados precisos, é importante achar o "ponto certo" para as técnicas de compressão-liberação e frequência para o sistema de cada fornecedor.

Existem vários métodos para exibição dos resultados. Diversos mapas de tensão em cores ou em escala de cinza podem ser mostrados. Adicionalmente, estes mapas podem ser sobrepostos a uma imagem obtida em modo B em escala de cinza. Ao interpretar os elastogramas coloridos, é preciso ter o cuidado de saber quais dentre as várias chaves de cor disponíveis estão sendo usadas para exibir os resultados no mapa. Para alguns, os tecidos rígidos (ou duros) são vermelhos e, para outros, azuis. No entanto, se for usado um mapa de tensão em escala de cinza para exibir os dados elastográficos, a imagem de fundo em modo B deve ser desligada para evitar a confusão que poderia surgir a partir da sobreposição de duas imagens em escala de cinza. A ▶ Fig. 1.1 mostra os diversos modos de exibição possíveis para os resultados.

Os fornecedores estão desenvolvendo métodos de *feedback* em tempo real para os usuários sobre a qualidade dos elastogramas, com o intuito de favorecer o aprendizado de técnicas adequadas para a obtenção de imagens ideais. Um aspecto importante na execução da SE é a aplicação uniforme do estresse ao longo de todo o campo visual da imagem. Um fabricante oferece um "mapa de movimento" em tempo real que usa cor para indicar a quantidade de deslocamento ao longo da imagem (▶ Fig. 1.2). Para conseguir resultados de SE precisos, o mesmo deslocamento deve estar presente em toda a imagem. Isto é especialmente válido ao obter uma razão de tensão.

Outros fabricantes trazem uma exibição em tempo real da quantidade de estresse aplicada (globalmente, em toda a imagem). A exibição mostra a região de compressão-liberação ideal, que é útil para a realização do exame. Alguns fornecedores também incluem uma barra que permite ao usuário visualizar em tempo real quando são obtidas a compressão-liberação e frequência ideais de pulsos de impulso (▶ Fig. 1.3). Estão sendo desenvolvidos sistemas que detectam automaticamente as bordas de uma lesão para estabelecimento de uma região de interesse mais consistente, além de identificarem a "melhor" área a ser usada como tecido de referência para cálculo da razão de tensão. A adição destas novas capacidades permitirá obter resultados de SE mais precisos e reprodutíveis.

A segunda técnica elastográfica principal já desenvolvida foi a *elastografia por onda de cisalhamento* (SWE). Nesta técnica, uma força mecânica ou um impulso de força de radiação acústica (ARFI) é usada para gerar ondas de cisalhamento junto aos tecidos examinados. As ondas de cisalhamento se propagam perpendicularmente à força aplicada, de modo similar às ondulações observadas na água, quando uma pedra é atirada em uma poça. As ondulações correspondem às ondas de cisalhamento, e a pedra, à força aplicada. A velocidade da onda de cisalhamento (SWS) pode ser estimada observando-se o movimento do tecido em resposta às ondas de cisalhamento com o uso de ultrassom em modo B. A SWS depende da rigidez tecidual: é mais lenta em tecidos mais moles e mais rápida em tecidos mais duros. Esta técnica, quando executada com impulsos mecânicos e sem aquisição de imagem de ultrassom, é chamada *elastografia transitória (TE)*. Existem várias técnicas que usam pulsos de ARFI para gerar ondas de cisalhamento e em que uma imagem em modo B seja obtida para determinar onde a medida da SWS está sendo obtida. Em uma delas, uma única região de interesse (ROI) pequena pode ser estabelecida no tecido de interesse, e pulsos de ARFI são usados para gerar ondas de cisalhamento. A SWS resultante é, então, calculada e exibida, geralmente representando o valor médio das velocidades de onda de cisalhamento dentro da ROI. Esta técnica é chamada *elastografia por onda de cisalhamento pontual (p-SWE)*. Em outra técnica, múltiplos pulsos de ARFI podem ser aplicados ao longo de um campo visual (FOV) maior, para estimar a SWS em uma área de tecido mais ampla. Com esta técnica, a codificação de cor dos pixels no mapa de exibição é usada para visualizar a variação da SWS no FOV.

Tabela 1.1 Comparação de Diferentes Modos de Ultrassonografia Médica

Modo	Grandeza medida	Exibição
Modo B	Impedância acústica	Anatomia
Doppler	Movimento	Fluxo vascular
Elastografia	Propriedades mecânicas	Rigidez tecidual

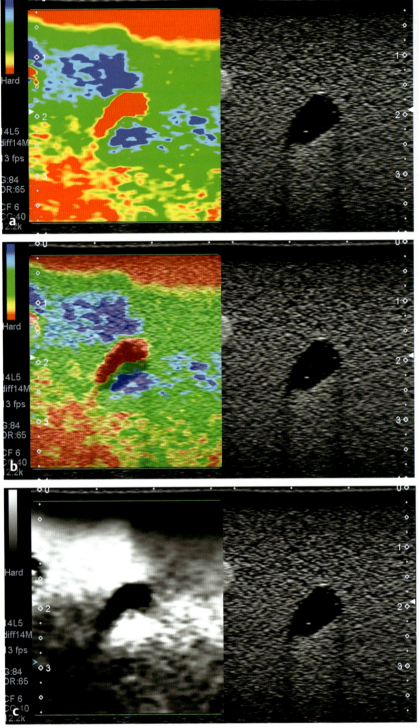

Fig. 1.1 Exemplos de imagens de elastografia por compressão de uma lesão cística em *phantom* usando diferentes mapas de exibição. Em (**a**), o vermelho representa rigidez, o azul representa tecido mole e não há sobreposição de imagem no modo B. Em (**b**), o vermelho representa rigidez, o azul representa tecido mole e há sobreposição de imagem no modo B em escala de cinza. Em (**c**), no mapa em escala de cinza, o preto representa rigidez, o branco representa tecido mole e não há sobreposição de imagem no modo B.
É importante não mostrar a sobreposição no modo B ao usar um mapa de tensão em escala de cinza, uma vez que duas imagens em escala de cinza sobrepostas uma a outra não são interpretáveis.

Esta técnica é chamada *elastografia por onda de cisalhamento bidimensional (2D-SWE)*. Alguns fabricantes oferecem a 2D-SWE para um único momento no tempo, enquanto outros fornecem 2D-SWE contínua em tempo real.

Com a SWE, foi adotada como convenção de codificação a cor vermelha para rigidez, e a cor azul para tecido mole. Entretanto, nos vários mapas de SE em cores e em escala de cinza, geralmente são disponibilizadas diferentes codificações de cor. Para alguns fabricantes, a exibição padrão de código de cor para rigidez é o azul, enquanto para outros é o vermelho. Por este motivo, é importante sempre exibir o mapa de codificação de cor usado ao avaliar imagens de SE. Na 2D-SWE, o mapa de cor pode ser ajustado para refletir a SWS apropriada a partir dos tecidos de interesse. A mudança da escala pode ser usada para ajudar a visualizar as diferenças de rigidez no tecido que está sendo avaliado.

Tanto com a SE como com a SWE, é importante que o transdutor permaneça em um único local durante a coleta de dados e para limitar a movimentação no campo visual. O movimento causado seja pela movimentação do transdutor, ou por parte do paciente, pode levar a resultados de baixa qualidade.

Um fator crítico para a execução da elastografia é a pré-compressão. A pré-compressão consiste na quantidade de força aplicada aos tecidos durante a aquisição de imagens. Conforme

Introdução à Elastografia

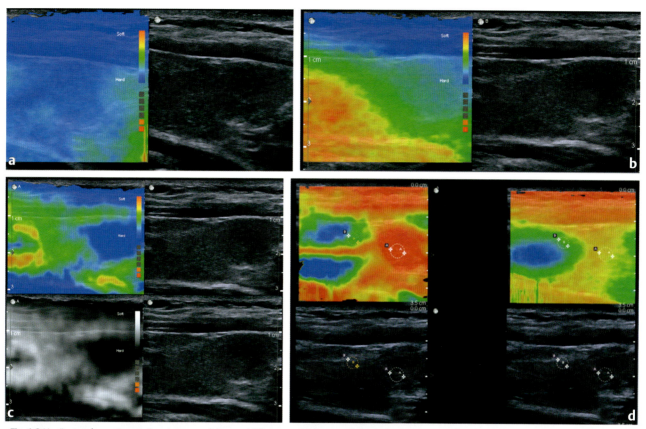

Fig. 1.2 Um "mapa de movimento" em tempo real desenvolvido por um fabricante exibe o deslocamento causado pelo estresse aplicado ao obter o elastograma. A quantidade de tecido deslocado na imagem é exibida usando um mapa colorido. Para um elastograma de tensão ideal, o estresse deve ser uniformemente aplicado ao longo da imagem. Em (**a**), um estresse ideal é aplicado. Note que, a uma profundidade similar, a cor na imagem é similar. Em (**b**), foi colocado um "salto" no transdutor, com aplicação de mais estresse no lado esquerdo da imagem (vermelho). Portanto, a rigidez calculada para uma lesão à direita da imagem apareceria diferente daquela de uma lesão similar no lado esquerdo da imagem. Em (**c**), o efeito da pulsação da artéria carótida pode ser identificado neste elastograma de tensão da tireoide. Os mapas de movimento são exibidos à esquerda, com a imagem superior mostrando um mapa colorido, e a imagem inferior, um mapa em escala de cinza. As duas imagens à direita, na parte superior e na inferior, são os elastogramas em escala de cinza correspondentes aos mapas de movimento. Note que o anel vermelho (imagem superior esquerda) corresponde à área branca (imagem inferior esquerda) no mapa de movimento. Estas imagens indicam estresse aumentado (aplicação de pressão [tensão] aumentada) em consequência da artéria carótida pulsante. Em (**d**), as imagens superiores são os mapas de movimento, enquanto as imagens inferiores são as imagens em modo B. Os mapas de movimento são selecionados a partir de um videoclipe do mesmo tecido. Um estresse significativo foi aplicado durante a obtenção deste clipe (vermelho, no mapa de movimento). Nos dois conjuntos de imagens, a razão de tensão foi obtida na mesma localização. A razão de tensão obtida a partir da estrutura à esquerda foi 7,4, e a razão obtida a partir da direita foi 5,2. A razão para a diferença é a disparidade no estresse aplicado a partir da localização das duas ROIs (lesão, círculo pontilhado A; e tecido de referência, círculo pontilhado B), nitidamente identificada com auxílio dos mapas de movimento.

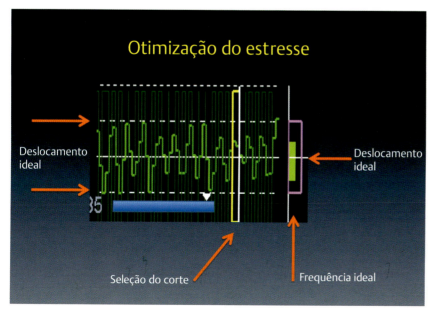

Fig. 1.3 Muitos fornecedores têm uma escala em tempo real na imagem, que representa o estresse aplicado. Neste exemplo de escala, o deslocamento ideal se dá quando o estresse aplicado (linha verde) está entre as duas linhas pontilhadas destacadas com as setas vermelhas. O retângulo roxo à direita é usado para otimizar tanto a frequência de compressão, como o deslocamento ideal. Na situação ideal, o retângulo amarelo dentro do roxo preenche o retângulo roxo.

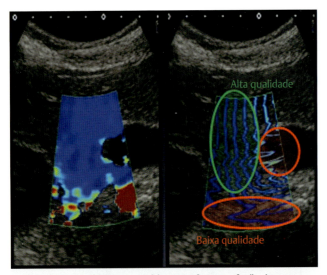

Fig. 1.4 Um exemplo de como os fabricantes fornecem *feedback* em tempo real sobre a qualidade da geração da onda de cisalhamento. A imagem de 2D-SWE está à esquerda, enquanto a "imagem de qualidade" está à direita. Com a 2D-SWE, quando as linhas de propagação da onda de cisalhamento estão paralelas, a qualidade da imagem é alta, e, quando não estão paralelas, a qualidade é precária. As linhas de propagação junto ao círculo verde são paralelas, confirmando a geração de onda de cisalhamento de alta qualidade. Nos dois círculos vermelhos, as linhas de propagação não são paralelas, representando uma propagação de onda de cisalhamento de baixa qualidade, que resulta em baixa precisão na estimativa da velocidade da onda de cisalhamento.

vão sendo comprimidos, os tecidos se tornam mais rígidos. Em geral, nos tecidos mais moles, a rigidez aumenta mais rápido do que nos tecidos mais duros quando da aplicação da compressão. É possível fazer com que os tecidos benignos se tornem tão rígidos quanto os tecidos malignos por meio da aplicação de compressão. As imagens de elastografia, tanto SE como SWE, devem ser obtidas usando "toque leve". Isto se torna mais crítico em órgãos superficiais, como as mamas, onde é fácil aumentar a rigidez tecidual comprimindo o tecido mamário entre o transdutor e as costelas. Em órgãos mais profundos, sobretudo aqueles situados profundamente em relação às costelas, este efeito é menos problemático. Um método para aplicação consistente de pré-compressão mínima foi relatado.[7]

Ondas de cisalhamento de baixa qualidade podem ser geradas durante a obtenção de imagens de p-SWE e 2D-SWE. Todos os fornecedores têm algoritmos de rejeição que avaliam a qualidade das ondas de cisalhamento geradas. Esses algoritmos são continuamente melhorados para permitir ao usuário determinar melhor se os resultados obtidos forem precisos. Um fornecedor exibe uma imagem pictórica da propagação da onda de cisalhamento. Quando as linhas de propagação da onda de cisalhamento se movem em paralelo, a qualidade das ondas de cisalhamento é alta: quando isto não ocorre, a qualidade das ondas de cisalhamento é precária (▶ Fig. 1.4).

Na p-SWE, a maioria dos fabricantes não fornece uma velocidade de onda de cisalhamento (SWS) se a qualidade das ondas de cisalhamento for precária. Podem exibir "x.xx" ou "0.00" como valor. Na 2D-SWE, se a qualidade das ondas de cisalhamento for baixa, nenhuma cor é exibida na imagem.

Um terceiro tipo principal de elastografia, a *elastografia por ressonância magnética (MRE)*, está se tornando mais comum, e trabalhos preliminares estão sendo conduzidos em muitos sistemas de órgãos.[8] Seu uso na avaliação hepática para doença difusa está crescendo rapidamente.

A elastografia foi extensivamente validada para um diagnóstico clínico aprimorado de doença hepática difusa, no fígado; diagnósticos na mama; e diagnósticos na glândula tireoide. Foram publicadas diretrizes para o uso da elastografia nestes órgãos.[9,10,11,12]

A elastografia tem características bastante singulares.[5] Os cânceres de mama aparecem maiores nos elastogramas de tensão, do que nas imagens em modo B correspondentes, enquanto as lesões benignas aparecem menores. No caso da SE, esta característica exclusiva proporciona um método bastante sensível e específico para caracterização de lesões mamárias, ainda que a SE seja qualitativa. Esta alteração de tamanho da lesão observada na elastografia parece ser exclusiva das lesões na mama. A causa desta característica ainda não está completamente estabelecida.

Pesquisas extensivas têm sido conduzidas sobre o uso de SWE mecânica e ARFI-gerado, bem como sobre o uso de MRE na avaliação da doença hepática difusa.[11] Existem numerosas causas de doença hepática difusa, e todas levam ao desenvolvimento de fibrose e, por fim, de cirrose e suas complicações associadas. A rigidez do fígado pode ser medida empregando estas técnicas de SWE com alta precisão. Em muitos casos, esta tecnologia está substituindo a biópsia de fígado aleatória para estadiamento e monitoramento da doença hepática difusa.

Com o advento do ultrassom em modo B, um grande número de nódulos da tireoide pode ser identificado. A punção por agulha fina é o método de escolha para o diagnóstico destes nódulos. Ambas, SE e SWE, comprovadamente melhoram a seleção dos nódulos tireoidianos para biópsia.[13,14,15,16] Trabalhos adicionais se fazem necessários para determinar se os dados elastográficos serão capazes de prever quais cânceres de tireoide tendem mais a metastatizar.

Outros órgãos foram amplamente submetidos à avaliação elastográfica, com uso clínico da elastografia aprovado.[10] Nestes órgãos, ainda não foram validadas aplicações clínicas bem definidas, contudo, muitas parecem ser promissoras. Pesquisas iniciais sobre elastografia de próstata obtiveram resultados excelentes na detecção e caracterização do câncer de próstata na zona periférica.[17,18] Em muitos outros órgãos, parece haver sobreposição de valores de rigidez para lesões benignas e malignas, limitando a especificidade e a sensibilidade da elastografia na detecção e caracterização dos estados patológicos naqueles órgãos.[19] Apesar de estudos terem confirmado que, de modo geral, as lesões hepáticas focais malignas são mais rígidas do que as lesões hepáticas focais benignas, há uma significativa sobreposição de valores de rigidez. Para um caso individual, a elastografia não se mostrou útil na caracterização de uma lesão focal hepática como sendo benigna ou maligna. Trabalho adicional está em curso para determinar se o valor de rigidez pode ser usado para outras indicações clínicas, como avaliação da eficácia da quimioterapia ou da ablação por radiofrequência.

Estudos iniciais sobre SWE da próstata sugerem que a técnica tem alta sensibilidade e especificidade na detecção de cânceres de próstata clinicamente significativos na zona periférica. Estudos preliminares sugerem que o valor de rigidez de um câncer de próstata pode estar correlacionado com o escore de Gleason.[17] Como a zona de transição costuma ser rígida na ausência de malignidade, a elastografia se mostrou menos precisa na detecção de cânceres neste sítio. Mais estudos serão necessários para determinar se a elastografia pode ser útil na caracterização de lesões na zona de transição. Estudos estão sendo conduzidos para comparar a imagem de ressonância magnética multiparamétrica (mpMRI) e a elastografia da próstata, com o objetivo de determinar se ambas poderiam ser técnicas complementares. Estudos adicionais se fazem necessários para determinar se a SWE da próstata pode ser usada no seguimento de pacientes na vigilância ativa do câncer de próstata.

Introdução à Elastografia

A avaliação de linfonodos muitas vezes é problemática. Embora o tamanho aumentado do linfonodo e a perda da gordura hilar normal sejam indicativos de invasão tumoral, estes achados são inespecíficos especialmente para pequenos focos de metástases. A elastografia pode conseguir detectar estes pequenos focos metastáticos, porque estes apresentam rigidez aumentada. A elastografia também pode ser usada para direcionar as biópsias nestes pequenos focos, que podem não ser identificados nas imagens em modo B.[20,21,22,23]

A avaliação elastográfica de outros órgãos abdominais somente agora está sendo analisada. Estudos estão sendo conduzidos para determinar se a elastografia pode ser útil na insuficiência renal crônica e na caracterização de massas renais, massas pancreáticas e patologia intestinal.[24,25,26]

A elastografia também pode ser muito valiosa no sistema musculoesquelético. Ao contrário dos tumores que são mais rígidos do que o tecido normalmente, os tendões são um dos órgãos mais rígidos do corpo e, quando adoecem, se tornam mais moles. Conforme vão sendo curados, esses tendões recuperam sua rigidez característica. A cicatrização pode ser monitorada por elastografia de ultrassom, que tem baixo custo e não envolve uso de radiação. Os achados elastográficos podem proporcionar um método de ajustar individualmente a fisioterapia.

Técnicas mais modernas estão em fase de desenvolvimento e poderão ajudar a superar algumas das limitações apresentadas pela tecnologia elastográfica atual. Está claro que a elastografia se tornará um padrão de assistência para detecção e caracterização de muitos estados patológicos.

Referências

[1] Tanter M, Bercoff J, Athanasiou A et al. Quantitative assessment of breast lesion viscoelasticity: initial clinical results using supersonic shear imaging. Ultrasound Med Biol 2008; 34(9):1373–1386

[2] Ophir J, Céspedes I, Ponnekanti H, Yazdi Y, Li X. Elastography: a quantitative method for imaging the elasticity of biological tissues. Ultrason Imaging 1991; 13(2):111–134

[3] Samani A, Zubovits J, Plewes D. Elastic moduli of normal and pathological human breast tissues: an inversion-technique-based investigation of 169 samples. Phys Med Biol 2007; 52(6):1565–1576

[4] Frey H. [Real-time elastography. A new ultrasound procedure for the reconstruction of tissue elasticity] [in French] Radiologe 2003; 43(10):850–855

[5] Barr RG. Sonographic breast elastography: a primer. J Ultrasound Med 2012; 31(5):773–783

[6] Shiina T, Nightingale KR, Palmeri ML et al. WFUMB guidelines and recommendations for clinical use of ultrasound elastography: Part 1: basic principles and terminology. Ultrasound Med Biol 2015; 41(5):1126–1147

[7] Barr RG, Zhang Z. Effects of precompression on elasticity imaging of the breast: development of a clinically useful semiquantitative method of precompression assessment. J Ultrasound Med 2012; 31(6):895–902

[8] Mariappan YK, Glaser KJ, Ehman RL. Magnetic resonance elastography: a review. Clin Anat 2010; 23(5):497–511

[9] Barr RG, Nakashima K, Amy D et al. WFUMB guidelines and recommendations for clinical use of ultrasound elastography: Part 2: breast. Ultrasound Med Biol 2015; 41(5):1148–1160

[10] Cosgrove D, Piscaglia F, Bamber J et al. EFSUMB guidelines and recommendations on the clinical use of ultrasound elastography. Part 2: Clinical applications. Ultraschall Med 2013; 34(3):238–253

[11] Ferraioli G, Filice C, Castera L et al. WFUMB guidelines and recommendations for clinical use of ultrasound elastography: Part 3: liver. Ultrasound Med Biol 2015; 41(5):1161–1179

[12] Barr RG, Ferraioli G, Palmeri ML et al. Elastography assessment of liver fibrosis: Society of Radiologists in Ultrasound consensus conference statement. Radiology 2015; 276(3):845–861

[13] Bhatia KS, Tong CS, Cho CC, Yuen EH, Lee YY, Ahuja AT. Shear wave elastography of thyroid nodules in routine clinical practice: preliminary observations and utility for detecting malignancy. Eur Radiol 2012; 22(11):2397–2406

[14] Bojunga J, Herrmann E, Meyer G, Weber S, Zeuzem S, Friedrich-Rust M. Realtime elastography for the differentiation of benign and malignant thyroid nodules: a meta-analysis. Thyroid 2010; 20(10):1145–1150

[15] Luo S, Kim EH, Dighe M, Kim Y. Thyroid nodule classification using ultrasound elastography via linear discriminant analysis. Ultrasonics 2011; 51(4):425–431

[16] Luo S, Lim DJ, Kim Y. Objective ultrasound elastography scoring of thyroid nodules using spatiotemporal strain information. Med Phys 2012; 39(3):1182–1189

[17] Correas JM, Tissier AM, Khairoune A et al. Prostate cancer: diagnostic performance of real-time shear-wave elastography. Radiology 2015; 275(1):280–289

[18] Barr RG, Memo R, Schaub CR. Shear wave ultrasound elastography of the prostate: initial results. Ultrasound Q 2012; 28(1):13–20

[19] Yu H, Wilson SR. Differentiation of benign from malignant liver masses with acoustic radiation force impulse technique. Ultrasound Q 2011; 27(4):217–223

[20] Bhatia KS, Cho CC, Yuen YH, Rasalkar DD, King AD, Ahuja AT. Real-time qualitative ultrasound elastography of cervical lymph nodes in routine clinical practice: interobserver agreement and correlation with malignancy. Ultrasound Med Biol 2010; 36(12):1990–1997

[21] Choi JJ, Kang BJ, Kim SH et al. Role of sonographic elastography in the differential diagnosis of axillary lymph nodes in breast cancer. J Ultrasound Med 2011; 30(4):429–436

[22] Tourasse C, Dénier JF, Awada A, Gratadour AC, Nessah-Bousquet K, Gay J. Elastography in the assessment of sentinel lymph nodes prior to dissection. Eur J Radiol 2012; 81(11):3154–3159

[23] Ying L, Hou Y, Zheng HM, Lin X, Xie ZL, Hu YP. Real-time elastography for the differentiation of benign and malignant superficial lymph nodes: a meta-analysis. Eur J Radiol 2012; 81(10):2576–2584

[24] D'Onofrio M, Gallotti A, Salvia R, Capelli P, Mucelli RP. Acoustic radiation force impulse (ARFI) ultrasound imaging of pancreatic cystic lesions. Eur J Radiol 2011; 80(2):241–244

[25] Goya C, Hamidi C, Hattapoglu S et al. Use of acoustic radiation force impulse elastography to diagnose acute pancreatiitis at hospital admission: comparison with sonography and computed tomography. J Ultrasound Med 2014; 33(8):1453–1460

[26] Mei M, Ni J, Liu D, Jin P, Sun L. EUS elastography for diagnosis of solid pancreatic masses: a meta-analysis. Gastrointest Endosc 2013; 77(4):578–589

2 Princípios da Elastografia

Richard G. Barr

2.1 Introdução

A elastografia, ou imagem de elasticidade, é uma nova modalidade de imagem de ultrassom que pode fornecer informação clinicamente útil sobre a rigidez tecidual (em vez da anatomia), que estava previamente indisponível. A palpação tem sido usada para avaliar a rigidez com a finalidade de avaliação para malignidade por pelo menos mil anos.[1] A elastografia de ultrassom pode ser considerada o equivalente em imagem à palpação clínica, porque permite quantificar a rigidez de uma lesão, previamente julgada somente de forma subjetiva pelo exame físico. Com a adição da elastografia, hoje temos três modos de ultrassom: modo B, que avalia a impedância acústica e fornece informação anatômica; Doppler, que avalia o movimento e fornece informação de fluxo vascular; e elastografia, que avalia propriedades mecânicas e fornece informação sobre a rigidez tecidual.

Existem dois tipos principais de elastografia de ultrassom, a elastografia por compressão (SE) e a elastografia por onda de cisalhamento (SWE).[2] A SE produz uma imagem com base no modo como os tecidos respondem ao deslocamento de uma força a partir de um transdutor externo, um impulso de força de radiação acústica (ARFI) ou a partir de um paciente-fonte (respiração ou batimento cardíaco). Isto permite uma avaliação qualitativa do grau de rigidez da lesão em comparação aos tecidos circundantes no campo visual (FOV). Com a SE, a rigidez exata é desconhecida, e apenas o grau de rigidez de um tecido é comparado aos outros tipos de tecido no campo visual (FOV). A SWE usa o ARFI, muitas vezes denominado "pulso de impulso" ou *push pulse*, como força compressiva. A sequela natural deste pulso de impulso é a produção de ondas de cisalhamento. As velocidades da onda de cisalhamento são medidas utilizando imagens em modo B convencionais para identificar o deslocamento tecidual causado pelas ondas de cisalhamento. A velocidade da onda de cisalhamento (SWS) varia com a rigidez do tecido, de modo que as SWSs são mais lentas em tecidos moles e mais rápidas em tecidos mais duros. Portanto, a SWS permite a quantificação da rigidez tecidual.

A maioria dos fabricantes oferece múltiplas opções elastográficas, dependendo do transdutor. Uma lista detalhada de cada fornecedor e o que eles oferecem podem ser encontrados nas diretrizes da World Federation for Ultrasound in Medicine and Biology (WFUMB).

Aqui, é apresentada uma breve discussão sobre os princípios da elastografia de ultrassom. A meta deste capítulo é fornecer uma visão geral bastante clinicamente orientada, em vez de uma discussão rigorosa sobre a física da elastografia de ultrassom. Uma discussão detalhada sobre os princípios da elastografia pode ser encontrada em outras publicações.[3,4] Neste texto, apresentamos uma breve revisão dos princípios básicos por trás das técnicas de elastografia de ultrassom aprovadas, usadas na realização de exames clínicos.

2.2 Elastografia por Compressão

A SE determina a tensão relativa sobre (ou elasticidade de) um tecido dentro de um FOV.[2] Quanto mais um objeto se deforma com a aplicação de uma força, maior a tensão e mais mole é o objeto. Quanto menos um objeto se deforma quando uma força é aplicada, menor é a tensão, e mais duro é o objeto. Para determinar a tensão sobre um tecido ou lesão, é aplicada uma força externa e monitorado o modo como o formato do tecido é modificado. Esta força pode variar de mínima, como na respiração ou no batimento cardíaco do paciente, a uma força rítmica moderada gerada pelo movimento do transdutor. Exemplificando, se tivéssemos uma amêndoa em algum tipo de gelatina (▶ Fig. 2.1) e empurrássemos a gelatina para baixo, esta se deformaria significativamente indicando um alto grau de tensão e, portanto, que é mole. Contudo, a amêndoa não sofreria deformação, indicando que tem baixa tensão e, portanto, é rígida.

A SE é realizada em equipamento de ultrassom padrão usando *software* específico que avalia as diferenças quadro a quadro na deformação dos tecidos, quando uma força (estresse) é aplicada. A força pode ser de um movimento do paciente (como respiração ou batimento cardíaco) ou a partir da compressão externa decorrente do movimento rítmico do transdutor de ultrassom ou pulsos de ARFI.[2] Na SE, o valor do módulo de tensão absoluta (módulo de Young) – um valor numérico de quantificação da rigidez – não pode ser calculado, porque a quantidade de força não pode ser determinada com precisão. A imagem de SE em tempo real é exibida com uma escala com base na tensão relativa (ou rigidez) dos tecidos dentro do FOV. Portanto, se os tipos de tecido no FOV diferem de um mapa de exibição para o seguinte, uma faixa dinâmica diferente de valores de rigidez será usada no mapa de exibição, levando a uma "cor" diferente para o mesmo tecido.

2.2.1 Aplicação do Estresse

A técnica requerida para obter as imagens de SE ideais varia com o algoritmo usado pelo fabricante do sistema.[2] Para a SE, a quantidade de deslocamento externo necessário varia dependendo do algoritmo usado; atualmente, os sistemas aprovados requerem de 0,1 a 3% de deslocamento para elastogramas. Com alguns

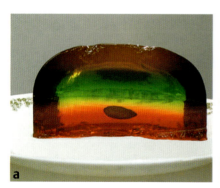
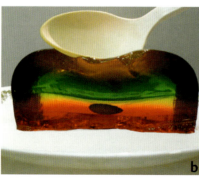

Fig. 2.1 Um modelo simplificado do princípio de elastografia por compressão. (**a**) Considere uma amêndoa na gelatina. (**b**) Ao aplicar estresse, como comprimir a gelatina com uma colher, o formato da gelatina muda, porque a gelatina é mole (mais tensão), enquanto a amêndoa não muda de formato por ser rígida (menos tensão). O sistema de tensão de ultrassom compara as alterações que ocorrem quadro a quadro em um tecido, quando este é comprimido e liberado. Os tecidos que se deformam mais são considerados moles, enquanto aqueles que se deformam menos são considerados rígidos.

Princípios da Elastografia

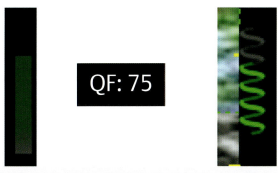

Fig. 2.2 Várias das escalas numéricas ou visuais usadas para exibir a quantidade de compressão-liberação aplicada. Quando a quantidade apropriada de compressão-liberação é aplicada, as escalas são maximizadas. Se a compressão-liberação for intensa demais ou insuficiente, a escala será menor. Para alguns sistemas, maximizar a altura da barra verde confirma uma compressão-liberação adequada, enquanto em outros o aumento do número confirma uma compressão-liberação adequada.

sistemas, muito pouca (ou nenhuma) compressão-liberação manual é necessária, enquanto outros requerem um ciclo de compressão-liberação rítmica. Com experiência e prática, é possível aprender a técnica de compressão-liberação para que um sistema específico obtenha qualidade ideal de imagem. Aplicar compressão-liberação em excesso resultará em ruído de imagem, enquanto a não aplicação de compressão-liberação suficiente resultará em nenhuma imagem sendo obtida. Aprender o "ponto certo" para o equipamento em uso é decisivo para a obtenção de imagens ideais. A quantidade de deslocamento e a frequência de deslocamento afetam significativamente a qualidade do elastograma.

Alguns fabricantes têm uma escala visual que ajuda a confirmar que a compressão-liberação e a frequência ideais sejam aplicadas. Isto poderia ser exibido via medida de qualidade, em geral um número de 0 (muito fraca) a 100 (ideal). A informação também pode ser exibida como uma barra que muda de tamanho de acordo com a qualidade da imagem, com uma barra pequena sendo subótima e uma barra grande, ideal (▶ Fig. 2.2). Alguns sistemas fornecem uma tela de exibição que diagrama o deslocamento e a frequência da força aplicada, além de ter o deslocamento e frequência ideais exibidos. O usuário pode então monitorar o deslocamento e a frequência aplicada e tentar otimizar o estresse para este sistema (▶ Fig. 2.3).

Ao aprender como realizar a SE pelo método do deslocamento manual, é útil praticar a variação da quantidade e da frequência de deslocamento enquanto observa a barra exibida, a medida da qualidade, a barra de confiança ou os *plots* de deslocamento. Você pode identificar a técnica apropriada requerida experimentando com sua técnica de deslocamento e usando barra de cor ou número para identificar a técnica ideal para o sistema que você estiver usando. Quando a técnica apropriada é usada, o elastograma deve ser similar em todos os quadros. Outros fatores são importantes na obtenção de imagens ótimas, de modo que um fator de alta qualidade não garante imagens ideais. A lesão deve aparecer similar em todos os quadros do clipe de SE. Caso contrário, há o deslocamento não uniforme da lesão durante a varredura ou uma pré-compressão inaceitável está sendo aplicada.

O algoritmo usado na SE requer que as alterações de tensão sejam medidas em uma lesão que permanece dentro do plano da imagem. Assim, a mesma localização na lesão deve permanecer no plano de imagem durante todo o ciclo de compressão-liberação (▶ Fig. 2.4). O monitoramento da imagem em modo B para confirmar que a lesão somente está deslocada na profundidade (e não dentro e fora do plano) durante a varredura, e apenas se move axialmente no FOV permitirá obter imagens ótimas. O posicionamento do paciente de modo que a respiração ou outro movimento, como aquele associado aos batimentos cardíacos, ocorra paralelo ao transdutor será útil. Com a SE, as técnicas que envolvem realização de um levantamento em um órgão para determinar o deslocamento não podem ser realizadas, dada a necessidade de fazer uma varredura em posição estacionária.

Do mesmo modo, o deslocamento precisa ser aplicado de maneira uniforme aos tecidos, no FOV. Se o transdutor for do tipo calcanhar-dedo do pé (*heel-toed*), o estresse aplicado será diferente ao longo de toda a imagem, e resultados imprecisos serão obtidos. Exemplos de deslocamentos correta e incorretamente aplicados são mostrados na ▶ Fig. 2.5. O grau de deslocamento pode ser exibido em um "mapa de movimento", usando

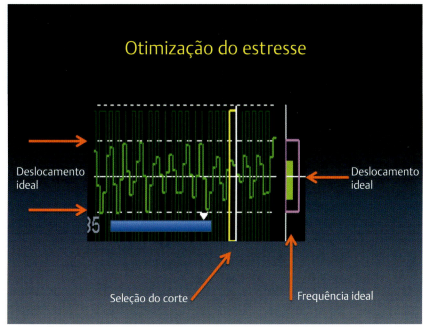

Fig. 2.3 Tela de exibição do monitor para compressão-liberação em tempo real, disponível em alguns sistemas. Neste exemplo, as duas linhas pontilhadas centrais constituem o grau de deslocamento ideal. O retângulo roxo à direita exibe o deslocamento, enquanto a frequência do estresse aplicado está em amarelo.
O deslocamento e a frequência ideais ocorrem quando o retângulo amarelo preenche o roxo. Este *feedback* em tempo real permite que o sonografista consiga otimizar o elastograma durante a varredura.

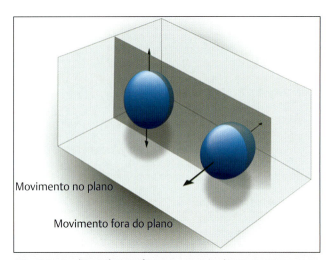

Fig. 2.4 Ao realizar a elastografia por compressão, é importante que o mesmo plano de imagem ao longo de uma lesão seja mantido durante a aquisição de dados. O plano cinza-escuro corresponde ao feixe de ultrassom. Um elastograma ideal é obtido com somente o movimento da lesão no plano. O movimento fora do plano pode resultar em resultados de elastografia imprecisos.

escala de cores para indicar a quantidade de estresse aplicada ao tecido. Esta técnica ainda não está clinicamente disponível, mas seria uma excelente ferramenta de treinamento. No caso ideal, a cor do mapa de movimento seria completamente uniforme (▶ Fig. 2.5a). Entretanto, zonas horizontais de cor em geral são exibidas, porque o deslocamento muitas vezes varia com a profundidade do tecido. De modo ideal, ao comparar os tecidos (como nas razões de tensão discutidas a seguir), o mesmo deslocamento deve ser aplicado aos tecidos que são comparados, a fim de garantir medidas precisas.

As imagens de SE são geradas a partir de dados brutos de imagens em modo B. Portanto, é importante obter imagens em modo B de qualidade antes de ativar o modo SE. Encontre uma janela de varredura que permita o posicionamento adequado do transdutor durante o ciclo de compressão-liberação. As áreas de sombreamento, quando presentes, degradam a acurácia do elastograma. Colocar a palma da mão sobre o paciente ajuda a estabilizar o transdutor e permite movimentos mais sensíveis (▶ Fig. 2.6).

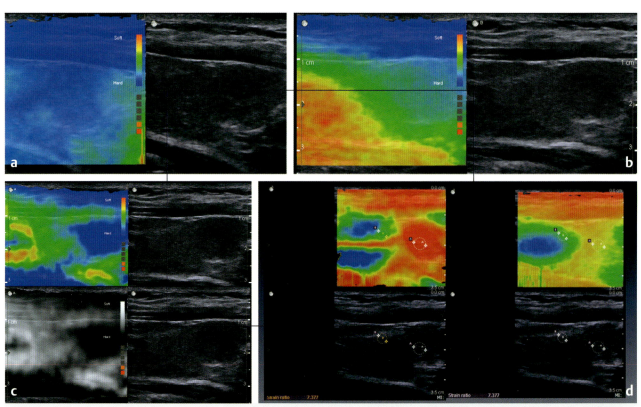

Fig. 2.5 Uma tela de exibição da distribuição do estresse em tempo real, que foi desenvolvida mas ainda não está clinicamente disponível. Nesta exibição, a quantidade de estresse em cada região do FOV é codificada por cores com base na quantidade de deslocamento tecidual. Uma exibição azul uniforme seria a aplicação ideal do estresse. Em geral, o estresse varia de acordo com a profundidade do tecido (verticalmente), (**a**) mas deve ser uniforme na mesma profundidade de tecido (horizontalmente) na imagem. Ao obter as razões de tensão, as medidas devem ser tomadas na mesma profundidade tecidual; ou seja, junto à mesma cor. Se o transdutor for de calcanhar, o estresse aplicado não será uniforme (**b**), com o estresse sendo maior em um lado da imagem, em comparação ao outro. O mapa também permite visualizar o estresse que pode ser oriundo de uma fonte diferente, como as pulsações da artéria carótida. O anel vermelho e amarelo no lado esquerdo da imagem (**c**) é causado pelas pulsações da artéria carótida nesta imagem de SE da tireoide. Se estresse demais for aplicado, o mapa de movimento exibirá uma quantidade significativa de vermelho na imagem (**d**). Esta técnica em tempo real pode ser usada como método de treinamento para o aprendizado sobre como aplicar o estresse para obter as imagens ideais.

Princípios da Elastografia

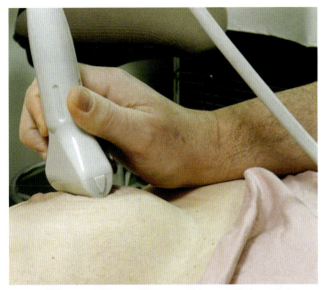

Fig. 2.6 Posicionamento do paciente e do transdutor para obtenção de elastogramas ótimos. O paciente deve ser posicionado de modo que o plano de imagem seja o mesmo plano dos movimentos respiratórios do paciente. Colocar a palma da mão que está fazendo a varredura sobre o paciente ajudará a estabilizar o transdutor e melhorará a habilidade de realizar movimentos finos.

2.2.2 Exibição dos Resultados de SE

A ▶ Fig. 2.7 demonstra uma explicação simplificada sobre como o mapeamento de dados de SE é realizado na maioria dos sistemas. Os quadrados à esquerda representam tecido identificado em imagens em modo B antes da aplicação de qualquer força compressora. Os quadrados do meio representam a deformação do mesmo tecido em imagem em modo B após a aplicação da força compressora. Os tecidos que não mudam de formato são bastante rígidos, enquanto aqueles que são moles mudam de tamanho com base em sua rigidez relativa. O algoritmo de elastografia por compressão avalia as alterações relativas de tamanho dos tecidos e atribui uma cor (ou sombreado cinza) com base na distribuição das alterações de tamanho na imagem. Em nosso exemplo na ▶ Fig. 2.7a, o tecido que não muda de formato é o quadrado codificado em preto, já que é o mais rígido de todos os tecidos avaliados. O quadrado inferior é o que mais muda e, portanto, é o mais mole e codificado com a cor branca. O tecido entre estes extremos recebe um sombreado cinza que corresponde à quantidade de alteração ocorrida no tecido; cinza mais escuro para tecido mais rígido, e cinza mais claro para tecido mais mole. Entretanto, se não incluirmos o tecido mais rígido no FOV da ▶ Fig. 2.7a, o resultado será a codificação de cores diferentes dos outros tecidos, como na ▶ Fig. 2.7b. Note que o colorido dos três primeiros tecidos mudou porque o segundo tecido passou a ser o mais rígido e, portanto, codificado em preto. Assim, a faixa de valores de rigidez é dinâmica, mudando de acordo com os tecidos presentes no FOV. Portanto, a "cor" de um tecido irá variar, dependendo do FOV.

Desta forma, se a mesma variedade de tecidos for incluída em cada imagem adquirida, uma exibição de cores relativamente mais constante será obtida para cada tecido. Exemplificando, na SE da mama, se uma parte do músculo peitoral, tecido glandular e um pouco do tecido adiposo forem incluídos no FOV de cada vez, uma exibição de cor (ou escala de cinza) mais consistente destes tecidos será obtida ao longo das imagens. O tecido adiposo será o tecido mais mole com codificação branca, enquanto o músculo peitoral será o tecido mais rígido (se não houver câncer) com codificação preta. A escala de cores (ou faixa dinâmica de valores de rigidez) será razoavelmente constante, uma vez que a rigidez do tecido adiposo e do músculo peitoral seja muito constante entre pacientes e em um mesmo paciente. No entanto, se um câncer de mama (que é mais rígido do que o músculo peitoral) estiver presente no FOV, será o tecido mais rígido e de codificação preta, com a maioria dos outros tecidos sendo exibida na cor branca ou cinza-clara.

Os resultados podem ser exibidos em escala de cinza ou com várias exibições de cores, e a preferência muitas vezes é determinada pela exposição do usuário à elastografia e também pelas preferências de interpretação. A escolha do mapa de exibição é uma função de pós-processamento e, na maioria dos equipamentos, o mapa pode ser modificado, quando a imagem é congelada. Em muitos sistemas, o padrão consiste na exibição do elastograma sobre a imagem em modo B em escala de cinza. A maioria dos sistemas exibe um modo duplo, com exibição também de uma imagem em modo B separada. Isto ajuda a determinar a localização dos achados elastográficos. Entretanto, se um mapa em escala de cinza for escolhido, a imagem de fundo em modo B no elastograma deve ser desligada, porque é difícil interpretar duas imagens em escala de cinza sobrepostas. Como as escalas de exibição de cores podem codificar o vermelho como rígido e o azul como mole ou vice-versa, é importante incluir sempre a escala de exibição de cores na imagem, para uma interpretação precisa.

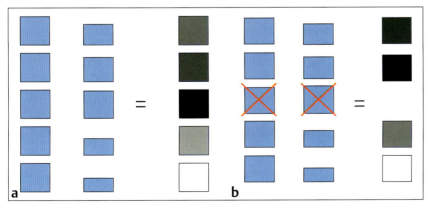

Fig. 2.7 Alterações que ocorrem na codificação de cores dos *pixels* no elastograma, com base nas alterações do campo visual (FOV). Nestes diagramas, os quadrados à esquerda representam diferentes tecidos junto ao FOV. Com a aplicação de compressão, o formato dos quadrados muda conforme a rigidez do tecido (coluna do centro). O quadrado que mais muda de formato é aquele codificado com cor branca, enquanto o quadrado que menos muda de formato é aquele codificado com cor preta (coluna à direita). Os quadrados cujas alterações estão entre estes dois extremos são codificados com cinza com base na quantidade de alteração sofrida (**a**). Se o FOV for modificado (**b**) e o tecido mais rígido em (**a**) não for incluído, o mapeamento de cores muda, com o segundo quadrado passando a ser o mais rígido e, portanto, codificado com cor preta. A faixa dinâmica de alterações codificadas por cores e o primeiro e quarto tecidos agora são codificados com cores que são tons mais escuros de cinza.

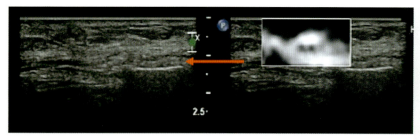
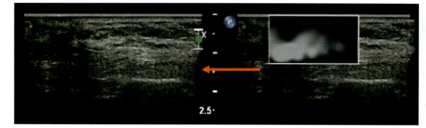
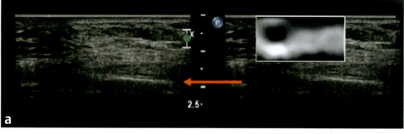
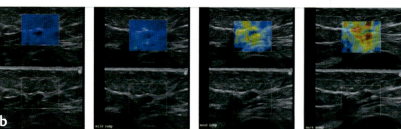

Fig. 2.8 Quando a pré-compressão é aplicada com o transdutor, pode afetar significativamente os resultados de SE e de SWE. Em (**a**), são mostradas imagens de SE de um cisto epidermoide. As setas vermelhas apontam para uma costela. A imagem superior tem pré-compressão significativa; a do meio tem pré-compressão moderada; e a de baixo tem pré-compressão mínima. Note que, conforme a pré-compressão é liberada, a costela move-se mais profundamente na imagem. Com a aplicação de compressão mínima (imagem de baixo), é obtido o elastograma ideal. Neste caso, o elastograma será consistente ao longo de um videoclipe. Quando uma pré-compressão moderada é aplicada, os quadros obtidos na fase de liberação costumam ser bons. Entretanto, aqueles na fase de compressão têm qualidade precária (imagem do meio). Quando uma quantidade significativa de pré-compressão é aplicada, o elastograma é somente ruído e não interpretável (imagem de cima). Efeitos similares são vistos com a SWE (**b**). Nesta figura, a SWE de um cisto simples é apresentada com quantidades crescentes de pré-compressão. As SWSs aumentam com a aplicação de pré-compressão. Note que a costela no campo distante está localizada mais próxima ao transdutor, à medida que a pré-compressão é adicionada. Com a pré-compressão moderada, uma lesão benigna pode ter velocidades de onda de cisalhamento (Vs) sugestivas de malignidade.

É importante lembrar que, ao usar SE codificada por cores, somente um valor relativo de rigidez é obtido, o que não deve ser confundido com SWE, em que um valor absoluto de rigidez é obtido e codificado por cores para cada pixel. Na SWE, a exibição de cores de uma lesão terá a mesma cor (assumindo que a mesma escala de cores é usada para cada imagem obtida), independentemente dos outros tecidos presentes no FOV. Na SE, a lesão pode aparecer em cor diferente, se os outros tecidos incluídos no FOV forem diferentes.

2.2.3 Pré-Compressão

Um fator crítico na geração de um elastograma diagnóstico é a quantidade de pressão aplicada com a sonda no paciente durante a varredura.[5] Isto é chamado pré-compressão ou pré-carga. Isto difere da quantidade de deslocamento (compressão-liberação) usada na geração do elastograma. Uma varredura feita com "mão pesada" comprime os tecidos e altera suas propriedades elásticas. Exemplificando, se você tiver um balão cheio de ar e tocá-lo de leve, o resultado será um deslocamento moderado do balão. Entretanto, se este balão for comprimido entre dois livros pesados, e estes o tocarem de leve, um deslocamento bem menor será produzido, porque a compressão causada pelos livros aumenta a pressão do ar no balão.

Esta pré-compressão modifica acentuadamente a qualidade da imagem e pode afetar de modo significativo os resultados (▶ Fig. 2.8).[5] Isto é confirmado por SWE, em que a SWS pode mudar por um fator 10 com a pré-compressão. Conforme a pré-compressão aumenta, as diferenças de SWS entre os tecidos diminuem, levando a uma menor visibilidade entre os tecidos no elastograma por compressão. Com a aplicação de uma pré-compressão suficiente, todos os tecidos apresentarão rigidez similar, e o elastograma de SE será principalmente ruidoso, enquanto a SWE apresentará altas velocidades de onda de cisalhamento ao longo da imagem.

A ▶ Fig. 2.9 resume a SWS dos diferentes tipos de tecido encontrados na mama, com diversas intensidades de pré-compressão. A intensidade de pré-compressão é classificada em 4 zonas: zona A, de pré-compressão mínima, 0-10%; zona B, pré-compressão branda, 10-25%; zona C, pré-compressão moderada, 25-40%; e zona D, pré-compressão acentuada, > 40%.

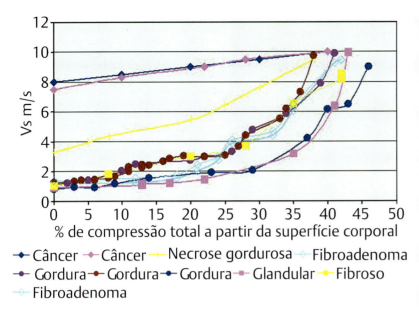

Fig. 2.9 Alterações médias em Vs nos tipos teciduais que ocorrem na mama. Identificamos 4 regiões de pré-compressão que explicam os resultados elastográficos clínicos. Na zona A (0-10% de pré-compressão usando a técnica para medição da pré-compressão), os resultados clínicos usando elastografia por compressão e elastografia por onda de cisalhamento não são afetados. Na zona B (10-25% de pré-compressão), as imagens de tensão somente com características patológicas benignas começam a degradar, enquanto as medidas elastográficas de onda de cisalhamento aumentam, embora geralmente não mudem de uma Vs sugestiva de lesão benigna para um valor sugestivo de lesão maligna. Nas zonas C (25-40% de pré-compressão) e D (> 40% de pré-compressão), as imagens de tensão com características patológicas benignas somente mostram ruído, conforme as propriedades elásticas de todos os tecidos se tornam similares demais para fins de distinção. Se houver uma lesão maligna, a imagem de tensão será precisa nas zonas A, B e C, uma vez que as propriedades elásticas dos tecidos mamários normais permaneçam distintas o suficiente da malignidade para fornecer resultados precisos. As lesões benignas nas zonas C e D na onda de cisalhamento terão valores de Vs e kPa sugestivos de lesão maligna. É recomendado que todas as imagens clínicas sejam obtidas na zona A. (Reproduzida com permissão de Barr RG, Zhang Z. Effects of precompression on elasticity imaging of the breast. J Ultrasound Med 2012; 31:895–902.)

Como a Pré-Compressão Pode Afetar as Imagens de Elastografia por Compressão?

Na SE, as imagens são baseadas na rigidez relativa das lesões junto ao FOV de uma imagem. É qualitativa (o grau de rigidez em relação a outros tecidos incluídos no FOV), mas não é quantitativa (um valor absoluto). A escala de imagem usada é relativa e se baseia nos tecidos que estão dentro do plano da imagem. Usando a mama como exemplo, no caso em que ambos, tecidos moles (adiposo e fibroglandular) e uma lesão muito rígida (malignidade), estão presentes nas zonas A, B e C, a diferença de elasticidade (SWS medida em metros por segundo [m/s]) entre os tecidos moles e os tecidos malignos é adequada para gerar um elastograma preciso. Entretanto, na zona D, a elasticidade de ambos os tecidos, moles e malignos, é similar. Desta forma, o elastograma não é diagnóstico e somente representa ruído.

Todavia, em um caso em que a área de interesse contém somente tecidos moles (gordura, tecido fibroglandular, fibroadenoma mole ou alteração fibrocística), os resultados são diferentes. Na zona A, as diferenças de elasticidade entre os tecidos possibilitam a obtenção de um elastograma diagnóstico. Na zona B, o elastograma é limítrofe para valor diagnóstico com algumas estruturas de boa qualidade diagnóstica e outras de valor diagnóstico precário. Isto se deve à pré-compressão, que torna menor a diferença de rigidez entre os tecidos. Com base na experiência do autor, isto aparentemente depende de a estrutura ter sido obtida em uma fase de compressão ou de liberação do ciclo. É possível que isto se deva à aumentada pré-compressão durante a fase de compressão do ciclo. Nas zonas C e D, as propriedades de elasticidade dos tecidos moles são bastante similares, por causa da pré-compressão, e o elastograma é principalmente ruidoso e não diagnóstico.

Em uma técnica para aplicação de uma quantidade mínima de pré-compressão de maneira reprodutível,[5] uma estrutura contida no campo distante é identificada, como uma costela ou ligamento de Cooper. O transdutor é erguido devagar, enquanto a estrutura é observada. Conforme a sonda é erguida, a estrutura se move mais profundamente na imagem. O elastograma, então, é obtido mantendo a estrutura localizada o mais profundamente possível na imagem e tendo um contato adequado com a sonda. É útil usar uma grande quantidade de gel de acoplamento. Foi comprovado que esta técnica é altamente reprodutível, tanto intra como interoperadores.[5]

Outra técnica que pode ser usada para aplicar uma quantidade mínima de pré-compressão é fazer um coxim de reserva com gel de acoplamento, garantindo a presença de um pouco de gel de acoplamento entre o transdutor e o paciente durante a obtenção do elastograma.

O fator qualidade ou a barra de compressão usada por alguns fabricantes não acessa a quantidade de pré-compressão aplicada, apenas o deslocamento de tecidos durante o ciclo de compressão-liberação. Mesmo com a aplicação de pré-compressão significativa levando a um elastograma precário, o fator qualidade ou a barra de compressão pode sugerir que um elastograma satisfatório foi obtido.

Em geral, uma pequena quantidade de pré-compressão (10-20%) é usada para obter imagens em modo B, porque isto melhora a qualidade da imagem em modo B.

2.2.4 Elastografia por Compressão Usando ARFI

Um pulso de ultrassom pode ser refletido ou absorvido (atenuado), ou ainda pode transferir seu momento (pode empurrar). Esta transferência de energia causa a movimentação do tecido. A energia aumentada no feixe de ultrassom cria uma força aumentada e, portanto, movimento. O movimento do tecido tem duas consequências para a elastografia: (1) pode ser medido diretamente na elastografia por compressão; ou (2) pode gerar uma onda transversal lateral (cisalhamento) ao longo do tecido, cuja velocidade pode ser medida na elastografia por onda de cisalhamento.

O ARFI,[6,7,8] um pulso de ultrassom de baixa frequência ajustado para otimizar a transferência do momento para o tecido, também pode ser usado para criar o deslocamento do tecido. O pulso de ARFI substitui o movimento do paciente ou da sonda na

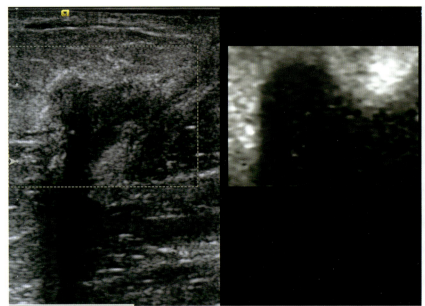

Fig. 2.10 Um pulso de ARFI cria dois tipos de movimento de tecido, o deslocamento do tecido e a geração das ondas de cisalhamento. Quando o deslocamento é rastreado, um elastograma por compressão é obtido. Este é um exemplo de elastograma de SE (então somente são exibidos os valores de rigidez relativa) de câncer ductal invasivo usando Virtual Touch Imaging (VTI, Siemens Ultrassound, Mountain View, CA, EUA). Ao contrário da SE usando a técnica de compressão manual, o FOV tem um tamanho máximo permissível e é posicionado de modo a incluir a lesão. Usando um toque muito leve com o transdutor sobre a mama, o paciente é solicitado a permanecer imóvel e a não conversar, enquanto o botão de atualização é pressionado para ativar o pulso de ARFI. O sistema congelará por alguns segundos e, então, a imagem de VTI será exibida. O mapa em escala de cinza é usado aqui com preto para rígido e branco para mole. A lesão é significativamente mais rígida do que o tecido mamário circundante.

geração de estresse sobre o tecido. Analisando o deslocamento tecidual (e não as ondas de cisalhamento geradas), uma imagem de SE pode ser gerada. Esta técnica pode ser menos dependente do usuário do que a técnica de compressão manual.

Note que esta técnica de SE difere da técnica de SWE, em que a velocidade das ondas de cisalhamento geradas a partir do pulso de ARFI é medida. A técnica de SE é qualitativa (fornece uma medida relativa da rigidez tecidual no FOV), enquanto a técnica de SWE é quantitativa (fornece um valor numérico da rigidez tecidual). A potência do pulso de impulso de ARFI é limitada pelas diretrizes sobre a quantidade de energia que pode ser colocada no corpo, limitando assim a profundidade do deslocamento tecidual e, portanto, a profundidade do elastograma de SE. Isto geralmente não é problemático. Quando o tecido de interesse é profundo demais, a técnica de deslocamento manual pode ser usada por ser possível fazer ajustes para que se obtenha o deslocamento apropriado em qualquer profundidade tecidual.

Se um pulso de impulso de ARFI for usado para gerar o deslocamento tecidual, nenhum deslocamento manual (compressão-liberação do transdutor) deve ser usado. Esta técnica é implementada no sistema de um fabricante, o Virtual Touch Imaging (VTI, Siemens Ultrassound, Mountain View, CA, EUA). A sonda deve ser segurada firmemente, e o paciente deve-se abster de conversar, suspender a respiração e permanecer imóvel durante a aquisição da imagem. O quadro da ROI é posicionado sobre a área de interesse. Por causa da potência do pulso de ARFI, o sistema congelará por alguns segundos para resfriar o transdutor. Durante este período, o sistema não responderá à ativação do botão. O algoritmo de mapeamento de cores é discretamente diferente daquele usado na técnica de compressão manual, sendo possível observar algumas diferenças de aparência do elastograma entre as duas técnicas. Em geral, o pulso de impulso de ARFI é limitado em termos de produção de deslocamentos de tecido mais profundos que 4-5 cm com a maioria dos transdutores de imagem de partes pequenas (p. ex., mama, tireoide, testículos, glândulas salivares), e de 8 cm com os transdutores abdominais. O pulso de ARFI é gerado somente junto ao quadro da ROI, portanto, é apenas no quadro de ROI que estão contidos os dados de tensão no elastograma (▶ Fig. 2.10).

2.2.5 Interpretação

Foram propostos três métodos de interpretação da SE: avaliar a alteração de tamanho entre a imagem em modo B e o elastograma (razão E/B); escores de escala de várias cores; e a razão de compressão (razão entre a rigidez da lesão e a de um tecido de referência). A rigidez relativa (i. e., a lesão é rígida ou mole) também pode ser clinicamente útil na interpretação das imagens.

Razão E/B

O tecido mamário exibe uma característica elastográfica bastante exclusiva. Diferente dos cânceres de outros órgãos, os cânceres de mama aparecem maiores nos elastogramas, enquanto as lesões benignas aparecem menores, em comparação às suas próprias imagens em modo B correspondentes. Esta característica exclusiva não é totalmente conhecida, mas foi demonstrado que é altamente sensível e específica para caracterização de lesões de mama.[9,10,11]

O local onde o elastograma é obtido junto à lesão não afeta os resultados.[2] Tanto a razão do comprimento da lesão ou como a razão de área da lesão podem ser usadas para calcular esta proporção. A lesão é medida na mesma posição tanto no elastograma como na imagem em modo B. É útil fazer uso de uma cópia, sombreado ou função espelho na técnica de medição. Estas chaves de *software* permitem medir a lesão em uma imagem em modo B ou em uma imagem de elastograma em modo de exibição dupla, além de mostrarem a medida do comprimento na imagem oposta exatamente na mesma posição (▶ Fig. 2.11). Isto permite determinar visualmente se a razão for maior ou menor que 1. Então, é possível corrigir a medida na imagem copiada ou espelhada para obter a razão. Este método de interpretação requer que a lesão seja visualizada suficientemente bem para que seja obtida uma medida precisa tanto na imagem em modo B como na imagem do elastograma. Pode haver dificuldade ao medir o tamanho da lesão no elastograma quando um fibroadenoma ou uma lesão fibrocística estiver presente no tecido mamário denso. As propriedades de compressão do fibroadenoma ou da lesão fibrocística são similares ao tecido mamário denso de fundo. Sendo assim, é possível visualizar a combinação da lesão e do tecido mamário denso normal como uma lesão única, criando um resultado falso-positivo.[2] Este problema pode ser evitado comparando a rigidez da lesão ao tecido circundante; se for similar ao tecido fibroglandular, é mais provável que seja uma lesão benigna (discutida em detalhes adiante).[12]

Estudos prévios[7] demonstraram que a sensibilidade desta técnica é muito alta (> 98%). Em um amplo estudo multicêntri-

Princípios da Elastografia

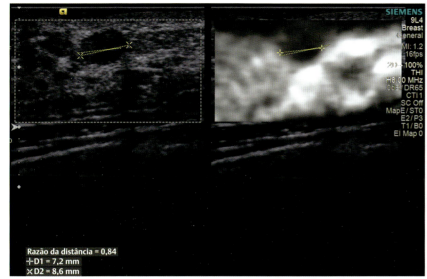

Fig. 2.11 Elastograma por compressão de fibroadenoma. A imagem à esquerda da tela de exibição dupla é a imagem em modo B convencional, enquanto a imagem à direita é o elastograma. Uma escala de cores em preto e branco é usada para a imagem, com o preto correspondendo ao tecido mais rígido. Neste exemplo, a lesão mede 8,6 mm na imagem em modo B e 7,2 mm no elastograma, resultando em uma razão E/B de 0,8 sugestiva de lesão benigna. Uma função cópia ou sombreamento é usada parra "duplicar" a medida na imagem em modo B para a mesma localização no elastograma (*linhas amarelas*). Esta função é útil para confirmar a localização de uma lesão no elastograma ou na imagem em modo B. O uso de uma função cópia ou sombreado pode ajudar na confirmação da localização de uma lesão notada em uma imagem não facilmente visível na outra. Esta função permite medir uma lesão e colocar a medida em posição idêntica na outra imagem. Neste exemplo, a linha pontilhada amarela com os "x" são as medidas reais da lesão. A linha pontilhada amarela sem "x" é a medida copiada a partir da outra imagem.

co, houve 3 cânceres em um total de 222 cânceres que apresentaram uma razão inferior a 1 (ver Capítulo 5, Elastografia da Mama). Uma dificuldade possível está em medir o tamanho da lesão no elastograma, quando um fibroadenoma ou uma lesão fibrocística está presente no tecido mamário denso. As propriedades de tensão da lesão fibrocística ou do fibroadenoma são similares ao tecido mamário denso de fundo. Portanto, é possível que seja visualizada a combinação da lesão com o tecido mamário denso normal como sendo uma lesão única, levando assim à conclusão de que se trata de uma lesão maior e, por isso, maligna. Outro fator causador de confusão é a presença de duas lesões adjacentes entre si. Estas lesões podem aparecer como uma lesão única na imagem em modo B. Uma inspeção atenta do elastograma permite distinguir as duas lesões. Nestes casos, é preciso ter cuidado ao realizar as medidas. Se resultados diferentes forem obtidos ao posicionar a lesão em locais diferentes na imagem, deve ser considerada a possibilidade de a lesão na verdade ser duas lesões adjacentes. Devem ser sempre usados os resultados da maior razão E/B. Para obter a biópsia de uma lesão deste tipo, é recomendado tentar sempre extrair a amostra na parte da lesão com maior razão E/B. Foi demonstrado que a razão E/B apresenta correlação com o grau do tumor de mama.[13]

Escores de Escalas de Várias Cores

Várias escalas de cores com 4 ou 5 pontos foram propostas para avaliar os elastogramas. Estes variam de acordo com o órgão avaliado. Nestas escalas, a aparência codificada por cores da lesão geralmente é avaliada com escore igual a 1 para lesões muito moles, enquanto as lesões com graus crescentes de rigidez recebem escores maiores. As escalas usadas para as diversas aplicações são discutidas nos capítulos clínicos apropriados deste livro. Ao usar estas escalas de cores, é importante usar o mesmo mapa de exibição de cor para a imagem, ou seja, se a escala designar tecido rígido com azul e tecido mole com vermelho, então o mapa de exibição de cor para a imagem avaliada deverá fazer o mesmo. Os exames, então, avaliam a probabilidade de malignidade para cada um dos escores codificados por cor.

Como exemplo, uma escala de cor de 5 pontos (escores de Tsukuba) foi proposta para classificar lesões de mama usando SE (▶ Fig. 2.12).[14,15] Esta escala combina as alterações de razão e o grau de rigidez da lesão. Nesta abordagem diagnóstica, um escore de 1 a 5 é atribuído com base na cor (equilíbrio de verde e azul, com a escala ajustada para azul como indicação de rígido) dentro da lesão-alvo e na área circundante no elastograma, com um escore maior indicando maior confiança diagnóstica de malignidade. Quando uma lesão é dura e tem o mesmo tamanho no elastograma e na imagem em modo B, é atribuído um escore igual a 4. Se a lesão for dura e maior no elastograma do que na imagem em modo B, então será classificada com 5. É recomendado que as lesões duras e com o mesmo tamanho que na imagem em modo B ou maiores no elastograma do que na imagem em modo B sejam submetidas à biópsia. Se a lesão for mole, será classificada com escore igual a 1. Se a lesão exibir padrão misto, duro e mole, então será classificada com escore igual a 2. Se a lesão for dura, porém menor no elastograma, então receberá escore igual a 3. Escores de 1 a 3 são classificados como benignos. Esta técnica demonstrou concordância interobservador moderada a substancial, e concordância intraobservador substancial a perfeita.[16] Não houve diferença significativa em termos de concordância inter e intraobservador quanto ao tamanho da lesão. Se outra escala de cores for usada com esta técnica (p. ex., considerar vermelho indicativo de rigidez), as alterações apropriadas das cores na escala deverão ser feitas. Ao estabelecer um diagnóstico usando este método, é importante escolher um FOV que inclua vários outros tipos de tecido (dependendo do tecido que é avaliado) e a lesão não pode exceder ¼ a ½ do FOV.

Razão de Compressão

A obtenção da *razão de compressão*, que consiste na razão entre a rigidez da lesão e a rigidez do tecido (que é bastante constante), é um método semiquantitativo de avaliação da tensão. Esta razão é com base no conhecimento de que as propriedades de certos tecidos de referência (p. ex., a gordura presente na avaliação da mama) são bastante constantes, enquanto as propriedades de outros tecidos circundantes e lesões variam. Esta abordagem diagnóstica foi defendida por Ueno et al.,[17] como método semiquantitativo de avaliação da rigidez. Para imagens da mama, a razão de compressão é a razão entre a tensão em uma massa e a

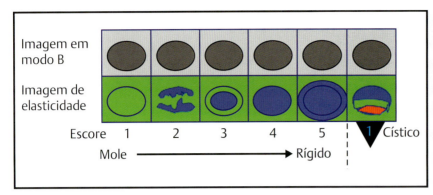

Fig. 2.12 Uma escala de cores de 5 pontos proposta como método de caracterização de massas mamárias como benignas ou malignas. Neste exemplo de escala, as lesões rígidas são codificadas em azul, e as lesões moles são codificadas em verde e vermelho. Se uma lesão for totalmente mole, recebe um escore igual 1; se a lesão tiver componentes mole e rígido, o escore recebido será igual a 2. Se a lesão for rígida, porém menor do que a lesão na imagem em modo B, receberá escore igual a 3. Se a lesão for rígida e tiver o mesmo tamanho que na imagem em modo B, recebe um escore igual a 4 e, se for mais rígida e ampla do que a imagem em modo B, recebe escore igual a 5. Um escore da ordem de 1, 2 ou 3 é sugestivo de lesão benigna, enquanto um escore igual a 4 ou 5 é sugestivo de lesão maligna.[14] Outras escalas de cores são usadas e discutidas nos capítulos clínicos, os Capítulos 3 a 11. Para alguns sistemas, um padrão de três cores – azul, verde e vermelho (BGR) – é visto com os cistos.

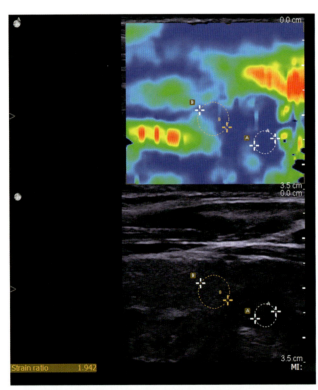

Fig. 2.13 Um método para obter medidas semiquantitativas em imagens de SE consiste em comparar a tensão (rigidez) da lesão a de um tecido de referência. Neste exemplo, a ROI "A" branca é colocada sobre uma lesão tireoidiana, enquanto a ROI "B" amarela é colocada no tecido tireoidiano normal. Na escala de cores usada, o azul é usado como rígido, e o vermelho é usado como mole. O sistema então calcula uma razão de compressão que, neste caso, é igual a 1,9 e indica que a lesão exibe 1,9 vezes mais compressão do que o tecido tireoidiano normal. Os valores de corte para esta técnica são discutidos nos capítulos clínicos (3 ao 11).

tensão na gordura subcutânea, podendo ser considerada um método semiquantitativo para avaliar numericamente em quantas vezes a massa é mais rígida do que a gordura subcutânea.

Se possível, as ROIs devem ser tomadas na mesma profundidade a partir da superfície da pele, para limitar os erros decorrentes de compressões diferentes a profundidades teciduais distintas, em especial ao usar um sistema que requeira maior deslocamento para obtenção do elastograma. Ao aplicar o ciclo de compressão-liberação, os tecidos em profundidades diferentes experimentam intensidades diferentes de compressão que modificam a rigidez tecidual. Também é preciso ter o cuidado de não usar o sinal de muito mole que por vezes é observado adjacente às lesões, uma vez que se trate de um artefato que elevará artificialmente a razão de compressão. A ▶ Fig. 2.13 é um exemplo de medida de razão de compressão.

É possível avaliar a rigidez de uma parte específica de uma massa ou de uma anormalidade não massa colocando a ROI-alvo no local desejado. A rigidez da área de interesse é uma aproximação. É fácil de realizar, e os resultados dos exames clínicos usando esta abordagem diagnóstica já foram relatados e discutidos nos Capítulos 3 ao 11.

É preciso ter cuidado com estas medidas, uma vez que a pré-compressão possa mudar significativamente o valor de tensão do tecido de referência.[5] Conforme a pré-compressão é aplicada, a rigidez de todos os tecidos aumenta. No entanto, a rigidez de alguns tecidos mudará mais rápido do que a de outros. Exemplificando, a rigidez do tecido adiposo muda mais rápido do que a rigidez dos outros tecidos. Portanto, com a pré-compressão, a razão de compressão entre lesão e tecido adiposo diminuirá. É preciso ter cuidado para que o FOV destinado à medida do tecido de referência contenha somente tecido de referência uniforme.

Em adição à realização de uma única medida comparando a tensão da lesão àquela do tecido de referência, um fabricante oferece imagens paramétricas. Nesta técnica, uma ROI é colocada em uma área de tecido de referência, e todo o FOV é codificado por cor com base na razão entre a rigidez de cada pixel e a rigidez do tecido de referência (▶ Fig. 2.14). Uma imagem semiquantitativa codificada por cor é obtida sobre um FOV amplo. A área com maior razão de compressão pode então ser identificada visualmente, e uma medida pontual é obtida.

O valor de corte para distinção de lesões provavelmente benignas e provavelmente malignas adotado para esta técnica pode variar bastante entre os estudos. O resultado pode variar entre os diferentes fabricantes, uma vez que a rigidez possa ser calculada de modos diferentes por sistemas distintos. Ao usar esta técnica, o valor de corte apropriado usado em seu laboratório deve ser determinado para a sua técnica e equipamento.

Rigidez Relativa da Lesão

Além de usar os métodos previamente discutidos para determinar se uma lesão é benigna ou maligna, a informação sobre o

Princípios da Elastografia

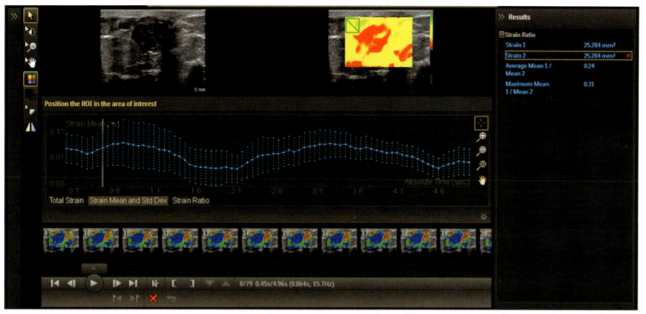

Fig. 2.14 Além de realizar uma medida única da razão entre a rigidez da lesão e a rigidez do tecido adiposo (razão de rigidez ou razão entre lesão e tecido adiposo), é possível obter imagens paramétricas. Uma ROI é colocada para demarcar o tecido adiposo, o tecido de referência, e a imagem inteira é codificada por cores para indicar as razões de compressão, com o vermelho indicando razões de compressão mais altas. Neste exemplo, o quadrado verde é a ROI posicionada no tecido adiposo.

caráter mole, duro ou visível de uma lesão na imagem do elastograma é clinicamente útil, em algumas situações.

Se uma lesão apresentar a mesma rigidez em relação ao tecido adiposo na imagem, deverá ser considerada um lipoma. A comparação a outros tecidos no FOV também pode ser útil. Se uma lesão hipoecoica na mama exibir rigidez similar à do tecido glandular, então esta lesão é mais provavelmente benigna (p. ex., um fibroadenoma ou alteração fibrocística). As lesões malignas são bem mais rígidas do que o tecido glandular.

2.2.6 Limitações

Há uma curva de aprendizado para aplicar rotineiramente o estresse apropriado na técnica de SE com deslocamento manual. A precisão das leituras pode diferir entre os sítios de tecido rasos e profundos em razão dos problemas associados ao deslocamento variável de tecidos em profundidades diferentes. O aprimoramento adicional das aplicações e ajustes dos métodos de obtenção de imagem se fazem necessários para superar estes problemas.

2.2.7 Artefatos

Existem vários artefatos que podem ser encontrados com a SE, alguns dos quais resultantes de técnica subótima, enquanto outros contêm informação diagnóstica.

Artefato do Olho de Boi

Um artefato singular, o artefato do olho de boi é encontrado em imagens de lesões císticas em alguns sistemas (▶ Fig. 2.15). Este artefato foi descrito em detalhes.[18] É caracterizado por um sinal central branco dentro de um sinal externo preto e um ponto brilhante posterior à lesão.[18] É causado decorrente da movimentação de líquido nos cistos; portanto, há decorrelação de *pixels* em imagens adjacentes. Este artefato tem alto valor preditivo de lesão benigna simples ou cisto complicado. Se houver um componente sólido no cisto, este aparecerá como uma lesão sólida dentro do padrão (▶ Fig. 2.16).

Artefato Azul-Verde-Vermelho

Alguns sistemas têm um *artefato azul-verde-vermelho (BGR)*, que ocorre em elastogramas de cistos (▶ Fig. 2.17).[2,14,15] Ainda não foi realizado nenhum estudo detalhado avaliando a sensibilidade e especificidade deste artefato.

Artefato Deslizante

Um anel branco ou um grupo de artefatos circulares em torno de uma lesão no elastograma indicam que a lesão se moveu para dentro e para fora do plano da imagem durante a obtenção do elastograma (▶ Fig. 2.18). Isto foi denominado *artefato deslizante*.[2] Fazer com que a lesão permaneça junto ao plano de imagem durante a aquisição da imagem pode eliminar o artefato. O reposicionamento do paciente, usando menos compressão ou fazendo o paciente prender a respiração, pode ajudar a manter a lesão no plano de varredura.

Padrão Vermiforme

Se a variabilidade das propriedades elásticas dos tecidos junto ao FOV for mínima ou quando uma pré-compressão significativa é aplicada, é observado um padrão de sinal variável que representa ruído (▶ Fig. 2.19). Isto foi denominado *padrão vermiforme*.[2] Não

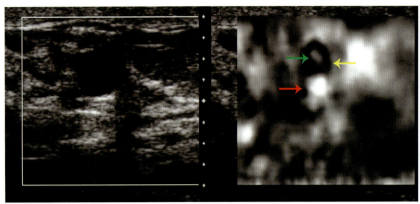

Fig. 2.15 Em alguns sistemas, um artefato – o artefato do olho de boi – é identificado com cistos simples benignos e com cistos complicados. Este artefato é caracterizado com o cisto preto (*seta amarela*) contendo um ponto central brilhante (*seta verde*) e um ponto brilhante atrás do cisto (*seta vermelha*). Foi demonstrado que este artefato tem sensibilidade e especificidade muito altas para caracterização de lesões císticas benignas. (Reproduzida com permissão de Barr RG, Lackey AE. The utility of the "bull's-eye" artifact on breast elasticity imaging in reducing breast lesion biopsy rate. Ultrasound Q 2011; 27(3):151–155.)

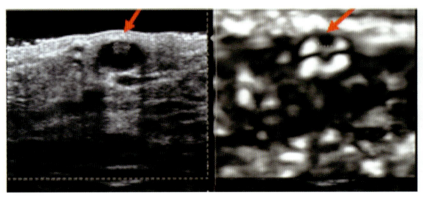

Fig. 2.16 Se uma lesão cística tiver um componente sólido (*i. e.*, massa cística complexa), o componente sólido aparecerá como um defeito rígido no artefato do olho de boi. Neste exemplo de lesão papilar benigna, o componente sólido (*seta vermelha*) aparece como um defeito do artefato do olho de boi. (Cortesia de Carmel Smith, Brisbane, Austrália.)

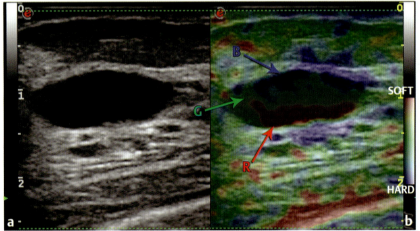

Fig. 2.17 Em alguns sistemas, o artefato do olho de boi não é observado para lesões císticas e sim o artefato azul-verde-vermelho (BGR). Este é um exemplo deste tipo de artefato em um cisto simples usando um mapa em escala de cinza (**a**) e um mapa de cores com o azul codificando rigidez (**b**).

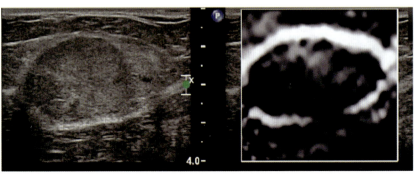

Fig. 2.18 Quando uma lesão se move e fica fora do plano de imagem durante a aquisição do elastograma, ocorre um artefato deslizante.[2] O artefato é caracterizado por um anel branco ou uma série de anéis circundando a lesão no elastograma. Este exemplo de artefato deslizante é um lipoma. O artefato significa que a lesão não está presa ao tecido adjacente e, portanto, não tende a ser malignidade.

Princípios da Elastografia

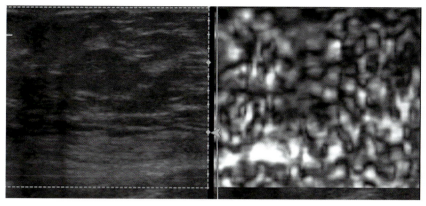

Fig. 2.19 Quando há pouquíssima variabilidade da rigidez tecidual junto ao FOV do elastograma por compressão, somente ruído é obtido. Como neste exemplo, o padrão visto é o de áreas variáveis de preto e branco ao longo de todo o FOV. Este artefato pode ser visto quando uma pré-compressão significativa é usada.

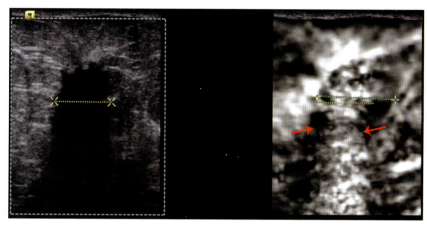

Fig. 2.20 Nesta imagem de carcinoma ductal invasivo, há um sombreamento significativo. Se este sombreado for acentuado, o elastograma mostrará um padrão de artefato em branco e preto na área do sombreamento, e a borda posterior da lesão não será identificada (*setas vermelhas*).

há informação clínica nestas imagens. Este artefato pode ser eliminado usando pré-compressão mínima e incluindo uma gama de tecidos de graus variáveis de rigidez junto ao FOV.

Artefato do Sombreamento

O grau de deformação tecidual usado para calcular a tensão é baseado nas alterações janela por janela que ocorrem no retorno do sinal em modo B. Nos casos em que há sombreamento em modo B, a amplitude do sinal de retorno é menor nas áreas sombreadas. Se este sombreado não for intenso, um elastograma por compressão é obtido nas áreas de sombreamento. Entretanto, se o sombreado for intenso e pouco ou nenhum sinal retornar, um valor de tensão preciso não é obtido, e um padrão de manchas brancas e pretas é produzido, conhecido como *artefato do sombreamento* (▶ Fig. 2.20). Este artefato também pode ocorrer em áreas de sombreamento refratário acentuado.

2.2.8 Dicas e Truques

- Manter o FOV amplo o bastante para incluir tecidos com graus variados de rigidez. Isto manterá um mapa de cor mais constante (e uma faixa consistente e dinâmica de valores de tensão) entre as imagens.
- Manter um FOV onde a lesão de interesse é menor que 50% do FOV.
- Usar a imagem em modo B para determinar a quantidade de deslocamento de tecido aplicada.
- Manter o transdutor perpendicular à lesão e no plano de movimento.
- Usar a técnica apropriada para o seu sistema.
- Usar a imagem em modo B para confirmar que o plano de varredura ao longo da lesão permaneça constante.
- Posicionar o paciente de modo que o movimento de deslocamento esteja no plano do transdutor.
- Não aplicar pré-compressão com o transdutor.
- Comparar a rigidez da lesão a dos outros tecidos (*i. e.*, na mama, tecido adiposo e tecido mamário normal).
- Fazer com que o paciente permaneça imóvel e mantenha uma respiração rasa uniforme. Não conversar durante a aquisição de dados.
- Desligar a imagem em modo B de fundo na imagem de elastografia, caso um mapa em escala de cinza seja usado para o elastograma.
- Permanecer em um plano estacionário durante a aquisição de dados (não inspecionar).
- Aquisição estática e em *cine*.

2.3 Elastografia por Onda de Cisalhamento

A segunda técnica para determinar as propriedades elásticas de um tecido é a medida da velocidade da onda de cisalhamento (SWS).[6,7,8,19,20,21,22,23] Nesta técnica, um pulso de ultrassom inicial (pulso de impulso) ou pulso de ARFI é aplicado ao tecido e induz uma onda de cisalhamento perpendicular ao feixe de ultrassom. Isto é similar ao ato de atirar uma pedra (pulso de impulso) em um lago: as ondulações geradas correspondem às ondas de cisalhamento. As técnicas de amostragem para ultrassom em modo B convencional são usadas para calcular a velocidade da onda de cisalhamento gerada ao longo dos tecidos por meio do monitoramento do deslocamento tecidual causado pelas ondas de cisalhamento. Isto está diagramado na ▶ Fig. 2.21. A partir da velocidade da onda de cisalhamento (SWS) ao longo dos tecidos, o módulo de tensão (chamado módulo de Young) pode ser estimado fazendo várias suposições. A SWS está diretamente correlacionada com a rigidez tecidual, com uma SWS maior representando uma rigidez maior e vice-versa. A rigidez de uma lesão pode

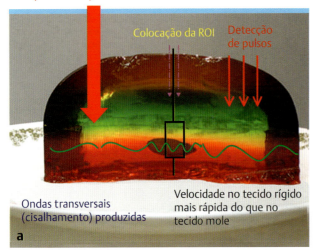
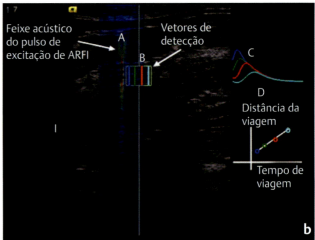

Fig. 2.21 (**a**) O modelo simplificado de imagens de onda de cisalhamento usando o exemplo da amêndoa na gelatina (▶ Fig. 2.1) é apresentado. O pulso de impulso de ARFI (*seta vermelha grande*) é aplicado gerando ondas de cisalhamento (*ondas verdes*). As ondas de cisalhamento percorrem os tecidos e modificam a velocidade, dependendo da rigidez do tecido. Os pulsos em modo B convencionais são usados para identificar as ondas de cisalhamento e calcular sua velocidade. (**b**) A velocidade da onda de cisalhamento é calculada usando varredura em modo B para monitorar o movimento da onda de cisalhamento ao longo do tecido. O diagrama mostra o processo. (*A*) É o pulso de ARFI que gera a onda de cisalhamento. (*B*) É a área monitorada pelas imagens em modo B para o movimento tecidual produzido pela onda de cisalhamento. (*C*) Exibe as curvas identificadas por meio da representação gráfica do deslocamento tecidual em determinado local, ao longo do tempo. A inclinação da linha obtida por meio da representação gráfica do tempo no deslocamento tecidual máximo em diferentes locais em razão do pulso de ARFI é a velocidade da onda de cisalhamento (*D*).

ser exibida como SWS (em metros por segundo [m/s]) ou fazendo suposições, como o módulo de Young (em quilopascais [kPa]). O módulo de tensão é calculado supondo que a densidade tecidual seja igual a 1,0 g/cm³ e a razão de Poisson seja igual a 0,5 para o tecido, além de usar a seguinte equação:

$$\text{Módulo de Young (kPa)} = 3C_S^2$$

onde, C_S é a SWS em metros por segundo.

A ▶ Tabela 2.1 lista a conversão das duas escalas, o módulo de Young e a SWS, em diversos momentos. A maioria dos sistemas permite ao usuário selecionar qual escala ele prefere usar.

Com a SWE, uma medida quantitativa da rigidez da lesão é obtida no ponto de interesse (elastografia por onda de cisalhamento pontual, p-SWE) ou em um FOV maior, com codificação de cor *pixel* por *pixel* da SWS (imagem de onda de cisalhamento bidimensional, 2D-SWE).

Hoje, vários fabricantes oferecem SWE em diversos transdutores. Existem dois tipos de SWE: elastografia por onda de cisalhamento pontual (p-SWE) e elastografia por onda de cisalhamento bidimensional (2D-SWE). A elastografia por onda de cisalhamento tridimensional (3D-SWE), ainda em desenvolvimento, também está sendo disponibilizada. Na p-SWE, uma pequena (cerca de 1 cm³) ROI é colocada no sítio de interesse, e uma medida única da velocidade da onda de cisalhamento é obtida a partir desta localização. Para a 2D-SWE, múltiplas medidas são obtidas em um FOV maior e exibidas usando mapas codificados por cor. Uma ROI, então, pode ser colocada junto ao FOV para obter a velocidade da onda de cisalhamento neste local.

2.3.1 Elastografia por Onda de Cisalhamento Pontual

Os princípios das técnicas de triagem que usam SE também são pertinentes à SWE. Manter a mesma localização da lesão na ausência de movimento é importante para obter resultados precisos. Após a aplicação de um pulso de ARFI, segue-se um curto período de aquisição de dados. Durante este período de aquisição de dados, o movimento da onda de cisalhamento é monitorado por meio de imagens em modo B. Se o tecido se mover por causa do movimento do transdutor ou do paciente, o sistema interpretará este movimento não de onda de cisalhamento no cálculo da SWS. Fazer com que o paciente permaneça imóvel e prenda a respiração (pare de respirar) para então aguardar 2-3 minutos antes de proceder à aquisição de dados para a estrutura de interesse (permitindo que esta pare de se mover) resultará em medições mais precisas. Dependendo do transdutor e do sistema, há um limite de profundidade tecidual em que é possível

Tabela 2.1 Conversão do Módulo de Young em Velocidade da Onda de Cisalhamento

Módulo de Young (kPa)	Velocidade da onda de cisalhamento (m/s)
180	7,7
150	7,1
125	6,5
100	5,8
90	5,5
80	5,2
70	4,8
60	4,5
50	4,1
40	3,7
30	3,2
25	2,9
20	2,6
15	2,2
10	1,8

Princípios da Elastografia

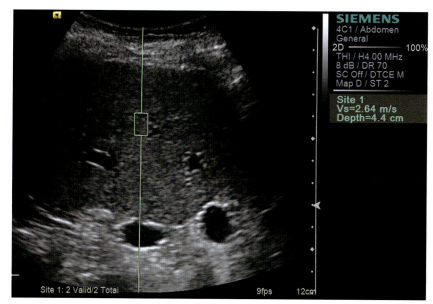

Fig. 2.22 Neste exemplo de p-SWE do fígado, o quadrado da ROI (*quadrado verde*) é colocado no sítio de interesse. Após a técnica apropriada (discutida no Capítulo 3), o botão de p-SWE é ativado. O sistema fornece, então, a SWS e a profundidade do tecido da medição que, neste caso, são 2,64 m/s e 4,4 cm. Após a ativação do botão p-SWE, o sistema irá congelar e não permitirá a obtenção de imagens adicionais até o término do período de resfriamento. O período de resfriamento varia de acordo com o fabricante e o uso.

obter medidas precisas da SWS. A maioria dos sistemas não permitirá que as medições sejam feitas abaixo de determinada profundidade tecidual, dependendo do transdutor. Um fator importante na obtenção de medidas precisas é a força do pulso de ARFI. Assim como todos os outros pulsos de ultrassom, o pulso de ARFI pode ser atenuado, refratado e refletido, com consequente enfraquecimento do pulso. A força do pulso está diretamente relacionada com o grau de deslocamento dos tecidos por ação da onda de cisalhamento. Um pulso de ARFI mais fraco resultará em diminuição do sinal de ruído das medidas da onda de cisalhamento e no aumento do erro da medida da onda de cisalhamento. As técnicas para otimização do pulso de ARFI para diversos órgãos são discutidas nos Capítulos 3 ao 11.

O quadrado de ROI, que geralmente tem tamanho fixo, é posicionado na área de interesse. Após a ativação da aplicação de p-SWE, os resultados são exibidos em seguida a um período de resfriamento, por causa da energia de calor gerada pelo pulso de ARFI. Este período varia para cada fabricante, podendo ser imperceptível em alguns casos.

Com a p-SWE, uma medida quantitativa da rigidez da lesão é obtida em uma pequena ROI fixa. Na p-SWE, a ROI tem tamanho fixo e geralmente não pode ser modificada. O quadrado de ROI é colocado no sítio em que se deseja determinar o valor da rigidez. Em alguns tecidos onde a rigidez da lesão pode ser heterogênea, múltiplas medições de p-SWE obtidas em vários locais se fazem necessárias para acessar totalmente a rigidez da lesão. Isto varia de acordo com o tecido avaliado e é discutido nos Capítulos 3 a 11.

Exibição dos Resultados de p-SWE

Os resultados de p-SWE são exibidos no monitor como SWS, em m/s, ou como módulo de Young, em kPa. Um exemplo de p-SWE no fígado é apresentado na ▶ Fig. 2.22. Alguns sistemas fornecem uma medida da qualidade da medição. Esta medida de qualidade é determinada pela quantidade de deslocamento de tecido e pelo sinal de ruído dos pulsos de rastreio. A recomendação para a maioria dos órgãos é obter múltiplas medidas e usar o valor da média para o diagnóstico. Exemplificando, a recomendação é obter 10 medidas ao determinar a rigidez hepática e usar a média destes valores. Com 10 medidas, também é possível calcular a faixa interquartil (IQR) e usá-la para determinar a qualidade das medições. A maioria dos fabricantes tem um pacote de relatório que registra e rastreia as medições seriadas e fornece a média, desvio-padrão e/ou IQR. Uma amostra de relatório é mostrada na ▶ Fig. 2.23.

Caso uma onda de cisalhamento não seja gerada ou se a onda gerada tiver qualidade muito precária, então um valor não será obtido, e a medida exibida será "0,00" ou "x,xx". Isto pode ser causado pela movimentação do paciente ou do sonógrafo, ou ainda por fatores relacionados com o paciente que impeçam uma medição precisa (p. ex., índice de massa corporal [IMC] elevado, lesão profunda).

2.3.2 Elastografia por Onda de Cisalhamento Bidimensional

Os princípios das técnicas de varredura usando SE e p-SWE também são pertinentes para a 2D-SWE. Manter a mesma localização da lesão na ausência de movimento é relevante para a obtenção de resultados precisos. Com a 2D-SWE, um FOV maior (em geral, maior que 1 × 1 cm, porém com tamanho limitado pelo sistema) é colocado sobre a área de interesse. O FOV pode ser posicionado de modo a incluir tanto a lesão de interesse como os tecidos adjacentes. Similarmente à p-SWE, o paciente deve permanecer imóvel durante a medição. Os resultados são codificados por cor e exibidos em uma imagem em modo B, podendo ser exibidos como velocidade da onda de cisalhamento, em m/s, ou como módulo de Young, em kPa. Um exemplo de 2D-SWE é apresentado na ▶ Fig. 2.24.

Existem sistemas que fornecem uma "2D-SWE de disparo único". Nesta opção, após a ativação da medição, é exibida uma imagem única. Nestes sistemas, há um retardo de não mais que alguns segundos antes de o sistema poder ser usado novamente. Entretanto, alguns sistemas de 2D-SWE permitem que as medições sejam feitas em tempo real; para obtenção de imagens ótimas, é necessário permanecer no mesmo plano por vários segundos para realizar medições adequadas. É possível salvar um videoclipe, a imagem apropriada então pode ser identificada, e as medições podem ser feitas. Na imagem a ser usada para as medições, é possível colocar uma ou mais ROIs para obter o valor da rigidez, incluindo valor máximo, média e desvio-padrão das medidas obtidas na ROI. A maioria dos sistemas permite alterar o tamanho da ROI de acordo com o desejado. A ima-

Abdomen Shear Velocity Measurements

Site 1

Vs (m/s)	Depth (cm)
2.26	4.8
2.35	5.5
2.64	4.4
2.65	4.7
1.81	4.8
2.12	4.4
2.17	4.4
2.37	4.9
2.22	5.1
2.17	4.6

Median	2.24
Mean	2.28
Std Dev	0.25
IQR	0.20

Overall Statistics

Median	2.24	Std Dev	0.25
Mean	2.28	IQR	0.20

NOTE: Shear Wave Speed (Vs) values may vary among manufacturers!

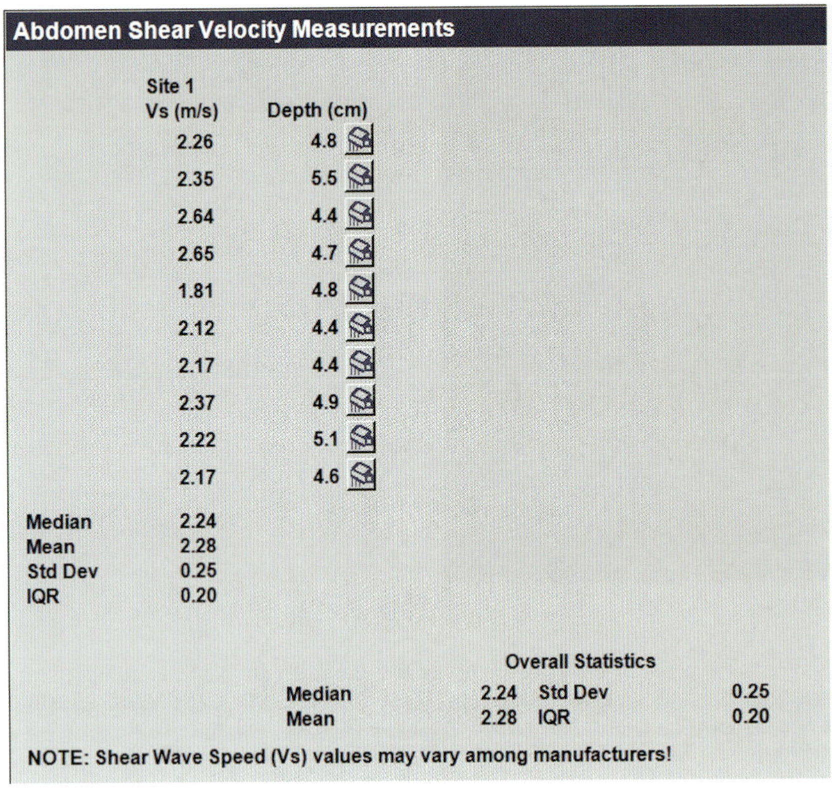

Fig. 2.23 Para a maioria das aplicações da p-SWE, é recomendado realizar várias medições e usar a média das medidas obtidas para estabelecer o diagnóstico. Trata-se de um exemplo de uma página de relatório em que foram obtidas 10 medidas. A mediana, média, desvio-padrão e medidas interquartis (IQ) são exibidas. Muitos fabricantes permitem que múltiplas medidas sejam obtidas para cada um dos vários sítios.

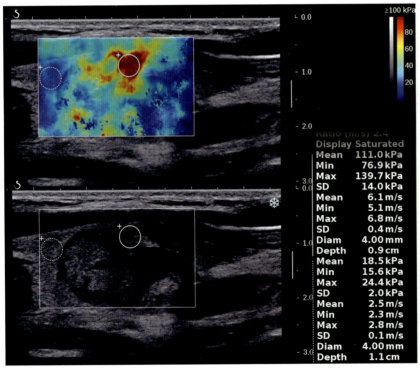

Fig. 2.24 Exemplo de 2D-SWE obtida na glândula tireoide. O quadrado do FOV (*quadrado branco*) é colocado sobre o sítio de interesse. Em geral, o quadrado é colocado para incluir tanto a anormalidade como o tecido circundante. Após a ativação do botão 2D-SWE, um mapa de SWS codificado por cor é obtido (imagem superior). O mapa também é apresentado na imagem que, neste caso, é o canto direito superior da imagem. Aqui, o mapa foi ajustado para exibição máxima de 100 kPa. Para obter os valores de rigidez para um local específico, as ROIs (*círculos brancos*) são colocadas nas áreas de interesse. Neste caso, uma ROI é colocada junto à porção sólida da lesão com maior SWS, conforme determinado pelo mapa codificado por cores. Uma segunda ROI foi colocada no tecido tireoidiano normal. As medidas são exibidas à direita. A média, os valores mínimo e máximo, e o desvio-padrão dos *pixels* em cada ROI são mostrados. Aqui, escolhemos exibir a SWS em m/s e em kPa. O sistema também calculou uma razão de rigidez entre a lesão e a tireoide normal igual a 2,4 usando as medidas em m/s.

Princípios da Elastografia

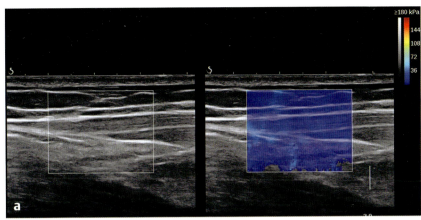

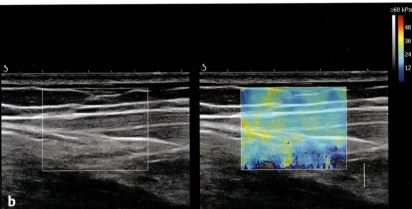

Fig. 2.25 O mapa de velocidade codificado por cor pode ser ajustado para destacar as diferenças de rigidez tecidual. Nesta imagem, o músculo normal (**a**) é exibido com no máximo 180 kPa. Em (**b**), a mesma imagem é exibida com uma escala máxima de 60 kPa. Note que as diferenças de rigidez do músculo são mais bem visualizadas (**b**), porque a escala foi ajustada.

gem codificada por cor permite determinar os valores de rigidez sobre uma área maior. A área de rigidez máxima e a heterogeneidade da rigidez podem ser rapidamente identificadas. Uma razão de compressão pode ser calculada, desde que tanto a lesão como o tecido de referência estejam presentes no FOV.

Exibição dos Resultados da 2D-SWE

A exibição da 2D-SWE varia de acordo com o fabricante. Algumas têm uma imagem única e que o FOV pode ser colocado, e os resultados são então exibidos. Outras têm tela de exibição dupla, onde a imagem em modo B é exibida como uma imagem em uma tela, e os resultados de 2D-SWE codificada por cor são apresentados na outra (e sobrepostos à imagem em modo B).

Com as imagens de onda de cisalhamento, a escala de cores pode ser modificada. A cor vermelha sempre codifica tecidos rígidos, enquanto o azul codifica os tecidos moles. No entanto, a rigidez em que se dá a mudança de cor pode ser alterada. Para tecidos mamários, uma escala com valor máximo de 7,7 m/s (180 kPa) geralmente é o padrão. Com esta escala, as lesões codificadas em verde, amarelo e vermelho são rígidas junto à gama de malignidades. Ao avaliar somente tecido benigno, diminuir o valor máximo da escala de cores (p. ex., para o máximo de 3,7 m/s ou 40 kPa) permitirá uma maior diferenciação colorida da rigidez dos tecidos benignos. Por outro lado, o vermelho não mais codificará um valor de rigidez sugestivo de malignidade (▶ Fig. 2.25).

A geração de onda de cisalhamento é profundidade-limitada e depende da densidade tecidual. Se uma lesão tiver profundidade maior que 4-5 cm, é possível que nenhum resultado seja obtido. O reposicionamento do paciente para aproximar a ROI do transdutor pode ser útil. Se não houver geração de onda de cisalhamento, não ocorrerá codificação de cor nesta área.

2.3.3 Pré-Compressão

Os princípios de varredura usando SE discutidos na seção anterior também são pertinentes à SWE. A pré-compressão pode alterar os resultados, e a mesma técnica já discutida é recomendada para limitá-la (▶ Fig. 2.8b). Em alguns tecidos, como a mama, a adição de pré-compressão se torna difícil de evitar. Como a mama é relativamente mole e superficial às costelas, é fácil comprimir a mama. Entretanto, no caso dos outros órgãos profundamente situados em relação às costelas, como o fígado, torna-se difícil realizar a compressão por uma abordagem intercostal.

2.3.4 Interpretação

Elastografia por Onda de Cisalhamento Pontual

Com a p-SWE, um valor de rigidez tecidual é obtido para a ROI. Para a maioria das aplicações, várias medidas a partir da localização são sugeridas para confirmar um valor de rigidez preciso. O número sugerido de medidas a serem obtidas varia de acordo com a aplicação clínica, e é discutido nos capítulos clínicos (Capítulos 3 ao 11). O valor de rigidez pode ser usado para caracterizar o tecido e/ou a lesão. Em geral, um valor de corte é usado para determinar se a lesão é benigna ou maligna. Os valores de corte variam conforme o tecido avaliado e são discutidos nos capítulos clínicos. Diferente da 2D-SWE, em que um amplo FOV de valores de rigidez é exibido, assim como a rigidez máxima e a heterogeneidade da rigidez de uma lesão são evidentes, com a p-SWE é difícil determinar onde obter o valor de rigidez ideal. Isto limita a utilidade do procedimento em tecidos heterogêneos e/ou lesões, porém nos tecidos mais uniformes, como o fígado, as medidas da rigidez a partir de p-SWE podem ser bastante precisas.

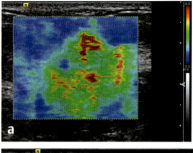
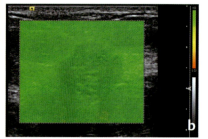
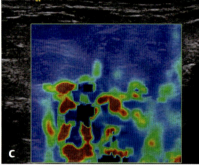
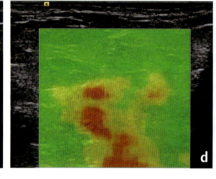

Fig. 2.26 Um método de melhorar a precisão da codificação por cor é fornecer um mapa de qualidade que acesse a qualidade das ondas de cisalhamento. Este mapa usa um padrão de "semáforo": verde (ir) para ondas de cisalhamento de alta qualidade; amarelo (atenção) e vermelho (pare) para os casos em que a qualidade da onda de cisalhamento é inadequada para a obtenção de medidas precisas. O mapa de SWS de uma imagem de SWE obtida a partir de um câncer ductal invasivo é apresentado em (**a**). As SWS altas são sugestivas de lesão maligna. O mapa de qualidade para a mesma imagem é apresentado em (**b**). A área do tumor é codificada com a cor verde, registrando as SWSs como precisas. Em (**c**), um padrão codificado por cor similar para a área de interesse em (**a**) é obtido. Entretanto, neste caso, o mapa de qualidade (**d**) mostra as áreas de SWS alta codificadas com as cores amarela e vermelha, que não são usadas no diagnóstico.

Elastografia por Onda de Cisalhamento Bidimensional

Com a 2D-SWE, os valores de rigidez ao longo de FOV amplo são exibidos em um mapa codificado por cores. É possível colocar uma ROI sobre a área de interesse, e o valor de rigidez é dado em m/s ou kPa. Como a ROI conterá múltiplos *pixels*, os resultados em geral são exibidos como valor máximo de rigidez, valor mínimo de rigidez, valor médio de rigidez e desvio-padrão para todos os *pixels* incluídos na ROI. A maioria dos estudos emprega o valor máximo de rigidez como critério para determinar se uma lesão é benigna ou maligna. Por meio da inspeção visual do mapa de cores, a área de rigidez máxima costuma ser facilmente identificável. A ROI pode então ser colocada nesta área. Também é possível obter a medida do tecido adjacente.

Um sistema (Siemens Ultrasound, Mountain View, CA, EUA) fornece, além de um mapa de velocidade codificado por cor, um mapa de medida da qualidade, um mapa de tempo e um mapa de deslocamento. O mapa de qualidade é discutido na Seção Mapa de Qualidade, a seguir. O mapa de tempo exibe o tempo decorrido até o deslocamento máximo, que é outro método de exibição dos dados de SWS. O mapa de deslocamento exibe a quantidade de deslocamento tecidual causado pelo pulso de ARFI. Os mapas de tempo e de deslocamento são úteis para fins de pesquisa, mas dispensam a interpretação dos resultados em um contexto clínico. O mapa de velocidade e o mapa de qualidade são usados na prática clínica de rotina, para interpretação dos resultados.

Mapa de Qualidade

Todos os sistemas têm um algoritmo de rejeição que determina se os dados são adequados para calcular uma SWS precisa. Nos casos em que os dados são inadequados para o cálculo de uma SWS correta, os *pixels* correspondentes não são codificados por cor. Entretanto, os atuais algoritmos de rejeição podem não ser adequadamente robustos para rejeitar todas as medidas imprecisas. Em algumas lesões, incluindo alguns cânceres de mama, as ondas de cisalhamento podem não se propagar de maneira ordenada, e uma velocidade de onda de cisalhamento incorretamente baixa pode ser exibida. Nestes casos, frequentemente haverá um anel de velocidades de onda de cisalhamento maiores que permitirá estabelecer o diagnóstico preciso. Para superar este problema, um fabricante (Siemens Ultrasound Mountain View, CA, EUA) desenvolveu um mapa de qualidade que é mais rigoroso na avaliação de dados brutos para determinar se é possível calcular uma SWS precisa. Este mapa de qualidade utiliza um mapa de cores de semáforo para codificar a qualidade da medição, com o verde indicando alta qualidade; amarelo indicando qualidade ruim; e vermelho representando imprecisão (▶ Fig. 2.26). O mapa de qualidade pode ser usado com o mapa codificado por cores que exibe a SWS para determinar quais valores de rigidez são convenientes para o uso clínico. Alguns fabricantes recentemente adicionaram um fator de qualidade numérico do valor de rigidez calculado.

Em um estudo recente,[24] a adição da medida da qualidade (MQ) às imagens de onda de cisalhamento da mama limitou os achados falso-negativos (sensibilidade sem MQ 22/46 [48%, índice de confiança de 95%: 33-63%]; sensibilidade com QM 42/46 [91%, índice de confiança de 95%: 79-98%, p < 0,0001]).

2.3.5 Limitações

As ondas de cisalhamento não se propagam por cistos simples e, por isso, não serão codificadas por cores (▶ Fig. 2.26). As ondas de cisalhamento se propagarão em cistos complicados que, portanto, serão codificados por cores como lesões moles. A onda de cisalhamento é detectada por ultrassom em modo B convencional. Portanto, quando algumas áreas na imagem em modo B mostram sinal extremamente baixo (anecoicas), o sinal de eco é baixo demais para uma detecção bem-sucedida da onda de cisalhamento. Estas áreas não serão codificadas por cores. Isto ocorrerá em áreas com sombreamento acentuado, como as costelas, tumores com sombreado significativo e áreas com microcalcificação.[2]

2.3.6 Artefatos

Vários artefatos podem ser encontrados. Alguns indicam que a técnica usada é subótima, enquanto vários contêm informação diagnóstica.

Princípios da Elastografia

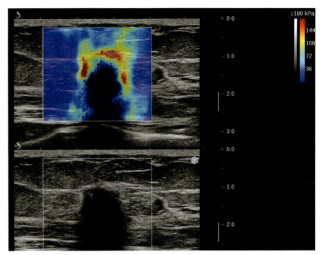

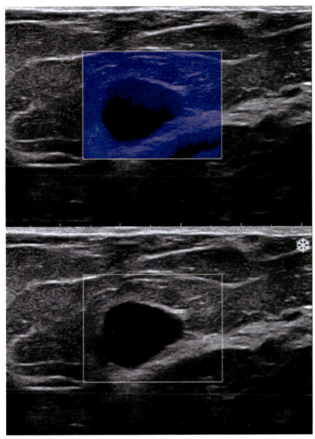

Fig. 2.27 As ondas de cisalhamento não se propagam em líquidos simples, como aquele contido em um cisto simples. Nestes casos, o cisto não será codificado por cores. Ocasionalmente, há algum sangramento de cores dentro da porção proximal do cisto. Se o cisto for complexo, pode sustentar a propagação da onda de cisalhamento, e o cisto será codificado por cor.

Fig. 2.28 Se a velocidade da onda de cisalhamento não puder ser determinada em um local, então o *pixel* não é codificado por cor (área central preta). Isto pode ocorrer (1) se a lesão for profunda demais, e o pulso de ARFI for atenuado deixando de ser forte o bastante para gerar uma onda de cisalhamento mensurável; (2) se o tecido não suportar a geração de ondas de cisalhamento (p. ex., cisto simples); ou (3) se houver ruído significativo nos resultados de deslocamento e não for possível calcular uma velocidade precisa de onda de cisalhamento. Uma característica exclusiva dos cânceres de mama é que alguns não possibilitam as ondas de cisalhamento adequadas necessárias para uma medição precisa. Nestes casos, o tumor não será codificado, mas, como nesta figura, um anel de SWSs altas é identificado em torno da lesão.

Ausência de Codificação por Cor (Falta de Sinal de Onda de Cisalhamento)

As ondas de cisalhamento não se propagam por cistos simples e, portanto, não são codificadas por cores (▶ Fig. 2.27).

A onda de cisalhamento é detectada por sinal de eco ultrassônico. Sendo assim, quando uma área na imagem em modo B mostra um sinal extremamente baixo (anecoico), o sinal de eco será baixo demais para uma detecção bem-sucedida. Estas áreas também não serão codificadas por cores. Isto somente ocorrerá em áreas com sombreamento significativo, como as costelas, tumores com sombreado intenso e áreas com calcificação,[2] nas áreas mais profundas do que os locais onde as ondas de cisalhamento são originadas, e ainda em estruturas muito rígidas e heterogêneas onde a onda de cisalhamento apresenta ruído significativo.

Em lesões muito rígidas, como os cânceres invasivos, a onda de cisalhamento pode não se propagar. Sendo assim, nenhum resultado seria obtido, e a área não seria codificada por cores (▶ Fig. 2.28). Isto é discutido no Capítulo 5.

Artefato de Explosão

Quando a pré-compressão é usada, aparece um padrão de vermelho no campo próximo (▶ Fig. 2.29).[2,5] Isto pode ser corrigido usando pressão mínima a partir do transdutor no paciente.

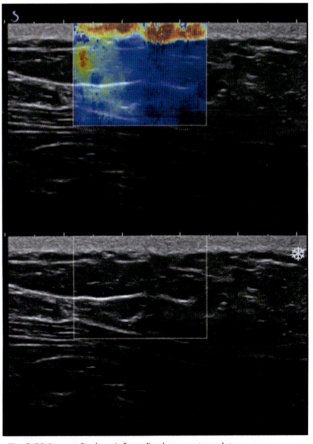

Fig. 2.29 Se pressão demais for aplicada com o transdutor (pré-compressão), o campo próximo na SWE aparecerá rígido (vermelho), como neste caso. Isto pode ser corrigido diminuindo a pressão aplicada pelo transdutor.

2.3.7 Dicas e Truques

- Manter o FOV discretamente mais amplo do que a lesão para avaliar o tecido adjacente.
- Manter o transdutor perpendicular à pele.
- Manter o transdutor imóvel e pedir ao paciente para prender a respiração (parar de respirar) durante as medidas.
- Aguardar 2-3 segundos após pedir ao paciente para prender a respiração, antes de iniciar a aquisição de dados, permitindo assim que a estrutura pare de se mover.
- Não aplicar pré-compressão com o transdutor.
- Ao usar imagem de onda de cisalhamento em tempo real, esperar alguns segundos até a imagem ser estabilizada, para então fazer uma medição.

2.4 Conclusão

Existem dois tipos principais de elastografia de ultrassom, SE e SWE. Ambas têm vantagens e desvantagens. Ambas são usadas na avaliação de tecidos de vários sistemas orgânicos. As vantagens e desvantagens destas técnicas para cada sistema orgânico são detalhadas nos capítulos clínicos, os Capítulos 3 ao 11. Entretanto, de modo geral, a SE pode ser realizada a qualquer profundidade tecidual, desde que uma imagem em modo B adequada seja obtida, e a compressão-liberação apropriada possa ser aplicada. A SWE, por outro lado, é limitada em termos de profundidade do tecido, por causa da atenuação do pulso de ARFI. Ambas, SE e SWE, são gravemente afetadas pela pré-compressão. A SWE é quantitativa, ao contrário da SE. Existem artefatos que aparecem nos resultados fornecidos por alguns sistemas de SE, que são altamente precisos na identificação de uma lesão como sendo um cisto simples benigno ou um cisto complicado, que é impossível com a SWE.

A elastografia se desenvolveu rapidamente a partir de sua implantação em sistemas clínicos aprovados. Foram criadas diretrizes para a sua utilização em diversas aplicações clínicas. Algoritmos aprimorados, avaliação da qualidade e *hardware* estão sendo disponibilizados, e isto melhorará a precisão destas técnicas.

Referências

[1] Emerson K. Diseases of the breast. In: Wintrobe MM, Thorn GW, Adams RD, et al, eds. Harrison's Principals of Internal Medicine. 7th ed. New York, NY: McGraw-Hill; 582–587

[2] Barr RG. Sonographic breast elastography: a primer. J Ultrasound Med 2012; 31(5):773–783

[3] Bamber J, Cosgrove D, Dietrich CF et al. EFSUMB guidelines and recommendations on the clinical use of ultrasound elastography. Part 1: Basic principles and technology. Ultraschall Med 2013; 34(2):169–184

[4] Shiina T, Nightingale KR, Palmeri ML et al. WFUMB guidelines and recommendations for clinical use of ultrasound elastography: Part 1: basic principles and terminology. Ultrasound Med Biol 2015; 41(5):1126–1147

[5] Barr RG, Zhang Z. Effects of precompression on elasticity imaging of the breast: development of a clinically useful semiquantitative method of precompression assessment. J Ultrasound Med 2012; 31(6):895–902

[6] Nightingale K, Soo MS, Nightingale R, Trahey G. Acoustic radiation force impulse imaging: in vivo demonstration of clinical feasibility. Ultrasound Med Biol 2002; 28(2):227–235

[7] Fahey BJ, Nightingale KR, Nelson RC, Palmeri ML, Trahey GE. Acoustic radiation force impulse imaging of the abdomen: demonstration of feasibility and utility. Ultrasound Med Biol 2005; 31(9):1185–1198

[8] Rouze NC, Wang MH, Palmeri ML, Nightingale KR. Robust estimation of timeof-flight shear wave speed using a radon sum transformation. IEEE Trans Ultrason Ferroelectr Freq Control 2010; 57(12):2662–2670

[9] Hall TJ, Zhu Y, Spalding CS. In vivo real-time freehand palpation imaging. Ultrasound Med Biol 2003; 29(3):427–435

[10] Barr RG. Real-time ultrasound elasticity of the breast: initial clinical results. Ultrasound Q 2010; 26(2):61–66

[11] Destounis S, Arieno A, Morgan R et al. Clinical experience with elasticity imaging in a community-based breast center. J Ultrasound Med 2013; 32(2):297–302

[12] Barr RG, Destounis S, Lackey LB, II, Svensson WE, Balleyguier C, Smith C. Evaluation of breast lesions using sonographic elasticity imaging: a multicenter trial. J Ultrasound Med 2012; 31(2):281–287

[13] Grajo JR, Barr RG. Strain elastography for prediction of breast cancer tumor grades. J Ultrasound Med 2014; 33(1):129–134

[14] Ueno EIA. Diagnosis of breast cancer by elasticity imaging. Eizo Joho Medical 2004; 36:2–6

[15] Itoh A, Ueno E, Tohno E et al. Breast disease: clinical application of US elastography for diagnosis. Radiology 2006; 239(2):341–350

[16] Park JSM. Inter- and intraobserver agreement in the interpretation of ultrasound elastography of breast lesions. Paper presented at the 93rd Scientific Assembly and Annual Meeting of the Radiological Society of North America. November 25–30, 2007; Chicago, IL

[17] Ueno E, Bando H, Tohno E, Waki K, Matsumura T. New quantitative method in breast elastography: fat lesion ratio (FLR). Paper presented at the 93rd Scientific Assembly and Annual Meeting of the Radiological Society of North America; November 25–30, 2007; Chicago, IL

[18] Barr RG, Lackey AE. The utility of the "bull's-eye" artifact on breast elasticity imaging in reducing breast lesion biopsy rate. Ultrasound Q 2011; 27(3):151–155

[19] Sarvazyan AP, Rudenko OV, Swanson SD, Fowlkes JB, Emelianov SY. Shear wave elasticity imaging: a new ultrasonic technology of medical diagnostics. Ultrasound Med Biol 1998; 24(9):1419–1435

[20] Bercoff J, Tanter M, Fink M. Supersonic shear imaging: a new technique for soft tissue elasticity mapping. IEEE Trans Ultrason Ferroelectr Freq Control 2004; 51(4):396–409

[21] Nightingale K, McAleavey S, Trahey G. Shear-wave generation using acoustic radiation force: in vivo and ex vivo results. Ultrasound Med Biol 2003; 29(12):1715–1723

[22] Tanter M, Bercoff J, Athanasiou A et al. Quantitative assessment of breast lesion viscoelasticity: initial clinical results using supersonic shear imaging. Ultrasound Med Biol 2008; 34(9):1373–1386

[23] Parker KJ, Lerner RM. Sonoelasticity of organs: shear waves ring a bell. J Ultrasound Med 1992; 11(8):387–392

[24] Barr RG, Zhang Z. Shear-wave elastography of the breast: value of a quality measure and comparison with strain elastography. Radiology 2015; 275(1):45–53

3 Elastografia para Doença Hepática Difusa

Giovanna Ferraioli ▪ *Mabel Zicchetti* ▪ *Raffaella Lissandrin* ▪ *Carlo Filice*

3.1 Introdução

A fibrose hepática consiste no acúmulo excessivo de material da matriz extracelular produzido por células semelhantes a fibroblastos, entre as quais as células estreladas, em decorrência da ativação crônica da reação de cicatrização de feridas, como resultado de um entre vários fatores. A fibrose modifica a arquitetura normal do fígado e, por fim, leva à cirrose hepática, descompensação hepática, hipertensão portal e complicações associadas, carcinoma hepatocelular (CHC) e, eventualmente, à morte. As principais causas do dano hepatocelular são os vírus de hepatite e a inflamação hepática decorrente de esteatose ou abuso de álcool.

O vírus da hepatite C (HCV) e o vírus da hepatite B (HBV) são as principais causas de doença hepática crônica. Estima-se que, no mundo inteiro, 130 a 150 milhões de pessoas tenham hepatite C crônica. Um número significativo dos indivíduos cronicamente infectados desenvolve cirrose hepática ou câncer hepático, com 350-500 mil mortes cada ano em consequência de doenças hepáticas relacionadas com a infecção pelo HCV.[1] Em áreas altamente endêmicas, onde vive ¾ da população mundial, 70-90% das pessoas são infectadas pelo HBV, e 8-20% passam à condição de portadores do HBV. A cada ano, cerca de 1 milhão de pessoas morrem por causa das formas crônicas da doença.[2]

A doença esteatótica não alcoólica (NAFLD) é uma condição clínica comum, caracterizada pela deposição significativa de gotículas lipídicas nos hepatócitos de indivíduos sem história de abuso de álcool. Esta condição está emergindo como doença hepática crônica mais comum em adultos e crianças, com a incidência crescente de obesidade e diabetes nos países ocidentais. A NAFLD é uma condição benigna e reversível que, todavia, pode evoluir para esteato-hepatite não alcoólica (NASH), com risco aumentado de cirrose, insuficiência hepática, CHC e morte. Segundo as estimativas, a prevalência mundial da NAFLD varia de 6 a 33%, com média de 20% na população em geral.[3] A prevalência estimada de NASH varia de 3 a 5% entre os pacientes com NAFLD, sendo que 5 a 8% dos pacientes com NASH desenvolvem cirrose dentro de 5 anos. A prevalência de NAFLD em pacientes pediátricos é de 3 a 10%, subindo para 40-70% em crianças obesas.[4]

A presença e a extensão da fibrose hepática estão associadas à progressão à doença e ao desenvolvimento de complicações. Portanto, a detecção antecipada da fibrose é decisiva para o prognóstico e tratamento dos pacientes. Na hepatite viral crônica, a avaliação da gravidade da fibrose hepática é necessária para determinar quando o tratamento antiviral deve ser iniciado. As diretrizes para o manejo das hepatites B e C indicam que a presença de fibrose significativa exige terapia antiviral, uma vez que a manutenção da supressão viral na hepatite B ou a erradicação viral na hepatite C possam minimizar as complicações relacionadas com o fígado.[5,6] A biópsia hepática é considerada o padrão de referência para avaliação da fibrose hepática. A avaliação histológica de amostras de biópsia hepática é realizada empregando sistemas de pontuação que atribuem valores a diversas categorias de inflamação (graus) e de fibrose (estágios). Existem vários sistemas de escores, mas todos basicamente classificam aspectos semelhantes. Na avaliação da hepatite viral crônica, o sistema de escores mais reproduzível é o METAVIR. Neste sistema de escores, a fibrose hepática é avaliada de modo semiquantitativo e estadiada em uma escala de 5 pontos que vai de 0 a 4 (F0, ausente; F1, trato portal fibrótico aumentado; F2, septo periportal ou porta-portal inicial, com arquitetura preservada; F3, distorção da arquitetura na ausência de cirrose evidente; F4, cirrose).[7]

A biópsia hepática é um procedimento doloroso, caro e invasivo, associado a certo risco de morbidade e mortalidade. Além disso, os resultados podem ser comprometidos por erros de amostragem, bem como pela variabilidade intra e interobservadores na leitura das amostras. A biópsia hepática rende apenas uma amostra pequena de fígado e ainda está sujeita à tendenciosidade, especialmente quando a fibrose está distribuída de modo heterogêneo, como ocorre no estágio leve. É preciso enfatizar que a fibrose exibe um espectro contínuo, porém a leitura histológica fornece o estadiamento semiquantitativo da fibrose em uma escala classificatória. Estas limitações inviabilizam a obtenção de biópsias hepáticas sequenciais para decidir quando iniciar ou monitorar a resposta ao tratamento. Em pacientes com hepatite B ou C crônica, há dois pontos de desfecho importantes: a avaliação de fibrose significativa, que indica que um tratamento antiviral deve ser iniciado, e a avaliação de cirrose hepática, que indica que o programa de vigilância para HCC e para as complicações associadas à hipertensão portal deve ser instituído. Em pacientes com NAFLD, a alta prevalência da doença e seu curso frequentemente benigno dificultam decidir a sequência temporal para obtenção da biópsia hepática em uma população de baixo risco.

Por todos estes motivos, um interesse clínico maior tem sido despertado pelo desenvolvimento de modalidades de imagem não invasivas confiáveis que avaliem indiretamente a fibrose hepática, quantificando a rigidez do fígado. A acurácia dos métodos elastográficos na avaliação da fibrose hepática foi avaliada comparando os resultados obtidos aos de histologia hepática.

A European Federation of Societies for Ultrasound in Medicine and Biology (EFSUMB) e a World Federation for Ultrasound in Medicine and Biology (WFUMB) instituíram as diretrizes para o uso da elastografia na avaliação da rigidez hepática.[8,9] Recentemente, A Society of Radiologists in Ultrasound (SRU) convocou um painel de especialistas para um consenso acerca do uso da elastografia na avaliação da fibrose hepática. As recomendações foram estabelecidas com base na análise da literatura atual e nas abordagens de prática comuns.[10] O painel de consenso da SRU recomenda interpretar os resultados de rigidez hepática em pacientes com hepatite viral crônica usando dois valores de corte: < 7 kPa (1,5 m/s) e > 15 kPa (2,2 m/s). O primeiro é destinado à seleção de pacientes com baixo risco de fibrose significativa, enquanto o segundo se destina aos pacientes com alto risco de desenvolvimento de fibrose avançada ou cirrose, que requeiram manejo diferente e precisem de tratamento. Aqueles que estiverem entre estes valores podem ter fibrose leve ou moderada, e o seguimento deve ser com base na apresentação clínica e em outros exames de laboratório.

3.2 Técnicas de elastografia

As técnicas de elastografia são fundamentadas na onda de cisalhamento (SWE) ou na compressão (SE). Seus aspectos técnicos são discutidos em profundidade no Capítulo 2.

Resumidamente, a elastografia transitória controlada por vibração (VCTE, Echosens, Paris, França) e a elastografia com base no impulso de força de radiação acústica (ARFI) medem a velocidade da onda de cisalhamento. A VCTE é realizada com disposi-

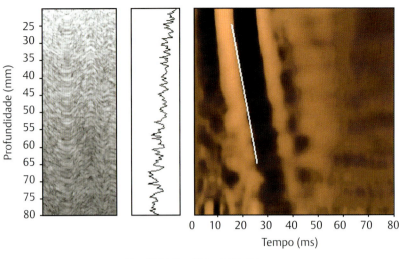

Fig. 3.1 Um paciente de 71 anos com carcinoma hepático. Avaliação da rigidez hepática com aparelho FibroScan (Echosens, Paris, França). Imagens em modo tempo-movimento (*esquerda*), modo A (*no meio*) e de elastograma (*direita*). O elastograma é a representação da onda de cisalhamento em função do tempo. A inclinação da linha branca se torna mais íngreme com o aumento da rigidez hepática. O parâmetro de atenuação controlada (CAP) é medido em decibéis por metro (dB/m) de atenuação das ondas de ultrassom, conforme estas se propagam pelo fígado. O valor médio de rigidez é de 49,6 kPa, consistente com cirrose hepática. O valor médio de CAP é de 145 dB/m, que está dentro da faixa normal.

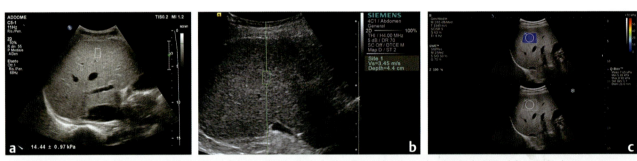

Fig. 3.2 (**a**) Um paciente de 65 anos com hepatite C crônica. Avaliação da rigidez hepática pela técnica de p-SWE (ElastPQ, Philips Medical Systems, Bothell, WA, EUA). O quadrado amostral tem tamanho fixo e pode ser movido pelo operador. Os valores de rigidez hepática são expressos em quilopascais (kPa), como na imagem, ou em metros por segundo (m/s). O valor médio de uma medida única com o seu desvio-padrão é mostrado na imagem. A rigidez hepática também é exibida de maneira semiquantitativa, usando a escala mostrada no canto inferior esquerdo da imagem. O valor de rigidez mediana é de 14,44 kPa e indica a presença de cirrose hepática. O diagnóstico foi confirmado pela histologia do fígado. (**b**) Uma paciente de 75 anos com cirrose hepática alcoólica. Avaliação da rigidez hepática pela técnica de p-SWE (VTQ, Siemens Healthcare, Erlangen, Alemanha). O quadrado amostral tem tamanho fixo e pode ser movido pelo operador. A medida da rigidez hepática é expressa em metros por segundo (m/s). O valor médio e a profundidade do quadrado amostral são exibidos. O valor médio de 3,45 m/s é consistente com cirrose hepática. (**c**) Um paciente de 42 anos com hepatite C crônica. Avaliação da rigidez hepática pela técnica de 2D-SWE (Aixplorer's Shear Wave, Supersonic Image, Aix-en-Provence, França). O tamanho e a localização do quadrado de quantificação são ajustáveis pelo operador. As medidas de onda de cisalhamento são codificadas por cor e exibidas no quadrado de quantificação. A medida é tomada no círculo branco (ROI) dentro do quadrado de quantificação. A medida da rigidez hepática é expressa em quilopascais (kPa), como na imagem, ou em metros por segundo (m/s). O valor médio e o desvio-padrão, os valores máximo e mínimo e o tamanho da região de interesse (ROI) são mostrados. A rigidez hepática é de 7,65 kPa e está consistente com fibrose significativa, tendo sido confirmada pela histologia do fígado (METAVIR F2).

vo FibroScan, que vem com um transdutor de ultrassom acoplado ao eixo de um vibrador. Vibrações de amplitude leve e baixa frequência (50 Hz) são transmitidas pela ponta do transdutor ao longo do fígado, induzindo uma onda de cisalhamento elástica que se propaga pelo tecido subjacente. O FibroScan não é um dispositivo de ultrassom em tempo real, contudo, um ultrassom em modo A é usado para localizar a área de parênquima hepático onde realizar as medidas e monitorar a velocidade de propagação da onda de cisalhamento. A velocidade da onda está diretamente relacionada com a rigidez tecidual (▶ Fig. 3.1).

Diferente do FibroScan, a tecnologia ARFI é integrada aos sistemas ultrassonográficos padrão e dispensa vibração externa para gerar a onda de cisalhamento. De fato, o ARFI é fundamentado na geração de ondas de cisalhamento pelo deslocamento de tecidos induzido pela força de um feixe de ultrassom focado profundamente junto ao tecido. As ondas de cisalhamento se propagam perpendicularmente na direção do feixe de ultrassom, e viajam a velocidades entre 1 e 10 m/s, dependendo da rigidez tecidual. Em tecidos mais rígidos, as ondas de cisalhamento se propagam mais rápido.[11]

A velocidade da onda de cisalhamento pode ser medida em uma região de interesse pequena – a técnica é denominada *elastografia por onda de cisalhamento pontual (p-SWE)* – ou em várias regiões de interesse pequenas dentro de um quadrado amostral. Neste último caso, é construída uma imagem que consiste em um mapa codificado por cores das velocidades das ondas de cisalhamento. Esta técnica é chamada *elastografia por onda de cisalhamento bidimensional (2D-SWE)*.[12] A ▶ Fig. 3.2 mostra as técnicas de p-SWE e 2D-SWE até então validadas. A ▶ Fig. 3.3 mostra as técnicas de p-SWE e 2D-SWE comercializadas atualmente, para as quais ainda não há estudos clínicos sobre reprodutibilidade ou acurácia publicados na literatura.

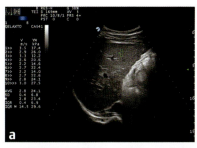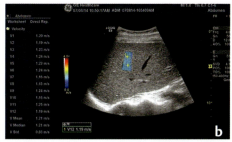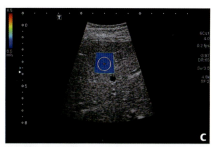

Fig. 3.3 (**a**) Avaliação da rigidez hepática pela técnica de p-SWE (QEaXto, Esaote, Genova, Itália). O quadrado amostral tem tamanho fixo e pode ser movido pelo operador. O quadrado verde sólido indica o sítio, onde a onda de cisalhamento é gerada. A medida da rigidez hepática é fornecida em quilopascais (kPa), como na imagem, ou em metros por segundo (m/s). O valor médio e o desvio-padrão, o valor de mediana e a faixa interquartil e a razão faixa interquartil/mediana são mostrados. (**b**) Avaliação da rigidez hepática pela técnica de 2D-SWE (GE Healthcare, Milwaukee, WI, EUA). O tamanho e a localização do quadrado amostral são ajustáveis pelo operador. (**c**) Avaliação da rigidez hepática pela técnica 2D-SWE (Toshiba Medical Systems, Tóquio, Japão). O tamanho e a localização do quadrado amostral são ajustáveis pelo operador. As medidas da onda de cisalhamento são codificadas com cores, e o valor da rigidez é obtido na região de interesse (ROI), dentro do quadrado amostral. A medida da rigidez hepática é expressa em metros por segundo (m/s), como na imagem, ou em quilopascais (kPa). O valor médio da rigidez é exibido juntamente com o desvio-padrão.

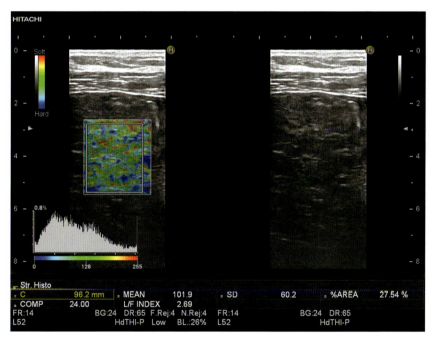

Fig. 3.4 Uma paciente de 64 anos apresenta cirrose hepática decorrente de hepatite C crônica. Avaliação da rigidez hepática pela técnica de elastografia por compressão em tempo real (Hi-RTE, Hitachi Medical Systems, Tóquio, Japão). Na elastografia codificada por cor, a região de interesse (ROI) está sobreposta a uma imagem em modo B convencional. O histograma de tensão, que exibe a dispersão de cores na ROI, e o índice de fibrose hepática (índice LF) são mostrados. O índice LF, obtido usando 9 características de imagem extraídas de cada imagem, vale 2,69 e é consistente com cirrose hepática.

A *elastografia por compressão em tempo real (RTSE)* mede a razão de deslocamento tecidual longitudinal após a aplicação de um estresse que poderia ser um estresse externo ativo, como a compressão exercida pelo transdutor, ou um estresse interno passivo e fisiologicamente induzido (▶ Fig. 3.4).[12]

3.2.1 Procedimento

Com todas as técnicas, as medições são realizadas posicionando o paciente em decúbito dorsal, com o braço direito elevado acima da cabeça para proporcionar acesso intercostal ideal. Na elastografia por onda de cisalhamento, quando é difícil submeter o paciente à varredura, o posicionamento em leve decúbito lateral esquerdo (30 graus) pode ajudar.[10] Recomenda-se um jejum de pelo menos 3 horas. O operador deve procurar a melhor janela acústica, enquanto o paciente estiver respirando normalmente, e então as medidas devem ser tomadas com o paciente prendendo a respiração e em posição neutra.

Elastografia por Onda de Cisalhamento

Elastografia Transitória Controlada por Vibração

O *software* é ajustado para obter medidas a uma profundidade que depende da frequência da sonda: entre 25 e 65 mm abaixo da pele, usa-se uma sonda de 3,5 MHz; entre 35 e 75 mm, usa-se uma sonda de 2,5 MHz; e entre 15 e 50 mm, usa-se uma sonda de 5,0 MHz. Usando ultrassom em modo A acoplado ao sistema, o operador localiza uma parte do parênquima hepático que tenha espessura mínima de 6 cm e seja isenta de estruturas vasculares calibrosas. O *software* determina se cada medida foi bem-sucedida ou não. Considera-se que o procedimento como um todo falhou quando nenhum valor é obtido após 10 tentativas. Recentemente, foram propostos novos critérios de confiabilidade: um mínimo de 10 medidas válidas realizadas na mesma área do lobo direito do fígado, uma faixa interquartil (IQR)/mediana ≤ 30% somente se o valor de rigidez for > 7,1 kPa. As medidas são definidas como muito confiável,

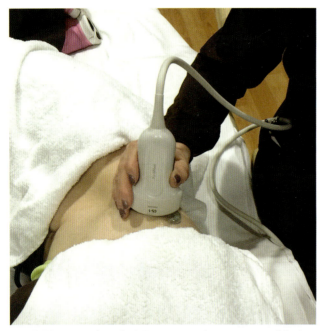

Fig. 3.5 Durante a obtenção de imagens, o paciente permanece deitado de costas ou discretamente (30 graus) posicionado em decúbito lateral esquerdo (neste caso), enquanto a sonda é passada paralelamente ao espaço intercostal, perpendicular em relação à cápsula hepática.

quando a razão IQR/mediana < 0,10; confiável, quando a razão IQR/média está entre 0,10 e 0,30 ou se a razão IQR/mediana > 0,30 e a média da rigidez hepática < 7,1 kPa; e *pouco confiável*, quando a razão IQR/mediana > 0,30 e a média da rigidez hepática > 7,1 kPa.[13] Na verdade, estes são os mesmos critérios recomendados pelo fabricante.

Elastografia por Onda de Cisalhamento de Ultrassom

A sonda é colocada no espaço intercostal, perpendicular à superfície do fígado. A ▶ Fig. 3.5 mostra como a sonda deve ser posicionada para obter uma medida confiável da rigidez do fígado: a ▶ Fig. 3.6 mostra as posições corretas da sonda. A medida é tomada na posição de repouso respiratório (prendendo a respiração sem inspirar profundamente). O quadrado amostral é posicionado em uma área do parênquima hepático livre de vasos calibrosos e a pelo menos 1,5-2,0 cm abaixo da cápsula de Glisson, a fim de evitar artefatos de reverberação. A imagem em modo B deve ser otimizada para a "melhor janela acústica", a fim de fornecer os melhores resultados. O grau de deslocamento do fígado é otimizado, quando o pulso de ARFI é perpendicular à cápsula hepática, o que limita a refração do pulso (▶ Fig. 3.7, ▶ Fig. 3.8).[10] O valor mediano de múltiplas medidas é relatado. As diretrizes da WFUMB sugerem considerar o valor mediano de 10 medidas válidas de p-SWE, e o valor mediano de 4 medidas de 2D-SWE.[9] A declaração da conferência de consenso da SRU sobre elastografia sugere que o IQR deve ser usado para avaliar a qualidade dos dados. Uma razão IQR/mediana < 0,30 sugere um conjunto de dados de boa qualidade. Isto pode ser usado para monitorar a qualidade do sonógrafo e também a qualidade do laboratório.[10]

Dicas e Truques

A seguir são listados dicas e truques para as medidas de rigidez do fígado:

- Um jejum de 4-6 horas é recomendável.
- A varredura deve ser feita com o paciente posicionado em decúbito oblíquo ou em 30 graus de inclinação, com o braço direito elevado acima da cabeça.
- A varredura é feita entre as costelas.
- Otimize a imagem em modo B para obter a "melhor janela acústica" para fornecimento dos melhores resultados.
- Considere a janela acústica e a profundidade: medidas tomadas a 4-5 cm de profundidade geralmente exibem menor variabilidade.
- Peça ao paciente para respirar normalmente, enquanto procura a melhor janela acústica. Em seguida, faça a medição com o paciente prendendo a respiração e em posição neutra.
- O pulso de ARFI deve ser perpendicular à cápsula hepática, para limitar a refração do pulso.
- Coloque a região de interesse (ROI) a 1,5-2,0 cm abaixo da cápsula de Glisson, a fim de evitar artefatos de reverberação.
- Não inclua vasos hepáticos na ROI.
- Múltiplas medidas devem ser obtidas no mesmo local.

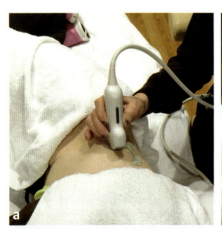 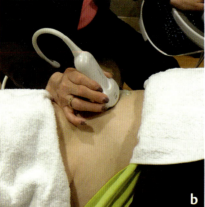 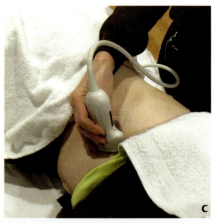

Fig. 3.6 Posições da sonda a serem evitadas na obtenção de imagens: (**a**) passar a sonda ao longo das costelas; (**b**) angulação da sonda em relação à cápsula hepática; (**c**) varredura subesternal.

Elastografia para Doença Hepática Difusa

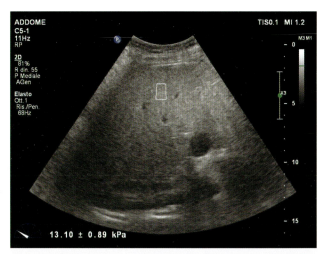

Fig. 3.7 Posicionamento correto do quadrado amostral para obtenção da imagem.

Artefatos

Com todas as técnicas de imagem de onda de cisalhamento, a qualidade dos dados é avaliada. Se a qualidade dos dados for baixa e não for possível calcular a velocidade precisa da onda de cisalhamento, o resultado deve ser listado como "0" ou "x.xx" e, no caso da 2D-SWE, a área não deve ser codificada com cores.

Elastografia por Compressão em Tempo Real

As imagens em modo B devem ser nítidas e livres de artefatos. O transdutor é colocado sobre a pele do espaço intercostal direito, imóvel e apontando na direção do coração. O fabricante recomenda que a ROI seja colocada profundamente em relação à cápsula hepática e que uma região homogênea seja selecionada. O paciente é solicitado a prender a respiração, enquanto as imagens de RTSE são exibidas. Para evitar vasos sanguíneos calibrosos, é recomendável uma ROI de 2,5 × 2,5 cm. Para a análise, selecione estruturas com tensão gerada na direção da profundidade, sem artefatos. Imagens boas podem ser obtidas ao final da diástole com *gating* eletrocardiográfico ou na maior onda descendente em um gráfico de tensão.[9] Poucos métodos foram propostos para analisar a informação da tensão exibida dentro da ROI. Basicamente, são todos razão de compressão e fornecem uma avaliação semiquantitativa da rigidez do fígado. O índice de fibrose hepática (índice LF) é o método analítico padrão recomendado pelo fabricante e baseia-se em 9 achados extraídos de cada imagem. Os resultados obtidos com a elastografia por compressão na avaliação da fibrose hepática são relatados em uma seção separada, adiante.

3.3 Medidas de Rigidez Hepática

3.3.1 Reprodutibilidade

A reprodutibilidade das medidas de rigidez hepática é avaliada por meio do índice de correlação intraclasse (ICC) ou do coeficiente de correlação de concordância (CCC). Com ambos os coeficientes, a concordância entre as medidas varia de 0 a 1 e é classificada como baixa (0,00-0,20), razoável (0,21-0,40), moderada (0,41-0,60), boa (0,61-0,80) e excelente (0,81-1,00).

Medidas obtidas com VCTE mostram excelente concordância interobservador, com o ICC geral de 0,98 (intervalo de confiança [CI] de 95% = 0,977-0,987). A reprodutibilidade não é influenciada pelo sexo, idade ou grau de fibrose hepática do paciente, mas é afetada negativamente por um índice de massa corporal (BMI) mais alto, pela presença de esteatose hepática significativa, e nos casos com fibrose leve (F0-F1).[14]

Os métodos de p-SWE são altamente reproduzíveis, com concordância variando de 0,81 a 0,93.[15,16] A reprodutibilidade interobservador parece diminuir para um IMC > 25 kg/m² e para os estágios inferiores de fibrose hepática.[16] A concordância interobservador acerca das medidas realizadas com 2D-SWE é excelente (ICC = 0,88). No entanto, o método está sujeito às mesmas

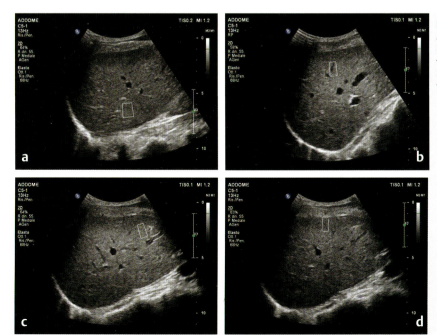

Fig. 3.8 Dicas de posicionamento do quadrado amostral para obtenção de imagens: (**a**) evitar imagens em profundidade; (**b**) evitar imagens em vasos; (**c**) evitar imagens em ângulos; (**d**) evitar imagens a profundidades < 1,5 cm em relação ao fígado.

limitações encontradas com os modos de imagem de ultrassom convencionais, como o conhecimento do operador e o biótipo do paciente. Assim, recomenda-se que pelo menos 50 varreduras supervisionadas e medidas sejam obtidas por um operador novato, a fim de obter medidas consistentes.[17]

Para todos os métodos, há uma curva de aprendizado que poderia afetar a reprodutibilidade. O procedimento de VCTE é fácil de aprender: requer treinar a realização de cerca de 100 exames. Entretanto, em um estudo, a taxa de falhas nas medições caiu de 8,3 para 3,5%, quando o operador realizou mais de 500 exames de VCTE.[18] A experiência do operador é um fator importante para todas as técnicas, de modo que é necessário passar por treinamento e seguir as recomendações do fabricante.

3.3.2 Limitações e Fatores de Confusão

A gordura atenua o ultrassom e a propagação da onda elástica. Portanto, a medida da rigidez hepática em indivíduos obesos é mais difícil. O aparelho FibroScan é equipado com a sonda XL, que diminui as taxas de falha em pacientes obesos. Os limiares de fibrose da VCTE são mais baixos com a sonda XL do que com a sonda M, projetada para pacientes com peso normal, embora uma validação adicional em coortes maiores de pacientes com doença hepática crônica se faça necessária. Como a onda de cisalhamento se origina ao nível da pele quando a VCTE é usada, este não serve para pacientes com ascite, porque a onda de cisalhamento não se propaga em líquido. Em todas as técnicas, pode ser difícil realizar as medições em indivíduos com espaços intercostais estreitos.

A rigidez do fígado é um parâmetro físico amplamente relacionado com fibrose, mas que também pode ser influenciado por outros fatores que modifiquem a elasticidade hepática. Há relatos de aumento da rigidez do fígado a partir do fluxo sanguíneo pós-prandial, por isso é recomendado o jejum de 4-6 horas antes da realização das medições.[10] A inspiração profunda pode produzir um falso aumento da rigidez. Os valores de rigidez hepática podem ser 1,3 a 3 vezes maiores em casos de inflamação aguda e/ou elevação moderada dos níveis de alanina aminotransferase (ALT). Foi relatado que níveis de ALT acima de 80 unidades internacionais por litro (IU/L), que equivale ao dobro do limite máximo normal, levaram a resultados falso-positivos de rigidez hepática em pacientes com hepatite C crônica.[19] Uma redução significativa e progressiva dos valores de rigidez hepática foi observada no seguimento de pacientes com hepatite B aguda, em paralelo com a diminuição dos níveis de ALT.[20]

Foram relatados valores de rigidez hepática aproximadamente 10% mais altos em homens, do que nas mulheres, assim como foram observados valores de rigidez hepática maiores em indivíduos com IMC > 30 kg/m². Após os devidos ajustes para sexo e IMC, os valores de rigidez hepática também foram maiores em indivíduos com síndrome metabólica.[21] Insuficiência cardíaca congestiva e colestase extra-hepática também resultam em valores maiores de rigidez hepática, de modo que é necessário ter esta informação em mente ao considerar os resultados de rigidez hepática obtidos.

A avaliação da acurácia diagnóstica, valor preditivo positivo e valor preditivo negativo é afetada pela prevalência da doença na população estudada.[10] A interpretação clínica dos resultados das medidas de rigidez hepática deve-se basear sempre em informações relacionadas com a demografia do paciente, etiologia da doença e parâmetros laboratoriais.

Diferente da biópsia hepática, os métodos de elastografia não determinam a etiologia da doença hepática nem avaliam a presença e gravidade da infiltração gordurosa. Mesmo que estes métodos não possam substituir a biópsia em todos os contextos, é provável que a substituam quando somente a avaliação de fibrose hepática for necessária. As limitações e fatores geradores de confusão são resumidos na ▶ Tabela 3.1.

Tabela 3.1 Limitações e Fatores de Confusão

Limitações	Obesidade (a gordura atenua a propagação das ondas de ultrassom e elástica, por isso a medida da rigidez hepática em indivíduos obesos é mais difícil)
	A elastografia transitória controlada por vibração (VCTE) não pode ser usada em indivíduos com ascite, porque as ondas de cisalhamento não se propagam em meio líquido
	Pode ser difícil realizar as medições em indivíduos com espaços intercostais estreitos
	A curva de aprendizado poderia afetar a reprodutibilidade,
Fatores geradores de confusão	Estado pós-prandial
	Hepatite aguda
	Exacerbações de transaminases
	Inspiração profunda
	Insuficiência cardíaca congestiva
	Colestase extra-hepática
	Vários estudos relataram valores de rigidez hepática aproximadamente 10% mais altos em homens, comparativamente aos valores encontrados nas mulheres

3.4 Acurácia da Elastografia para Avaliação de Fibrose Hepática

3.4.1 Hepatite Viral

A primeira técnica a ser disponibilizada foi a VCTE, e estudos de validação foram conduzidos no contexto da hepatite C crônica. O primeiro estudo publicado foi o de Sandrin *et al.*, em 2003, mostrando que a VCTE alcançou eficiência de 99% na detecção de cirrose.[22] Em 2005, os artigos de Castera *et al.* e Ziol *et al.* confirmaram a confiabilidade do método no estadiamento da fibrose hepática.[23,24] Desde então, alguns estudos validaram o método em pacientes com hepatite C crônica.[24,25,26,27,28,29,30,31,32,33,34,35] Uma metanálise, incluindo 50 estudos, apresentou áreas sob curvas características de operação do receptor (AUROCs) de 0,84; 0,89; e 0,94 significativas para fibrose (F ≥ 2), fibrose avançada (F ≥ 3) e cirrose, respectivamente.[25] Os resultados desta metanálise mostram que a VCTE é um teste eficiente para triagem de cirrose, com uma probabilidade de 90% de doença associada a uma medida positiva. Os achados dos estudos publicados indicam que a VCTE poderia ser usada para detectar fibrose grave e cirrose (METAVIR F3 ou F4), bem como para excluir fibrose significativa (METAVIR F ≥ 2).

Todos os estudos publicados indicam que o desempenho na pontuação da fibrose hepática de p-SWE ou 2D-SWE é equivalente ao da VCTE, com alguns estudos sugerindo que os dois métodos com base em ARFI apresentam desempenho um pouco melhor.[36,37,38,39,40,41,42,43,44,45,46,47,48,49,50,51,52,53] A vantagem evidente de p-SWE ou 2D-SWE é serem integradas a um sistema de ultrassom diagnóstico convencional e, portanto, permitirem a obtenção de imagens em modo B em tempo real para avaliação de alterações morfológicas ou detecção de lesões hepáticas focais (p. ex., CHC). Diferente da VCTE, os métodos com base em ARFI permitem a amostragem a partir de diferentes áreas do parênquima hepático, sendo, portanto, mais representativas da distribuição heterogênea da fibrose hepática. Em adição, o uso de imagens em modo B para orientação das aquisições de onda de cisalhamento poderia diminuir a variabilidade das medidas de rigidez, e a avaliação não invasiva da rigidez hepática poderia ser conseguida até mesmo em pacientes com quantidade significativa de ascite. Em um estudo envolvendo 139 pacientes com hepatite C crônica, foi observado que p-SWE apresentou desempenho significativamente melhor do que VCTE nos estágios intermediários de fibrose.[36] Uma metanálise posterior, que incluiu 13 estudos, indica que a razão de probabilidade diagnóstica de p-SWE e VCTE não diferiu significativamente para a detecção de fibrose (F ≥ 2) e cirrose substancial.[38]

A acurácia diagnóstica de 2D-SWE e VCTE na estimativa de fibrose hepática foi comparada *versus* à histologia em pacientes com hepatite C crônica. O desempenho de 2D-SWE foi significativamente melhor do que o de VCTE na identificação de fibrose substancial.[53] Um estudo recente comparou o desempenho diagnóstico de VCTE, p-SWE e 2D-SWE. Para o diagnóstico de fibrose significativa (F ≥ 2), 2D-SWE alcançou um desempenho diagnóstico substancialmente melhor do que o de p-SWE. E para o diagnóstico de fibrose grave (F ≥ 3), 2D-SWE apresentou desempenho diagnóstico significativamente melhor do que o de VCTE. Para o diagnóstico de cirrose (F = 4), não houve diferença significativa entre os desempenhos de VCTE, p-SWE e 2D-SWE.[52]

O desempenho diagnóstico das técnicas de elastografia é comparável entre pacientes com hepatite C crônica e aqueles com hepatite B crônica.[54,55] Em um estudo que comparou o desempenho diagnóstico de p-SWE e VCTE em pacientes com hepatite B crônica, nenhuma diferença significativa foi encontrada entre as duas técnicas para o diagnóstico de fibrose hepática em ambas as análises, "por protocolo" e "por intenção diagnóstica".[56] Com todas as técnicas, os níveis séricos de aminotransferase devem ser sempre considerados ao interpretar os resultados em pacientes com hepatite B.[57,58] Em uma ampla série de pacientes com hepatite B crônica, o desempenho diagnóstico de 2D-SWE foi determinado em uma coorte-índice e, em seguida, confirmado em uma coorte de validação. As áreas sob as características de operação do receptor (ROC) para fibrose significativa, fibrose grave e cirrose foram todas maiores que 0,90 e não foram substancialmente diferentes entre as coortes-índice e de validação.[59] Aparentemente, 2D-SWE fornece uma correlação mais precisa entre elasticidade hepática e estágio da fibrose hepática, em comparação a VCTE, sobretudo na identificação de estágios F2 ou superiores.[60]

Em uma metanálise recente, em que apenas pacientes com hepatite B crônica foram incluídos, eliminando assim a potencial tendenciosidade decorrente de diferentes etiologias virais, o desempenho diagnóstico de VCTE foi comparável ao observado em metanálises prévias de estudos conduzidos em pacientes com hepatite C crônica, porém os valores de corte para os estágios de fibrose foram levemente menores.[61] Pacientes com hepatite B crônica têm uma complexa história natural de exacerbações necroinflamatórias acompanhadas de níveis flutuantes de aminotransferase. Em adição, as amostras histológicas mostram septos fibrosos que podem ser mais delgados do que naqueles vistos em pacientes com hepatite C crônica no mesmo estágio histológico. Por fim, a hepatite B crônica pode evoluir para cirrose com nódulos maiores do que na hepatite C crônica. Portanto, a quantidade de parênquima hepático entre os septos fibróticos é maior.[61]

3.4.2 Doença Esteatótica Não Alcoólica

O valor das técnicas elastográficas em pacientes com NAFLD foi investigado em um número limitado de estudos com tamanhos amostrais pequenos. As medidas de rigidez hepática em pacientes com NAFLD ou NASH devem ser interpretadas com cautela, porque fatores relacionados com a doença podem modificar a acurácia. Quanto à influência da esteatose grave sobre as medidas de rigidez, os resultados são controversos: alguns estudos sugerem um efeito negativo, ao contrário de outros.[62,63,64]

A obesidade é um dos principais responsáveis por resultados não confiáveis de VCTE, e indivíduos com NAFLD geralmente apresentam sobrepeso ou são obesos. É preciso notar que a sonda M do aparelho FibroScan é usada na maioria dos estudos publicados envolvendo pacientes com NAFLD, por isso existe a possibilidade de que a taxa de resultados não confiáveis tenha sido superestimada. A disponibilidade da sonda XL, projetada para indivíduos obesos, pode aumentar a aplicabilidade do método. Por outro lado, o número de aquisições bem-sucedidas e seus respectivos índices de sucesso não influenciam a acurácia diagnóstica de VCTE.

3.5 Elastografia Hepática na Prática Clínica

3.5.1 Elastografia por Onda de Cisalhamento

Antes do Tratamento para Estadiamento de Fibrose

Com a disponibilização dos agentes antivirais livres de interferon para tratamento da hepatite C crônica (que são seguros e efetivos com eficácia potencial superior a 90% e tipicamente com uma curta duração de até 12 semanas), os métodos não invasivos para estadiamento da fibrose hepática são aceitos e preferidos à biópsia hepática. As diretrizes para o manejo de pacientes com hepatite C crônica instituídas pela European Association for the Study of the Liver (EASL) indicam que a elastografia pode ser usada para avaliação de fibrose hepática antes do tratamento, reservando a biópsia hepática para os casos em que houver incerteza ou potenciais etiologias adicionais.[5] Do mesmo modo, as diretrizes de consenso da Canadian Association for the Study of the Liver recomendam que todos os pacientes infectados por HCV sejam submetidos a uma avaliação de gravidade da fibrose hepática, incluindo, então, a elastografia entre os métodos aceitáveis para esta avaliação.[65]

No Reino Unido, o National Institute for Health and Care Excellence (NICE) recomenda oferecer tratamento antiviral sem obtenção de biópsia hepática a adultos com escore de VCTE ≥ 11 kPa; não oferecer biópsia hepática para adultos com VCTE < 6 kPa que tenham ALT normal e DNA de HBV < 2.000 IU/mL, por ser improvável que estes pacientes tenham doença hepática avançada ou precisem de tratamento antiviral; e oferecer uma reavaliação anual da doença hepática usando VCTE para adultos que não estejam sob tratamento antiviral.[66]

Seguimento da Doença Hepática Crônica

A avaliação não invasiva da rigidez hepática é útil no seguimento de pacientes, tanto tratados como não tratados.[67,68,69] Os valores de rigidez hepática pré-tratamento podem ser úteis para prever uma resposta virológica sustentada subsequente à terapia em pacientes com hepatite C.[70] As diretrizes EASL recomendam que os pacientes não tratados ou aqueles irresponsivos ao tratamento passem por seguimento regular, e ressaltam que métodos não invasivos para estadiamento da fibrose podem ser usados para avaliação de seguimento a determinados intervalos de tempo.[5] Especialmente em pacientes com hepatite B crônica, uma diminuição da rigidez do fígado poderia resultar de uma diminuição da atividade inflamatória e não de fibrose.[71] Medidas repetidas da rigidez hepática indicam que os portadores inativos de HBV não mostram variação significativa nos valores de rigidez hepática ao longo do tempo.[72]

Fibrose Hepática: Prognóstico e Complicações da Cirrose Hepática

A rigidez hepática está correlacionada com a gravidade da cirrose, portanto, os valores de rigidez poderiam ser preditivos da sobrevida. O risco de desenvolvimento e HCC aumenta com o aumento dos valores de rigidez hepática, sendo que pacientes com cirrose já estabelecida poderiam ser agrupados em diferentes classes de risco com base nos valores de rigidez.[73,74] O seguimento de pacientes com hepatite viral crônica submetidos à avaliação elastográfica demonstrou que os resultados pioravam conforme os valores de rigidez hepática aumentavam.[75,76] Em uma metanálise de estudos de coorte, o grau de rigidez hepática estava associado ao risco de cirrose descompensada, CHC e morte em pacientes com doença hepática crônica.[77] Em pacientes com infecção crônica por HBV que alcançaram resposta virológica completa, a incidência de eventos relacionados com o fígado aumentou de modo significativo e associada a valores mais altos de rigidez hepática. Portanto, estratégias de vigilância ajustadas poderiam ser estabelecidas com base no valor de rigidez observado na resposta virológica completa.[78]

A VCTE está disponível há mais de uma década e, portanto, foi usada em diversos estudos. Um estudo recente relatou que a acurácia diagnóstica de p-SWE é comparável à de VCTE para a detecção de complicações em pacientes com cirrose.[79]

A rigidez hepática parece ter correlação com a presença de varizes esofágicas amplas, entretanto, a elastografia não é precisa o suficiente para avaliar a gravidade da hipertensão portal.[80] Recentemente, foi sugerido que a avaliação da rigidez do baço poderia identificar pacientes com varizes esofágicas e diferentes graus de hipertensão portal.[81,82] Entretanto, os resultados do uso deste método não atendem as expectativas no caso de baços pequenos, sendo que as medidas de rigidez esplênica são menos reprodutíveis do que as medidas de rigidez hepática, além de serem altamente dependentes do conhecimento do operador.[83,84] Estudos adicionais se fazem necessários para conhecer a validade da avaliação da rigidez do baço antes de introduzi-la na prática clínica.

3.5.2 Elastografia por Compressão

Estadiamento da Fibrose Hepática

A literatura referente à avaliação da fibrose hepática por elastografia por compressão em tempo real (RTSE) é limitada. O método é usado principalmente no Japão. Os resultados promissores obtidos naquele país não foram confirmados nas séries europeias.[85,86]

Atualmente, existem vários métodos analíticos disponíveis, e todos mostram uma nítida correlação com a fibrose hepática. Entretanto, um estudo correlativo se faz necessário para determinar qual deles é o mais conveniente.[9]

Usando a razão elástica, a concordância interobservador entre operadores que já realizaram pelo menos 100 avaliações de rigidez hepática variou de 88,6 a 97,1%.[87] Em um estudo de validação do índice de fibrose hepática (índice LF) em pacientes com cirrose e hepatites B e C crônicas, foram encontradas diferenças significativas entre fibrose avançada e cirrose, mas não entre os outros estágios consecutivos de fibrose hepática.[88] A acurácia geral da RTSE para o estadiamento da fibrose hepática foi investigada em uma recente metanálise que revisou sistematicamente 15 estudos.[89] A conclusão deste estudo foi que a RTSE não é altamente precisa para nenhum valor de corte de estágio de fibrose. Em comparação aos achados de metanálises sobre VCTE e p-SWE, a acurácia geral da RTSE parece estar mais próxima a das outras duas para a avaliação de fibrose hepática significativa, mas é menor para a avaliação de cirrose. Os autores ressaltam que a acurácia estimada do método pode estar superestimada por causa das tendenciosidades da publicação.

Por outro lado, outra metanálise demonstrou que a razão elástica do fígado para a veia intra-hepática tem acurácia excelente na diferenciação de cada estágio da fibrose hepática.[90] Estes resultados conflitantes enfatizam a necessidade de padronizar a metodologia da medição.

O exame de RTSE está fortemente fundamentado no conhecimento dos examinadores, e o método tem uma longa curva de aprendizado. Em um estudo conduzido para avaliar a acurácia do índice LF em uma ampla série de pacientes com hepatite B crônica, foram excluídos 10,6% do total de casos em razão dos exames não confiáveis resultantes da falta de habilidade e experiência dos examinadores.[91] Em outro estudo, foram excluídos 15% dos indivíduos por causa da impossibilidade de conseguir mais de 3 imagens de RTSE estáveis. A maior parte dos motivos que levaram às exclusões estava relacionada com as habilidades de RTSE dos clínicos, que melhoraram de modo substancial com o acúmulo de experiência.[92] Em pacientes com NAFLD, foi encontrada uma correlação significativa entre a razão de elasticidade e a fibrose hepática, e a RTSE identificou de modo confiável o estágio inicial da fibrose hepática.[93]

Esteatose Hepática: Parâmetro de Atenuação Controlada

A NAFLD se tornou a principal causa de doença hepática crônica em todo o mundo. O termo abrange uma gama de condições que vão da esteatose simples à NASH. Esta última pode evoluir para cirrose e suas complicações associadas. Em pacientes com hepatite C crônica, a presença de esteatose poderia acelerar a progressão da doença e diminuir a probabilidade de resposta virológica sustentada. Em pacientes submetidos à ressecção hepática, a esteatose constitui um fator de risco independente de complicações e morte.[94] Controlar o peso e ajustar o estilo de vida são fundamentalmente importantes no manejo da esteatose hepática. Esta condição pode ser avaliada por meio de técnicas não invasivas, como tomografia computadorizada, imagem de ressonância magnética ou ultrassom. A imagem de ressonância magnética mostra alta acurácia para a quantificação da esteatose hepática, mas seu custo elevado e alta complexidade impedem que seja usada no monitoramento da doença. A tomografia computadorizada tem como limitação a exposição do paciente à radiação ionizante. O ultrassom é uma modalidade de imagem de baixo custo, mas que carece de sensibilidade para detecção da esteatose leve. Em adição, o método depende do operador e do aparelho.

Recentemente, foi desenvolvido o parâmetro de atenuação controlada (CAP) para avaliação e quantificação da esteatose hepática. O CAP é baseado nas propriedades do sinal de ultrassom adquirido pelo aparelho FibroScan, adotando o postulado de que a gordura afeta a propagação do ultrassom. O CAP é avaliado usando os mesmos dados de radiofrequência e a mesma

Elastografia para Doença Hepática Difusa

região de interesse usada para avaliar as medidas de rigidez hepática. O dispositivo estima a perda de energia de ultrassom durante a propagação ao longo de um meio. A atenuação está relacionada com a frequência de ultrassom e com as propriedades do meio, além de estar exponencialmente relacionada com a profundidade do tecido. A atenuação é medida em decibéis por metro (dB/m) na frequência central da sonda de 3,5 MHz de VCTE (▶ Fig. 3.1). O CAP e a rigidez hepática são medidos simultaneamente na mesma região de interesse, por isso nenhuma medida de CAP é obtida, se o valor de rigidez hepática for rejeitado pelo aparelho.

Em 2010, Sasso *et al.* validaram o CAP como estimativa da atenuação ultrassônica, usando *phantoms,* e a reprodutibilidade foi avaliada em uma coorte de 115 pacientes afetados por doença hepática de diferentes etiologias.[95] Desde então, vários estudos avaliaram a confiabilidade do CAP na estimação de esteatose hepática, comparando os resultados àqueles obtidos com biópsia hepática como referência padrão.[98,99] Na histologia hepática, a esteatose é expressa como percentual de gordura nos hepatócitos e geralmente é graduada de acordo com o método de Kleiner *et al.* ou de Brunt *et al.*[96,97] Kleiner *et al.* classificam a esteatose da seguinte forma: S0 = esteatose em menos de 5% dos hepatócitos; S1 = em 5-33% dos hepatócitos; S2 = em 34-66% dos hepatócitos; e S3 = em mais de 66% dos hepatócitos. Na classificação de Brunt, S0 é a ausência de esteatose hepática, enquanto os outros graus são iguais aos da classificação de Kleiner *et al.* Os resultados dos estudos publicados indicam que o CAP é um método confiável na diferenciação de graus não consecutivos de esteatose hepática, mas continua tendo baixo desempenho na separação de graus consecutivos.

Em comparação aos biomarcadores séricos de esteatose hepática, como o índice de esteatose hepática, SteatoTest e índice do fígado esteatótico, o CAP mostra acurácia diagnóstica maior.[98,99] Estes estudos confirmaram que o CAP é uma excelente ferramenta para discriminar entre S0 e S3, e entre S0 e S2, mas não é tão bom para discriminar a diferença de apenas um grau.

Fizemos a avaliação prospectiva da acurácia do CAP em uma série de 115 pacientes consecutivos submetidos à biópsia hepática para hepatite viral crônica. Em nossa coorte, o CAP mostrou valor preditivo negativo excelente para avaliação e agradação da esteatose. O valor de corte para detecção de esteatose foi 219 dB/m, similar ao valor obtido por Sasso *et al.* em uma série de pacientes com hepatite C crônica, e por Lédinghen *et al.* em uma série de pacientes com hepatite crônica de etiologias mistas.[99,100,101] Observou-se uma correlação significativa do CAP com o grau de esteatose hepática avaliado por histologia, e com o BMI, após a correção para variáveis geradoras de confusão. Vários estudos indicam que existe uma forte correlação entre os valores de CAP, IMC e graus de esteatose.[98,99,100,101,102,103]

Recentemente, nosso grupo demonstrou que o CAP é um método reproduzível para avaliação não invasiva de esteatose hepática.[104] A concordância interobservador foi apenas razoável para os valores abaixo de 240 dB/m, e boa para os valores mais altos. Em nossa opinião, fatores relacionados com o paciente e com o método poderiam explicar a baixa concordância das medidas de CAP nestes casos. De fato, o CAP mede a atenuação das ondas de ultrassom, que se refere à perda de sua energia durante a passagem no interior dos tecidos e está diretamente ligada à esteatose hepática. Quando é provável que não haja esteatose, outros dispersores teciduais, como as pequenas heterogeneidades produzidas por vasos sanguíneos minúsculos, podem-se tornar predominantes na determinação da perda de amplitude das ondas de ultrassom.

Um estudo recente, que avaliou a utilidade do CAP na prática clínica analisando os resultados de 5.323 exames, demonstrou que os fatores independentemente associados a um CAP elevado eram o IMC, síndrome metabólica, consumo de mais de 14 drinques alcoólicos por semana e rigidez hepática superior a 6 kPa.[102] Os fatores independentemente associados à falha da medida de CAP foram o sexo feminino, o IMC e a síndrome metabólica.[101]

O valor clínico do CAP também foi avaliado comparando o método a outras técnicas de imagem, como ultrassom, ressonância magnética ou absorciometria por raios X de dupla energia (DXA). Em um estudo realizado para avaliar a acurácia diagnóstica do CAP para detecção e quantificação da esteatose na população em geral, o CAP apresentou correlação significativa com a esteatose hepática avaliada por ultrassom.[105] Recentemente, nosso grupo avaliou a relevância clínica do CAP analisando as correlações entre CAP e índices indiretos de esteatose hepática em pacientes obesos ou com sobrepeso. O CAP apresentou correlação com outros marcadores indiretos de obesidade central e uma boa correlação com a avaliação de ressonância magnética da esteatose.[106]

Em resumo, o CAP é uma ferramenta promissora para quantificação da esteatose hepática, mas o número de estudos que investigaram a acurácia diagnóstica do método ainda é limitado.

3.6 Conclusão

A elastografia é um método preciso para a avaliação não invasiva da doença hepática difusa, e é aceito pelos clínicos para o manejo dos pacientes. O uso de técnicas elastográficas na hepatite C crônica é aprovado pelas diretrizes clínicas e permite a redução do número de biópsias hepáticas, diminuindo assim os custos e riscos. Em adição, a disponibilidade destes métodos tem permitido aos clínicos monitorar a progressão da doença e a resposta ao tratamento de maneira não invasiva. Trabalhos adicionais devem ter como objetivo o aprimoramento da padronização das técnicas, que poderá minimizar a necessidade das 10 medições.

Referências

[1] World Health Organization. Hepatitis C. Fact sheet No. 164, updated April 2014. http://www.who.int/mediacentre/factsheets/ fs164/en/. Accessed on March 4, 2015.

[2] World Health Organization. Hepatitis B. http://www.who.int/csr/ disease/hepatitis/HepatitisB_whocdscsrlyo2002_2.pdf. Accessed on March 4, 2015.

[3] Vernon G, Baranova A, Younossi ZM. Systematic review: the epidemiology and natural history of non-alcoholic fatty liver disease and non-alcoholic steatohepatitis in adults. Aliment Pharmacol Ther 2011; 34(3):274–285

[4] Milić S, Stimac D. Nonalcoholic fatty liver disease/steatohepatitis: epidemiology, pathogenesis, clinical presentation and treatment. Dig Dis 2012; 30(2):158–162

[5] European Association for the Study of the Liver. EASL clinical practice guidelines: management of hepatitis C virus infection. J Hepatol 2014; 60(2):392–420 Erratum in: J Hepatol2014; 61:183–184

[6] European Association for the Study of the Liver. EASL clinical practice guidelines: management of chronic hepatitis B virus infection. J Hepatol 2012; 57(1):167–185

[7] Bedossa P, Poynard T; The METAVIR Cooperative Study Group. An algorithm for the grading of activity in chronic hepatitis C. Hepatology 1996; 24(2):289–293

[8] Cosgrove D, Piscaglia F, Bamber J et al. EFSUMB. EFSUMB guidelines and recommendations on the clinical use of ultrasound elastography: part 2: Clinical applications. Ultraschall Med 2013; 34(3):238–253

[9] Ferraioli G, Filice C, Castera L et al. WFUMB guidelines and recommendations for clinical use of ultrasound elastography: part 3: liver. Ultrasound Med Biol 2015; 41(5):1161–1179

[10] Barr RG, Ferraioli G, Palmeri ML et al. Elastography assessment of liver fibrosis: society of radiologists in ultrasound consensus conference statement. Radiology 2015; 276(3):845–861

[11] Ferraioli G, Parekh P, Levitov AB, Filice C. Shear wave elastography for evaluation of liver fibrosis. J Ultrasound Med 2014; 33(2):197–203

[12] Bamber J, Cosgrove D, Dietrich CF et al. EFSUMB guidelines and recommendations on the clinical use of ultrasound elastography. Part 1: Basic principles and technology. Ultraschall Med 2013; 34(2):169–184

[13] Boursier J, Zarski JP, de Ledinghen V et al. Multicentric group from ANRS/HC/EP23 FIBROSTAR studies. Determination of reliability criteria for liver stiffness evaluation by transient elastography. Hepatology 2013; 57(3):1182–1191

[14] Fraquelli M, Rigamonti C, Casazza G et al. Reproducibility of transient elastography in the evaluation of liver fibrosis in patients with chronic liver disease. Gut 2007; 56(7):968–973

[15] Ferraioli G, Tinelli C, Lissandrin R et al. Point shear wave elastography method for assessing liver stiffness. World J Gastroenterol 2014; 20(16):4787–4796

[16] Bota S, Sporea I, Sirli R, Popescu A, Danila M, Costachescu D. Intra- and interoperator reproducibility of acoustic radiation force impulse (ARFI) elastography—preliminary results. Ultrasound Med Biol 2012; 38(7):1103–1108

[17] Ferraioli G, Tinelli C, Zicchetti M et al. Reproducibility of real-time shear wave elastography in the evaluation of liver elasticity. Eur J Radiol 2012; 81(11):3102–3106

[18] Castéra L, Foucher J, Bernard PH et al. Pitfalls of liver stiffness measurement: a 5-year prospective study of 13,369 examinations. Hepatology 2010; 51(3):828–835

[19] Tapper EB, Cohen EB, Patel K et al. Levels of alanine aminotransferase confound use of transient elastography to diagnose fibrosis in patients with chronic hepatitis C virus infection. Clin Gastroenterol Hepatol 2012; 10(8):932–937.e1

[20] Arena U, Vizzutti F, Corti G et al. Acute viral hepatitis increases liver stiffness values measured by transient elastography. Hepatology 2008; 47(2):380–384

[21] Roulot D, Czernichow S, Le Clésiau H, Costes JL, Vergnaud AC, Beaugrand M. Liver stiffness values in apparently healthy subjects: influence of gender and metabolic syndrome. J Hepatol 2008; 48(4):606–613

[22] Sandrin L, Fourquet B, Hasquenoph JM et al. Transient elastography: a new noninvasive method for assessment of hepatic fibrosis. Ultrasound Med Biol 2003; 29(12):1705–1713

[23] Castéra L, Vergniol J, Foucher J et al. Prospective comparison of transient elastography, Fibrotest, APRI, and liver biopsy for the assessment of fibrosis in chronic hepatitis C. Gastroenterology 2005; 128(2):343–350

[24] Ziol M, Handra-Luca A, Kettaneh A et al. Noninvasive assessment of liver fibrosis by measurement of stiffness in patients with chronic hepatitis C. Hepatology 2005; 41(1):48–54

[25] Tsochatzis EA, Gurusamy KS, Ntaoula S, Cholongitas E, Davidson BR, Burroughs AK. Elastography for the diagnosis of severity of fibrosis in chronic liver disease: a meta-analysis of diagnostic accuracy. J Hepatol 2011; 54(4):650–659

[26] Degos F, Perez P, Roche B et al; FIBROSTIC study group. Diagnostic accuracy of FibroScan and comparison to liver fibrosis biomarkers in chronic viral hepatitis: a multicenter prospective study (the FIBROSTIC study). J Hepatol 2010; 53(6):1013–1021

[27] Friedrich-Rust M, Ong MF, Martens S et al. Performance of transient elastography for the staging of liver fibrosis: a meta-analysis. Gastroenterology 2008; 134(4):960–974

[28] Castera L, Forns X, Alberti A. Non-invasive evaluation of liver fibrosis using transient elastography. J Hepatol 2008; 48(5):835–847

[29] Stebbing J, Farouk L, Panos G et al. A meta-analysis of transient elastography for the detection of hepatic fibrosis. J Clin Gastroenterol 2010; 44(3):214–219

[30] Ferraioli G, Tinelli C, Dal Bello B et al. Performance of liver stiffness measurements by transient elastography in chronic hepatitis. World J Gastroenterol 2013; 19(1):49–56

[31] Pinzani M, Vizzutti F, Arena U, Marra F. Technology Insight: noninvasive assessment of liver fibrosis by biochemical scores and elastography. Nat Clin Pract Gastroenterol Hepatol 2008; 5(2):95–106

[32] Foucher J, Chanteloup E, Vergniol J et al. Diagnosis of cirrhosis by transient elastography (FibroScan): a prospective study. Gut 2006; 55(3):403–408

[33] de Lédinghen V, Douvin C, Kettaneh A et al. Diagnosis of hepatic fibrosis and cirrhosis by transient elastography in HIV/hepatitis C virus–coinfected patients. J Acquir Immune Defic Syndr 2006; 41(2):175–179

[34] Arena U, Vizzutti F, Abraldes JG et al. Reliability of transient elastography for the diagnosis of advanced fibrosis in chronic hepatitis C. Gut 2008; 57(9):1288–1293

[35] Fraquelli M, Rigamonti C, Casazza G et al. Etiology-related determinants of liver stiffness values in chronic viral hepatitis B or C. J Hepatol 2011; 54(4):621–628

[36] Rizzo L, Calvaruso V, Cacopardo B et al. Comparison of transient elastography and acoustic radiation force impulse for non-invasive staging of liver fibrosis in patients with chronic hepatitis C. Am J Gastroenterol 2011; 106(12):2112–2120

[37] Frulio N, Trillaud H, Perez P et al. Acoustic radiation force impulse (ARFI) and transient elastography (TE) for evaluation of liver fibrosis in HIV-HCV coinfected patients. BMC Infect Dis 2014; 14:405

[38] Bota S, Herkner H, Sporea I et al. Meta-analysis: ARFI elastography versus transient elastography for the evaluation of liver fibrosis. Liver Int 2013; 33(8):1138–1147

[39] Yap WW, Kirke R, Yoshida EM, Owen D, Harris AC. Non-invasive assessment of liver fibrosis using ARFI with pathological correlation, a prospective study. Ann Hepatol 2013; 12(4):608–615

[40] Nierhoff J, Chávez Ortiz AA, Herrmann E, Zeuzem S, Friedrich-Rust M. The efficiency of acoustic radiation force impulse imaging for the staging of liver fibrosis: a meta-analysis. Eur Radiol 2013; 23(11):3040–3053

[41] Cassinotto C, Lapuyade B, Aït-Ali A et al. Liver fibrosis: noninvasive assessment with acoustic radiation force impulse elastography—comparison with FibroScan M and XL probes and FibroTest in patients with chronic liver disease. Radiology 2013; 269(1):283–292

[42] Bota S, Sporea I, Peck-Radosavljevic M, et al. The influence of aminotransferase levels on liver stiffness assessed by Acoustic Radiation Force Impulse Elastography: a retrospective multicentre study. Dig Liver Dis. 2013; 45: 762-8.

[43] Sporea I, Bota S, Peck-Radosavljevic M et al. Acoustic radiation force impulse elastography for fibrosis evaluation in patients with chronic hepatitis C: an international multicenter study. Eur J Radiol 2012; 81(12):4112–4118

[44] Crespo G, Fernández-Varo G, Mariño Z et al. ARFI, FibroScan, ELF, and their combinations in the assessment of liver fibrosis: a prospective study. J Hepatol 2012; 57(2):281–287

[45] Yoon KT, Lim SM, Park JY et al. Liver stiffness measurement using acoustic radiation force impulse (ARFI) elastography and effect of necroinflammation. Dig Dis Sci 2012; 57(6):1682–1691

[46] Friedrich-Rust M, Nierhoff J, Lupsor M et al. Performance of acoustic radiation force impulse imaging for the staging of liver fibrosis: a pooled meta-analysis. J Viral Hepat 2012; 19(2):e212–e219

[47] Colombo S, Buonocore M, Del Poggio A et al. Head-to-head comparison of transient elastography (TE), real-time tissue elastography (RTE), and acoustic radiation force impulse (ARFI) imaging in the diagnosis of liver fibrosis. J Gastroenterol 2012; 47(4):461–469

[48] Haque M, Robinson C, Owen D, Yoshida EM, Harris A. Comparison of acoustic radiation force impulse imaging (ARFI) to liver biopsy histologic scores in the evaluation of chronic liver disease: a pilot study. Ann Hepatol 2010; 9(3):289–293

[49] Takahashi H, Ono N, Eguchi Y et al. Evaluation of acoustic radiation force impulse elastography for fibrosis staging of chronic liver disease: a pilot study. Liver Int 2010; 30(4):538–545

[50] Lupsor M, Badea R, Stefanescu H et al. Performance of a new elastographic method (ARFI technology) compared to unidimensional transient elastography in the noninvasive assessment of chronic hepatitis C. Preliminary results. J Gastrointestin Liver Dis 2009; 18(3):303–310

[51] Friedrich-Rust M, Wunder K, Kriener S et al. Liver fibrosis in viral hepatitis: noninvasive assessment with acoustic radiation force impulse imaging versus transient elastography. Radiology 2009; 252(2):595–604

[52] Cassinotto C, Lapuyade B, Mouries A et al. Non-invasive assessment of liver fibrosis with impulse elastography: comparison of Supersonic Shear Imaging with ARFI and FibroScan®. J Hepatol 2014; 61(3):550–557

[53] Ferraioli G, Tinelli C, Dal Bello B, Zicchetti M, Filice G, Filice C Liver Fibrosis Study Group. Accuracy of real-time shear wave elastography for assessing liver fibrosis in chronic hepatitis C: a pilot study. Hepatology 2012; 56(6):2125–2133

[54] Sporea I, Sirli R, Deleanu A et al. Liver stiffness measurements in patients with HBV vs HCV chronic hepatitis: a comparative study. World J Gastroenterol 2010; 16(38):4832–4837

[55] Cardoso AC, Carvalho-Filho RJ, Stern C et al. Direct comparison of diagnostic performance of transient elastography in patients with chronic hepatitis B and chronic hepatitis C. Liver Int 2012; 32(4):612–621

[56] Friedrich-Rust M, Buggisch P, de Knegt RJ et al. Acoustic radiation force impulse imaging for non-invasive assessment of liver fibrosis in chronic hepatitis B. J Viral Hepat 2013; 20(4):240–247

[57] Zhang D, Chen M, Wang R et al. Comparison of acoustic radiation force impulse imaging and transient elastography for non-invasive assessment of liver fibrosis in patients with chronic hepatitis B. Ultrasound Med Biol 2015; 41(1):7–14

[58] Ma JJ, Ding H, Mao F, Sun HC, Xu C, Wang WP. Assessment of liver fibrosis with elastography point quantification technique in chronic hepatitis B virus patients: a comparison with liver pathological results. J Gastroenterol Hepatol 2014; 29(4):814–819

[59] Zeng J, Liu GJ, Huang ZP et al. Diagnostic accuracy of two-dimensional shear wave elastography for the non-invasive staging of hepatic fibrosis in chronic hepatitis B: a cohort study with internal validation. Eur Radiol 2014; 24(10):2572–2581

[60] Leung VY, Shen J, Wong VW et al. Quantitative elastography of liver fibrosis and spleen stiffness in chronic hepatitis B carriers: comparison of shear wave elastography and transient elastography with liver biopsy correlation. Radiology 2013; 269(3):910–918

[61] Chon YE, Choi EH, Song KJ et al. Performance of transient elastography for the staging of liver fibrosis in patients with chronic hepatitis B: a metaanalysis. PLoS ONE 2012; 7(9):e44930

[62] Gaia S, Carenzi S, Barilli AL et al. Reliability of transient elastography for the detection of fibrosis in non-alcoholic fatty liver disease and chronic viral hepatitis. J Hepatol 2011; 54(1):64–71

[63] Yoneda M, Yoneda M, Mawatari H et al. Noninvasive assessment of liver fibrosis by measurement of stiffness in patients with nonalcoholic fatty liver disease (NAFLD). Dig Liver Dis 2008; 40(5):371–378

[64] Palmeri ML, Wang MH, Rouze NC et al. Noninvasive evaluation of hepatic fibrosis using acoustic radiation force–based shear stiffness in patients with nonalcoholic fatty liver disease. J Hepatol 2011; 55(3):666–672

[65] Myers RP, Ramji A, Bilodeau M, Wong S, Feld JJ. An update on the management of hepatitis C: consensus guidelines from the Canadian Association for the Study of the Liver. Can J Gastroenterol 2012; 26(6):359–375

[66] Sarri G, Westby M, Bermingham S, Hill-Cawthorne G, Thomas H Guideline Development Group. Diagnosis and management of chronic hepatitis B in children, young people, and adults: summary of NICE guidance. BMJ 2013;346:f3893

[67] Goertz RS, Sturm J, Zopf S, Wildner D, Neurath MF, Strobel D. Outcome analysis of liver stiffness by ARFI (acoustic radiation force impulse) elastometry in patients with chronic viral hepatitis B and C. Clin Radiol 2014; 69(3):275–279

[68] Forestier N, Gaus A, Herrmann E et al. Acoustic radiation force impulse imaging for evaluation of antiviral treatment response in chronic hepatitis C. J Gastrointestin Liver Dis 2012; 21(4):367–373

[69] Martinez SM, Foucher J, Combis JM et al. Longitudinal liver stiffness assessment in patients with chronic hepatitis C undergoing antiviral therapy. PLoS ONE 2012; 7(10):e47715

[70] Stasi C, Piluso A, Arena U et al. Evaluation of the prognostic value of liver stiffness in patients with hepatitis C virus treated with triple or dual antiviral therapy: a prospective pilot study. World J Gastroenterol 2015; 21(10):3013–3019

[71] Fung J, Lai CL, Wong DK, Seto WK, Hung I, Yuen MF. Significant changes in liver stiffness measurements in patients with chronic hepatitis B: 3-year follow-up study. J Viral Hepat 2011; 18(7):e200–e205

[72] Castéra L, Bernard PH, Le Bail B et al. Transient elastography and biomarkers for liver fibrosis assessment and follow-up of inactive hepatitis B carriers. Aliment Pharmacol Ther 2011; 33(4):455–465

[73] Masuzaki R, Tateishi R, Yoshida H et al. Prospective risk assessment for hepatocellular carcinoma development in patients with chronic hepatitis C by transient elastography. Hepatology 2009; 49(6):1954–1961

[74] Jung KS, Kim SU, Ahn SH et al. Risk assessment of hepatitis B virus-related hepatocellular carcinoma development using liver stiffness measurement (FibroScan). Hepatology 2011; 53(3):885–894

[75] Vergniol J, Foucher J, Terrebonne E et al. Noninvasive tests for fibrosis and liver stiffness predict 5-year outcomes of patients with chronic hepatitis C. Gastroenterology 2011; 140(7):1970–1979, 1979.e1–1979.e3

[76] Vergniol J, Boursier J, Coutzac C et al. Evolution of noninvasive tests of liver fibrosis is associated with prognosis in patients with chronic hepatitis C. Hepatology 2014; 60(1):65–76

[77] Singh S, Fujii LL, Murad MH et al. Liver stiffness is associated with risk of decompensation, liver cancer, and death in patients with chronic liver diseases: a systematic review and meta-analysis. Clin Gastroenterol Hepatol 2013; 11(12):1573–1584. e1-e2, quiz e88–e89

[78] Lee HW, Yoo EJ, Kim BK et al. Prediction of development of liver-related events by transient elastography in hepatitis B patients with complete virological response on antiviral therapy. Am J Gastroenterol 2014; 109(8):1241–1249

[79] Vermehren J, Polta A, Zimmermann O et al. Comparison of acoustic radiation force impulse imaging with transient elastography for the detection of complications in patients with cirrhosis. Liver Int 2012; 32(5):852–858

[80] Vizzutti F, Arena U, Romanelli RG et al. Liver stiffness measurement predicts severe portal hypertension in patients with HCV-related cirrhosis. Hepatology 2007; 45(5):1290–1297

[81] Colecchia A, Montrone L, Scaioli E et al. Measurement of spleen stiffness to evaluate portal hypertension and the presence of esophageal varices in patients with HCV-related cirrhosis. Gastroenterology 2012; 143(3):646–654

[82] Bota S, Sporea I, Sirli R et al. Can ARFI elastography predict the presence of significant esophageal varices in newly diagnosed cirrhotic patients? Ann Hepatol 2012; 11(4):519–525

[83] Procopet B, Berzigotti A, Abraldes JG et al. Real-time shear-wave elastography: applicability, reliability and accuracy for clinically significant portal hypertension. J Hepatol 2015; 62(5):1068–1075

[84] Ferraioli G, Tinelli C, Lissandrin R et al. Elastography Study Group. Ultrasound point shear wave elastography assessment of liver and spleen stiffness: effect of training on repeatability of measurements. Eur Radiol 2014; 24(6):1283–1289

[85] Friedrich-Rust M, Schwarz A, Ong M et al. Real-time tissue elastography versus FibroScan for noninvasive assessment of liver fibrosis in chronic liver disease. Ultraschall Med 2009; 30(5):478–484

[86] Ferraioli G, Tinelli C, Malfitano A et al. Liver Fibrosis Study Group. Performance of real-time strain-elastography, transient elastography, and asparate-to-platelet ratio index in the assessment of fibrosis in chronic hepatitis C. AJR Am J Roentgenol 2012; 199(1):19–25

[87] Koizumi Y, Hirooka M, Kisaka Y et al. Liver fibrosis in patients with chronic hepatitis C: noninvasive diagnosis by means of real-time tissue elastography—establishment of the method for measurement. Radiology 2011; 258(2):610–617

[88] Yada N, Kudo M, Morikawa H, Fujimoto K, Kato M, Kawada N. Assessment of liver fibrosis with real-time tissue elastography in chronic viral hepatitis. Oncology 2013; 84 Suppl 1:13–20

[89] Kobayashi K, Nakao H, Nishiyama T et al. Diagnostic accuracy of real-time tissue elastography for the staging of liver fibrosis: a meta-analysis. Eur Radiol 2015; 25(1):230–238

[90] Hong H, Li J, Jin Y et al. Performance of real-time elastography for the staging of hepatic fibrosis: a meta-analysis. PLoS ONE 2014; 9(12):e115702

[91] Wu T, Ren J, Cong SZ et al. Accuracy of real-time tissue elastography for the evaluation of hepatic fibrosis in patients with chronic hepatitis B: a prospective multicenter study. Dig Dis 2014; 32(6):791–799

[92] Fujimoto K, Kato M, Kudo M et al. Novel image analysis method using ultrasound elastography for noninvasive evaluation of hepatic fibrosis in patients with chronic hepatitis C. Oncology 2013; 84 Suppl 1:3–12

[93] Ochi H, Hirooka M, Koizumi Y et al. Real-time tissue elastography for evaluation of hepatic fibrosis and portal hypertension in nonalcoholic fatty liver diseases. Hepatology 2012; 56(4):1271–1278

[94] Berzigotti A. Getting closer to a point-of-care diagnostic assessment in patients with chronic liver disease: controlled attenuation parameter for steatosis. J Hepatol 2014; 60(5):910–912

[95] Sasso M, Beaugrand M, de Ledinghen V et al. Controlled attenuation parameter (CAP): a novel VCTE™ guided ultrasonic attenuation measurement for the evaluation of hepatic steatosis: preliminary study and validation in a cohort of patients with chronic liver disease from various causes. Ultrasound Med Biol 2010; 36(11):1825–1835

[96] Kleiner DE, Brunt EM, Van Natta M et al. Nonalcoholic Steatohepatitis Clinical Research Network. Design and validation of a histological scoring system for nonalcoholic fatty liver disease. Hepatology 2005; 41(6):1313–1321

[97] Brunt EM, Janney CG, Di Bisceglie AM, Neuschwander-Tetri BA, Bacon BR. Nonalcoholic steatohepatitis: a proposal for grading and staging the histological lesions. Am J Gastroenterol 1999; 94(9):2467–2474

[98] Myers RP, Pollett A, Kirsch R et al. Controlled Attenuation Parameter (CAP): a noninvasive method for the detection of hepatic steatosis based on transient elastography. Liver Int 2012; 32(6):902–910

[99] de Lédinghen V, Vergniol J, Foucher J, Merrouche W, le Bail B. Non-invasive diagnosis of liver steatosis using controlled attenuation parameter (CAP) and transient elastography. Liver Int 2012; 32(6):911–918

[100] Sasso M, Tengher-Barna I, Ziol M et al. Novel controlled attenuation parameter for noninvasive assessment of steatosis using Fibroscan(®): validation in chronic hepatitis C. J Viral Hepat 2012; 19(4):244–253

[101] Ferraioli G, Tinelli C, Lissandrin R et al. Controlled attenuation parameter for evaluating liver steatosis in chronic viral hepatitis. World J Gastroenterol 2014; 20(21):6626–6631

[102] de Lédinghen V, Vergniol J, Capdepont M et al. Controlled attenuation parameter (CAP) for the diagnosis of steatosis: a prospective study of 5323 examinations. J Hepatol 2014; 60(5):1026–1031

[103] Kumar M, Rastogi A, Singh T et al. Controlled attenuation parameter for non-invasive assessment of hepatic steatosis: does etiology affect performance? J Gastroenterol Hepatol 2013; 28(7):1194–1201

[104] Ferraioli G, Tinelli C, Lissandrin R et al. Interobserver reproducibility of the controlled attenuation parameter (CAP) for quantifying liver steatosis. Hepatol Int 2014; 8(4):576–581

[105] Carvalhana S, Leitão J, Alves AC, Bourbon M, Cortez-Pinto H. How good is controlled attenuation parameter and fatty liver index for assessing liver steatosis in general population: correlation with ultrasound. Liver Int 2014; 34(6):e111–e117

[106] Ferraioli G, Tinelli C, Lissandrin R et al. Liver Steatosis Study Group. Correlation of the controlled attenuation parameter with indices of liver steatosis in overweight or obese individuals: a pilot study. Eur J Gastroenterol Hepatol 2015; 27(3):305–312

4 Elastografia para Doença Focal Hepática

Stephanie R. Wilson

4.1 Introdução

A caracterização de massas hepáticas focais engloba um significativo componente de custos de assistência médica com impacto substancial sobre o manejo do paciente, seja na saúde seja na doença. Os cânceres metastáticos do fígado são os tumores malignos hepáticos mais frequentes, e pacientes com cânceres primários comuns de pulmão, mama e cólon estão expostos a tamanho risco de desenvolverem estas malignidades que a vigilância frequente do fígado é o cuidado padrão adotado durante o período subsequente à detecção e tratamento de uma destas lesões primárias. O câncer primário do fígado está em 5º lugar entre os cânceres mais comuns em todo o mundo,[1] e sua detecção e manejo impõem uma ampla demanda de exames de imagem, uma vez que a vigilância por imagem das populações de alto risco possibilita a detecção aprimorada das lesões enquanto estas ainda têm tamanho pequeno e são tratáveis. Somado a esta preocupação com a detecção de possíveis tumores malignos do fígado, contudo, está o reconhecimento de que tumores hepáticos benignos e condições hepáticas semelhantes a tumores também são frequentes. Embora estas lesões benignas possam exibir achados típicos ao ultrassom basal, seu diagnóstico confiável muitas vezes se faz necessário para garantir que não sejam confundidas com uma lesão maligna significativa e também para garantir que uma lesão maligna importante não seja erroneamente negligenciada. Desta forma, muitas massas detectadas por acaso no ultrassom são mais investigadas por meio de imagens de cortes axiais realçadas pelo meio de contraste, incluindo imagens de ressonância magnética, tomografia computadorizada ou ultrassom.

4.2 Diagnóstico Não Invasivo de Massas Hepáticas Focais

Do ponto de vista histórico, as massas hepáticas eram diagnosticadas por excisão cirúrgica ou biópsia. Nas últimas 4 décadas, porém, houve uma tendência progressiva ao afastamento destes procedimentos invasivos. Hoje, vivemos uma era de diagnóstico não invasivo de massas hepáticas. Isto tem sido feito em grande parte com base na informação adquirida usando técnicas de imagem com contraste em tomografia computadorizada (TC), ressonância magnética (RM)[2] e, mais recentemente, ultrassom (US).[3] O resultado alcançado tem sido extremamente bom e, hoje, somente uma minoria das massas hepáticas é submetida à biópsia para estabelecimento do diagnóstico.

A avaliação não invasiva de massas hepáticas é importante, uma vez que massas benignas e insignificantes sejam encontradas com frequência. O hemangioma, tumor hepático benigno mais comum, por exemplo, está presente em até 20% dos pacientes em estudos denecrópsia.[4,5] Na atual era de imagens de cortes transversais, estas lesões frequentemente são identificadas nos sítios em que costumam ser descobertas como achado incidental em exames de TC, RM ou US realizados por motivos não relacionados. A confirmação não invasiva de sua natureza benigna permite que sejam excluídos da consideração para manejo clínico e evita não só uma biópsia dolorosa desnecessária, como também a ansiedade associada ao procedimento.

4.3 Elastografia para Diagnóstico de Massa Hepática

A elastografia, ou imagem de elasticidade, é uma moderna tecnologia de obtenção de imagens não invasiva, que mede a tendência natural dos tecidos de retomarem o tamanho e o formato originais após serem submetidos à ação de uma força deformante ou estresse.[6,7] A provisão destas medidas de rigidez é estabelecida como um método de avaliar a doença hepática difusa para determinar o grau de fibrose ao longo da evolução para cirrose. Também está estabelecida como método para diferenciação entre tumores de mama malignos duros e tumores mais moles e mais propensos a serem benignos. Sabe-se que os tumores em geral são muitas vezes mais rígidos do que os tecidos circundantes, independentemente do órgão de origem, tornando a resposta destas lesões à deformação bastante diferente. Portanto, quando uma compressão mecânica ou vibração é aplicada, o tumor deforma menos do que o tecido que o circunda. Entretanto, comparando um fígado cirrótico (que é mais rígido do que o fígado normal) a um tumor, a diferença em termos de rigidez pode variar. Um tumor que seja rígido em relação ao fígado normal pode, de fato, ser mais mole do que um fígado cirrótico. Neste caso, a aplicação da elastografia é direcionada para o diagnóstico de massas hepáticas focais em qualquer fígado, bem como para a diferenciação entre aquelas que forem malignas e as que forem benignas.

Numerosas abordagens de elastografia estão descritas na literatura, todavia há três em particular – a elastografia por onda de cisalhamento pontual (p-SWE), a elastografia por onda de cisalhamento bidimensional (2D-SWE) e a elastografia por compressão (SE) – que são consideradas as melhores para esta finalidade. Estes diferentes tipos de elastografia são aplicados de diversos modos e obtêm respostas teciduais que variam, embora tenham uma base científica similar em comum.

4.3.1 Elastografia por Onda de Cisalhamento

Elastografia Transitória

A elastografia transitória (TE), comercializada como FibroScan (Echosens, Aix-en-Provence, França), é realizada com transdutor de ultrassom ao final de um pistão vibrante, que produz uma vibração de baixa amplitude e frequência. O transdutor é posicionado cegamente (uma vez que não haja confirmação da localização da medida) sobre a superfície da pele, e a onda de cisalhamento produzida é transmitida pela pele e para dentro do fígado até uma profundidade aproximada de 6 cm. A velocidade do pulso de retorno é proporcional à rigidez tecidual, com as velocidades maiores sugerindo tecidos mais rígidos. Esta propagação cega de um pulso aparentemente é conveniente para a avaliação de um órgão amplo inteiro, como o fígado, e também pode mostrar medidas de rigidez para massas palpáveis, como aquelas encontradas na mama. Por outro lado, uma massa hepática em geral não é palpável por estar profundamente localizada em relação à margem costal, tornando a TE inaceitável para esta aplicação.

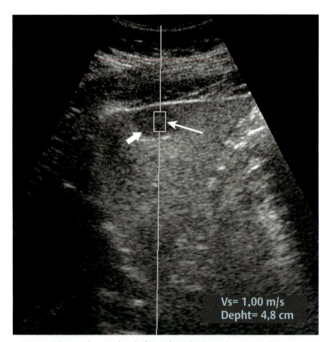

Fig. 4.1 Técnica de impulso de força de radiação acústica (ARFI) para elastografia por onda de cisalhamento (SWE). Medida da velocidade da onda de cisalhamento dentro da ROI (*seta longa*) de uma massa focal hepática hipoecoica (*seta curta*) com fígado esteatótico subjacente de uma mulher de 29 anos. Esta massa é confirmada como hemangioma no ultrassom com realce pelo meio de contraste subsequente.
V_s, velocidade da onda de cisalhamento. A profundidade indica a distância da pele ao centro da ROI.

lho Philips EPIQ (Philips, Bothel WA). Difere da TE, que aplica pressão manualmente à superfície do órgão para induzir uma onda de cisalhamento elástica. No ARFI, um pulso de radiação acústica é gerado pela sonda, na área de interesse, durante a obtenção das imagens em modo B em tempo real. Como na TE, velocidades maiores de onda de cisalhamento são representativas de tecido mais rígido. O ARFI usa pulsos acústicos focados de alta energia e curta duração (< 1 ms) para excitar o tecido na região de interesse. Estes pulsos produzem deslocamentos no tecido mole da ordem de 1 a 20 μm. Esses deslocamentos resultam na propagação da onda de cisalhamento para longe da região de excitação, que segue perpendicular ao pulso de impulso acústico e é detectada por feixes de US de rastreamento. A velocidade das ondas de cisalhamento propagadas é medida como velocidade, em metros por segundo, e a tela de exibição mostra a região de interesse fixa e seu posicionamento junto ao tecido em estudo, em escala de cinza (▶ Fig. 4.1). As medidas, expressas em metros por segundo, são obtidas colocando o quadrado da região de interesse (ROI) de tamanho fixo junto ao tecido, sob orientação direta (▶ Fig. 4.2).

Elastografia por Onda de Cisalhamento Bidimensional

A elastografia por onda de cisalhamento bidimensional (Aixplorer, Supersonic Imagine, Aix-en-Provence, França) é outro sistema de elastografia avançado que realiza a elastografia sob visualização direta, também usando ARFI para gerar o pulso, porém, mostrando a velocidade das ondas de cisalhamento durante sua propagação pelo tecido e produzindo um mapa de onda de cisalhamento codificado por cores em que as regiões de interesse podem ser colocadas após o congelamento da imagem (▶ Fig. 4.3). Cores diferentes estão relacionadas com diferentes graus de rigidez tecidual, similar ao observado em uma faixa de escala em Doppler colorido, e isto ajuda a orientar o posicionamento dentro do quadrado de cores de um quadrado de região de interesse, que também pode ser manipulado pelo tamanho. A SWE também tem uma escala, bastante semelhante à do Doppler colorido, que pode ser ajustada para cima ou para baixo, para auxiliar a identificação das regiões mais rígidas dentro do quadrado de cores. A SWE é medida em metros por segundo ou kPa.

Elastografia por Onda de Cisalhamento Pontual

A elastografia por onda de cisalhamento pontual usa o impulso de força de radiação acústica (ARFI), uma nova técnica de elastografia por US recentemente introduzida em um aparelho ultrassônico convencional (Acuson S2000, Siemens Medical Solutions, Mountain View, CA, EUA) e, ainda mais recentemente, no apare-

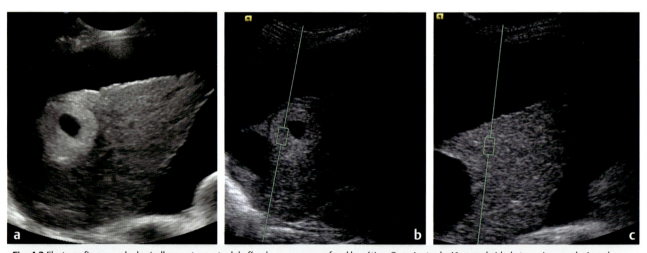

Fig. 4.2 Elastografia por onda de cisalhamento pontual do fígado e uma massa focal hepática. O paciente de 41 anos de idade tem cirrose relacionada com hepatite viral B, além de um carcinoma de células renais comprovado no rim. (**a**) O ultrassom basal mostra um fígado cirrótico e ascite. Uma massa incomum mostra uma borda altamente ecogênica e um centro necrótico ou cístico. (**b**) A figura mostra uma medida de ARFI da borda sólida; V_s = 1,09 m/s. (**c**) A medida obtida a uma profundidade similar junto ao fígado mostra um resultado anormalmente alto, consistente com a cirrose conhecida. A massa é mais mole do que o fígado cirrótico. A massa é um carcinoma hepatocelular comprovado por biópsia.

Elastografia para Doença Focal Hepática

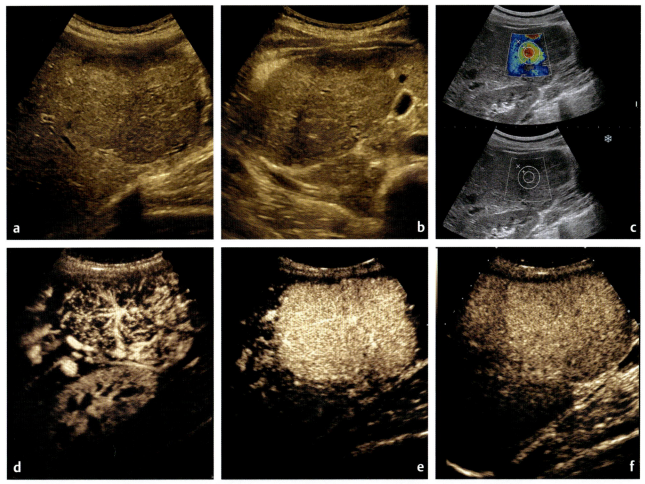

Fig. 4.3 Elastografia por onda de cisalhamento bidimensional e ultrassom intensificado com contraste (CEUS) de uma massa focal hepática. A paciente é uma jovem assintomática em que foi feita a descoberta incidental de uma massa bulbosa em expansão na ponta do lobo direito, mostrada nas imagens do eixo longo (**a**) e de corte transversal (**b**). Em (**c**), a figura mostra um elastograma da parte central da massa, onde um sinal vermelho sugere tecido rígido e, provavelmente, uma cicatriz. Em (**d, e, f**), são mostradas imagens de CEUS evidenciando os achados clássicos de hiperplasia nodular focal (HNF). A imagem em (**d**) é a de uma MIP (projeção de intensidade máxima) da fase arterial, mostrando vascularidade estrelada. (**e**) No pico de intensificação da AP (fase arterial), há hipervascularidade uniforme. (**f**) Imagem tardia de 5 minutos mostrando que a massa exibe realce contínuo.

4.3.2 Elastografia por Compressão

A elastografia por compressão (SE) descreve uma técnica que consiste na aplicação de compressão externa a um tecido e comparação de imagens de US antes e durante a compressão. As áreas com a menor deformação são mais rígidas, enquanto os tecidos mais moles mostram a maior deformação. Esta técnica é limitada nas aplicações relacionadas com o fígado, dada a dificuldade para aplicar compressão externa a órgãos profundamente localizados em relação à margem costal. Por outro lado, pesquisadores criativos têm usado as alterações que ocorrem com manobras como a respiração normal ou exagerada, bem como as alterações secundárias às pulsações cardíacas, como fontes de compressão (▶ Fig. 4.4). A elastografia por compressão também é subjetiva e não fornece medidas objetivas da rigidez tecidual. Adicionalmente, fornece somente informação relativa sobre a rigidez de dois tecidos dentro do campo visual (▶ Fig. 4.5).

4.3.3 Resumo

Obviamente, apenas p-SWE e 2D-SWE podem visualizar diretamente uma massa focal hepática para garantir a localização apropriada para o cálculo correto da rigidez. Ambas proporcionam o benefício positivo adicional de realizarem uma avaliação ultrassônica (US) completa do fígado no momento da determinação da rigidez da massa hepática. Portanto, a elastografia pode-se tornar componente de uma detalhada avaliação US do fígado, que também inclui imagens em modo B em escala de cinza e Doppler colorido. A reprodutibilidade das medidas de elastografia para massas hepáticas focais geralmente é possível, enquanto essas massas forem demonstráveis por US de rotina e em uma posição que seja conveniente para interrogação. Entretanto, também é necessário prender a respiração e, ainda que seja apenas por um breve intervalo de 3 segundos, isto às vezes é impossível para alguns pacientes.

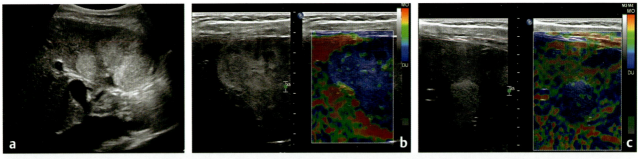

Fig. 4.4 Elastografia por compressão (SE) de uma massa focal hepática. (**a**) Um ultrassonograma em escala de cinza axial basal de uma jovem assintomática mostra duas massas ecogênicas focais junto a um fígado aparentemente normal. (**b**) A SE é realizada com a massa maior, enquanto o fígado é observado durante a respiração normal e tranquila. A massa ampla aparece em azul (rígida) em relação ao fígado mais mole (vermelho/verde). (**c**) Similarmente, a massa ecogênica menor é azul junto ao fígado circundante mais mole em vermelho/verde. Trata-se de hemangiomas comprovados em imagens de ultrassom com realce pelo meio de contraste.

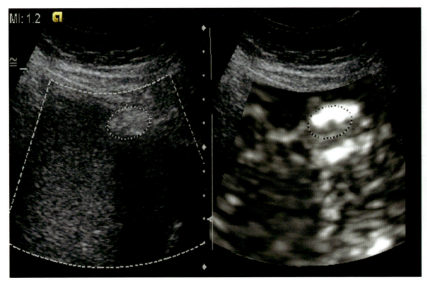

Fig. 4.5 Elastografia por compressão de uma massa focal hepática exibida em branco e preto. Como esta técnica mostra apenas a rigidez da massa em relação ao fígado, a exibição em branco e preto é ideal, uma vez que nenhum valor absoluto seja mostrado. Esta massa é um depósito de gordura mole junto a um fígado mais rígido.

4.4 O Valor da Elastografia na Avaliação da Doença Focal Hepática: Qual é a Evidência?

Embora atualmente existam numerosas publicações de excelente qualidade sobre o uso da elastografia na avaliação da doença hepática difusa, as publicações sobre o uso desta ferramenta na avaliação da doença focal hepática ainda são poucas. E a opinião de consenso ao nível mundial sobre o seu uso para este propósito continua indeterminada. Choi et al.[8] avaliaram a rigidez tumoral com ARFI em 51 pacientes que tinham 60 lesões hepáticas focais, incluindo 17 hemangiomas, 25 carcinomas hepatocelulares (CHCs), 15 metástases e 3 colangiocarcinomas. As lesões foram classificadas em três grupos: grupo I, de tumores hepáticos metastáticos e colangiocarcinomas; grupo II, CHCs; e grupo III, hemangiomas. Não houve diferença estatística entre os três grupos, em termos de rigidez tumoral, conforme observado nas imagens de elastografia por onda de cisalhamento baseada em ARFI ($p > 0,05$). Embora tenham concluído que a medição da velocidade da onda de cisalhamento possibilitou a quantificação da rigidez e mostrou potencial para diferenciar entre tumores hepáticos malignos e hemangiomas hepáticos, houve no estudo uma grande sobreposição entre os grupos e, em termos práticos, não é evidente como a diferenciação de um hemangioma de um tumor hepático maligno é de fato possível.

A definição aprimorada dos limites de tumores por meio das técnicas de SWE gerada por ARFI também é descrita por Choi et al.[8] e Fahey et al.[9] Estes últimos pesquisadores descrevem, em um grupo muito pequeno de pacientes com malignidades abdominais submetidos à biópsia guiada por US, incluindo apenas 7 fígados, o contraste médio para suspeitas de CHCs em imagens em modo B como sendo 2,9 dB (faixa = 1,5-4,2) versus 7,5 dB (faixa = 3,1-11,9) em imagens de ARFI, com todos os CHCs parecendo mais complacentes do que o parênquima hepático cirrótico regional. O contraste médio para metástases em imagens em modo B foi de 3,1 dB (faixa = 1,2-5,2) versus 9,3 dB (faixa = 5,7-13,9) em imagens de ARFI, com todas as massas parecendo menos complacentes do que o parênquima hepático não cirrótico regional. Em termos simplificados, o pequeno estudo conduzido por estes pesquisadores mostrou que as metástases eram o tecido mais rígido, o fígado exibiu rigidez intermediária, e os CHCs eram relativamente moles.

Antes de trabalhar com elastografia para caracterização de massas hepáticas focais em nossas próprias instalações, consideramos a hipótese de que os tumores hepáticos malignos seriam rígidos e facilmente distinguíveis dos tumores hepáticos

Elastografia para Doença Focal Hepática

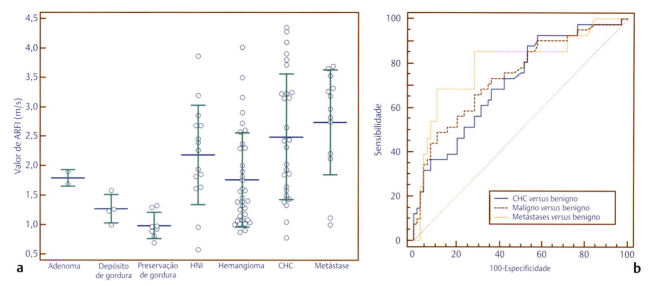

Fig. 4.6 (**a**) *Scatterplots* de valores de ARFI de todas as massas hepáticas. A barra horizontal longa é o valor da média, enquanto a barra horizontal curta representa o desvio-padrão. (Reproduzida com permissão de Yu H, Wilson SR. New noninvasive ultrasound techniques: can they predict liver cirrhosis? Ultrasound Q; 28:5-11.) (**b**) Comparação das curvas de características de operação do receptor para os valores de ARFI na diferenciação das massas hepáticas malignas e benignas, CHC e massas hepáticas benignas, e metástases *versus* tumores benignos com área sob a curva de 0,744, 0,720 e 0,796, respectivamente.

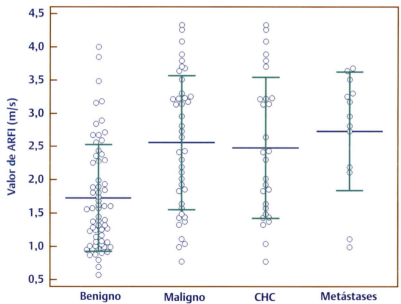

Fig. 4.7 *Scatterplots* de valores de ARFI para massas tumorais benignas e malignas, carcinomas hepatocelulares (CHCs) e metástases. A barra horizontal longa mostra o valor da média, enquanto as duas barras horizontais curtas mostram um desvio-padrão. (Reproduzida com permissão de Yu H, Wilson SR. New noninvasive ultrasound techniques: can they predict liver cirrhosis? Ultrasound Q;28:5-11.)

benignos, que prevíamos serem mais moles. Entretanto, em nossa experiência e também de acordo com a experiência de outros pesquisadores, não se trata de um caso evidente de fácil diferenciação. Em nosso próprio estudo (já publicado) sobre a avaliação por SWE gerada por ARFI de 105 massas em 89 pacientes,[10] havia 28 CHCs, 13 metástases, 35 hemangiomas, 15 casos de hiperplasia nodular focal (HNF), 8 casos de preservação de gordura focal, 4 depósitos de gordura focais e 2 adenomas. As medições bem-sucedidas de rigidez de massa foram possíveis na esmagadora maioria dos tumores. A análise de características de operação do receptor (ROC) foi usada para escolher o valor de corte ideal para mostrar a acurácia da SWE gerada por ARFI para separação de tumores hepáticos benignos e malignos (▶ Fig. 4.6).

Embora tenhamos mostrado uma diferença estatisticamente significativa entre os valores de ARFI para tumores hepáticos benignos (1,73 m/s, desvio-padrão [SD] 0,78 m/s) e malignos (2,57 m/s, SD 1,01 m/s), a área sob a curva ROC foi igual a 0,744 e sugeriu apenas uma acurácia razoável (54). Para diferenciação entre massas malignas e benignas, a sensibilidade, especificidade, valor preditivo positivo (VPP) e valor preditivo negativo (VPN) foram iguais a 68% (28/41), 69% (44/64), 58% (28/48) e 77% (44/57), respectivamente, quando 1,9 m/s foi escolhido como valor de corte, refletindo uma ampla variação de valores de ARFI em cada diagnóstico. Para diferenciação entre metástases e massas benignas, a sensibilidade, especificidade, VPP e VPN foram iguais a 69% (9/13), 89% (57/64), 56% (9/16) e 93% (57/61), respectivamente, quando 2,72 m/s foi escolhido como valor de corte. Portanto, concluímos que embora as medidas de ARFI possam ser úteis para diferenciar massas benignas de metástases, em particular, as medidas de ARFI isoladas não diferenciam entre massas benignas e malignas por causa das variações de rigidez apresentadas por todos os tipos de massas (▶ Fig. 4.7).

Ademais, em nossa própria experiência, não só há variação das medidas de rigidez entre massas com o mesmo diagnóstico, como também pode haver variação de medidas de rigidez a partir das margens de uma única massa focal. Não surpreende que esta variabilidade das determinações de rigidez dentro de uma massa seja mais fácil e frequentemente demonstrada em grandes massas, uma vez que um número maior de ROIs possa ser colocado em um espaço amplo. Embora esta variação regional junto a uma única massa tenha sido a nossa impressão em nosso estudo original,[10] isto não foi suficientemente bem demonstrado para inclusão em nossos dados. O mapa colorido na 2D-SWE, mostrando variações de rigidez ao longo de toda a massa, é talvez mais convincente do que os valores numéricos mostrados na varredura de ARFI. Exemplificando, a cicatriz central de uma HNF será mais dura do que o restante da lesão (▶ Fig. 4.3), assim como a esclerose central de um hemangioma e a zona necrótica de um tumor maligno.

4.5 Conclusão

As nossas conclusões são sustentadas por nossa interação pessoal com nossos patologistas e com base na nossa experiência. Uma hemangioma pequeno, por exemplo, é classicamente um tumor mole e compressível. Entretanto, conforme estes tumores crescem, tornam-se suscetíveis a várias alterações, incluindo trombose, esclerose, hialinização, calcificação e a rara degeneração cística maciça, que podem modificar o grau de rigidez da massa e, em geral, fazendo com que o tumor pareça mais duro.[11] As alterações associadas envolvendo a vascularização destes tumores atípicos observadas em imagens de US realçadas por contraste (CEUS) e outras também refletem estas alterações degenerativas, muitas vezes demonstrando amplos componentes tumorais não realçados que frequentemente costumam provocar a realização de biópsia para estabelecimento do diagnóstico correto. Estes hemangiomas atípicos frequentemente não são diagnosticados com as tradicionais imagens intensificadas com contraste e requerem biópsia. Suas características atípicas com certeza resultarão em ampla variação das leituras de elastografia. De modo similar, um carcinoma hepatocelular pode sofrer necrose e, como resultado, levar ao aparecimento de porções mais moles de tumor sólido, enquanto as inevitáveis cicatrizes encontradas na hiperplasia nodular focal podem ser minúsculas ou amplas, exercendo impactos distintos sobre a rigidez tumoral.

Os nossos resultados sobre a caracterização elastográfica de massas hepáticas focais, de modo similar à de outras,[8,9,12] aparentemente diferem da experiência com outros órgãos, como mama, próstata[13] e pâncreas,[14,15] em que a rigidez crescente parece estar fortemente correlacionada com o desfecho maligno. Esta diferença significativa de rigidez em múltiplos tumores hepáticos apresentando a mesma histologia sem dúvida será o foco de pesquisas futuras.

Referências

[1] Bosch FX, Ribes J, Díaz M, Cléries R. Primary liver cancer: worldwide incidence and trends. Gastroenterology 2004; 127(5) Suppl 1:S5–S16

[2] Oliva MR, Saini S. Liver cancer imaging: role of CT, MRI, US and PET. Cancer Imaging 2004; 4 (Spec No A):S42–S46

[3] Brannigan M, Burns PN, Wilson SR. Blood flow patterns in focal liver lesions at microbubble-enhanced US. Radiographics 2004; 24(4):921–935

[4] Ishak KG, Rabin L. Benign tumors of the liver. Med Clin North Am 1975; 59(4):995–1013

[5] Gandolfi L, Leo P, Solmi L, Vitelli E, Verros G, Colecchia A. Natural history of hepatic haemangiomas: clinical and ultrasound study. Gut 1991; 32(6):677–680

[6] Ophir J, Céspedes I, Ponnekanti H, Yazdi Y, Li X. Elastography: a quantitative method for imaging the elasticity of biological tissues. Ultrason Imaging 1991; 13(2):111–134

[7] Palmeri ML, Wang MH, Dahl JJ, Frinkley KD, Nightingale KR. Quantifying hepatic shear modulus in vivo using acoustic radiation force. Ultrasound Med Biol 2008; 34(4):546–558

[8] Cho SH, Lee JY, Han JK, Choi BI. Acoustic radiation force impulse elastography for the evaluation of focal solid hepatic lesions: preliminary findings. Ultrasound Med Biol 2010; 36(2):202–208

[9] Fahey BJ, Nelson RC, Bradway DP, Hsu SJ, Dumont DM, Trahey GE. In vivo visualization of abdominal malignancies with acoustic radiation force elastography. Phys Med Biol 2008; 53(1):279–293

[10] Yu H, Wilson SR. New noninvasive ultrasound techniques: can they predict liver cirrhosis? Ultrasound Q 2012; 28(1):5–11

[11] Vilgrain V, Boulos L, Vullierme MP, Denys A, Terris B, Menu Y. Imaging of atypical hemangiomas of the liver with pathologic correlation. Radiographics 2000; 20(2):379–397

[12] Heide R, Strobel D, Bernatik T, Goertz RS. Characterization of focal liver lesions (FLL) with acoustic radiation force impulse (ARFI) elastometry. Ultraschall Med 2010; 31(4):405–409

[13] Ginat DT, Destounis SV, Barr RG, Castaneda B, Strang JG, Rubens DJ. US elastography of breast and prostate lesions. Radiographics 2009; 29(7):2007–2016

[14] Lee TH, Cha SW, Cho YD. EUS elastography: advances in diagnostic EUS of the pancreas. Korean J Radiol 2012; 13 Suppl 1:S12–S16

[15] Iglesias-Garcia J, Larino-Noia J, Abdulkader I, Forteza J, Dominguez-Munoz JE. EUS elastography for the characterization of solid pancreatic masses. Gastrointest Endosc 2009; 70(6):1101–1108

5 Elastografia da Mama

Richard G. Barr

5.1 Introdução

Ultrassonografia é rotineiramente usada para avaliar a mama, tanto para rastreio como para estudos diagnósticos. Inicialmente, a ultrassonografia era usada para determinar se uma lesão era cística ou sólida,[1,2] mas com os critérios descritos por Stavros,[3] a ultrassonografia assumiu um papel mais importante na caracterização de lesões mamárias. Esses critérios foram incorporados no sistema *Breast Imaging-Reporting and Data System* (BI-RADS).[4]

Elastografia é uma técnica ultrassonográfica relativamente nova que pode fornecer informação diagnóstica adicional na patologia mamária. Elastografia, ou imagem da elasticidade, fornece imagens baseadas na rigidez do tecido, em vez da estrutura anatômica. Esta informação não era previamente disponível, a não ser qualitativamente com a palpação clínica. Por milhares de anos, os médicos têm usado rigidez da lesão com base na palpação para ajudar no diagnóstico, notando que lesões rígidas eram mais propensas a malignidades.[5] Elastografia tem o potencial de quantificar a rigidez de uma lesão, que era previamente estimada apenas subjetivamente pelo exame físico.[6,7,8] Krouskop[9] determinou que *in vivo* há um contraste elastográfico significativo entre as lesões mamárias cancerosas e não cancerosas. Isto sugere que a elastografia pode ser uma técnica excelente para caracterizar as lesões mamárias como benignas ou malignas.

Existem dois tipos de elastografia usados para avaliar a mama. Elastografia por compressão (SE) e elastografia por ondas de cisalhamento (SWE).[10] A SE produz imagens com base na deformação do tecido gerada por uma força de compressão-liberação aplicada externamente pelo transdutor, pelo impulso de força de radiação acústica (ARFI), ou por uma fonte do paciente (respiração ou batimento cardíaco). A SE possibilita uma avaliação qualitativa da rigidez do tecido, quando comparado a outros tecidos no campo visual (FOV). A rigidez exata do tecido não é obtida com a SE. A SWE utiliza um ARFI com pulsos de força especiais que resulta na geração de ondas de cisalhamento. A velocidade da onda de cisalhamento (SWS) é estimada usando-se a imagem em modo B para monitorar o deslocamento do tecido causado pelas ondas de cisalhamento. A SWS depende da rigidez do tecido, com velocidades menores, ocorrendo em tecidos macios e velocidades mais altas em tecidos mais rígidos. A rigidez do tecido pode ser exibida como a velocidade da onda de cisalhamento (V_s) em metros por segundo (m/s), ou convertida para o módulo de Young em quilopascal (kPa). Portanto, com a SWE, uma estimativa quantitativa da rigidez é obtida. A SWE pode ser realizada em uma região de interesse (ROI) pequena, em que um valor de rigidez é obtido (elastografia por ondas de cisalhamento pontual [p-SWE]) ou sobre um FOV mais amplo usando codificação por cores para exibir os valores de rigidez (elastografia bidimensional por ondas de cisalhamento [2D-SWE]). Uma ROI pode ser colocada no FOV para que a 2D-SWE obtenha o valor de rigidez. Elastografia tridimensional de tensão (3D-SE) e elastografia tridimensional por ondas de cisalhamento (3D-SWE) recentemente tornaram-se disponíveis para uso clínico.

Inicialmente introduzida para uso clínico, em 2003,[11] a tecnologia de elastografia melhorou desde então, junto com os avanços nos sistemas de ultrassonografia diagnóstica. Alguma forma de elastografia mamária está disponível na maioria dos sistemas ultrassonográficos comercialmente disponível atualmente. Os sistemas de elastografia atuais podem não só diferenciar entre tecidos benigno e maligno, como também podem avaliar a informação histológica por meio da representação da distribuição da rigidez do tecido. A elastografia possibilita o diagnóstico e a avaliação não só de massas, mas também de lesões não massa. Pode ter o potencial de avaliar o efeito terapêutico do tratamento com agentes anticancerígenos. Tem ocorrido uma melhora contínua na qualidade da imagem, técnica de aquisição de imagens e interpretação das imagens. Este capítulo discute o uso de última geração da elastografia mamária, enfatizando a técnica apropriada e interpretação necessárias para a obtenção de resultados precisos consistentes.

A mama possui propriedades elásticas muito únicas que não são observadas em outros órgãos. Na elastografia, os cânceres de mama aparecem maiores do que nas imagens em modo B, enquanto que as lesões benignas aparecem menores.[10] Esta diferença no tamanho tem um alto valor preditivo na identificação de cânceres, usando uma relação entre o comprimento elastográfico e o comprimento em modo B (razão E/B) de ≥ 1 como altamente suspeita para uma malignidade. Alguns cânceres de mama não propagam ondas em cisalhamento como esperado, e, portanto, é necessário cautela para avaliar com precisão os resultados, a fim de limitar erros de interpretação.[12]

Embora as modalidades atuais de imagem da mama, incluindo RM, ultrassonografia e mamografia, apresentem altas sensibilidades para a detecção de lesões mamárias, elas não possuem altas especificidades.[13,14] Isto resultou na monitoração constante ou biópsias desnecessárias de muitas lesões benignas. Uma modalidade imageológica com uma alta especificidade para a caracterização de lesões malignas, como a elastografia, poderia diminuir de forma significativa a quantidade de biópsias desnecessárias.

Neste capítulo, os princípios da elastografia são apresentados em uma forma de fácil compreensão pelos sonologistas e ultrassonografistas clínicos. Uma discussão mais detalhada destes princípios pode ser encontrada no Capítulo 2. As técnicas necessárias para a obtenção de imagens ótimas com os vários métodos são discutidas com uma ênfase em como evitar falhas. A interpretação das imagens obtidas com o uso de várias técnicas é discutida, e como elas estão relacionadas umas com as outras é explicado. Uma revisão da literatura e referências para outras fontes de informação são fornecidas.

5.2 Visão Geral da Elastografia Mamária

A elastografia deve ser realizada em combinação com a ultrassonografia de mama convencional. É um modo de imagem adicional, como o Doppler em cores, para avaliar uma lesão mamária ou uma lesão não massa. No presente momento, a elastografia não pode ser usada como uma técnica de rastreio, mas é uma técnica diagnóstica excelente para caracterizar uma lesão como benigna ou maligna. Tanto a SE como a SWE são aprovadas pela FDA para determinar se uma lesão é macia ou rígida. Foi demonstrado que a SE e a SWE melhoram a caracterização das anormalidades mamárias.[10,12,15-24] A escolha de qual técnica usar é uma preferência pessoal, sendo frequentemente influenciada pela experiência ou disponibilidade do equipamento. Ambas as técnicas, SE e SWE, podem ser realizadas em uma anormalidade dentro de um período de alguns minutos e aumentar a confiança dos resultados se forem concordantes. Se os resultados não forem concordantes, pode ser uma indicação de que a lesão é atípica, e avaliação adicional pode ser necessária para uma caracterização mais profunda.

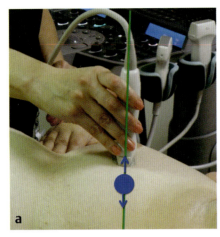
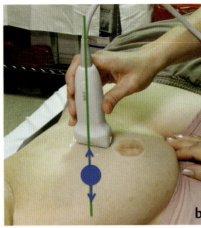

Fig. 5.1 (a, b) Para resultados elastográficos ideais, o paciente deve ser posicionado de modo que o transdutor fique perpendicular à mesa, e o paciente girado de modo que a área de interesse se movimente dentro do plano de imagem durante sua respiração. A linha verde corresponde ao plano de imagem. A lesão (*círculo azul*) deve-se movimentar dentro do plano de imagem (*setas*).

A elastografia também pode ser útil na caracterização de lesões isoecoicas. Se uma lesão palpável não for identificada na imagem em modo B, o uso de elastografia pode geralmente identificar a lesão com base em sua rigidez. Não é incomum ser difícil determinar se uma lesão isoecoica é realmente uma anormalidade ou um lóbulo adiposo.

Foi sugerido que a principal vantagem da elastografia poderia ser a caracterização melhorada das lesões de categorias 3 e 4A do sistema BI-RADS. A elastografia poderia ser utilizada para aumentar ou reduzir estas lesões por um ponto no sistema BI-RADS. À medida que a elastografia continua a ser aprimorada, e maior experiência clínica é adquirida, uma melhor compreensão de como a elastografia poderia ser incluída na classificação BI-RADS será obtida. Diretrizes foram recomendadas por várias organizações.[25,26]

Temos utilizado a elastografia em todos os nossos casos de ultrassonografia mamária diagnóstica por vários anos, e como uma ferramenta de pesquisa por 15 anos. Em nossa experiência, diminuímos de forma significativa nossa taxa de biópsia e aumentamos de forma significativa nossa taxa de biópsia positiva. O artefato de olho de boi tem sido extremamente útil para aumentar a confiabilidade de que uma lesão seja um cisto benigno complicado, e que o seguimento em curto prazo ou biópsia não seja necessário.[27] A correlação entre a elastografia e a patologia acrescentou um controle adicional para a adequabilidade de nossas biópsias guiadas por imagem.

Existem muitos métodos de exibição dos dados elastográficos. Diversas escalas de cores foram utilizadas. Neste livro, utilizaremos a convenção para a SE de que preto é rígido, e branco é mole, e para a SWE de que vermelho é rígido, e azul é mole. Usamos a imagem colorida na SWE, pois esta técnica representa o valor quantitativo da rigidez, sendo, portanto, fácil de identificar qualquer lesão que seja rígida o bastante para ser codificada por cores (ou seja, que está acima de nosso valor de corte). Usamos uma imagem em escala de cinza na SE, pois, acreditamos que podemos identificar as alterações na rigidez relativa de forma mais precisa do que quando usamos uma imagem colorida, em que uma pequena alteração na rigidez relativa pode ser representada como uma alteração súbita na cor. Também acreditamos que somos capazes de mensurar uma lesão de forma mais precisa na elastografia usando a escala de cinza.

5.3 Imagem por Elastografia por Compressão

5.3.1 Técnicas

A técnica de monitoração de como uma lesão muda o formato quando uma força externa é aplicada é a SE. A força externa pode ser o movimento do paciente, como a respiração ou o batimento cardíaco, um ARFI ou uma tensão/compressão externa com movimento rítmico do transdutor.[10] Na SE, o valor de deformação absoluta (rigidez) não pode ser calculado, pois a quantidade da força de deslocamento não pode ser precisamente mensurada. A imagem da elasticidade em tempo real, com uma escala baseada na deformação relativa dos tecidos na imagem, ilustra a distribuição da deformação, indicando a rigidez relativa dos tecidos. As implicações clínicas disto são discutidas em detalhes em 5.3.8 Interpretação dos Resultados.

Um pulso de ultrassom (pulso de força) adaptado para transferir energia pode ser usado como a fonte de deslocamento. Esta técnica é chamada de impulso de força de radiação acústica (ARFI).[28,29] Com o uso do ARFI e análise das mudanças de forma de deslocamento, uma imagem de tensão pode ser obtida. Note que esta é diferente da imagem por ondas de cisalhamento, em que a velocidade da onda de cisalhamento gerada a partir do pulso é mensurada.[10]

A SE da mama é realizada com uma unidade ultrassonográfica convencional e transdutor ultrassônico padrão para mama. Análise por *software* específico da diferença quadro a quadro na deformação no tecido com compressão leve possibilita a demonstração da "maciez" ou "rigidez" de uma lesão.

A técnica necessária para a obtenção de imagens ideais varia com o tipo de técnica imageológica de elasticidade sendo utilizada, bem como com o fabricante do sistema. Com alguns sistemas, muito pouca, ou nenhuma, compressão manual é necessária; com outros, um ciclo rítmico de compressão-liberação é necessário. Com experiência e prática, é possível aperfeiçoar a compressão usada para a obtenção de uma imagem de qualidade ideal.

O algoritmo usado na elastografia por compressão requer que as mudanças na compressão permaneçam dentro do plano de imagem. É necessário que o mesmo corte da lesão permaneça no plano de imagem durante o ciclo de compressão-liberação. Monitoração da imagem em modo B para confirmar que o mesmo corte da lesão esteja se deslocando somente em profundidade durante a varredura e que, fora este deslocamento, esteja imobilizado no FOV, possibilitará imagens ideais. Para evitar que a lesão se movimente para dentro e para fora do plano de imagem, é adequado posicionar o paciente de modo que uma linha imaginária passando pelo transdutor e pela lesão seja perpendicular ao chão, com a respiração do paciente movimentando a lesão no mesmo plano (▶ Fig. 5.1). O transdutor não deve ser inclinado superior ou inferiormente, nem para a direita ou para a esquerda (▶ Fig. 5.2). A mama não pode ser pesquisada com a SE; a varredura deve ser realizada em uma posição estacionária.

Na maioria dos sistemas, um visor duplo é utilizado, um com uma imagem em modo B, e o outro com os dados elastográficos. Os dados elastográficos podem estar sobrepostos a uma

Elastografia da Mama

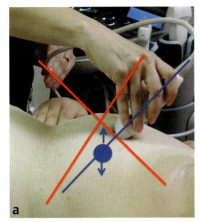
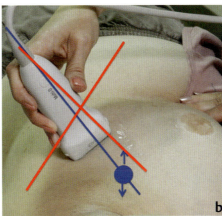

Fig. 5.2 Resultados elastográficos subótimos serão obtidos se o transdutor for inclinado. (**a**) A linha azul corresponde ao plano de imagem. A lesão (*círculo azul*) está se movimentando para dentro e para fora do plano de imagem, porque o transdutor está inclinado superiormente (inclinação inferior também seria subótima). (**b**) A linha azul corresponde ao plano de imagem. A lesão (*círculo azul*) está se movimentando para dentro e para fora do plano de imagem, porque o transdutor está inclinado para a esquerda (inclinação para a direita também seria subótima).

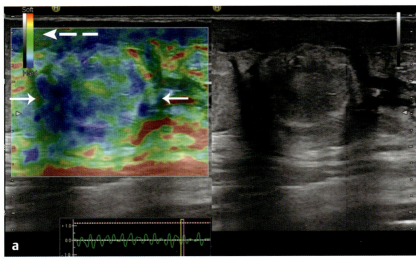
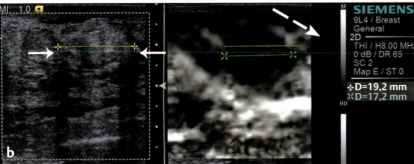

Fig. 5.3 Os resultados da elastografia por compressão podem ser exibidos (**a**) usando um visor codificado por cores sobreposto sobre uma imagem em modo B de fundo em escala de cinza ou (**b**) usando um visor em escala de cinza sem a imagem em modo B de fundo também em escala de cinza. As setas brancas sólidas indicam a lesão, e as setas brancas pontilhadas indicam a escala do visor, que registra a cor que representa mole, e a cor que representa rígido.

imagem em modo B. Neste caso, a imagem em modo B é geralmente exibida em uma escala de cinza e a elastografia em cores (▶ Fig. 5.3). Se uma escala de cinza é utilizada, esta não deve ser sobreposta na imagem em modo B, visto que o uso de dois mapas em escala de cinza sobrepostos em uma imagem interfere na interpretação. A preferência dos mapas é geralmente determinada pela exposição do usuário à elastografia e interpretação. Se mapas de cores forem utilizados, cautela é necessária para documentar qual escala de cor está sendo utilizada, visto que algumas usam a cor vermelha como rígido, e outras a cor azul. A escala de cores deve sempre ser incluída com a imagem para uma interpretação precisa.

5.3.2 Realizando um Exame

Imagens por compressão/tensão são geradas a partir de dados brutos de imagens em modo B. Portanto, é importante obter imagens em modo B de qualidade antes de ativar o modo de compressão. É importante manter o transdutor perpendicular à pele. Encontrar uma janela de varredura que permita o posicionamento estável do transdutor com o ciclo de compressão-liberação.[10] A colocação da palma da mão sobre o paciente ajuda a estabilizar o transdutor e possibilita movimentos mais sensíveis (▶ Fig. 5.4).

Elastogramas de melhor qualidade podem ser obtidos quando o paciente eleva a mão ipsolateral acima da cabeça; o paciente é posicionado de forma que o transdutor fique perpendicular ao chão; movimento com a respiração desloca a lesão dentro do plano de imagem; e o paciente não deve falar durante a aquisição de dados.

Visto que a SE é uma técnica relativa que compara os valores de rigidez dos tecidos dentro de um campo visual (FOV), uma lesão pode aparecer em um diferente tom de cinza (ou cor), dependendo dos outros tecidos presentes no FOV. Se apenas um

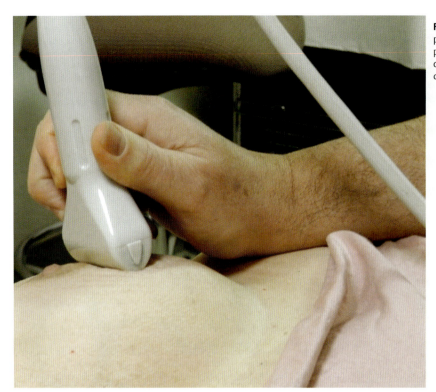

Fig. 5.4 Se o sonologista coloca sua palma sobre o paciente, o transdutor é estabilizado, possibilitando o controle rigoroso da compressão-liberação realizada pelo movimento dos dedos.

tipo de tecido estiver presente no FOV, então a faixa dinâmica de rigidez será muito pequena. Por exemplo, se apenas gordura estiver presente no FOV, parte da gordura será codificada como rígida, pois é o tecido mais rígido no FOV, embora seja um tecido muito macio (▶ Fig. 5.5).

Esta variabilidade na faixa dinâmica da escala da SE pode dificultar a interpretação. Ao incluir gordura, tecido mamário denso normal, músculo peitoral e a lesão no FOV de um elastograma, é possível minimizar essas alterações entre as imagens. A presença de um tecido macio (gordura) e um tecido mais rígido (músculo) ajuda a manter uma faixa dinâmica similar do visor da escala de cinza e de cores. Um FOV grande é útil na interpretação da imagem, pois a inclusão de tecidos de graus diferentes de rigidez permitirá uma escala que possibilita melhor diferenciação entre os tecidos.

A quantidade apropriada de compressão-liberação para o sistema usado é crucial na obtenção de elastogramas diagnósticos. Os sistemas atualmente disponíveis variam na quantidade de compressão necessária, desde nenhuma compressão manual até uma compressão moderada. A quantidade de compressão pode variar com o tamanho da mama ou a profundidade da lesão. Com a experiência e prática, a compressão-liberação necessária para um elastograma de qualidade ideal para um determinado sistema pode ser aprendida. A imagem em modo B é útil para monitorar a quantidade de deslocamento de tecido.

5.3.3 Sistemas sem Compressão Manual

Colocar a sonda sobre a área de interesse sem aplicar intencionalmente qualquer vibração/compressão. Manter a sonda tocando levemente a pele e tentar não aplicar pressão. É importante manter as mãos perpendiculares sem a aplicação de pressão (mínima pré-compressão) e imóvel sobre a pele acima da área de preocupação. Uma técnica para confirmar que mínima compressão tenha sido usada foi descrita na literatura[30] e é detalhada na Seção 5.3.4. Geralmente compressão leve é usada para obter imagens em modo B, visto que reduz os artefatos de refração.

Nesses sistemas sem compressão manual, o ciclo de compressão-liberação resulta da vibração causada pelos movimentos musculares involuntários da mão do ultrassonografista e pelo movimento causado pela respiração e batimento cardíaco do paciente. No entanto, em alguns casos (em pacientes com mamas grandes ou lesões profundas), mínima vibração adicional pode ser necessária. Em pacientes com mamas pequenas, o movimento pode ainda ser muito grande e pode ser útil solicitar que o paciente prenda a respiração.

5.3.4 Sistemas de Vibração/Compressão Mínima e Moderada

Colocar a sonda sobre a área de interesse e aplicar uma compressão/descompressão ou vibração rítmica leve, certificando-se que a mama não seja comprimida pelo transdutor (não aplicar pré-compressão). Encontrar o ponto mais favorável (*sweet spot*) para o sistema ultrassonográfico e a profundidade da lesão por meio da variação do grau e frequência da compressão. A quantidade de compressão necessária pode ser entre menos de 1 mm a 2-3 mm.

Alguns fabricantes têm um número ou barra de visualização que pode ajudar a confirmar se a quantidade apropriada de deslocamento (compressão-liberação) está sendo aplicada para gerar o elastograma (▶ Fig. 5.6). Alguns fornecem uma escala visual na frequência e quantidade de deslocamento que está sendo gerada. Esta barra de resposta em tempo real apenas estima a quantidade de deslocamento da lesão (deformação do tecido em relação à lesão). Outros fatores são importantes para a obtenção de imagens ideais e, portanto, um fator de alta qualidade não significa que imagens ideais serão obtidas.

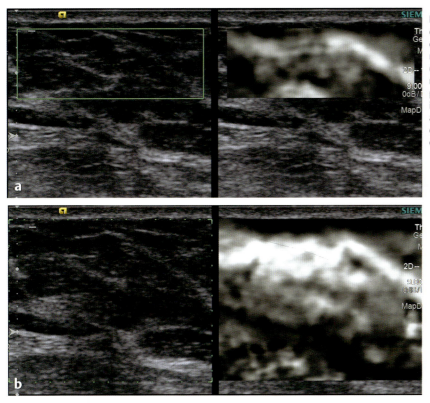

Fig. 5.5 Neste elastograma (**a**), o FOV é constituído apenas de gordura, que é macia. No entanto, visto que a escala de rigidez na SE é relativa, parte da gordura é lida como macia (branca), enquanto outras partes são lidas como rígidas (preto). A faixa de rigidez na escala é pequena. Em (**b**), o FOV foi aumentando para incluir o músculo peitoral. A faixa de rigidez foi ajustada de modo que o músculo peitoral é exibido como preto, e toda a gordura é exibida como branca.

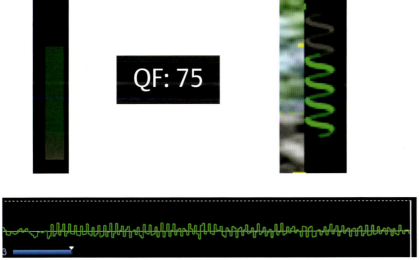

Fig. 5.6 Em todos os sistemas, uma barra de compressão, uma medida de qualidade, ou um mapa de movimento é fornecido para guiar o sonologista com a frequência e quantidade de deslocamento apropriadas do ciclo compressão-liberação para aquele sistema. Vários exemplos são fornecidos aqui.

Um fator crucial na geração de um elastograma diagnóstico é a quantidade de pressão aplicada com o transdutor durante a varredura. Isto é chamado de pré-compressão (▶ Fig. 5.7). Isto é diferente da quantidade de deslocamento sendo gerada. Se a varredura for realizada com uma "mão pesada", os tecidos são comprimidos, e suas propriedades elásticas são alteradas. Esta pré-compressão muda acentuadamente a qualidade da imagem e pode significativamente afetar os resultados (▶ Fig. 5.8). Isto é confirmado com a tecnologia de onda em cisalhamento, em que a velocidade da onda em cisalhamento pode mudar por um fator de 10 com base na pré-compressão. Na ▶ Fig. 5.9, representamos em um gráfico os efeitos da pré-compressão para vários tecidos. Note que à medida que a pré-compressão aumenta, as diferenças na velocidade da onda de cisalhamento entre os tipos de tecido diminuem, resultando em uma menor conspicuidade entre os tecidos. Quando uma pré-compressão suficiente é aplicada, todos os tecidos são similares em rigidez, e o elastograma é em grande parte composto por ruído.

Geralmente, certo grau de pré-compressão é usado durante a obtenção de imagens em modo B, visto que isto diminui artefatos. Uma técnica foi demonstrada para possibilitar a aplicação consistente de mínima pré-compressão.[30] Identifique um objeto

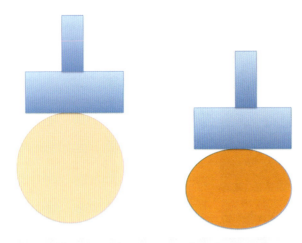

Fig. 5.7 Um diagrama pictórico demonstrando a pré-compressão. A imagem da direita representa a mama quando a pré-compressão é aplicada; a imagem da esquerda representa a mama quando pré-compressão mínima é aplicada. A adição de pré-compressão torna todos os tecidos mais rígidos e afeta os resultados da elastografia.

no campo distante da imagem, como uma costela. Afaste o transdutor da pele. O objeto será afastado mais profundamente na imagem. Quando o objeto estiver o mais profundo possível no campo e ainda houver um contato adequado com a pele para a obtenção de imagem, as imagens elastográficas são obtidas. O uso de um gel de acoplamento adequado é muito útil. Foi demonstrado que esta técnica é altamente reproduzível, tanto intraoperador como interoperador. Esta é uma técnica similar àquela usada para Doppler em cores, visto que a pré-compressão pode ocluir os vasos sanguíneos. É conveniente salientar que o "fator de qualidade" ou a "barra de compressão" usada nos equipamentos de alguns fabricantes para avaliar a adequabilidade da quantidade de deslocamento não avalia a quantidade de pré-compressão sendo aplicada.

O centro da lesão não precisa ser usado para obter o elastograma. Na verdade, é mais adequado quando uma posição da lesão é escolhida, onde a lesão mede entre 1 e 1,5 cm. Isto possibilita que outros tecidos sejam incluídos no campo de visão e representam as alterações de tamanho que ocorrem em cânceres na elastografia. As alterações de tamanho são discutidas em detalhes em 5.3.8 Interpretação dos Resultados.

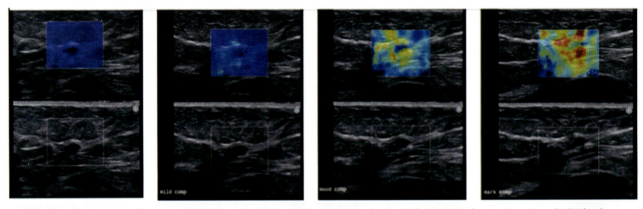

Fig. 5.8 Efeito da pré-compressão como pode ser observado neste conjunto de imagens de um cisto benigno. Nenhuma pré-compressão é aplicada na imagem da esquerda. Esta codificação por cores está precisa. Pré-compressão crescente é aplicada indo para as imagens da direita. Note as alterações na codificação por cores. Com uma pré-compressão suficiente, o cisto benigno apresenta uma codificação por cores sugestiva de uma lesão maligna.

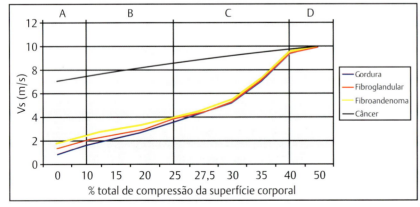

Fig. 5.9 Quando pré-compressão é aplicada no tecido mamário, os valores de rigidez aumentam. Este gráfico traça a velocidade das ondas de cisalhamento em vários tecidos e patologias mamárias com a pré-compressão crescente. Note que os valores de rigidez aumentam com a pré-compressão e, se a velocidade máxima das ondas de cisalhamento for usada para caracterizar as lesões como benigna ou maligna, uma lesão benigna pode ser representada como tendo a rigidez de uma malignidade com a pré-compressão. Na SE, as diferenças entre os tecidos são o que está sendo exibido. Conforme a pré-compressão aumenta, a diferença na rigidez entre os tecidos é reduzida e, consequentemente, a qualidade dos resultados da SE diminui. (Reproduzida com permissão de Barr RG, Zhang Z. Effects of precompression on elasticity imaging of the breast. J Ultrasound Med 2012; 31:895–902.)

Elastografia da Mama

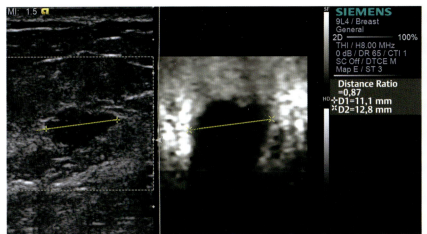

Fig. 5.10 Imagem por compressão obtida com o uso de um pulso da elastografia do ARFI como o *stress*. Nesta mulher de 56 anos de idade com um carcinoma ductal invasivo (*linha amarela*), a imagem em modo B é apresentada à esquerda. A caixa pontilhada é o FOV em que o pulso da elastografia do ARFI irá gerar força para produzir uma imagem da compressão/tensão. Isto é diferente do uso de um pulso da elastografia do ARFI para gerar e medir ondas de cisalhamento, como na SWE. A imagem à direita é uma imagem de elastografia por compressão. Como todas as imagens de SE geradas com compressão manual, a lesão é mais rígida do que no tecido adjacente, e aparece maior na SE do que na imagem em modo B (E/B >1).

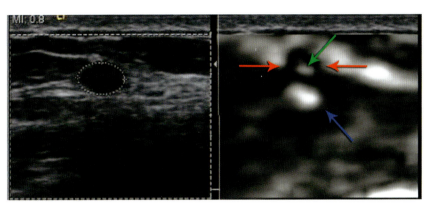

Fig. 5.11 Nos elastogramas por compressão de alguns sistemas, um artefato de olho de boi é observado em cistos simples e complicados. O cisto complicado na imagem da esquerda (*círculo branco pontilhado*) apresenta o artefato de olho de boi visto no elastograma da direita. O artefato de olho de boi é composto por um anel externo negro (*setas vermelhas*), um sinal central branco (*seta verde*) e uma área distal branca (*seta azul*). Os três componentes são necessários para classificar a lesão como sendo uma lesão cística benigna.

5.3.5 Sistemas Usando o ARFI

Se uma elastografia ARFI é utilizada para gerar deslocamento do tecido (*Virtual Touch quantification* [VTi], Siemens Ultrasound, Mountain View, CA), nenhum deslocamento manual deve ser usado. A sonda deve ser mantida estável, e o paciente instruído para prender a respiração e permanecer imóvel durante a aquisição. O paciente deve evitar falar durante a aquisição de dados. O algoritmo utilizado para gerar o elastograma é similar ao da SE usando deslocamento manual no mesmo sistema. Em geral, a elastografia ARFI é limitada e não é capaz de produzir um deslocamento mais profundo do que 4 cm com o transdutor de ultrassom para mama. Se a lesão for mais profunda, um elastograma satisfatório pode não ser obtido. As imagens são exibidas de forma similar à SE, usando imagens do deslocamento manual com a ultrassonografia em modo B na esquerda e o elastograma VTi na direita. Quando uma elastografia ARFI é usada para gerar uma imagem da força compressiva, uma ROI é posicionada no sítio da lesão. O pulso da elastografia ARFI é gerado apenas no interior da caixa da ROI e, portanto, apenas a caixa da ROI possui dados da compressão no elastograma (▶ Fig. 5.10).

5.3.6 Dicas e Truques

- Manter o FOV grande para incluir gordura, tecido mamário normal, músculo peitoral se possível, e a lesão. Isto manterá um mapa de cores mais constante (variação dinâmica consistente dos valores de compressão) entre as imagens.
- Se a lesão for grande (> 2 cm), selecionar um plano de imagem em que a lesão esteja entre 1 e 1,5 cm para a obtenção do elastograma.
- Usar uma imagem em modo B para determinar a quantidade de deslocamento do tecido sendo aplicada.
- Manter o transdutor perpendicular à pele e ao chão.
- Usar a imagem em modo B para confirmar que o plano de varredura pela lesão permaneça constante.
- Posicionar o paciente de modo que o movimento de deslocamento esteja no plano do transdutor.
- Não aplicar pré-compressão com o transdutor.
- Comparar a rigidez da lesão àquela de outros tecidos (ou seja, gordura e tecido mamário normal).
- Solicitar ao paciente para permanecer imóvel e manter uma respiração superficial. O paciente não deve falar durante a aquisição de dados.

5.3.7 Artefatos e Armadilhas

Vários artefatos podem ocorrer com a SE. Alguns desses artefatos ocorrem quando a técnica é subótima, enquanto outros podem conter informações diagnósticas.

Artefato de Olho de Boi

Os sistemas de SE da Siemens e Philips apresentam um artefato único, *o artefato de olho de boi*, que ocorre com lesões císticas.[27] Um artefato diferente pode ocorrer com outros sistemas, o artefato azul-verde-vermelho (BGR), e é descrito na próxima seção. O artefato de olho de boi é caracterizado por[1] um anel negro externo com[2] uma área central branca e um ponto[3] distal branco posterior à lesão. O formato do artefato é similar ao formato da lesão cística. Um exemplo do artefato é exibido na ▶ Fig. 5.11, e é descrito em detalhes no Capítulo 2.[15,27] Este artefato ocorre quando o fluido no cisto está se movimentando e há uma decorrelação dos sinais entre as imagens. Este artefato tem um alto valor preditivo para a lesão sendo um cisto benigno simples ou um cisto complicado. Se o fluido no interior do cisto for muito

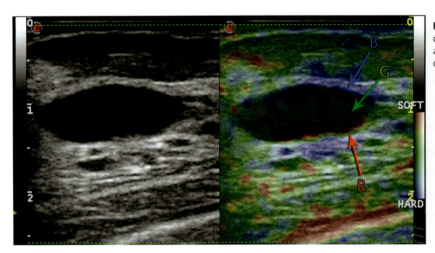

Fig. 5.12 Elastograma por compressão, realizado com um sistema que produz o artefato azul-verde-vermelho (BGR), em vez do artefato de olho de boi, em cistos simples e complicados.

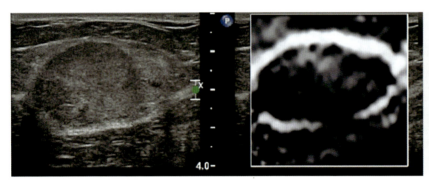

Fig. 5.13 Se uma lesão se movimentar para dentro e para fora do plano de imagem, um artefato deslizante ocorre. Este artefato aparece como um anel branco ao redor da lesão no elastograma. Nesta imagem de um lipoma à esquerda, a lesão é visualizada movimentando-se para dentro e para fora do plano de imagem. No elastograma da direita, há um anel branco em torno da lesão, o artefato deslizante.

viscoso, o artefato não ocorre. Este artefato não ocorre em cânceres coloides ou mucinosos. Se houver um componente sólido no interior do cisto, o componente sólido irá aparecer rígido e deformar o artefato. O artefato pode ser observado em lesões que aparecem sólidas nas imagens em modo B, porém foi comprovado que essas lesões são cistos complicados benignos. Nestes casos, as lesões podem ser aspiradas para confirmar sua resolução após a aspiração. No caso em que uma lesão de aparência sólida na imagem em modo B apresenta o artefato, e uma biópsia de fragmento é realizada, a notificação ao patologista de que uma lesão cística é suspeita ajudará na correção radiologia-patologia, visto que muitos patologistas não documentam rotineiramente cistos em seus relatórios.

Foi relatado que o artefato de olho de boi diminui o número de biópsias realizadas. Em uma série, 10% dos cistos complicados aparecem como sólidos na ultrassonografia em modo B e foram identificados como cistos benignos com esta técnica.[27]

Artefato Azul-Verde-Vermelho

Alguns sistemas têm um artefato diferente que ocorre com as lesões císticas: um padrão em camadas de três cores, azul-verde-vermelho (chamado de *artefato BGR*).[26] Um exemplo deste artefato é exibido na ▶ Fig. 5.12. Este artefato não foi avaliado em detalhes, e a sensibilidade e especificidade do mesmo não foram relatadas.

Artefato Deslizante

Se a lesão estiver se movimentando para dentro e para fora do plano de imagem quando a imagem de SE estiver sendo obtida, um anel branco ou um grupo de ondas ocorre ao redor da lesão (▶ Fig. 5.13). Isto tem sido chamado de *artefato deslizante*.[10,15] Este artefato pode ser eliminado mantendo a mesma localização da lesão no plano de imagem durante a aquisição. Reposicionamento do paciente, uso de menos compressão, ou solicitação para o paciente segurar sua respiração, pode ajudar a manter a lesão no plano de varredura. Este artefato ocorre porque a lesão se movimenta livremente no interior dos tecidos adjacentes e é, portanto, mais provável de ser benigna. Pode ocorrer com fibroadenomas ou lipomas, e foi proposto como um método para determinar a presença de um componente invasivo em uma malignidade intraductal.[31]

Artefato com Padrão Vermiforme

Se houver uma variabilidade muito pequena nas propriedades elásticas dos tecidos no FOV, a faixa dinâmica da escala da SE será muito pequena, e um padrão de sinal variável será observado representando o ruído. Isto pode ocorrer quando uma pré-compressão significativa é aplicada ou quando apenas um tipo de tecido está presente no FOV (▶ Fig. 5.14). Isto foi chamado de *padrão vermiforme*.[10,15] Estas imagens não contêm qualquer informação clinicamente útil. Este artefato pode ser eliminado pelo uso de mínima pré-compressão e incluindo tipos teciduais de rigidez variada no FOV.

5.3.8 Interpretação dos Resultados

Foram propostos três métodos de interpretação das imagens de tensão: avaliação da alteração do tamanho entre o elastograma e a imagem em modo B (relação E/modo B); uma escala de cores de 5 pontos (escala de Tsukuba); e uma razão da rigidez da lesão com a rigidez da gordura (razão de compressão ou FLR). A rigidez relativa (ou seja, a lesão é rígida ou macia quando comparada aos tecidos mamários) também pode ajudar clinicamente na interpretação das imagens.

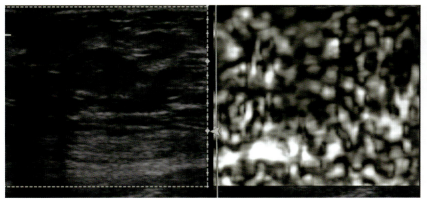

Fig. 5.14 Quando uma imagem contém apenas tecidos de rigidez muito similares, como ocorre quando a pré-compressão é aplicada, a imagem elastográfica é composta inteiramente por ruído. Isto é exibido como manchas brancas e pretas alternadas, e é chamado de artefato vermiforme.

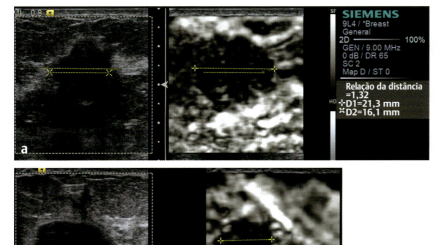

Fig. 5.15 Na elastografia por compressão (SE), as lesões malignas aparecem no elastograma maiores do que na imagem em modo B, enquanto as lesões benignas aparecem menores. (**a**) Um câncer ductal invasivo mede 16,1 mm na imagem em modo B e 21,3 mm no elastograma, com uma razão E/B de 1,32. (**b**) Um fibroadenoma benigno mede 21,7 mm na imagem em modo B e 13,7 mm no elastograma, com uma razão E/B de 0,63. Razão da distância.

Razão E/B

Com o uso simultâneo de um sistema de compressão manual em tempo real exibindo a imagem em modo B e o elastograma por compressão, Hall[32] demonstrou que havia potencial no uso desta técnica para caracterizar as lesões mamárias como benignas ou malignas. Foi observado na elastografia da SE que lesões benignas eram menores em tamanho do que uma imagem correspondente em modo B, enquanto que as lesões malignas eram maiores (▶ Fig. 5.15). Eles propuseram a utilização da relação do tamanho da lesão na elastografia com aquele na imagem em modo B (razão E/B) como um critério diagnóstico para lesões benignas ou malignas.

A localização da lesão no elastograma não afeta os resultados.[10] Tanto a relação do comprimento da lesão como a relação da área da lesão podem ser usadas. A medida do comprimento é geralmente mais fácil e mais rápida de realizar. A lesão é mensurada na mesma posição na elastografia e na imagem em modo B. O uso de uma função de cópia, sombra ou espelho na técnica de mensuração pode ajudar. Essas chaves de *software* possibilitam a medida da lesão tanto nas imagens em modo B como nas imagens elastográficas em um modo de imagem dupla e têm o comprimento mensurado representado na imagem oposta na mesma posição (▶ Fig. 5.16).

Isto possibilita determinar visualmente se a relação é superior ou inferior a 1. A medida da imagem copiada ou em espelho pode ser corrigida para obter a relação. Este método de interpretação requer que a lesão seja bem visualizada para a obtenção de uma medida precisa na imagem em modo B e na imagem elastográfica. Pelo fato de casos de carcinoma ductal *in situ* (DCIS) e câncer lobular serem frequentemente mal visualizados nas imagens em modo B, esta técnica não deve ser utilizada, a menos que sejam massas definidas que possam ser mensuradas com bordas verdadeiras distinguíveis.

Dificuldade pode ocorrer durante a medida do tamanho da lesão na elastografia, quando um fibroadenoma ou uma lesão

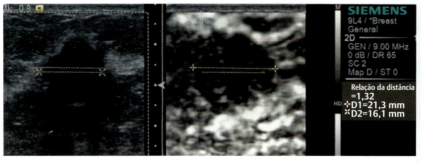

Fig. 5.16 A maioria dos sistemas possui uma função de cópia ou de duplicação para a mensuração da lesão. Como observado neste caso, a lesão foi medida na imagem em modo B (*x linha pontilhada x*) e, então, duplicada no elastograma (*linha pontilhada inferior*) no mesmo local. A lesão pode, então, ser mensurada no elastograma (*+ linha pontilhada +*) e duplicada na imagem em modo B (*linha pontilhada superior*). Em seguida, o sistema calcula a razão E/B, que, neste caso, é de 1,32, sugerindo uma malignidade. Alguns sistemas copiam a medida feita inicialmente na imagem em modo B ou no elastograma. A medida copiada pode, então, ser ajustada para a medida correta, e a razão E/B é calculada.

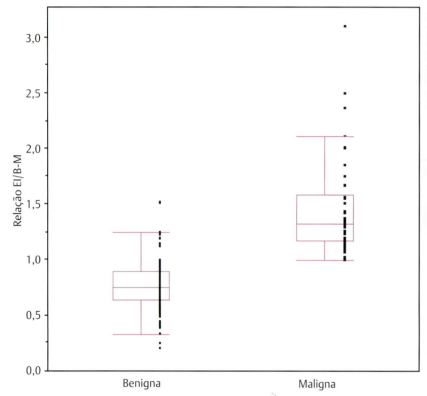

Fig. 5.17 Diagrama de dispersão das lesões benignas e malignas usando a razão E/B de um ensaio internacional multicêntrico de grande porte. (Reproduzida com permissão de Barr RG, Destounis S, Lackey LB II, Svensson WE, Balleyguier C, Smith C. Evaluation of breast lesions using sonographic elasticity imaging: a multicenter trial. J Ultrasound Med 2012; 31:281-287.)

fibrocística está presente no tecido mamário denso. As propriedades elásticas do fibroadenoma e da lesão fibrocística são similares ao tecido mamário denso de fundo. Portanto, é possível visualizar a combinação de lesão e tecido mamário denso normal como uma única lesão, criando um falso-positivo.[10] Em um ensaio multicêntrico,[16] isto foi responsável por um grande número de resultados falso-positivos, reduzindo a especificidade.

Este problema pode ser evitado comparando-se a rigidez da lesão àquela do tecido adjacente; se for similar àquela do tecido fibroglandular adjacente, é mais provável que seja benigna. O uso de uma escala de cores ou da relação de rigidez entre a lesão e a gordura também pode ajudar a eliminar esse problema de forma precisa nas imagens em modo B ou no elastograma. Quando ocorrem problemas similares de medida do comprimento da lesão, a comparação com o tecido adjacente ou a relação lesão: gordura pode ser usada. Imagens de tensão obtidas com técnicas ARFI podem ser interpretadas usando essa técnica.

Estudos prévios[16,24,33] demonstraram que a sensibilidade dessa técnica é bastante alta (> 98%). A ▶ Fig. 5.17 é um diagrama em caixa dos resultados. Em um ensaio multicêntrico de grande porte, dentre 222 lesões havia 3 cânceres com uma razão E/B < 1. Em retrospecto destas 3, uma lesão foi incorretamente mensurada no modo B. Outra poderia ser duas lesões adjacentes, uma benigna e uma maligna, confundindo as medidas. A terceira aumentou de tamanho na dimensão anterior-posterior, porém diminuiu em largura. Visto que casos de DCIS e câncer lobular são frequentemente mal visualizados nas imagens em modo B, esta técnica não deve ser utilizada para os mesmos, a menos que possuam massas definidas que possam ser mensuradas com exatidão.

Outro fator de confusão é a presença de duas lesões adjacentes uma à outra. Estas podem aparecer como uma única lesão na imagem em modo B. Uma inspeção mais detalhada do elastograma pode diferenciar as duas lesões (▶ Fig. 5.18). Nestes casos, cautela é necessária na execução das medidas. Se diferentes medidas são obtidas em diferentes posições da lesão, a possibilidade de a "lesão" ser duas lesões adjacentes deve ser considerada. Sempre utilizar os resultados da maior razão E/B, e se

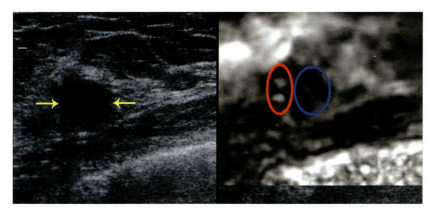

Fig. 5.18 O que aparece como uma única lesão na imagem em modo B pode ser duas lesões adjacentes com propriedades acústicas similares. Se as duas lesões tiverem propriedades elásticas diferentes, elas aparecerão como duas lesões na elastografia. Como um exemplo, nesta figura a imagem em modo B (esquerda) tem "uma" lesão (*setas amarelas*), enquanto que no elastograma (direita), a "lesão" é duas lesões adjacentes: um cisto (*círculo vermelho*) e um fibroadenoma benigno (*círculo azul*).

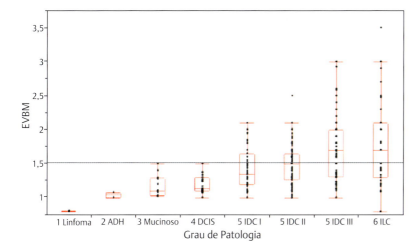

Fig. 5.19 Diagrama da razão E/B para várias lesões mamárias. A razão E/B aumenta à medida que a agressividade do tumor aumenta. (Reproduzida com permissão de Grajo JR, Barr RG., Strain elastography for prediction of breast cancer tumor grades. J Ultrasound Med 2014; 33:129-134.)

esta lesão for biopsiada, sempre tentar biopsiar a porção da lesão que apresenta a maior razão E/B.

Foi demonstrado que a razão E/B se correlaciona com o grau do tumor.[34] Os diagramas em caixa da razão E/B para vários tipos e graus de tumores são apresentados na ▶ Fig. 5.19. Para tumores menos agressivos, como o DCIS, câncer mucinoso ou câncer coloide, a relação é próxima de 1. Para cânceres ductais invasivos, a relação aumenta com o grau e é estatisticamente significativa. A utilidade clínica deste achado é incerta neste momento. Algumas publicações sugerem uma maior especificidade com um valor de corte de 1,2. No entanto, com este valor de corte, malignidades de baixo grau, como o DCIS ou os cânceres mucinosos, podem ser erroneamente classificadas como benignas, trocando a maior especificidade por uma menor sensibilidade.

Escala de Cores de 5 Pontos

Uma escala de cores de 5 pontos foi proposta para classificar as lesões usando a SE (▶ Fig. 5.20).[11,21] Esta escala combina o grau de rigidez e a razão E/B da lesão. Nesta abordagem diagnóstica, uma pontuação de 1 a 5 é atribuída com base na cor (equilíbrio do verde e azul, com a escala de cores configurada para azul como duro) dentro da lesão-alvo e área adjacente no elastograma, com a maior pontuação indicando um maior grau de confiança no diagnóstico de malignidade.

Se a lesão for macia, é classificada com uma pontuação de 1. Se a lesão apresentar um padrão misto de macio e rígido, é classificada como 2. Se a lesão for rígida, porém menor no elastograma do que na imagem em modo B, recebe uma pontuação de 3. Pontuações de 1 a 3 são classificadas como benignas. Quando uma lesão é rígida e com o mesmo tamanho no elastograma e na imagem em modo B, a lesão recebe uma pontuação de 4. Se a lesão for rígida e maior no elastograma do que na imagem em modo B, é classificada como 5 (▶ Fig. 5.21). Foi demonstrado que esta técnica tem uma concordância interobservador moderada à substancial, e uma concordância intraobservador substancial à perfeita.[35] Não houve uma diferença significativa entre a concordância interobservador e com relação ao tamanho da lesão. Recomenda-se que as lesões rígidas e de mesmo tamanho (pontuação 4) ou maiores no elastograma (pontuação 5) sejam biopsiadas, similar à recomendação de Barr.[10,15] Se outra escala de cores for usada com esta técnica (como vermelho representando o rígido), alterações apropriadas das cores na escala precisam ser feitas antes de atribuir as pontuações.

Com o uso da escala de cores de 5 pontos, foi demonstrado que a SE da mama avalia objetivamente a rigidez do tumor ou tecido, além da morfologia e vascularidade.[21] Itoh constatou uma sensibilidade de 86,5% e uma especificidade de 89,8%, usando esta técnica com um valor de corte entre 3 e 4. Foi demonstrado que esta técnica tem uma boa correlação com a pontuação do sistema BI-RADS.[36,37] Também foi demonstrado que a SE visualiza lesões não massa ou lesões ductais peritumorais.[21] Múltiplos estudos encontraram resultados similares.[38,39,40,41,42] Esta técnica também tem sido utilizada na avaliação de microcalcificações suspeitas na mamografia, com uma sensibilidade de 97% e especificidade de 62% na diferenciação

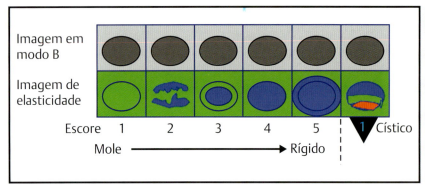

Fig. 5.20 Uma escala de cores de 5 pontos tem sido utilizada para classificar as lesões mamárias na SE. Nesta escala, uma lesão macia tem uma pontuação de 1, uma lesão com componentes mistos, macio e rígido, recebe uma pontuação de 2, uma lesão rígida e menor na elastografia recebe uma pontuação de 3, uma lesão rígida e do mesmo tamanho que na imagem em modo B recebe uma pontuação de 4, e uma lesão rígida que é maior na elastografia recebe uma pontuação de 5. Nesta figura, uma escala de cores de azul representando rígido e vermelho representando macio foi usada. Lesões com uma pontuação de 1, 2 ou 3 são consideradas benignas, enquanto que uma pontuação de 4 ou 5 é considerada maligna. Se a lesão for cística, um padrão tricolor de azul, verde a vermelho (BGR) é obtido.

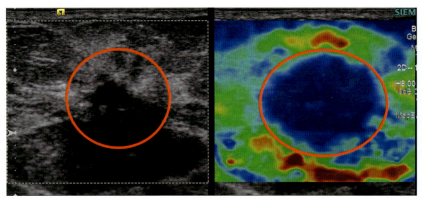

Fig. 5.21 Uma elastografia por compressão de um câncer ductal invasivo usando uma escala de cores, com a cor azul representando rígido (duro) e a vermelha representando macio. Um círculo vermelho foi desenhado na lesão maligna. Um círculo similar foi desenhado na imagem em modo B correspondente à esquerda. A lesão é maior no elastograma e rígida (azul), correspondendo a uma pontuação de 5 na escala de cores de 5 pontos.

entre microcalcificações benignas e malignas.[38] Vários artigos sugerem que a SE pode ser mais útil nas lesões BI-RADS 3 e BI-RADS 4, aumentando ou reduzindo seus pontos.[18,40]

Raza[43] publicou um ensaio clínico prospectivo com uma sensibilidade de 92,7% e uma especificidade de 85,8%. Chang et al.[44] analisaram os fatores que afetam a precisão das pontuações de elasticidade em um estudo prospectivo. Eles relataram que o principal fator afetando a qualidade da imagem elastográfica foi o adelgaçamento da mama no local da lesão (ou seja, a lesão-alvo localizada superficialmente). Eles mencionaram que a precisão da elastografia diferiu de acordo com a profundidade da lesão, e que um controle da precisão era necessário.

Ao estabelecer um diagnóstico usando este método, é importante escolher um FOV que inclua vários tipos de tecidos (gordura, tecido fibroglandular, músculo peitoral) e o local onde a lesão representa não mais do que um quarto do FOV durante a aquisição de imagem. As recomendações para esta técnica são as mesmas que para a obtenção de uma razão E/B. As limitações desta técnica incluem a subjetividade e o fator de não poder ser utilizado para tumores grandes ou tumores irregulares grandes, visto que a avaliação é afetada pela relação da área do tumor com aquela do tecido adjacente.

Razão de Compressão

Em uma tentativa de semiquantificar as mensurações da rigidez, a relação entre a rigidez da lesão mamária e aquela da gordura subcutânea, cujas propriedades de rigidez são razoavelmente constantes, foi sugerida. Isto tem sido chamado de relação lesão: gordura, razão de compressão (SR) ou relação gordura: lesão (FLR), e seu uso foi defendido por Ueno.[23] Esta relação pode ser considerada como um método para avaliar numericamente o quanto mais rígida uma lesão-alvo é, quando comparada à gordura subcutânea (▶ Fig. 5.22). Para obter uma relação precisa, a ROI-alvo para o tumor não deve projetar-se para fora do interior do tumor na imagem em modo B, e a ROI-alvo para gordura subcutânea deve ser um círculo de tamanho suficiente e limitado à gordura que não contenha tecido mamário.

Visto que é possível avaliar a rigidez de uma parte específica de uma massa por meio da configuração da ROI-alvo, não é apenas possível mensurar a rigidez de tumores muito grandes, mas também a rigidez de partes das anormalidades não massas. A rigidez de um tumor é uma aproximação. Esta medida é fácil de realizar, e os resultados de estudos clínicos usando esta abordagem diagnóstica já foram publicados.

Estudos iniciais[23,45,46] constataram que esta técnica é valiosa para determinar se uma lesão é benigna ou maligna. Cautela é necessária com estas medidas, pois a pré-compressão pode mudar o valor de rigidez da gordura de forma significativa.[30] Conforme a pré-compressão é aplicada, a rigidez de todos os tecidos aumenta. Entretanto, a rigidez da gordura é mais alterada do que do tecido mamário normal e das lesões. Portanto, com a pré-compressão, a relação de rigidez lesão: gordura diminuirá. Cuidados também são necessários para que a ROI para a medida da gordura contenha apenas gordura. As medidas devem ser tomadas na mesma profundidade na imagem para a lesão e para a gordura, visto que o grau de compressão do tecido varia com a profundidade.

Além de realizar a medida da relação de deformação lesão: gordura para um ponto em uma lesão, um fabricante oferece imagens paramétricas. Nesta técnica, uma ROI é posicionada sobre uma área de gordura, e o FOV inteiro é codificado por cores com base na relação entre a rigidez de cada *pixel* e a rigidez da gordura (▶ Fig. 5.23). Uma imagem semiquantitativa codificada por cores é obtida em um FOV grande. A área com a maior relação lesão: gordura é, então, identificada visualmente, e uma medida é obtida naquele ponto.

Elastografia da Mama

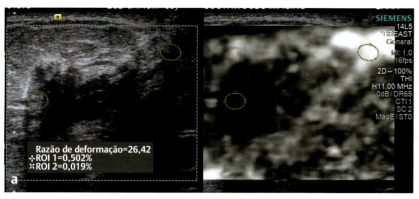

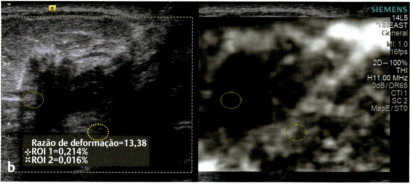

Fig. 5.22 Embora a SE seja qualitativa e não quantitativa, a razão lesão: gordura, ou razão de compressão, foi proposta como um método semiquantitativo de avaliação de imagens elastográficas. A mesma imagem é exibida em (**a**) e (**b**). Em ambas as imagens, um círculo pontilhado foi desenhado na lesão, bem como na gordura adjacente. A seleção da gordura como referência é importante, como demonstrado neste caso. A razão de compressão é de 26 em (**a**) e 13 em (**b**). Embora ambas as razões de compressão sejam sugestivas de uma lesão maligna, há uma diferença significativa nos valores por causa da área de gordura selecionada para a medida da compressão.

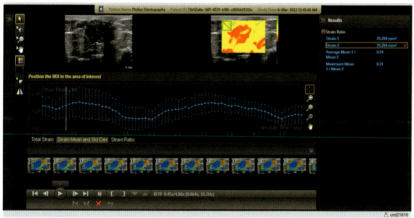

Fig. 5.23 A razão de compressão pode ser realizada sobre um campo de visão grande e exibida como um mapa codificado por cores. Nesta imagem paramétrica, uma ROI é posicionada sobre a gordura (*quadrado verde*). A razão de compressão é, então, calculada para cada *pixel* no FOV, usando a compressão na ROI como a referência, e exibida na forma de um mapa codificado por cores.

Thomas[46] comparou o sistema BI-RADS na ultrassonografia em modo B, a escala de cores de 5 pontos e a relação lesão: gordura em 227 lesões mamárias. Com base na curva ROC (característica de operação do receptor), eles selecionaram um valor de corte de 2,455 para diferenciar entre lesões benignas e malignas. A razão média para lesões malignas foi de 5,1 ± 4,2, enquanto que para lesões benignas foi de 1,6 ± 1,0 ($p < 0,001$). Eles observaram uma sensibilidade e especificidade de 96 e 56% para a imagem em modo B, 81 e 89% para a escala de cores de 5 pontos, e 90 e 89% para a relação lesão: gordura.

Em um estudo similar, Zhi[47] comparou a relação lesão: gordura e a escala de cores de 5 pontos em 559 lesões mamárias. Eles contataram que a relação lesão: gordura de lesões benignas era de 1,83 ± 1,22, enquanto que das lesões malignas era de 8,38 ± 7,65. Estes foram significativamente diferentes ($p < 0,00001$). Com base na curva ROC, eles selecionaram um valor de corte de 3,05. A área sob a curva para o sistema de cores de 5 pontos foi de 0,885, enquanto aquela para a relação lesão: gordura foi de 0,944 ($p < 0,05$). Em um estudo realizado por Ueno *et al.* das relações lesão: gordura de 408 lesões,[23] com um valor de corte de 4,8, foi constatado uma sensibilidade de 76,6% e uma especificidade de 76,8%.

Farrokh[45] relatou uma sensibilidade de 94,4% e especificidade de 87,3% com um valor de corte acima de 2,9 em um estudo prospectivo usando a relação lesão: gordura. Alhabshi[48] relatou que a razão E/B e a razão de compressão foram os métodos mais úteis de caracterização da lesão, com um valor de corte de 1,1 para a razão E/B e um valor de corte de 5,6 para a razão de compressão, em um estudo usando ultrassonografia em modo B, padrão da compressão (escore da elasticidade), razão E/B e razão lesão: gordura. Stachs[49] demonstrou a utilidade da relação gordura: lesão em 224 massas mamárias em 215 pacientes, relatando que a relação gordura: lesão foi predominantemente mais alta nos tumores malignos, ou seja, 3,04 ± 0,9 (média ± desvio-padrão) para tumores malignos *versus* 1,91 ± 0,75 para tumores benignos.

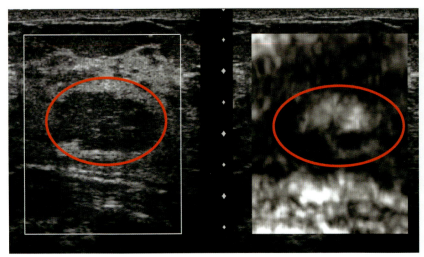

Fig. 5.24 Na imagem em modo B (à esquerda), uma lesão isoecoica lobular é identificada e foi calculada como uma lesão BI-RADS 4A. Na elastografia (à direita), a lesão é muito macia e similar à outra gordura na imagem e representa um lóbulo adiposo. Foi reclassificada como uma lesão BI-RADS 2.

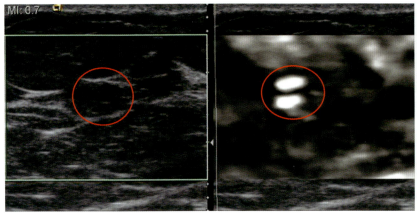

Fig. 5.25 Elastografia por compressão de uma massa palpável que não foi identificada na imagem em modo B. Quando uma imagem de SE é obtida colocando o transdutor sobre uma lesão palpável, e um artefato de olho de boi (*círculo vermelho*) é observado, isto confirma que a lesão é um cisto complicado isoecoico.

O valor de corte apropriado para esta técnica varia amplamente entre os estudos. Usando a elastografia ARFI quantitativa, fomos capazes de mudar a velocidade do som pelo tecido adiposo por um fator de 10 com a pré-compressão.[30] À medida que a pré-compressão é aplicada, a rigidez de todos os tecidos aumenta. No entanto, a rigidez da gordura muda mais do que a do tecido mamário normal e das lesões; portanto, com a pré-compressão, a relação de rigidez lesão: gordura diminuirá. Também é preciso cautela para que o FOV para a medida da gordura contenha apenas gordura. As medidas devem ser realizadas na mesma profundidade do tecido na imagem, visto que o grau de compressão varia com a profundidade do tecido. Estes fatores, não controlados nos estudos, podem ser responsáveis pela variabilidade dos resultados. Ao utilizar esta técnica, determinar o valor de corte apropriado em seu laboratório com sua técnica e equipamento.

Rigidez Relativa da Lesão

Além de usar os métodos de interpretação previamente discutidos para determinar se uma lesão é benigna ou maligna, a informação se a lesão é macia ou dura, ou visível na imagem da elasticidade, é clinicamente útil em algumas situações.

Ocasionalmente, é difícil determinar se uma lesão hipoecoica lobular é um lóbulo adiposo na ultrassonografia convencional. Se a lesão for um lóbulo adiposo, aparecerá muito macia em um elastograma e similar à outra gordura na imagem (▶ Fig. 5.24). Se uma lesão for difícil de mensurar, a comparação da elasticidade da lesão a do tecido mamário denso pode ser útil. Se a elasticidade for similar ao tecido mamário denso, a lesão é provavelmente benigna, enquanto que, se for mais rígida do que o tecido mamário denso, é provavelmente maligna.

As lesões podem ser isoecoicas em relação ao tecido adjacente nas imagens em modo B e não reconhecidas como uma lesão. Mas essas lesões podem ter diferentes propriedades elásticas, quando comparadas ao tecido adjacente e podem ser claramente visualizadas na SE. Isto é muito comum com os cistos complicados (▶ Fig. 5.25).

Avaliação do padrão imageológico da elasticidade também pode definir o local mais adequado para biopsiar uma lesão (▶ Fig. 5.26), possibilitando que o local mais rígido seja selecionado como alvo da biópsia. O padrão da SE pode ajudar a caracterizar uma lesão complexa (▶ Fig. 5.27).

5.3.9 Limitações

A precisão pode diferir nas medidas entre os sítios superficiais e os sítios profundos em razão dos problemas associados ao deslocamento variável em diferentes profundidades de tecido. Melhorias adicionais das aplicações e ajustes aos métodos imageológicos são necessários para superar estes problemas. É possível usar as três técnicas de interpretação (razão E/B, escala de cores de 5 pontos e relação lesão: gordura) para aumentar a confiança na caracterização da lesão. Se uma lesão não puder ser mensurada com precisão, ou se for uma lesão não massa e, portanto, uma

Elastografia da Mama

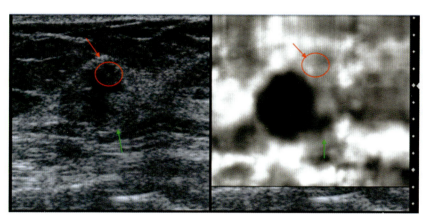

Fig. 5.26 A elastografia pode ser útil para determinar onde uma biópsia deve ser realizada. A seleção da área mais rígida deve fornecer uma melhor correlação entre a radiologia da patologia e a amostra cirúrgica. Neste caso, a lesão tem três componentes, uma porção anterior (*círculo vermelho*), uma porção principal e uma porção inferior (*seta verde*). A lesão anterior (*círculo vermelho*) é macia na imagem da SE e correspondia a um fibroadenoma benigno na ressecção cirúrgica. A porção principal e a porção inferior (*seta verde*), ambas muito rígidas e maiores em tamanho do que na imagem em modo B (E/B > 1), eram cânceres ductais invasivos na ressecção cirúrgica. (Reproduzida com permissão de Barr RG. Sonographic breast elastography: a primer. J Ultrasound Med 2012; 31:773-783.)

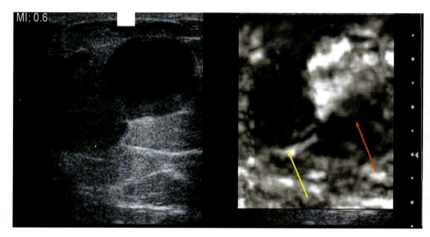

Fig. 5.27 Na imagem em modo B (esquerda) há uma lesão complexa em forma de ampulheta. Na SE (à direita), a porção marcada por uma seta amarela é rígida, enquanto que a porção marcada pela seta vermelha é macia. Esta imagem é de uma mulher de 75 anos de idade que apresentou uma secreção sanguinolenta e uma nova massa na mamografia. A porção marcada pela seta vermelha foi aspirada e era de sangue envelhecido. Um artefato de olho de boi não é observado, pois a viscosidade do sangue envelhecido é alta o bastante para prevenir este artefato. A porção marcada pela seta amarela, biopsiada com uma agulha calibre 12, era de uma lesão papilar benigna. (Reproduzida com permissão de Barr RG. Sonographic breast elastography: a primer. J Ultrasound Med 2012; 31:773-783.)

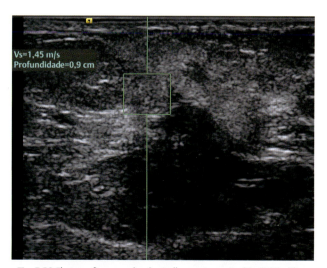

Fig. 5.28 Elastografia por ondas de cisalhamento pontual (p-SWE) utiliza a tecnologia do ARFI para determinar a velocidade da onda de cisalhamento em uma ROI pequena. Neste exemplo, o quadrado é a ROI, onde a velocidade da onda de cisalhamento é calculada. Neste caso, a velocidade da onda de cisalhamento (V_s) é de 1,45 m/s.

razão E/B não puder ser precisamente calculada, as outras duas técnicas podem ser usadas para caracterizar a lesão.

No presente momento, publicações relacionadas com as relações lesão: gordura usaram valores de corte significativamente diferentes. A necessidade de um estudo multicêntrico prospectivo com parâmetros de aquisição bem definidos é necessária para determinar o valor de corte apropriado.

5.4 Elastografia por Ondas de Cisalhamento

5.4.1 Técnicas

A segunda técnica principal para determinar as propriedades elásticas dos tecidos é a medida da velocidade da onda de cisalhamento (SWS).[26] Nesta técnica, um pulso de ultrassom (pulso de força) é aplicado no tecido, o que induz uma onda de cisalhamento perpendicular ao feixe de ultrassom e, então, técnicas-padrão de amostragem por ultrassonografia em modo B são usadas para calcular a SWS gerada pelos tecidos (ver Capítulo 2). A partir da SWS gerada pelos tecidos, o módulo de elasticidade, chamado módulo de Young, pode ser estimado. A velocidade da onda de cisalhamento é proporcional à rigidez. A rigidez de uma lesão pode ser exibida como a SWS (V_s em metros por segundo) ou como o módulo de Young (em quilopascal).

Vários tipos de sistemas de onda de cisalhamento estão disponíveis para uso clínico. Com o uso da tecnologia ARFI, a SWS pode ser estimada em uma ROI pequena (aproximadamente 5 × 5 mm). Esta técnica é chamada de elastografia por ondas de cisalhamento pontual (p-SWE). Um exemplo desta técnica é a *Virtual Touch Quantification* (VTQ, Siemens Ultrasound, Mountain View, CA) (▶ Fig. 5.28). Ao aplicar múltiplos

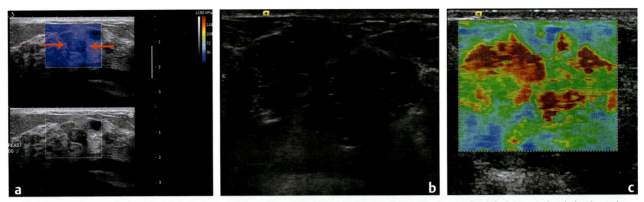

Fig. 5.29 Na elastografia bidimensional por ondas de cisalhamento (2D-SWE), um FOV maior é posicionado ao redor da lesão, e as velocidades das ondas de cisalhamento são obtidas em cada *pixel* dentro do FOV. As velocidades das ondas de cisalhamento são, então, codificadas por cores. Em seguida, uma ROI pode ser posicionada no FOV para obter a velocidade da onda de cisalhamento naquela localização. O FOV codificado por cores possibilita a detecção da área com a maior velocidade da onda de cisalhamento. (**a**) Neste caso de um fibroadenoma benigno (*setas vermelhas*), a imagem superior é o elastograma, e a imagem inferior é a imagem em modo B. A velocidade da onda de cisalhamento da lesão é de 30 kPa (ROI não demonstrada). (**b**) Duas lesões adjacentes nas imagens em modo B e (**c**) no elastograma correspondente. Neste caso de dois carcinomas ductais invasivos, a velocidade máxima da onda de cisalhamento é de 7,5 m/s, compatível com uma lesão maligna.

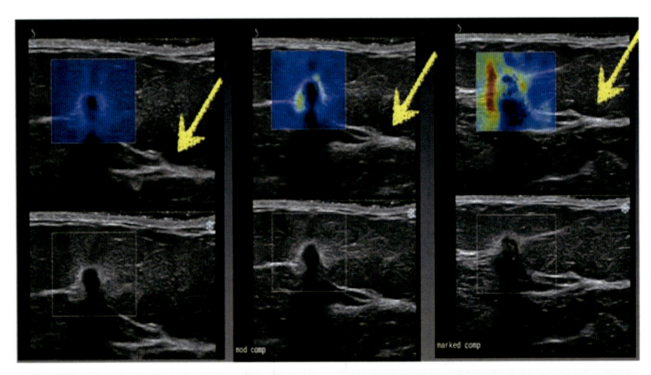

Fig. 5.30 A pré-compressão pode afetar a velocidade das ondas de cisalhamento de uma lesão. Nesta figura, a imagem de um câncer ductal invasivo é obtida com quantidades crescentes de pré-compressão (da esquerda para a direita). Há baixas velocidades das ondas de cisalhamento na imagem com mínima pré-compressão à esquerda, e as velocidades das ondas de cisalhamento estão representadas na escala da cor azul-petróleo. Conforme a pré-compressão é aplicada, os tecidos adjacentes à lesão aparecem na cor amarela (figura do meio) e, então, vermelha (figura à direita). As setas amarelas apontam para um ligamento de Cooper. Note que conforme a pré-compressão é aplicada, o ligamento de Cooper se aproxima do transdutor (menor profundidade).

pulsos da elastografia ARFI sobre um FOV maior e codificar por cores os resultados, as medidas da rigidez sobre uma área maior podem ser obtidas e exibidas em uma única imagem. Esta técnica é chamada de elastografia bidimensional por ondas de cisalhamento (2D-SWE). Um exemplo desta técnica é a *Virtual Touch IQ* (VTIQ, Siemens Ultrasound). Uma ROI menor pode ser posicionada no FOV, e medidas da SWS podem ser obtidas. Outra técnica, a 2D-SWE em tempo real, pode ser realizada quando uma sequência de varredura rápida é usada para possibilitar mensurações contínuas. Um exemplo desta técnica é a SWE em tempo real (SuperSonic Imagine, Aix em Provence, France) (▶ Fig. 5.29).

Pré-compressão pode alterar de forma significativa os valores da SWS.[30] A ▶ Fig. 5.30 demonstra o efeito da pré-compressão em uma lesão benigna e em uma maligna. Note que com a pré-compressão, até mesmo uma lesão benigna pode ter uma SWS alta, sugestiva de uma lesão maligna. A pré-compressão também aumentará a SWS ao redor de uma lesão maligna. Como previamente mencionado, a SWS da gordura na mama pode ser alterada por um fator de 10 com a pré-compressão. Portanto, é importante não comprimir o tecido com o transdutor. Recomendamos o uso da técnica para aplicar apenas uma pré-compressão mínima, descrita na Seção 5.3.4 Sistemas de Vibração/Compressão Mínima e Moderada.

5.4.2 Realizando um Exame

As diretrizes para uma técnica de varredura ideal na SE também se aplicam à SWE.

Como recentemente referido, a pré-compressão pode alterar os resultados. Para controlar isto, recomendamos o uso da mesma técnica de aquisição de imagens na SWE que a usada na SE.

A SWE pode ser realizada em tempo real; no entanto, para obter imagens ideais, a permanência no mesmo plano por vários segundos é necessária para medidas precisas.

A geração de ondas de cisalhamento é limitada pela profundidade: se a profundidade de um tecido ou lesão de interesse for superior a 4 cm, um resultado pode não ser obtido. Reposicionamento do paciente para aproximar a região de interesse (ROI) ao transdutor pode ajudar. Se ondas de cisalhamento não forem geradas, uma codificação por cores nesta área do elastograma não ocorrerá. Os resultados da varredura são codificados por cores, geralmente com a convenção de cores predefinida de vermelho representando duro (rígido), e azul representando macio.

No entanto, o valor da rigidez onde ocorre alterações da cor pode ser alterado (▶ Fig. 5.31). Para tecidos mamários, uma escala de cores com um máximo de 7,7 m/s (180 kPa) é geralmente usada. Com esta escala, lesões codificadas pela cor verde, amarela e vermelha são rígidas dentro de uma gama de malignidades. Ao avaliar apenas tecido benigno, a redução do valor máximo da escala de cores, por exemplo, para 3,7 m/s (40 kPa), possibilitará uma maior diferenciação por cores da rigidez de tecidos benignos. Entretanto, a cor vermelha não irá mais representar um valor de rigidez sugestivo de uma malignidade.

Imagem tridimensional por ondas de cisalhamento está disponível. Nenhum estudo com o uso de 3D-SWE foi publicado. Não se sabe se os dados volumétricos usando a técnica tridimensional fornecerão informações adicionais ou possibilitarão o rastreio da mama.

5.4.3 Dicas e Truques

- Manter o FOV ligeiramente maior do que a lesão para avaliar o tecido adjacente.
- Manter o transdutor perpendicular à pele.
- Manter o transdutor imóvel e pedir ao paciente para segurar a respiração durante as medidas.
- Não aplicar pré-compressão com o transdutor.
- Ao usar elastografia por ondas de cisalhamento em tempo real, esperar vários segundos para a imagem estabilizar antes de obter uma medida.

5.4.4 Artefatos e Armadilhas

Há vários artefatos que podem ocorrer com a SWE da mama. Alguns desses são decorrentes de uma técnica subótima. Outros podem conter informações diagnósticas.

Ausência de Codificação por Cores (Falta de Sinal das Ondas de Cisalhamento)

A onda de cisalhamento é detectada pelo sinal de eco ultrassônico. Portanto, quando áreas na imagem em modo B exibem um sinal extremamente baixo, indica que o sinal de eco é muito baixo para uma detecção elastográfica bem-sucedida. No elastograma, estas áreas não são codificadas por cores. Isto também pode ocorrer com o sombreamento acentuado, como observado com costelas, tumores com sombreamento significativo e áreas com macrocalcificações.[10]

Ondas de cisalhamento não se propagam em cistos simples. Consequentemente, cistos simples não serão codificados por cores na SWE (▶ Fig. 5.32). Cistos complicados irão suportar ondas de cisalhamento e serão codificados por cores com uma baixa SWS (azul). Este artefato também pode ocorrer em áreas com sombreamento acentuado, como costelas, tumores com sombreamento significativo e áreas de macrocalcificações.[10]

Em lesões muito rígidas, como os cânceres invasivos, as ondas de cisalhamento também podem não se propagar ou serem capazes de serem mensuradas. Nestes casos, nenhum resultado é obtido, e a área no elastograma não é codificada por cores (▶ Fig. 5.33) e, portanto, nenhuma interpretação é possível. Contudo, em geral, a reação desmoplásica do tumor será de uma região rígida circundando o tumor e um anel de rigidez (amarelo ou vermelho) ao redor da lesão. É necessário cautela ao realizar o exame, visto que a pré-compressão também pode criar a mesma aparência de um anel de rigidez em uma lesão benigna (▶ Fig. 5.8).

Áreas mais profundas do que o pulso da elastografia ARFI podem gerar ondas de cisalhamento, que também não são codificadas por cores. Na maioria dos sistemas, a SWE não pode ser realizada na mama em uma profundidade superior a 4 cm.

Artefato de Explosão

Quando muita pressão é aplicada com o transdutor, uma região de rigidez ocorrerá no campo próximo (▶ Fig. 5.34). A aplicação de uma menor pressão com o transdutor pode eliminar este artefato. O uso de um gel de acoplamento adequado e a permanência de uma camada de gel entre o transdutor e a pele podem ser úteis na eliminação deste artefato.

5.4.5 Interpretação dos Resultados

Elastografia Bidimensional por Ondas de Cisalhamento

Os resultados com a SWE são quantitativos e expressos na forma de SWS (V_s) em metros por segundo (m/s) ou convertidos, fazendo algumas deduções referentes ao tecido, para o módulo de Young em quilopascal (kPa). A conversão entre os dois pode ser encontrada no Capítulo 2.[50] A maioria dos equipamentos possibilita a exibição dos resultados em ambas as formas. A convenção predefinida de cores na 2D-SWE é a codificação do FOV pela cor vermelha representando duro (rígido), e pela cor azul representando macio. Posicionamento de uma ROI pequena é usado para determinar o valor de rigidez em um local específico. A maioria dos sistemas exibe os valores máximo, mínimo e médio, e o desvio-padrão da SWS para os *pixels* em uma ROI selecionada. Ambos os valores médio e máximo têm sido utilizados nos sistemas de classificação.

O mapa de cores sobreposto ao FOV pode ser usado para identificar a área de SWS máxima na ou adjacente à lesão. Note que a média e o desvio-padrão mudarão de acordo com o tamanho e posição da ROI, mesmo quando a ROI contém a área de rigidez máxima. Frequentemente, o valor mais alto da SWS se encontra no tecido que circunda a lesão (até 5 mm de distância da lesão) e deve ser usado para avaliar a lesão. Exemplos de uma lesão benigna e maligna são apresentados na ▶ Fig. 5.29.

Chang et al.,[51] em um estudo de 158 pacientes consecutivos, constataram que os valores médios da elasticidade eram significativamente mais altos nas massas malignas (153 ± 58 kPa) do que nas massas benignas (46 ± 43 kPa) ($p < 0,0001$). Eles determinaram um valor de corte ideal de 80 kPa, que resultou em uma sensibilidade e especificidade de 88,8e 84,9%. A área abaixo da curva ROC (característica de operação do receptor) era de 0,898 para a ultrassonografia convencional; 0,932 para a

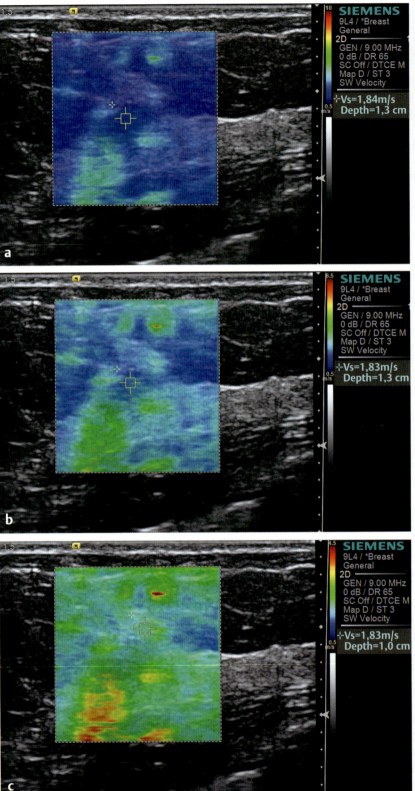

Fig. 5.31 Se uma lesão for macia, a escala de cores pode ser alterada para melhorar a visualização das diferenças nas velocidades das ondas de cisalhamento no FOV. Nesta série de imagens, a escala de cores é reduzida de (**a**) 10 m/s para (**b**) 6,5 m/s para (**c**) 4,5 m/s. Observe como a coloração na imagem muda, mas a velocidade das ondas de cisalhamento na ROI permanece a mesma em 1,83 m/s.

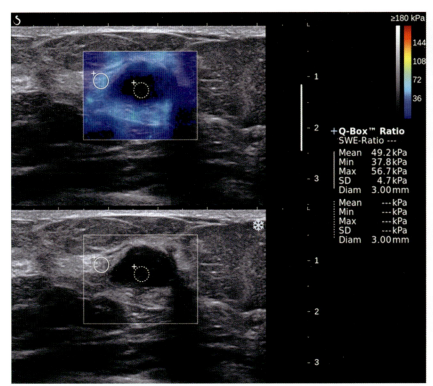

Fig. 5.32 Esta elastografia bidimensional por ondas de cisalhamento de um cisto simples demonstra ausência de codificação por cores do cisto. Cistos simples não suportam a propagação de ondas de cisalhamento e, portanto, não são codificados por cores. Cistos complicados suportam a geração de ondas de cisalhamento e são codificados em azul (macio).

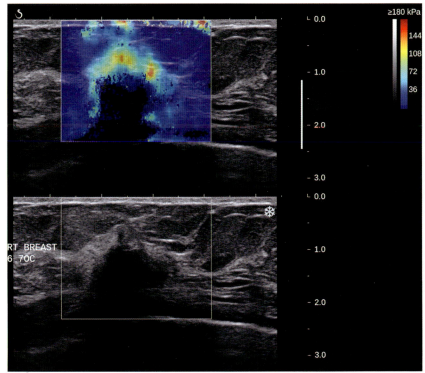

Fig. 5.33 Em alguns cânceres, as ondas de cisalhamento não se propagam como esperado e uma velocidade da onda de cisalhamento não pode ser obtida. Nestes casos, a lesão não é codificada por cores. No entanto, há geralmente uma borda de altos valores de rigidez que pode ser usada para classificar a lesão como maligna, como pode ser observado neste caso.

SWE; e 0,982 para os dados combinados. Em um estudo de 48 lesões mamárias, Athanasiou *et al.*[52] verificaram resultados similares com valores de rigidez similares para lesões benignas (45 ± 41 kPa) e lesões malignas (147 ± 40 kPa) ($p < 0,001$). Os resultados sugerem que a adição dos achados da SWE àqueles da ultrassonografia convencional podem reduzir o número de biópsias realizadas em lesões benignas.

Em uma série pequena, Evans *et al.*[20] constataram que a sensibilidade e especificidade da SWE (97 e 83%) combinadas com os resultados da ultrassonografia em modo B são maiores do que na imagem em modo B empregada isoladamente (87 e 78%). Neste estudo, eles usaram um valor de corte de 50 kPa. Eles também confirmaram que a técnica é altamente reproduzível.

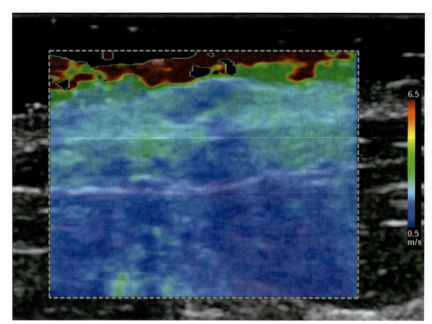

Fig. 5.34 Quando muita pressão é aplicada com o transdutor (pré-compressão), o campo próximo na elastografia por ondas de cisalhamento aparecerá rígido (vermelho), como neste caso. Isto pode ser corrigido por meio da redução da pressão sendo aplicada pelo transdutor.

Com base em um recente estudo multicêntrico grande (BE1), um valor de corte de 80 kPa (5,2 m/s) foi determinado para distinguir lesões benignas de malignas.[17] Neste ensaio, os pesquisadores demonstraram que quando a SWE foi adicionada à classificação BI-RADS na imagem em modo B, a precisão diagnóstica aumentou. Eles verificaram que a avaliação da homogeneidade de sinal da SWE e as relações lesão: gordura eram os melhores diferenciadores de lesões benignas e malignas. A adição da SWE aumentou a caracterização das lesões, quando comparada ao emprego isolado de BI-RADS, com uma sensibilidade e especificidade de 93,1 e 59,4% no BI-RADS e 92,1 e 70,4% com a adição da SWE. Os autores comentaram que a maior importância da adição da SWE é nas lesões BI-RADS 3 e 4a, em que os resultados da SWE foram usados para elevar ou reduzir a suspeita de malignidade para estas lesões. O mesmo estudo também incluiu uma análise da reprodutibilidade, que foi muito alta.[53]

As regras do estudo BE1 podem ser resumidas como:

1. Todas as características analisadas na SWE foram capazes de melhorar globalmente o desempenho diagnóstico (área abaixo das curvas ROC) do sistema de classificação BI-RADS. Isto significa que as características da SWE devem ser combinadas com as características da imagem em modo B a fim de complementar a classificação BI-RADS, e não devem ser usadas isoladamente em comparação à classificação BI-RADS.
2. As melhores características de desempenho da SWE foram a "quantificação" da rigidez máxima da lesão (dentro ou na periferia), na forma de medida $E_{máx}$ na caixa Q (ROI) ou uma avaliação visual da cor (escala de cores de 5 pontos).
3. A publicação veio à tona com a sugestão de regras agressivas e conservadoras (ou seja, com o uso de diferentes limiares de rigidez) para ajudar a avaliar o nível de suspeita das massas mamárias, de acordo com suas pontuações iniciais no sistema BI-RADS. Na população estudada:
   a) Todas as massas BI-RADS 3 com alta rigidez ($E_{máx}$ > 160 kPa [7,3 m/s] ou cor vermelha com uma escala SWE em 180 kPa [7,7 m/s]) poderiam ter sido promovidas para biópsia. Isto teria possibilitado o tratamento precoce de cânceres de mama BI-RADS 4.
   b) Massas BI-RADS 4a com baixa rigidez poderiam ter sido rebaixadas para seguimento. Isto teria aumentado a especificidade e o valor preditivo positivo para biópsia do diagnóstico ultrassonográfico.
   a) Regra agressiva: baixa rigidez seria considerada com um $E_{máx}$ abaixo de 80 kPa (5,2 m/s) ou cor igual ou inferior a azul claro, com uma escala SWE configurada em 180 kPa (7,7 m/s).
   b) Regra conservadora: baixa rigidez seria considerada com um $E_{máx}$ abaixo de 30 kPa (3,2 m/s) ou cor igual ou inferior a azul escuro com uma escala SWE configurada em 180 kPa (7,7 m/s).
   c) A regra agressiva possibilitaria uma maior melhora na especificidade; no entanto, cânceres BI-RADS 4 teriam sido rebaixados para seguimento. Com a regra conservadora, todos os cânceres teriam permanecido no grupo de biópsia inicial, com um aumento significativo na especificidade.

SWE quantitativa usando ARFI pode ser usada para a caracterização de massas mamárias. Em uma série de 161 massas, incluindo 43 malignidades, um valor de corte da velocidade das ondas de cisalhamento de 3,6 m/s (38 kPa), uma sensibilidade de 91% e uma especificidade de 80,6% foram alcançadas.[22]

Elastografia 3D por ondas de cisalhamento está em desenvolvimento,[15] e nenhuma recomendação pode ser feita neste momento para o seu uso.

Elastografia por Ondas de Cisalhamento Pontual

Quando a *Virtual Touch Quantification* (VTQ, Siemens Ultrasound) é utilizada, em que uma única medida é obtida a partir de uma ROI pequena, não é possível determinar onde a área de maior rigidez está localizada na imagem em modo B. Múltiplas medidas realizadas na lesão e no tecido adjacente precisam ser obtidas para adquirir medidas ideais. A medida dentro do tumor geralmente resulta em "x.xx", significando que uma onda de cisalhamento adequada para avaliação não foi obtida.[10] Bai *et al.*[54] relataram que se uma lesão é sólida, e uma leitura "x.xx" é obtida, a lesão é provavelmente uma malignidade. Com este pressuposto, eles obtiveram uma sensibilidade e especificidade de 63,4 e 100%.

Elastografia da Mama

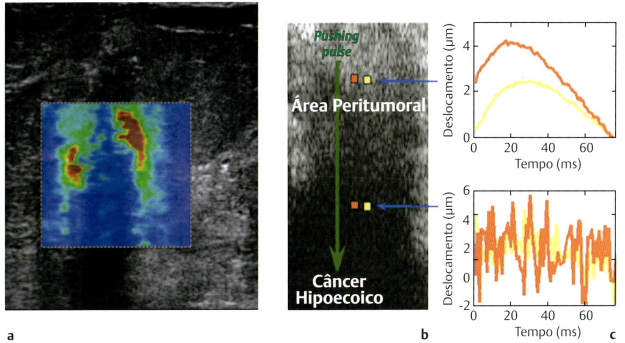

Fig. 5.35 Resultados de uma mulher de 57 anos com uma massa palpável em sua mama direita. Os exames mamográfico e ultrassonográfico confirmam uma lesão BI-RADS (*Breast Imaging-Reporting and Data System*) 4B. A lesão é um câncer ductal invasivo pouco diferenciado, comprovado por biópsia. (**a**) O câncer é a massa hipoecoica na porção mais profunda da imagem. Dois traçados foram obtidos com o uso da técnica de impulso de força de radiação acústica. O traçado obtido mais profundamente é proveniente do câncer ductal invasivo hipoecoico. O mais superficial provém da área peritumoral. Note que o traçado obtido do câncer é composto apenas por ruído e não é interpretável. O traçado no tecido peritumoral adjacente tem mais ruído do que sinal na gordura, mas é interpretável e fornece uma velocidade da onda de cisalhamento. (**b**) Elastografia por ondas de cisalhamento da mesma paciente. Nesta imagem, um visor colorido representando a velocidade da onda de cisalhamento (V_s) é sobreposto à imagem em modo B. Note que o tumor com apenas ruído no sinal da onda de cisalhamento é codificado pela cor azul, representando uma baixa V_s. Esta aparência fornece a impressão de que o tumor é macio e, portanto, pode ser confundido com uma lesão benigna. Neste caso, os tecidos peritumorais são codificados pela cor vermelha (alta V_s) na área onde um sinal da onda de cisalhamento adequado é obtido. Contudo, nem todos os casos de cânceres demonstrando cor azul têm o anel vermelho peritumoral, o que ainda pode resultar em uma interpretação falso-negativa. (Reproduzida com permissão de Barr RG. shear wave imaging of the breast: still on the learning curve. J Ultrasound Med 2012; 31:347-350.)

5.5 Fator de Qualidade e/ou Mapas de Confiança

Em lesões muito duras, como os cânceres invasivos, a onda de cisalhamento pode não se propagar de forma regular. Portanto, nenhum resultado é obtido, e a área sem resultados não é codificada por cores. Nestas áreas, a interpretação não é possível. Entretanto, como previamente discutido, em geral, a reação desmoplásica do tumor será de uma área dura ao redor do tumor, que aparece na forma de um halo duro (vermelho) circundando a lesão. Mesmo se a massa inteira não estiver codificada como dura, a heterogeneidade da imagem por ondas de cisalhamento faz parte dos critérios para uma lesão suspeita. Cautela é necessária com a pré-compressão, visto que esta também pode criar a mesma aparência de uma borda de rigidez (halo) ao redor de uma lesão benigna.[30]

Em um grande número de lesões malignas, a área identificada na ultrassonografia em modo B, como a massa hipoecoica, geralmente não é codificada na SWE, pois uma onda de cisalhamento não é identificada, ou pode ser codificada com uma baixa SWS. Bai et al. constataram que 63% das malignidades mamárias têm este achado.[54] Trabalho preliminar na avaliação deste fenômeno sugere que as ondas de cisalhamento podem não propagar como esperado em algumas lesões malignas (▶ Fig. 5.35).[55]

Avaliação das ondas de cisalhamento nessas lesões malignas demonstra um ruído significativo, que pode ser incorretamente interpretado pelo algoritmo como uma baixa velocidade da onda de cisalhamento. A adição de uma medida de qualidade que avalia as ondas de cisalhamento geradas e determina se elas são adequadas para uma medida precisa da SWS em metros por segundo ou em quilopascal ajudará a eliminar possíveis achados falso-negativos (▶ Fig. 5.36).[56]

Em um estudo recente,[56] a adição de uma medida de qualidade (QM) na imagem por ondas de cisalhamento da mama limitou os achados falso-negativos com sensibilidade sem QM, 22/46 (48%, intervalo de confiança de 95% [CI]: 33-63%), com QM, 42/46 (91%, CI de 95%: 79-98%, $p < 0{,}0001$)).

5.5.1 Limitações

As ondas de cisalhamento são detectadas e medidas por meio da ultrassonografia em modo B. Quando áreas na imagem em modo B exibem um sinal extremamente baixo (anecoico), o sinal de eco é muito baixo para uma detecção bem-sucedida da onda de cisalhamento, e essas áreas não são codificadas por cores na elastografia. Isto pode ocorrer na presença de sombreamento acentuado, como observado nas costelas, tumores com sombreamento significativo e áreas com macrocalcificações.[10]

Ondas de cisalhamento não irão se propagar por cistos simples, e os cistos, também, não serão codificados por cores.

5.6 Diretrizes Publicadas

Diretrizes publicadas para o uso de SE e SWE para avaliação de lesões mamárias foram produzidas pela European Federation for

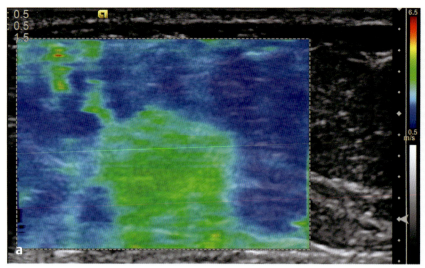
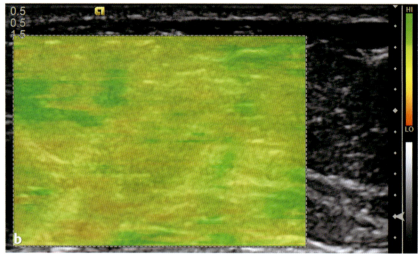

Fig. 5.36 (a) Mapa de velocidade obtido a partir de uma elastografia bidimensional por ondas de cisalhamento em um paciente de 64 anos de idade com um câncer invasivo ductal. A velocidade máxima da onda de cisalhamento é de 3,2 m/s, sugestivo de uma lesão benigna. No entanto, **(b)** o mapa da qualidade, obtido a partir dos mesmos dados, demonstra que a massa possui ondas de cisalhamento deficientes (amarelo), e os dados da velocidade não devem ser considerados precisos. Em geral, quando o mapa da qualidade é insatisfatório (amarelo ou vermelho), e a velocidade das ondas de cisalhamento da lesão sugere uma lesão benigna, a lesão deve ser considerada maligna (a menos que seja um cisto simples).

Societies for Ultrasound in Medicine and Biology (EFSUMB)[25] e pela World Federation for Ultrasound in Medicine and Biology (WFUMB).[26]

5.7 Conclusão

Imagens da elasticidade da mama podem ser realizadas com o uso de várias técnicas. Todas essas técnicas têm uma alta sensibilidade e especificidade para a caracterização de lesões mamárias como benignas ou malignas. Embora as técnicas sejam fáceis de realizar, atenção aos detalhes é necessária para a obtenção de imagens ideais para a interpretação. Cada uma das técnicas tem vantagens e desvantagens. Estudos comparativos adicionais são necessários para determinar qual técnica ou combinação de técnicas é mais apropriada para os vários problemas clínicos. Foi demonstrado que o artefato de olho de boi visto com a SE é extremamente útil na caracterização de lesões císticas.[27] Essas técnicas estão se consolidando, porém, um trabalho contínuo de padronização ainda é necessário.

Há vários achados elastográficos que são únicos à mama. A alteração de tamanho observada na SE nas lesões benignas (menores) e malignas (maiores), quando comparada à imagem em modo B, parece ocorrer apenas na mama. Estudos adicionais de correlação com a patologia cirúrgica são necessários para determinar se o tamanho real de um tumor maligno é mais bem definido pelo tamanho elastográfico ou pelo tamanho em modo B. Estudos mais detalhados de correlação com a patologia são necessários para determinar a natureza exata da rigidez identificada na SE e SWE em torno das malignidades. Trabalho preliminar demonstrou que a razão E/B é preditiva do grau tumoral. Malignidades de baixo grau, como o DCIS, cânceres mucinosos ou cânceres coloides, têm razões E/B próximas de 1. Carcinomas ductais invasivos têm uma razão E/B mais elevada, e a relação parece ter alguma correlação com o grau do tumor.[34] Resultados similares foram encontrados com a SWE. Evans et al.[57] relataram que os cânceres de mama com maiores valores médios de rigidez na SWE apresentam características prognósticas mais desfavoráveis. Eles descobriram que alto grau histológico, tamanho invasivo grande, envolvimento de linfonodos, tipo tumoral e invasão vascular, todos mostraram uma associação positiva estatisticamente significativa aos altos valores de rigidez. Investigações adicionais precisam ser realizadas para determinar se esta informação é clinicamente útil.

O desenvolvimento da elastografia 3D pode ajudar a melhorar a caracterização da lesão e possibilitar a avaliação de áreas maiores de tecido mamário de um modo temporalmente eficiente. Trabalhos estão em curso para 3D-SE (▶ Fig. 5.37; Hitachi Aloka Medical, comunicado de imprensa em 7 de fevereiro de 2011) e 3D-SWE (▶ Fig. 5.38; Supersonic Imagine, comunicado de imprensa em 8 de março de 2011). Avaliação com elastografia no

Elastografia da Mama

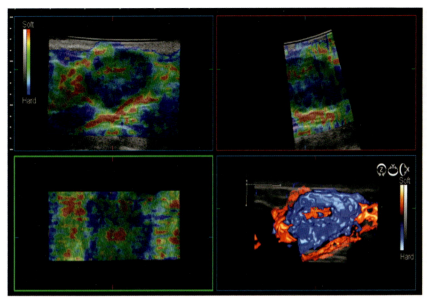

Fig. 5.37 Elastografia tridimensional (3D) por tensão de um câncer ductal invasivo, obtida em um sistema Hitachi (Hitachi Aloka America, Wallingford, CT), exibida como uma renderização 3D. Além da renderização 3D, cortes 2D obtidos, a partir dos dados 3D, podem ser exibidos em qualquer plano. (Cortesia de Hitachi Aloka Medical, comunicado de imprensa de 7 de fevereiro de 2011.)

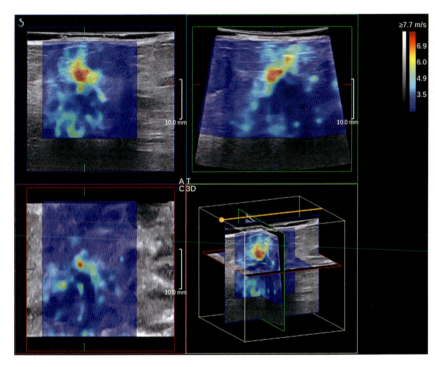

Fig. 5.38 Elastografia por ondas de cisalhamento pode ser realizada usando uma sonda tridimensional (3D), o que possibilita a avaliação de uma lesão inteira com uma coleta de dados. Neste exemplo de um câncer ductal invasivo, a imagem no lado direito superior é a elastografia por ondas de cisalhamento, obtida a partir do plano de aquisição de imagem. A imagem superior à esquerda é a imagem perpendicular ao plano de aquisição, enquanto que a imagem inferior à esquerda é o plano coronal (C). A imagem inferior à direita é a representação 3D. Neste caso, os *pixels* com velocidade alta das ondas de cisalhamento (sugestivo de uma malignidade) são codificados pela cor vermelha.

plano coronal e o uso de uma característica de opacidade estão atualmente sendo investigados nestes sistemas. Com apenas uma aquisição em tais sistemas, o volume tumoral pode ser questionado para especulação, extensão da invasão e reação desmoplásica. Isto pode resultar em um melhor planejamento pré-cirúrgico e avaliação da eficácia da quimioterapia. Com a capacidade de avaliar áreas maiores da mama em um tempo mais curto, esta técnica pode possibilitar que a elastografia seja incorporada nos exames de rastreio de mama.

Em um grande número de lesões mamárias malignas, a massa hipoecoica na imagem em modo B não foi codificada na SWE, pois uma onda de cisalhamento não foi identificada, ou ruído foi detectado, com a apresentação de uma baixa SWS. Bai *et al.* constataram que 63% das malignidades mamárias apresentam este achado.[54] Trabalho preliminar na avaliação deste fenômeno sugere que as ondas de cisalhamento podem não se propagar como esperado nas mesmas lesões malignas (▶ Fig. 5.35).[56]

Avaliação das ondas de cisalhamento nestas lesões malignas demonstra ruído significativo, que pode ser incorretamente interpretado pelo algoritmo como uma onda de cisalhamento de baixa velocidade. A adição de uma medida de qualidade que avalie as ondas de cisalhamento geradas e determine se elas são adequadas para uma medida precisa da SWS (em m/s ou kPa) ajudará a eliminar possíveis achados falso-negativos (▶ Fig. 5.36).[56]

Existem vários métodos para a obtenção e interpretação da elastografia mamária. Nenhum estudo comparativo foi realizado para sugerir que um método seja melhor que o outro. A ▶ Fig. 5.39 resume os vários métodos de interpretação atualmente disponíveis e como eles estão relacionados com base no sistema de classificação BI-RADS. Os sistemas elastográficos e suas apli-

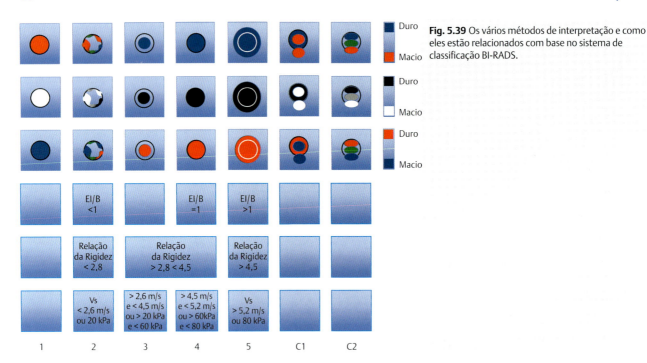

Fig. 5.39 Os vários métodos de interpretação e como eles estão relacionados com base no sistema de classificação BI-RADS.

cações também continuam a evoluir, e novas ferramentas e evidências provavelmente surgirão. Antecipamos que a direção do desenvolvimento, métodos de estudo por imagem e abordagens diagnósticas irão mudar e fragmentar no futuro. Parece que a elastografia já se tornou uma ferramenta médica essencial no campo da imagem mamária.

Referências

[1] Jellins J, Kossoff G, Reeve TS. Detection and classification of liquid-filled masses in the breast by gray scale echography. Radiology 1977; 125(1):205–212

[2] Hilton SV, Leopold GR, Olson LK, Willson SA. Real-time breast sonography: application in 300 consecutive patients. AJR Am J Roentgenol 1986; 147(3):479–486

[3] Stavros AT, Thickman D, Rapp CL, Dennis MA, Parker SH, Sisney GA. Solid breast nodules: use of sonography to distinguish between benign and malignant lesions. Radiology 1995; 196(1):123–134

[4] American College of Radiology (ACR). ACR BI-RADS (Breast Imaging-Reporting and Data System)– Ultrasound. 4th ed. Reston, VA; American College of Radiology; 2003

[5] Tanter M, Bercoff J, Athanasiou A et al. Quantitative assessment of breast lesion viscoelasticity: initial clinical results using supersonic shear imaging. Ultrasound Med Biol 2008; 34(9):1373–1386

[6] Ophir J, Céspedes I, Ponnekanti H, Yazdi Y, Li X. Elastography: a quantitative method for imaging the elasticity of biological tissues. Ultrason Imaging 1991; 13(2):111–134

[7] Samani A, Zubovits J, Plewes D. Elastic moduli of normal and pathological human breast tissues: an inversion-technique-based investigation of 169 samples. Phys Med Biol 2007; 52(6):1565–1576

[8] Frey H. [Real-time elastography: a new ultrasound procedure for the reconstruction of tissue elasticity] [in French] Radiologe 2003; 43(10):850–855

[9] Krouskop TA, Wheeler TM, Kallel F, Garra BS, Hall T. Elastic moduli of breast and prostate tissues under compression. Ultrason Imaging 1998; 20(4):260–274

[10] Barr RG. Sonographic breast elastography: a primer. J Ultrasound Med 2012; 31(5):773–783

[11] Ueno EIA. Diagnosis of breast cancer by elasticity imaging. Eizo Joho Medical. 2004; 36:2–6

[12] Barr RG, Zhang Z. Shear-wave elastography of the breast: value of a quality measure and comparison with strain elastography. Radiology 2015; 275(1):45–53

[13] Bluemke DA, Gatsonis CA, Chen MH et al. Magnetic resonance imaging of the breast prior to biopsy. JAMA 2004; 292(22):2735–2742

[14] Morrow M. Magnetic resonance imaging in breast cancer: one step forward, two steps back? JAMA 2004; 292(22):2779–2780

[15] Barr RG. Breast Elastography. New York, NY:Thieme Publishers; 2015

[16] Barr RG, Destounis S, Lackey LB II, Svensson WE, Balleyguier C, Smith C. Evaluation of breast lesions using sonographic elasticity imaging: a multicenter trial. J Ultrasound Med 2012; 31(2):281–287

[17] Berg WA, Cosgrove DO, Doré CJ et al. BE1 Investigators. Shear-wave elastography improves the specificity of breast US: the BE1 multinational study of 939 masses. Radiology 2012; 262(2):435–449

[18] Chiorean AD, Dudea MM et al. Real-time ultrasound elastography of the breast: state of the art. Medical Ultrasonography 2008; 10:73–82

[19] Cho N, Moon WK, Kim HY, Chang JM, Park SH, Lyou CY. Sonoelastographic strain index for differentiation of benign and malignant nonpalpable breast masses. J Ultrasound Med 2010; 29(1):1–7

[20] Evans A, Whelehan P, Thomson K et al. Quantitative shear wave ultrasound elastography: initial experience in solid breast masses. Breast Cancer Res 2010; 12(6):R104

[21] Itoh A, Ueno E, Tohno E et al. Breast disease: clinical application of US elastography for diagnosis. Radiology 2006; 239(2):341–350

[22] Tozaki M, Isobe S, Sakamoto M. Combination of elastography and tissue quantification using the acoustic radiation force impulse (ARFI) technology for differential diagnosis of breast masses. Jpn J Radiol 2012; 30(8):659–670

[23] Ueno EI, Bando H, Tohno E, Waki K, Matsumura T. New quantitative method in breast elastography: fat lesion ratio (FLR). Paper presented at 93rd Scientific Assembly and Annual Meeting of the Radiological Society of North America; November 25–30, 2007; Chicago, IL

[24] Destounis S, Arieno A, Morgan R et al. Clinical experience with elasticity imaging in a community-based breast center. J Ultrasound Med 2013; 32(2):297–302

[25] Cosgrove D, Piscaglia F, Bamber J et al. EFSUMB guidelines and recommendations on the clinical use of ultrasound elastography: part 2: clinical applications. Ultraschall Med 2013; 34(3):238–253

[26] Barr RG, Nakashima K, Amy D et al. WFUMB guidelines and recommendations for clinical use of ultrasound elastography: part 2: breast. Ultrasound Med Biol 2015; 41(5):1148–1160

[27] Barr RG, Lackey AE. The utility of the "bull's-eye" artifact on breast elasticity imaging in reducing breast lesion biopsy rate. Ultrasound Q 2011; 27(3):151–155

[28] Nightingale K, McAleavey S, Trahey G. Shear-wave generation using acoustic radiation force: in vivo and ex vivo results. Ultrasound Med Biol 2003; 29(12):1715–1723

[29] Nightingale K, Soo MS, Nightingale R, Trahey G. Acoustic radiation force impulse imaging: in vivo demonstration of clinical feasibility. Ultrasound Med Biol 2002; 28(2):227–235

[30] Barr RG, Zhang Z. Effects of precompression on elasticity imaging of the breast: development of a clinically useful semiquantitative

method of precompression assessment. J Ultrasound Med 2012; 31(6):895–902

[31] Nakashima K, Moriya T. Comprehensive ultrasound diagnosis for intraductal spread of primary breast cancer. Breast Cancer 2013; 20(1):3–12

[32] Hall TJ, Zhu Y, Spalding CS. In vivo real-time freehand palpation imaging. Ultrasound Med Biol 2003; 29(3):427–435

[33] Barr RG. Real-time ultrasound elasticity of the breast: initial clinical results. Ultrasound Q 2010; 26(2):61–66

[34] Grajo JR, Barr RG. Strain elastography for prediction of breast cancer tumor grades. J Ultrasound Med 2014; 33(1):129–134

[35] Park JSM. Inter and intraobserver agreement in the interpretation of ultrasound elastography of breast lesions. Radiological Society of North America 93rd Scientific Assembly and Annual Meeting; 2007; Chicago, IL.

[36] Chiorean ADM, Dumitriu D et al. Short analysis on elastographic images of benign and malignant breast lesions based on color and hue parameters. Ultraschall Med 2008; 29:OP2–13

[37] Duma MCA, Dudea S et al. Breast lesions: correlations between ultrasound BI-RADS classification and UENO-ITOH elastography score. Ultraschall in der Medizin. 2008;Suppl. 1: OP2–12.

[38] Cho N, Moon WK, Park JS, Cha JH, Jang M, Seong MH. Nonpalpable breast masses: evaluation by US elastography. Korean J Radiol 2008; 9(2):111–118

[39] Scaperrotta G, Ferranti C, Costa C et al. Role of sonoelastography in non-palpable breast lesions. Eur Radiol 2008; 18(11):2381–2389

[40] Tan SM, Teh HS, Mancer JF, PohWT. Improving B mode ultrasound evaluation of breast lesions with real-time ultrasound elastography–a clinical approach. Breast 2008; 17(3):252–257

[41] Zhi H, Xiao XY, Yang HY et al. Semi-quantitating stiffness of breast solid lesions in ultrasonic elastography. Acad Radiol 2008; 15(11):1347–1353

[42] Zhu QL, Jiang YX, Liu JB et al. Real-time ultrasound elastography: its potential role in assessment of breast lesions. Ultrasound Med Biol 2008; 34(8):1232–1238

[43] Raza S, Odulate A, Ong EM, Chikarmane S, Harston CW. Using real-time tissue elastography for breast lesion evaluation: our initial experience. J Ultrasound Med 2010; 29(4):551–563

[44] Chang JM, Moon WK, Cho N, Kim SJ. Breast mass evaluation: factors influencing the quality of US elastography. Radiology 2011; 259(1):59–64

[45] Farrokh A, Wojcinski S, Degenhardt F. [Diagnostic value of strain ratio measurement in the differentiation of malignant and benign breast lesions] Ultraschall Med 2011; 32(4):400–405

[46] Thomas A, Degenhardt F, Farrokh A,Wojcinski S, Slowinski T, Fischer T. Significant differentiation of focal breast lesions: calculation of strain ratio in breast sonoelastography. Acad Radiol 2010; 17(5):558–563

[47] Zhi H, Xiao XY, Yang HY, Ou B, Wen YL, Luo BM. Ultrasonic elastography in breast cancer diagnosis: strain ratio vs 5-point scale. Acad Radiol 2010; 17 (10):1227–1233

[48] Alhabshi SM, Rahmat K, Abdul Halim N et al. Semi-quantitative and qualitative assessment of breast ultrasound elastography in differentiating between malignant and benign lesions. Ultrasound Med Biol 2013; 39(4):568–578

[49] Stachs A, Hartmann S, Stubert J et al. Differentiating between malignant and benign breast masses: factors limiting sonoelastographic strain ratio. Ultraschall Med 2013; 34(2):131–136

[50] Shiina T, Nightingale KR, Palmeri ML et al. WFUMB guidelines and recommendations for clinical use of ultrasound elastography: Part 1: basic principles and terminology. Ultrasound Med Biol 2015; 41(5):1126–1147

[51] Chang JM, Won JK, Lee KB, Park IA, Yi A, Moon WK. Comparison of shearwave and strain ultrasound elastography in the differentiation of benign and malignant breast lesions. AJR Am J Roentgenol 2013; 201(2):W347–56

[52] Athanasiou A, Tardivon A, Tanter M et al. Breast lesions: quantitative elastography with supersonic shear imaging–preliminary results. Radiology 2010; 256(1):297–303

[53] Cosgrove DO, Berg WA, Doré CJ et al. BE1 Study Group. Shear wave elastography for breast masses is highly reproducible. Eur Radiol 2012; 22(5):1023–1032

[54] Bai M, Du L, Gu J, Li F, Jia X. Virtual touch tissue quantification using acoustic radiation force impulse technology: initial clinical experience with solid breast masses. J Ultrasound Med 2012; 31(2):289–294

[55] Barr RG. Shear wave imaging of the breast: still on the learning curve. J Ultrasound Med 2012; 31(3):347–350

[56] Barr RG, Zhang Z. Shear-wave elastography of the breast: value of a quality measure and comparison with strain elastography. Radiology 2015; 275(1):45–53

[57] Evans A, Whelehan P, Thomson K et al. Invasive breast cancer: relationship between shear-wave elastographic findings and histologic prognostic factors. Radiology 2012; 263(3):673–677

6 Elastografia da Glândula Tireoide

Vito Cantisani ▪ Hektor Grazhdani ▪ Emanuele David ▪ Fabrizio Calliada ▪ Nicola Di Leo
Mattia DiSegni ▪ Antonio Mosciotra ▪ Carlo Catalano ▪ Ferdinando D'Ambrosio

6.1 Introdução

Foi relatado que nódulos tireoidianos são encontrados em 33% dos adultos entre 18 e 65 anos de idade,[1] com outros estudos exibindo uma prevalência superior a 50% naqueles com mais de 65 anos de idade.[2] Embora a maioria dos nódulos tireoidianos seja benigna, a prevalência de câncer de tireoide é de 5 a 15%,[3] e houve um aumento de 2,4 vezes na incidência de câncer de tireoide nos últimos 30 anos.[4]

O ultrassom (US) é exato e preciso na detecção de nódulos tireoidianos, porém possui um desempenho diagnóstico relativamente baixo para a diferenciação entre nódulos benignos e malignos.[5] Embora os aspectos US, como micro ou macrocalcificações, hipoecogenicidade acentuada, crescimento vertical maior que horizontal e margens espessas irregulares ou lobuladas, estejam correlacionadas com malignidade, não são altamente preditivos para este diagnóstico.[6,7]

Além disso, a sensibilidade e a especificidade do US têm uma variabilidade considerável entre os estudos, variando de 52 a 97% e 26,6 e 83%, respectivamente.[8,9] As diretrizes da *American Thyroid Association* afirmam que: "com a exceção de linfadenopatia cervical suspeita, que é um achado específico, porém insensível, nenhum aspecto ultrassonográfico isolado, ou uma combinação de aspectos, é adequadamente sensível ou específico para identificar todos os nódulos malignos"[10] Por esta razão, em casos com um nível normal do hormônio estimulante da tireoide, uma biópsia aspirativa por agulha fina (FNAB) é necessária em nódulos maiores que 10 mm ou naqueles com sinais ultrassonográficos suspeitos.[11,12,13] Apesar do grande número de FNAB necessária decorrente da alta prevalência de nódulos tireoidianos, com eventuais repetições e altos custos, esta ferramenta não é muito precisa, sendo apresentada em vários estudos com uma especificidade de 60 a 98% e sensibilidades que variam de 54 a 90%.[14,15,16] Além disso, resultados indeterminados e não diagnósticos são comuns. Como consequência, um número significativo de pacientes é submetido a uma cirurgia de tireoide desnecessária, realizada mais para fins diagnósticos do que terapêuticos. Considerando que a cirurgia de tireoide tem riscos inerentes, custos e certo grau de complicações, o aprimoramento e aperfeiçoamento do diagnóstico não invasivo de nódulos são necessários.

A elastografia ultrassonográfica é uma técnica nova e avançada para a caracterização da tireoide, com uma quantidade significativa de pesquisa tendo sido realizada na última década, com mais de 160 artigos publicados. Um nódulo de consistência firme e dura na palpação está associado a um alto risco de malignidade. Ao avaliar a rigidez como indicador de malignidade, a elastografia recentemente se tornou uma ferramenta adicional para a diferenciação de nódulos tireoidianos, em combinação com a US convencional e a FNAB.

Técnicas de elastografia aplicadas à tireoide usam principalmente duas abordagens diferentes, de acordo com o tipo de força de compressão (excitação) usada e avaliação da elasticidade realizada: a primeira é a elastografia por compressão (SE) à mão livre, com suas variantes qualitativa e semiquantitativa, e a segunda é a abordagem quantitativa da elastografia por ondas de cisalhamento (SWE) com alto pulso sonoro induzido pelo transdutor, que mede a velocidade da onda de cisalhamento gerada. A SWE pode ser realizada com o uso da tecnologia de impulso de força de radiação acústica (ARFI) em uma região de interesse pequena (elastografia por ondas de cisalhamento pontual, p-SWE), ou sobre um campo de visão mais amplo usando codificação por cores para exibir os valores de rigidez (elastografia bidimensional por ondas de cisalhamento [2D-SWE]). Uma região de interesse (ROI) pequena pode ser posicionada no sítio de interesse e o valor da rigidez determinado naquela ROI. Além disso, algumas 2D-SWE podem ser realizadas em tempo real, como o Aixplorer da SuperSonic Imagine, ou o Aplio 500 da Toshiba. Também existe uma variante da SE com resultados semiquantitativos chamada *elastografia quase estática in vivo*, que utiliza as pulsações internas (fisiológicas) das estruturas adjacentes – artéria carótida, no caso da tireoide - para induzir o deslocamento necessário para avaliar a elasticidade tecidual. Nesta abordagem, nenhuma pressão externa é necessária.

As diretrizes da *European Federation of Societies for Ultrasound in Medicine and Biology* (EFSUMB),[17] e aquelas recentemente publicadas pela *World Federation of Societies for Ultrasound in Medicine and Biologia* (WFUMB),[18] forneceram uma análise profunda das diversas técnicas elastográficas e suas classificações, proporcionando clareza na panóplia quase confusa de técnicas e denominações oferecidas pelos fabricantes.

Com o principal problema diagnóstico sendo aquele de nódulos tireoidianos, forneceremos uma visão geral das várias técnicas disponíveis, os principais resultados da literatura relevante e pesquisa atualizada, e o papel atual da elastografia na caracterização de nódulos tireoidianos. Em seguida, discutiremos a elastografia da doença tireoidiana difusa. As limitações e os obstáculos da elastografia também serão descritos.

6.2 Imagem por Elastografia por Compressão (*Strain*)

6.2.1 Técnica

Atualmente, a elastografia por compressão (*strain*) (SE) é o método elastográfico mais amplamente disponível no equipamento ultrassonográfico para avaliação da tireoide. A SE pode ser realizada nos planos longitudinal ou axial. No entanto, alguns autores observam que as varreduras axiais da tireoide são mais suscetíveis à interferência das pulsações da carótida[19] e, portanto, são menos apropriadas para a SE utilizando força externa. Nestes casos, as varreduras longitudinais são preferíveis, visto que são menos suscetíveis às pulsações da carótida e também oferecem uma maior quantidade de glândula tireoide para tecido de referência. Geralmente, um mapa codificado por cores da informação elastográfica, indicando a rigidez relativa do tecido, é sobreposto à imagem em modo B em escala de cinza, que é chamado de SE em tempo real. O mapa também pode ser exibido ao lado da imagem em modo B (*twin view*). Se os dados elastográficos forem exibidos usando um mapa em escala de cinza, é importante desligar a imagem em modo B em escala de cinza sobre o qual é sobreposto, caso contrário, a avaliação se torna difícil. Atualmente, as variantes *off-line* da SE são menos utilizadas, e a SE em tempo real é fornecida pela maioria dos fabricantes.

No mapa colorido de elasticidade, ou elastograma, as estruturas relativamente mais rígidas, geralmente os nódulos malignos (com a menor deformação elástica ou nenhuma deformação) são exibidos em azul ou vermelho, de acordo com a escala de cores usada, enquanto que os tecidos macios, mais deforma-

Elastografia da Glândula Tireoide

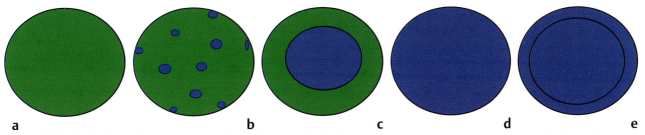

Fig. 6.1 Pontuações na elastografia qualitativa por compressão: critérios segundo Ueno *et al.* aplicados à tireoide por Rago *et al.* (**a**) Uma pontuação de 1 indica elasticidade uniforme em todo o nódulo. (**b**) Uma pontuação de 2 indica elasticidade em uma grande parte do nódulo. (**c**) Uma pontuação de 3 indica elasticidade apenas na parte periférica do nódulo. (**d**) Uma pontuação de 4 indica ausência de elasticidade no nódulo. (**e**) Uma pontuação de 5 indica ausência de elasticidade no nódulo ou na área exibindo sombreamento posterior.

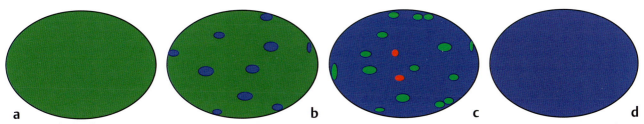

Fig. 6.2 Pontuações na elastografia qualitativa por compressão: critérios segundo Ito *et al.* aplicados à tireoide por Asteria. (**a**) Uma pontuação de 1 indica elasticidade em toda a área examinada. (**b**) Uma pontuação de 2 indica elasticidade em uma grande parte da área examinada. (**c**) Uma pontuação de 3 indica rigidez em uma grande parte da área examinada. (**d**) Uma pontuação de 4 indica um nódulo sem elasticidade.

dos (com deformação elástica mais elevada), são visualizados em vermelho ou verde, ou azul. Tem havido alguma confusão por causa dos diferentes sistemas de codificação por cores selecionados por diferentes fabricantes. Entretanto, recentemente, a maioria dos fabricantes representa os tecidos rígidos em azul, tecidos macios em vermelho e os tecidos intermediários em verde, e a gama de tons intermediários. O examinador deve ter em mente que a escala de cores padrão da máquina pode ser personalizada pelo usuário.

A maioria dos sistemas SE fornece uma barra de cores para possibilitar que o usuário maximize a quantidade de força compressiva externa aplicada para uma imagem ideal naquele sistema.

A força mecânica em algumas variantes de SE é aplicada internamente – as pulsações fisiológicas da artéria carótida que oferecem deslocamento suficiente da tireoide contra a traqueia.

A SE possibilita uma avaliação qualitativa e semiquantitativa da elasticidade.

6.2.2 Elastografia Qualitativa por Compressão

Sistemas de classificação com base no padrão predominante de cores da lesão com escalas de 4 ou 5 pontos foram propostos como uma tentativa de padronizar a interpretação da SE. Note que há várias escalas de cores predefinidas usadas pelos fabricantes, algumas com a cor azul representando rígido, e algumas com a cor vermelha representando rígido. É importante incluir a escala de cores durante a visualização das imagens. Neste capítulo, usaremos a cor azul como rígido e a cor vermelha como macio, salvo indicação em contrário.

Na SE, nódulos benignos clássicos se apresentam como macios, representados no elastograma em vermelho ou verde, e nódulos suspeitos de malignidade se apresentam como duros (alta rigidez), representados no elastograma como um padrão de azuis ou em grande parte azuis (rígido).[20,21,22,23,24] Pontuação subjetiva da cor predominante em um nódulo, que foi originada a partir da pesquisa de nódulos mamários e foi adotada para a tireoide, utiliza a escala de Itoī *et al.* da elastografia mamária (▶ Fig. 6.1, ▶ Fig. 6.2)[25,26] ou uma escala de pontuação similar (a seguir) para a tireoide desenvolvida por Rubaltelli *et al.*:[23]

- Escore 1: homogeneamente macio.
- Escore 2: heterogeneamente macio (▶ Fig. 6.3).
- Escore 3A: misto com áreas de rigidez periférica.
- Escore 3B: misto com áreas de rigidez central.
- Escore 4: homogeneamente rígido (▶ Fig. 6.4).

Para a escala de Rubaltelli, pontuações de 1 e 2 são características de nódulos benignos, e pontuações de 3 e 4 são características de nódulos malignos, com pontuações mais elevadas tendo uma maior probabilidade de malignidade.[23]

Com a escala de Itoh, pontuações de 1 e 2 são classificadas como sugestivas de benignidade, e pontuações mais elevadas como suspeitas para malignidade. Outros autores constataram que a atribuição de benignidade ao escore 3 aumenta ainda mais a especificidade do método para a detecção de câncer.[27] A maioria dos autores que usam a escala de Itoh considera duro – um escore de 4 ou 5 – sugestivo de malignidade, e macio – um escore de 1 a 3 – sugestivo de nódulos benignos. Nenhum dos sistemas de classificação parece ser superior.

A pontuação subjetivamente determinada, combinada com a compressão à mão livre operador-dependente, pode contribuir com a variabilidade interobservador.[20,28,29]

6.2.3 Elastografia Semiquantitativa por Compressão (*Strain*)

Razão de Compressão na Elastografia

Medidas semiquantitativas podem ser obtidas comparando-se a rigidez do nódulo àquela da tireoide ou músculo nor-

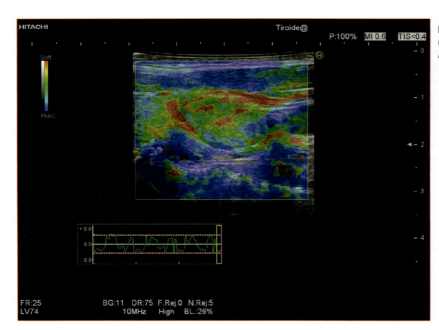

Fig. 6.3 SE de nódulo tireoidiano benigno com uma pontuação de 2 de acordo com a escala de Asteria.

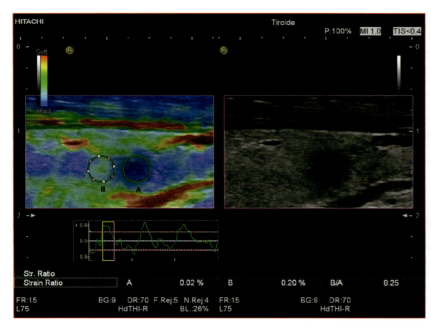

Fig. 6.4 Elastografia por compressão de um nódulo tireoidiano maligno que aparece duro, com uma razão de compressão de 8,25 (na faixa maligna).

mal. O cálculo de uma razão de compressão (SR) é obtido posicionando uma região de interesse (ROI) no parênquima tireoidiano normal, e uma ROI geralmente sobre o nódulo ou qualquer área da tireoide sendo investigada. Uma razão de compressão (SR) é gerada em tempo real pelo dispositivo ou *off-line* dividindo-se a deformação do parênquima tireoidiano normal por aquela do nódulo.[20,30,31] É importante que as duas ROIs estejam na mesma ou similar profundidade de tecido, com uma diferença inferior a 10 mm, a fim de evitar os efeitos de decaimento da deformação.[19] A avaliação da SR não representa diretamente a elasticidade (ou seja, módulo de Young) por causa de uma gama de razões técnicas (principalmente a dificuldade de mensurar a quantidade de força aplicada com a técnica à mão livre),[19] mas mede o quanto mais rígida a lesão é do que a tireoide normal.

Os artigos publicados até hoje, com alguma variação, dependendo da técnica utilizada, demonstram diferentes valores de corte da SR, variando de 2[20] a 4,[32,33,34] com baixos valores atribuídos à benignidade e os valores acima do ponto de corte sugestivos de câncer (▶ Fig. 6.4, ▶ Fig. 6.5, ▶ Fig. 6.6, ▶ Fig. 6.7).

Elastografia por Compressão *In Vivo* Usando a Pulsação da Artéria Carótida

Na SE usando a pulsação da artéria carótida, uma medida semiquantitativa similar à razão de compressão, chamada de índice de contraste de elasticidade (ECI), é calculada.[35] Nesta técnica, o transdutor é mantido imóvel, com leve contato com a pele sobre a tireoide. A tireoide vibra por causa das pulsações da artéria

Elastografia da Glândula Tireoide

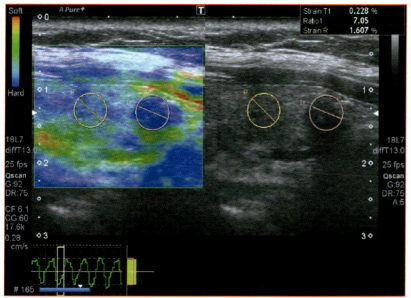

Fig. 6.5 Elastografia por compressão de um carcinoma papilar. A lesão aparece em azul (dura), com uma razão de compressão de 7,05 e, portanto, compatível com sua natureza maligna.

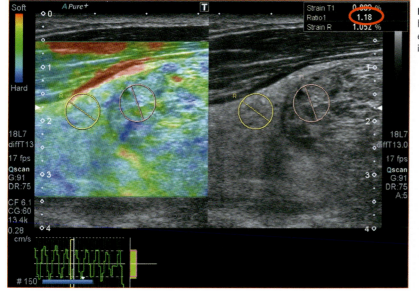

Fig. 6.6 Elastografia por compressão (*strain*) da hiperplasia folicular. A lesão apresenta um escore elastográfico de 2, com uma razão de compressão inferior a 2. Portanto, é uma lesão benigna.

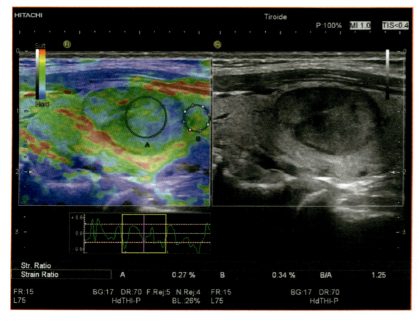

Fig. 6.7 Elastografia por compressão de um nódulo tireoidiano benigno que apareceu macio, com uma razão de compressão de 1,25. Isto correspondia a um diagnóstico histológico final de um nódulo benigno.

carótida como o único indutor de compressão, enquanto o operador segura a sonda no plano de varredura transverso sobre a tireoide, gentil e estaticamente. Os sinais US na pré e pós-compressão são rastreados, e as imagens da compressão são geradas.[20,36,37] Uma razão de compressão próxima da artéria carótida (uma área altamente deformável) dividida pela deformação do nódulo tireoidiano, chamada de índice de rigidez da tireoide (TSI) ou o índice de contraste de elasticidade (ECI), é calculada.[20,38-41] Para maximizar a eficácia, o *software* compara a maior compressão próxima da artéria carótida à menor compressão no nódulo.

6.2.4 Dicas e Truques

1. Independentemente da codificação por cores selecionada, é importante lembrar que o que é exibido é uma representação da rigidez tecidual relativa no campo visual (FOV), e que a SE não é capaz de mensurar valores absolutos de compressão.
2. A deformação mensurada depende da quantidade de compressão, que é sempre variável na SE. Atualmente, a maioria dos fabricantes fornece um indicador para avaliação da qualidade em tempo real durante a compressão, como uma escala numérica ou uma barra de elasticidade, barra de cores, ou barra ciclo-compressão. Através desses meios, o operador obtém uma resposta em tempo real, quer sua compressão tenha alcançado uma faixa estimada como confiável ou quer uma repetição seja aconselhável.
3. Alguns autores recomendam a tomada de três medidas diferentes da SR, e a média deve ser considerada para a análise da elasticidade.[27,41,42]
4. A ROI para avaliação da elasticidade na SE deve, se possível, ser posicionada o mais próximo possível do transdutor, visto que a deformação diminui com a distância do transdutor. No entanto, a ROI deve incluir todo o nódulo e uma porção do parênquima tireoidiano adjacente, com alguns autores aconselhando uma distância de 5 mm ou mais do parênquima ao redor das bordas do nódulo.[43]
5. O parênquima normal é necessário na ROI, visto que serve como o tecido normal de referência, cuja elasticidade é necessária junto àquela do nódulo para o cálculo da razão de compressão.
6. A artéria carótida e os tecidos duros, como os músculos e a traqueia, não devem ser incluídos na ROI, pois alteram consideravelmente o contraste e a escala exibida da imagem da SE.
7. Durante o exame, o paciente é instruído a estender o pescoço e permanecer imóvel sem respirar e engolir pelo máximo de tempo possível.
8. Uma boa quantidade de gel de acoplamento é necessária para garantir mínimo contato do transdutor com a pele. O foco da imagem em modo B é posicionado no nível do nódulo ou ligeiramente abaixo.
9. Uma escala da imagem de elasticidade pré-configurada para a tireoide deve ser usada. Quando não disponível, algumas modificações da escala de elasticidade exibida podem ser necessárias para uma representação correta da elasticidade do parênquima tireoidiano e do nódulo na imagem.
10. O operador aplica compressões manuais leves de maneira repetitiva regular, e a qualidade dessas compressões é verificada com uma escala gráfica da qualidade ou valores numéricos na tela, de acordo com o fabricante do equipamento. Experiência do operador é necessária para uma boa técnica de compressão. A deformidade mensurada depende da quantidade de compressão e, para mensurações corretas da deformidade, compressões leves e uniformes são necessárias.

6.2.5 Limitações e Artefatos da SE

Calcificações dentro de um nódulo, sendo muito rígidas, podem alterar as medidas de rigidez e fazer com que o nódulo apareça como rígido. Por outro lado, a presença de coloide e fluido cístico também compromete a avaliação da rigidez.[21,29,44,45] O sinal elastográfico no interior de um cisto é composto essencialmente por ruído proveniente do movimento de fluidos durante a compressão: o resultado é de estimativas de baixa qualidade da deformação.[17,20] Portanto, se a ROI for colocada em uma área mista sólida e cística, a medida da deformação é alterada.

Foi demonstrado que operadores experientes obtêm uma maior especificidade em seus resultados do que aqueles sem experiência.[46]

É difícil padronizar a pressão à mão livre de diferentes radiologistas, e variações na deformidade decorrentes das alterações na amplitude e velocidade de compressão são inevitáveis.[20] Compressões não uniformes produzem variabilidade intraobservador e interobservador.[28]

Para todos os métodos elastográficos, o fato de que o tecido se torna mais rígido conforme é forçado por compressão focada é um fator importante: pré-compressão pode resultar em leituras da rigidez enganosamente altas, especialmente em tecidos superficiais.[20,45,47]

Os sistemas de pontuação codificados por cores envolvem subjetividade na avaliação, como observado pela ampla variabilidade de desempenho da SE em diferentes artigos na literatura.[28,29,35]

Avaliação com a SE de nódulos do istmo é limitada em eficácia, visto que estes nódulos são comprimidos entre o transdutor e a traqueia, ambas estruturas duras, e com uma quantidade muito pequena de tireoide normal, que é necessária, pois serve como tecido de referência.

Pulsações da artéria carótida adjacentes à tireoide induzem deformações na tireoide que interferem com a compressão-liberação à mão livre e degradam as mensurações da deformidade. Este efeito é mais pronunciado em nódulos que se encontram adjacentes à artéria carótida, especialmente aqueles que posicionados anterior à artéria carótida, que sofrem maior interferência da pulsação da artéria carótida na avaliação da RTSE.

Nódulos tireoidianos localizados profundamente na tireoide posterior estão sujeitos a uma transmissão comprometida da compressão e, desse modo, sofrem menor deformidade, o que pode causar com que pareçam artificialmente rígidos.[48]

A avaliação visual qualitativa dos elastogramas codificados por cores é comprometida principalmente pela subjetividade em razão da experiência do operador, mas também por certa quantidade de ruído mosqueado. Na SE, erro na estimativa de deslocamento do tecido resulta em ruído no elastograma.[48] Estas áreas do elastograma, onde valores precisos de deformidade não podem ser computados, não são codificadas por cores. Ruído no elastograma aumenta a subjetividade na interpretação.[20]

O tempo adicional necessário para completar a avaliação elastográfica após o exame de ultrassom varia de acordo com as diferentes técnicas.[20]

As limitações da SE qualitativa também se aplicam à razão de compressão na SE. Ademais, nas situações em que o nódulo tireoidiano ou múltiplos nódulos são tão grandes que ocupam todo o lobo da tireoide, pode não haver uma quantidade suficiente de tireoide normal na varredura para colocação da segunda ROI para calcular a razão de compressão. Além disso, o tecido tireoidiano fora de um nódulo pode não ser normal, mas pode se apresentar com um bócio multinodular ou tireoidite linfocítica, ambas as condições com uma consistência tecidual dura capaz de alterar a razão de compressão.[20] Estas limitações também se aplicam à SE com pulsações da artéria carótida.

Elastografia da Glândula Tireoide

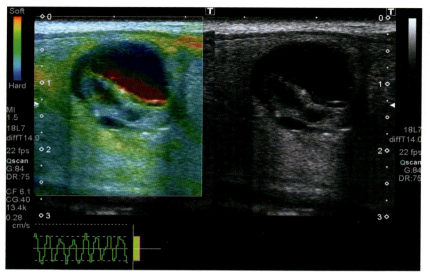

Fig. 6.8 Exemplo do sinal vermelho-verde-azul (RGB) em uma lesão cística.

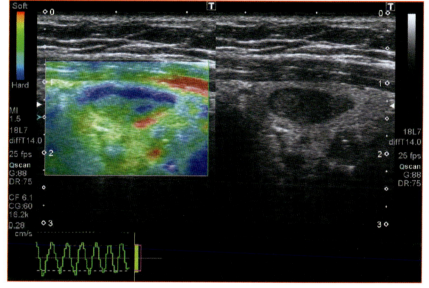

Fig. 6.9 Elastografia por compressão de um nódulo tireoidiano indeterminado comprovado por FNAC (na citologia), que, após cirurgia/na histologia, foi diagnosticado como hiperplasia. Na avaliação qualitativa, a lesão exibiu o sinal de arco-íris, que pode receber um escore de 2 de acordo com Asteria.

Um estudo constatou que a pressão mais forte com a SE à mão livre alterava os resultados e, portanto, uma compressão leve e uniforme para todas as medidas é importante.[33]

Para resumir, a literatura; as limitações mencionadas acima; as muitas e diferentes soluções tecnológicas da SE e os variáveis sistemas de pontuação, valores e pontos de corte tornam os resultados menos comparáveis e, em certo grau, difíceis de analisar para validade.[51]

RGB (vermelho-verde-azul), ou o artefato tricolor, pode aparecer nos elastogramas de lesões císticas de outros sistemas,[50,51] enquanto que o artefato de olho de boi pode ser visto em outros[52] (▶ Fig. 6.8). Em lesões mistas, também encontramos um sinal chamado de arco-íris (▶ Fig. 6.9).

Durante a compressão à mão livre, o nódulo pode sair do plano de imagem da US, e o operador não observa a lesão no elastograma, ou observa apenas parte dela. Isto pode ser corrigido com uma compressão diretamente sobre a lesão, ou seja, no plano reto, movendo o paciente para uma posição diferente e mais estável, com o queixo ligeiramente elevado no lado oposto, e também solicitando ao paciente para segurar a respiração.

6.2.6 Interpretação dos Resultados

Embora tenha sido relatado que a SE tenha uma alta precisão, conforme o número de estudos, pacientes e nódulos aumentaram, mais resultados cautelosos e sugestões para a SE da tireoide surgiram. Pode haver um viés de pré-seleção nestes estudos, visto que alguns avaliam todos os pacientes com nódulos, enquanto outros avaliam um grupo selecionado de pacientes que apresentam uma alta probabilidade de malignidade baseado nos achados no modo B.

Com o tempo, alguns estudos obtiveram sensibilidades inferiores e valores preditivos positivos ao redor de 80%,[27] porém valores preditivos negativos de alto a muito alto permanecem comuns a todos os estudos, alguns alcançando 99%.[19] A maioria dos autores usou SE com pontuação para suas análises qualitativas, que foi uma tentativa rumo à sistematização do método da SE para leitura dos elastogramas; no entanto, como relatado em diferentes estudos,[23,44,53,54] a pontuação não ofereceu um desempenho alto e reprodutível, e sua utilidade se tornou um tema de debate.[55]

As discrepâncias no desempenho da SE também podem estar relacionadas com a imperfeição do padrão ouro de referência (biópsia aspirativa por agulha fina [FNAB]) usado na maioria dos estudos, e apenas alguns estudos utilizaram a histologia pós-cirurgia como um padrão de referência.[56]

Em uma metanálise, 8 estudos de SE qualitativa, selecionados com base na pontuação elevada obtida na avaliação da qualidade, com um total de 639 nódulos tireoidianos, foram analisados.[57] Para o diagnóstico de nódulos tireoidianos malignos com elastografia, a sensibilidade média geral dos 8 estudos foi de 92% (intervalo de confiança [CI] de 95%, 88-96%) e a especificidade média geral foi de 90% (CI de 95%, 85-95%). Foi observada uma heterogeneidade significativa da especificidade nos diferentes estudos. Além disso, a população de pacientes foi altamente selecionada, com uma prevalência de malignidade de 24%, o que não reflete a prática clínica típica.

Os resultados iniciais encorajadores da SE qualitativa foram desafiados por publicações contraditórias.[46,58] Em um grande estudo retrospectivo[26] de 703 nódulos (217 malignos), a SE foi avaliada com dois sistemas de pontuação diferentes. Os resultados mostraram um desempenho inferior da SE (sensibilidade de 65,4%, valor preditivo negativo [VPN] de 79,1%), comparado às características da combinação com a ultrassonografia em modo B em escala de cinza (sensibilidade de 91,7%, VPN de 94,7%) e, portanto, os autores concluíram que a elastografia não era útil para a recomendação de citologia aspirativa com agulha fina (FNAC). De modo similar, outro estudo,[58] com base em 237 nódulos (58 malignos), relatou um desempenho inferior da SE quando comparado à ultrassonografia em modo B em escala de cinza.

Ao contrário, um estudo recente[59] observou uma precisão adequada da SE (84%, razão de possibilidades [OR] de 29) em uma coorte de 132 nódulos tireoidianos, com 40 malignidades. Em relação à SE qualitativa, uma revisão e metanálise sistemática, com base na classificação de Asteria,[60] aplicadas em 20 estudos incluindo nódulos tireoidianos, foram publicadas. Resultados agrupados da elastografia exibiram uma sensibilidade de 85% (CI de 95%, 79-90%) e especificidade de 80% (CI de 95%, 73-86%). Os respectivos valores preditivos negativo e positivo agrupados foram de 97% (CI de 95%, 94-98%) e 40% (CI de 95%, 34-48%), respectivamente. Os autores concluíram que a elastografia qualitativa possui uma especificidade e sensibilidade razoável para precisão diagnóstica. Sua principal vantagem é a detecção de benignidade, especialmente quando apenas nódulos completamente macios se qualificam como benignos. O resultado de suas análises (VPN agrupado de 95%) mostra que a aspiração por agulha fina poderia seguramente ser omitida em pacientes encaminhados para análise de seus nódulos tireoidianos, quando a elastografia mostra que estes são completamente macios. Isto poderia evitar procedimentos diagnósticos invasivos desnecessários em uma porção considerável de pacientes.

Quando combinada em uma única avaliação, os achados elastográficos e ultrassonográficos em modo B melhoraram o desempenho diagnóstico, como observado por dois estudos adicionais[61,62] que demonstraram aumento da sensibilidade e dos valores preditivos negativos. O estudo multicêntrico de Trimboli et al.,[62] com 498 nódulos observados, agregou valor para a ultrassonografia em modo B quando combinada com a SE qualitativa, com um aumento da sensibilidade para detecção maligna e uma melhor seleção de nódulos necessitando de avaliação citológica por FNAC.

Em comparação aos resultados contraditórios da SE qualitativa na identificação de malignidade, resultados consistentemente melhorados parecem ter sido obtidos com a SE semi-quantitativa. Um estudo[27] constatou uma SR de 2,59 ± 2,12 em nódulos benignos e de 9,10 ± 7,02 em malignos. Em outro estudo mais recente,[64] realizado em 97 pacientes com a técnica de elastografia Q (Toshiba) para a predição de malignidade e com um valor de corte da SR ≥ 2, uma sensibilidade, especificidade, valor preditivo positivo (VPP) e VPN de 97,3, 91,7, 87,8 e 98,2%, respectivamente, foram obtidos.

Wang et al.[45] observaram que o valor de corte mais apropriado para a SR com diferentes técnicas de elastografia por compressão na suspeita de malignidade era de 3,79, com uma sensibilidade de 97,8% e especificidade de 85,7%. A área abaixo da curva para a razão de por compressão foi de 0,92, enquanto que para o sistema de classificação com 4 pontos da elastografia por compressão em tempo real (RTSE) foi de 0,85. Para as características da ultrassonografia modo B em escala de cinza, a microcalcificação apresentou a maior área sob a curva, 0,72. Ding et al.[31] relataram que os melhores pontos de corte da SR em duas avaliações foram de 3,5 (sensibilidade de 82%, especificidade de 72%) e 4,225 (sensibilidade de 81%, especificidade de 83%).

No entanto, pelo menos um estudo observou baixa precisão para a avaliação da SR. Outro estudo (conduzido em um aparelho diferente) observou que ao adicionar a SR à classificação com escala de cores, os resultados não melhoram o diagnóstico; pelo contrário, a associação dos dois resultou em uma eficácia diagnóstica inferior.[19,63,64]

Ainda mais recentemente, com relação ao uso de SR no diagnóstico de malignidades, duas metanálises abrangentes foram publicadas. Na primeira metanálise, publicada por Razavi et al.,[65] tanto os resultados qualitativos (escore de elasticidade) como da SR foram fornecidos. No artigo, informações relevantes em mais de 2.624 pacientes e 3.531 nódulos tireoidianos (927 malignos e 2.604 benignos) em 24 estudos foram fornecidas. Seis características ultrassonográficas (ecogenicidade, calcificações, margens, halo, forma e padrão dopplerfluxométrico) foram comparadas ao escore de elasticidade e à razão de compressão. As respectivas sensibilidades e especificidades foram como segue: escore de elasticidade, 82 e 82%; razão de compressão, 89 e 82%; hipoecogenicidade, 78 e 55%, microcalcificações, 50 e 80%, margens irregulares, 66 e 81%, sinal de halo ausente, 56 e 57%; desenvolvimento vertical do nódulo, 46 e 77%; e vascularização intranodular, 40 e 61%. Eles mostraram e confirmaram que a elastografia parece ser mais sensível e específica do que cada uma das características ultrassonográficas na diferenciação de nódulos tireoidianos.

Em um estudo mais recente, Sun et al.[66] realizaram uma metanálise estendendo a prévia metanálise para avaliar o poder diagnóstico da elastografia na diferenciação de nódulos tireoidianos benignos e malignos, usando análises do escore de elasticidade e SR. Um total de 5.481 nódulos em 4.468 pacientes para estudos do escore de elasticidade e 1.063 nódulos em 983 pacientes para estudos da SR, publicados até janeiro de 2013, foram analisados. A sensibilidade e especificidade média geral da elastografia para diferenciação de nódulos tireoidianos foram de 79% na análise do escore de elasticidade e 85 e 80% na avaliação da razão de compressão, respectivamente. As áreas sob a curva para o escore de elasticidade e razão de compressão foram de 0,8941 e 0,9285. Outra questão é o papel da SE na avaliação de nódulos tireoidianos de FNAC indeterminada.[43,52,53] Em dois estudos,[67,68] a SE foi relatada como uma ferramenta precisa para a avaliação de nódulos com citologia indeterminada ou não diagnóstica e, portanto, potencialmente útil na seleção de pacientes candidatos para cirurgia. No entanto, estes resultados não foram confirmados em outro estudo, que sugeriu a necessidade de uma avaliação analítica quantitativa da rigidez do nódulo para aumentar a eficácia da SE.[69] Uma metanálise da SE qualitativa, publicada por Trimboli et al.,[62] alcançou uma área sob a curva de 0,77, e concluiu que a SE possui uma precisão diagnóstica subótima para diagnosticar nódulos tireoidianos previamente classificados como indeterminados. Eles aconselharam a realização de estudos adicionais usando outras abordagens

Elastografia da Glândula Tireoide

elastográficas, bem como uma combinação de RTSE e ultrassonografia em modo B. Mais recentemente, Cantisani *et al.* relataram melhores resultados, com uma precisão de 89,8% com o uso da razão de compressão na SE.[55]

6.2.7 Desvantagens da SE

A elastografia à mão livre (ou seja, compressão manual do tecido mediada pela sonda) apresenta limitações intrínsecas relacionadas com a experiência do operador, a configuração do pescoço do paciente e a pulsação da artéria carótida. Todos estes fatores podem influenciar os resultados da aquisição. A experiência do operador também influencia a atribuição do escore de elasticidade com o uso de escalas de cores, não assegurando, assim, uma interpretação objetiva e reproduzível do elastograma e, consequentemente, a atribuição do escore.

Um estudo anterior acerca da concordância interobservador da SE, publicado por Park *et al.*,[28] relatou ausência ou pouca concordância interobservador com o uso da escala de Itoh. Estudos subsequentes relataram bons resultados para a escala de 4 pontos da SE, com uma concordância interobservador quase perfeita[47,59,70,71] e uma boa concordância intraobservador.[72] Um estudo observou que a concordância interobservador é mais satisfatória com o uso da escala de 4 pontos do que com o uso da classificação TI-RADS (*Thyroid Imaging-Reporting and Data System*).[71] Dada a disponibilidade das escalas de pontuação com 3 a 6 etapas, alguns autores defendem o uso de sistemas de classificação simples para evitar a variabilidade interobservador.[19]

Uma tentativa em desenvolver um método ainda mais reprodutível de avaliação para usar a razão de compressão.[73] Entretanto, mesmo neste caso, a seleção de ROIs para o cálculo da SR é manual e pode resultar em erros. Uma curva de aprendizado e a experiência influenciam a concordância interobservador e intraobservador, mas quando um protocolo padronizado foi utilizado para a realização das compressões e seleção das ROIs, os resultados foram muito bons.[20,73]

A maioria dos artigos mostrou ausência de dependência do escore de avaliação da elasticidade sobre o tamanho do nódulo.[20,24,44,71,74] Todavia, 2 estudos obtiveram um pior desempenho da SE com nódulos < 1 cm, quando comparados a nódulos > 1 cm,[26,34] e 2 outros estudos relataram uma precisão inaceitável da SE qualitativa para nódulos < 5 mm.[44,75] Por outro lado, um estudo[45] com 51 nódulos sólidos pequenos de 3 a 10 mm sugeriu que a SE é útil mesmo em nódulos pequenos: sensibilidade de 91%, especificidade de 89%, VPP de 94% e VPN de 85%. Foi demonstrado que nódulos > 3,5 cm não são adequados para uma avaliação por SE, pois são maiores do que a possível ROI.[41,76]

Carcinoma papilar e suas variantes são as malignidades tireoidianas mais comuns: a segunda histologia mais comum é o carcinoma folicular. Vários estudos documentaram que a SE não é capaz de diferenciar carcinoma folicular de nódulos benignos[44,47,51,70,76,79] visto que se apresentam tão elásticos quanto em quase metade dos casos. Na metanálise realizada por Bojunga *et al.*,[57] os autores observaram que a maioria dos nódulos malignos, não identificados pela elastografia era de carcinomas foliculares, que podem ser macios e difíceis de diferenciar de nódulos benignos.

Além disso, o carcinoma medular, indiferenciado e metastático, também pode-se apresentar como macio, não sendo capaz de ser diagnosticado por elastografia.[53,76] No entanto, outro estudo[74] considerou a SE útil para predizer malignidade em nódulos com achados citológicos não diagnósticos ao analisar 101 pacientes com pelo menos um nódulo indeterminado. Os autores relataram um desempenho da SE mais satisfatório do que da ultrassonografia, e a potencial capacidade da SE na redução de cirurgia desnecessária.

Áreas císticas produzem artefatos na elastografia, e a avaliação de nódulos mistos, císticos e sólidos deve-se concentrar nas áreas sólidas, cujas pequenas dimensões podem não ser adequadas para uma análise da elasticidade. Além disso, a avaliação com elastografia é difícil quando parte de um nódulo consiste em tecido benigno e a outra porção de tecido maligno.

Um estudo demonstrou que um microcarcinoma (< 10 mm) em um nódulo muito duro com escore 4 ou 5 tem uma predileção para extensão extratireoidiana,[77] embora outro estudo não tenha observado um maior risco de metástases em linfonodos cervicais nestes tipos de nódulos.[78]

Com a SE à mão livre, não é possível obter ciclos iguais de compressão-liberação, nem de manter exatamente a mesma compressão inicial, e estas variabilidades conferem variação na deformidade e na imagem elastográfica.[20,28,35,76] Portanto, a conformidade com o indicador de qualidade na tela durante a execução da compressão à mão livre é crucial para uma avaliação precisa da elasticidade. Experiência é necessária para realizar os ciclos de compressão-liberação que levam a leituras reprodutíveis e confiáveis da elasticidade. Um relatório de estudo afirma que, para a elastografia hepática, um operador com experiência de mais de 500 exames produz melhores resultados.[79] No entanto, até a presente data, apenas um estudo avaliou a curva de aprendizado no contexto de tireoide, exibindo uma curva de aprendizado muito acentuada, com resultados constantes e reprodutíveis após apenas 7 pacientes.[80]

Movimento fora do plano do nódulo durante os ciclos de compressão-liberação compromete as medidas de deformidade. Alguns fabricantes oferecem métodos de autocorrelação combinados para tratar esta questão.[19]

Visto que a SE exibe a deformação relativa dos tecidos (comparando um contra o outro no campo de visão) em elastogramas codificados por cores, é importante selecionar um campo de visual (FOV) grande o bastante para incluir tecido tireoidiano saudável, que serve como padrão para a deformação normal do tecido tireoidiano. Por outro lado, para nódulos com uma posição anterior na glândula, os músculos infra-hióideos devem ser deixados fora do FOV por causa de sua rigidez, pois estes alteram a medida da deformidade relativa na imagem da elasticidade; um nódulo maligno pode aparecer como macio (com relação aos músculos infra-hióideos rígidos).

Outro fato é que os valores da deformidade obtidos durante a elastografia podem abranger uma faixa muito grande de valores, muito maior do que a pequena faixa que pode ser exibida em um elastograma codificado por cores.[49] Por esta razão, um elastograma cuja faixa de valores tenha sido otimizada para um material bastante macio não irá exibir de forma adequada as variações em materiais duros, como nódulos e cânceres. Portanto, a personalização da escala do visor de acordo com a rigidez do material sendo investigado é necessária para a obtenção de elastogramas de qualidade.[49] Inversamente, uma razão de compressão inclui no cálculo a gama total dos valores de deformidade e, portanto, pode ser mais precisa. Ver os resultados dos estudos selecionados na ▶ Tabela 6.1 e ▶ Tabela 6.2.

6.2.8 Interpretação dos Resultados da Elastografia por Compressão Quase Estática Interna

Esta técnica, também chamada de elastografia por compressão da carótida interna *in vivo*, pode fornecer, dependendo do equipamento, um índice de rigidez da tireoide, ou índice de deformação tireoidiana sistólica (TSI) e um índice de contraste de elasticidade (ECI). O TSI requer um FOV posicionado na direção axial, incluindo o nódulo e a artéria carótida. O *software* calcula a razão (TSI): a

Tabela 6.1 Desempenho Diagnóstico na Detecção de Malignidade da Elastografia por Compressão com Escala Codificada por Cores para Avaliação da Elasticidade, em Estudos Selecionados

Estudo	Nº de nódulos	Sensibilidade (%)	Especificidade (%)	Padrão de referência
Rago et al., 2007[24]	92	97	100	Cirurgia
Asteria et al., 2008[54]	86	94	81	FNAB ou cirurgia
Tranquart et al., 2008[81]	108	100	93	FNAB
Hong et al., 2009[44]	145	88	90	Cirurgia
Rubaltelli et al., 2009[23]	51	82	86	FNAB ou cirurgia
Lippolis et al,. 2011[69]	102	89	6	Pré-cirurgia de citologia indeterminada (folicular)
Moon et al., 2012[78]	703	65	58	FNAB ou cirurgia
Azizi et al., 2013[82]	912	80	70	FNAB ou cirurgia
Ko et al., 2013[46]	367	89	81	FNAB ou cirurgia
Mehrotra et al., 2013[83]	146	90	79	FNAB ou cirurgia
Ragazzoni et al., 2012[59]	132	85	83	Cirurgia
Razavi et al., 2013[65]	3.531	82	82	FNAB ou cirurgia
Nell et al., 2015[60]	3.908	79-90	73-86	FNAB ou cirurgia
Sun et al., 2015[66]	5.451	79	85	FNAB ou cirurgia

Abreviação: FNAB, biópsia aspirativa por agulha fina.

Tabela 6.2 Desemprenho Diagnóstico da SE Semiquantitativa com Razão de Compressão para Avaliação da Elasticidade, em Estudos Selecionados

Estudo	Nº de nódulos	Sensibilidade (%)	Especificidade (%)	Padrão de referência
Dighe et al., 2008[*,36]	62	100	79	FNAB ou cirurgia
Cakir et al., 2011[32]	391	73	70	Cirurgia
Cantisani et al., 2012[63]	97	97,3	91,7	Cirurgia
Razavi et al., 2013[65]	3.531	89	82	FNAB ou cirurgia
Cantisani et al., 2014[73]	354	93	92	FNAB ou cirurgia
Sun et al., 2014[66]	54-81	85	80	FNAB ou cirurgia

*Dighe et al. utilizaram elastografia por compressão da artéria carótida.

Abreviação: FNAB, biópsia aspirativa por agulha fina.

compressão da artéria carótida, que é bastante rígida, dividida pela menor compressão no interior do nódulo.[19,36,38,84]

Dentre os poucos artigos na literatura envolvendo a SE quase estática interna está um estudo significativo que obteve um valor de TSI (chamado neste estudo de TSI sistólica) em nódulos benignos de $6,82 \pm 3,54$ e um valor de $18,43 \pm 5,99$ nas malignidades, com o valor de corte de 10 produzindo o melhor desempenho,[20,38] com sensibilidade de 100% e especificidade de 79,5%.

O método do índice de contraste de elasticidade (ECI, ou SR), chamado Elastoscan (Samsung), novamente utiliza uma técnica de excitação fisiológica quase estática em estado de equilíbrio com base nas pulsações da carótida para induzir a deformação.[19,35,85] O software mede a deformação em um FOV, que inclui o nódulo e a tireoide normal adjacente. Portanto, diferenças de deformação no FOV são representadas na forma de um mapa codificado por cores, e um índice de contraste de elasticidade é calculado, que é alto para malignidades e baixo para nódulos benignos.[19,36,81] O operador segura o transdutor na varredura transversal com uma pressão apenas mínima, e espera para obter um estado de equilíbrio, enquanto a qualidade da técnica é exibida na tela por um indicador de escala.[81] Em seguida, o operador desenha um FOV que inclui o nódulo e parte do tecido ao redor do nódulo, ou que seja localizado apenas no interior do nódulo (▶ Fig. 6.10).[81] Alguns autores sugerem que duas medidas sejam tomadas, com a maior sendo considerada para diagnóstico.[35,86]

Um valor de corte de 3 para o ECI resultou em um método preciso na predição da natureza maligna dos nódulos.[84] Outros estudos demonstraram uma boa reprodutibilidade com uma excelente concordância interobservador, e uma curva de aprendizado pronunciada com uma experiência necessária de somente 30 exames para a obtenção de resultados precisos e reprodutíveis.[20] Limitações e precisão inferior dos resultados da elastografia por compressão da artéria carótida estão relacionadas com variabilidades das pulsações da carótida em estados, como idade, insuficiência cardíaca, hipertensão sistêmica, hipertensão pulmonar grave, fibrilação atrial, aterosclerose e gravidez.[35,85] Resultados de estudos selecionados são demonstrados na Tabela 6.3.

Tabela 6.3 Desempenho Diagnóstico do ECI na Elastografia e Valores de Corte para Detecção de Malignidade em Estudos Selecionados

Estudo	Valor de corte para malignidade	Sensibilidade (%)	Especificidade (%)
Luo, 2012[40]	> 0,6	95	74
Dighe, 2013[39]	> 3,6	100	60
Cantisani, 2014[73]	> 3	91	90
Kim, 2014[86]	> 3,1	81	64

Elastografia da Glândula Tireoide

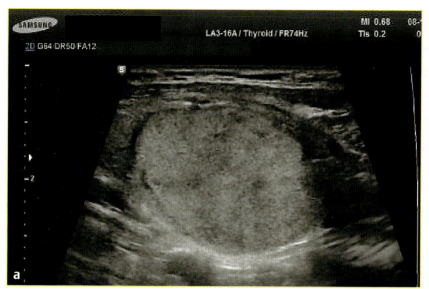
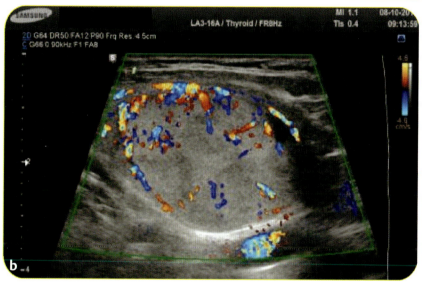
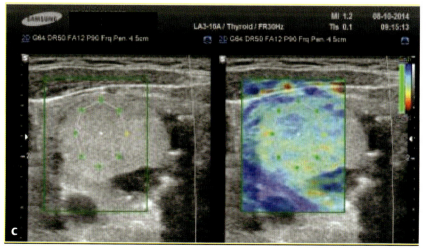

Fig. 6.10 Adenoma folicular. (**a**) Na ultrassonografia basal, a lesão aparece isoecoica, com um halo minúsculo. (**b**) No Doppler em cores, o nódulo exibe vascularização peri-intralesional, correspondendo ao Padrão III. (**c**) O índice de contraste de elasticidade (ECI) no Elastoscan foi inferior a 3 e, portanto, compatível com a benignidade da lesão.

6.3 Elastografia por Ondas de Cisalhamento

6.3.1 Técnicas

Na elastografia por ondas de cisalhamento, uma força de radiação acústica externa, gerada pela própria sonda, induz a propagação de ondas de cisalhamento transversais no interior do tecido. A velocidade da onda de cisalhamento induzida é diretamente proporcional à rigidez do tecido. O aparelho ultrassonográfico é capaz de mensurar a velocidade das ondas de cisalhamento em metros por segundo (m/s) ou, fazendo algumas deduções, calcula a rigidez como módulo de Young em quilopascal (kPa). A maioria dos sistemas permite que o usuário escolha se o valor da rigidez será exibido como velocidade da onda de cisalhamento ou como o módulo de Young.

Alguns sistemas medem a velocidade das ondas de cisalhamento no interior de uma ROI pequena e fixa pré-selecionada, com exibição da velocidade das ondas de cisalhamento dentro daquela ROI: isto é chamado de elastografia por ondas de cisalhamento pontual (p-SWE). Outros sistemas oferecem a possibilidade de exibir um mapa de velocidade codificado por cores em um FOV maior sobreposto à imagem em modo B correspondente, com maior flexibilidade para selecionar manualmente o tamanho da ROI, chamada de elastografia bidimensional por ondas de cisalhamento (2D-SWE). Alguns sistemas possibilitam avaliação por 2D-SWE em tempo real, como aqueles do SuperSonic Imagine. Com o 2D-SWE em tempo real, é importante a permanência sobre a área de preocupação por vários segundos para a obtenção de uma medida precisa.

A natureza quantitativa da SWE, ao contrário da natureza qualitativa subjetiva da SE, e o fato de que o pulso acústico movimenta o tecido, não a mão de um operador com sua variabilidade, podem melhorar os resultados da consistência e precisão da SWE, comparados àqueles da SE. Na verdade, na p-SWE, a rigidez pode ser avaliada sem uma área de referência, que é necessária na SE, tornando-a adequada para uma avaliação direta e quantitativa da elasticidade das lesões de tireoide.

Toshiba usa um método de rastreamento Doppler para calcular a velocidade das ondas de cisalhamento. Nesta técnica, um pulso de força gera deslocamento descendente, induzindo a propagação de ondas de cisalhamento paralela a cada *raster*, que pode ser detectado pelo Doppler em cores a fim de medir a velocidade de deslocamento da onda de cisalhamento. Pode ser exibido em três modos diferentes, a seguir descritos.

Modo Velocidade

Neste modo, as velocidades paramétricas (colorida) das ondas de cisalhamento são exibidas na janela selecionada (FOV), coloridas de acordo com a escala de cores do Doppler, com o tamanho da janela sendo ajustado de acordo com o tamanho da lesão. Recomenda-se que as lesões inteiras estejam dentro da janela. A janela exibida da velocidade das ondas de cisalhamento é sobreposta à imagem em modo B correspondente. Isto possibilita que a velocidade das ondas de cisalhamento seja mensurada em qualquer ponto em toda a janela por meio da seleção de uma ROI (▶ Fig. 6.11a).

Modo Rigidez

Similar ao modo velocidade, o modo rigidez exibe a rigidez em toda a janela pelo uso de cálculos matemáticos. Ao selecionar uma ROI, o sistema mede o valor absoluto da rigidez em quilopascal da referida ROI. Este sistema permite a mensuração dos valores de rigidez em várias ROIs, dependendo do tamanho e estrutura da lesão e, adicionalmente, o cálculo do valor médio da rigidez e o desvio-padrão (SD) de cada valor de rigidez para uma ROI (▶ Fig. 6.11b).

Modo Propagação

O modo propagação é um mapa de controle de qualidade, uma exibição das linhas de propagação das ondas de cisalhamento na janela selecionada (FOV), a fim de guiar um posicionamento preciso da(s) ROI(s) para mensurações confiáveis (▶ Fig. 6.11c).

Se as linhas de propagação forem paralelas entre si, a detecção é válida, e a ROI pode ser posicionada naquele sítio. A medida da velocidade das ondas de cisalhamento e do valor de rigidez (kPa) é, neste caso, confiável e precisa. Por outro lado, se as linhas de propagação não forem paralelas, ou forem distorcidas, o posicionamento da ROI não é recomendado, pois as medidas são propensas a serem menos confiáveis. No último caso, recomenda-se que outra parte da lesão seja selecionada para realizar as medidas.

De acordo com nossa experiência preliminar, este mapa de propagação fornece informações adicionais, que corroboram uma leitura precisa da velocidade das ondas de cisalhamento, e aumenta a reprodutibilidade das leituras.

Elastografia por Ondas de Cisalhamento Pontual

Com a elastografia por ondas de cisalhamento pontual (p-SWE), uma tecnologia ARFI, uma ROI padrão de 5×5 mm é posicionada no interior do nódulo para evitar áreas císticas ou calcificadas, enquanto o paciente segura sua respiração, e o operador exerce uma pressão apenas mínima com a sonda.[19,87,88] Parênquima tireoidiano saudável não deve ser incluído na ROI. O *software* exibe a velocidade junto com a profundidade da ROI. Valores altos de rigidez correspondem a altas velocidades.[19,88,89] Na experiência de alguns pesquisadores, 10 medidas foram necessárias para obter uma média com uma precisão confiável.[19,88] Outro grupo de pesquisa obteve bons resultados com 5 medidas.[90]

6.3.2 Elastografia por Ondas de Cisalhamento Bidimensional

Na 2D-SWE, o visor (sobreposto à imagem em modo B) em cores (ou, opcionalmente, em escala de cinza) indica as velocidades das ondas de cisalhamento em metros por segundo (ou são convertidas para módulos de Young em quilopascal) no FOV. ROIs podem, então, ser posicionadas sobre a parte mais rígida de uma lesão e sobre a gordura adjacente para obter leituras quantitativas, bem como as relações dos tecidos naquelas ROIs. Cânceres tendem a ser rígidos e também mais heterogêneos do que as lesões benignas e, geralmente, a rigidez parece ser mais acentuada na ou ao redor da periferia da massa.

Quando a elasticidade não pode ser estimada em uma área do FOV, o visor colorido é desligado naquela área, e a imagem em modo B subjacente (geralmente preta) é revelada. Isto não deve ser confundido com um valor baixo, que significa uma região macia. Os motivos para a ausência de sinais de ondas de cisalhamento incluem situações em que o sistema não é capaz de medir a rigidez, pois o tecido não está vibrando o bastante e, consequentemente, a amplitude da onda de cisalhamento é muito baixa e perdida no ruído.

Condições biológicas, em que a imagem da onda de cisalhamento não pode ser obtida, também são encontradas, como quando a velocidade da onda de cisalhamento é muito alta para ser capturada (p. ex., em cânceres extremamente rígidos), ou quando o feixe de pesquisa não é capaz de penetrar na massa,

Elastografia da Glândula Tireoide

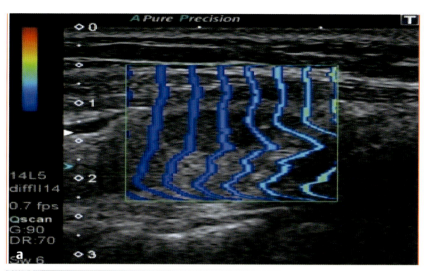

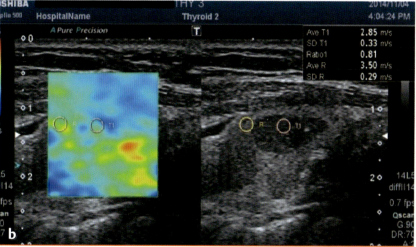

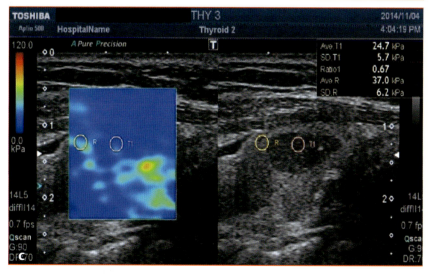

Fig. 6.11 Elastografia por ondas de cisalhamento da hiperplasia folicular. (**a**) Modo de propagação para a avaliação da validade da medida. (**b**) A lesão apresenta baixos valores de elasticidade. (**c**) Valores de rigidez calculados em kPa também são exibidos.

por exemplo, nas regiões ocultadas, tipicamente nas partes mais profundas de cânceres esquirrosos. Uma regra prática é que a parte mais rígida da massa ou arredores seja definitiva. Como com a elastografia por compressão, cânceres genuinamente macios ocorrem, embora raramente; estes aparecem como massas macias em vez de um vazio do visor colorido.

Cistos merecem uma menção especial: fluidos não viscosos não suportam as ondas de cisalhamento e, portanto, aparecem como espaços vazios, geralmente observados como regiões pretas em que a camada anecoica em modo B torna-se visível. No entanto, quando o fluido é viscoso, os sinais da onda de cisalhamento podem ser observados e indicariam uma região macia.[17]

6.3.3 Limitações da Elastografia ARFI

Na elastografia ARFI, bem como em todas as outras técnicas elastográficas, a pressão aplicada pela sonda altera as medidas.[20,91,92] Portanto, experiência é necessária para realizar exames confiáveis, mesmo no caso de quantificação por ARFI.[61] O uso liberal de gel de acoplamento pode ajudar.

Além disso, a ROI da quantificação por ARFI é mais modificável e está disponível em duas medidas: 5 × 6 mm e 20 × 20 mm. Por este motivo, a ROI circundando um nódulo pequeno incluiria a tireoide normal adjacente, e isto resultaria em medidas alteradas. Assim como em outras técnicas elastográficas, áreas císticas e calcificações produzem resultados falsos. No entanto, específico ao ARFI, o uso de uma ROI de tamanho padrão impossibilita a exclusão de fluidos e áreas calcificadas de um nódulo.

6.3.4 Dicas e Truques

1. Elastografia por ondas de cisalhamento é realizada com uma sonda linear, segurada com uma pressão leve, e com o paciente prendendo a respiração.[19]
2. A avaliação quantitativa é ligada, e a imagem codificada por cores é exibida em uma tela dividida junto com a imagem da ultrassonografia em modo B em escala de cinza, que é comum na maioria dos sistemas. A representação de cores da SWE é o oposto da SE, em que o tecido macio é mostrado em azul, e o tecido rígido (duro) em vermelho. Todavia, o usuário pode personalizar.
3. A quantificação é expressa na forma de velocidade da onda de cisalhamento (em metros por segundo) ou em módulo de Young (em quilopascal).
   Estes são facilmente convertidos de um para o outro, como discutido no Capítulo 2.
4. A ROI do elastograma deve incluir o máximo possível do nódulo e apenas um pouco da tireoide normal adjacente.
5. Na imagem da elasticidade, pode haver áreas sem cor que podem ser decorrentes do conteúdo líquido ou problemas técnicos.[19]
6. Alguns autores recomendam, para todos os nódulos, a aquisição de três *cine loops* de pelo menos 10 segundos de duração.[89]
7. A escolha de uma pré-configuração correta é importante para a aquisição de medidas precisas e, no caso da tireoide, a pré-configuração deve ser de 0-180 kPa.[19] Igualmente importante é o aumento do ganho de cor da elasticidade para seu máximo até que o ruído comece a aparecer, pois isto ajudará na aquisição de elastogramas com uma boa intensidade de cor.
8. O operador deve ser cauteloso, mantendo o transdutor imóvel e apenas com contato leve com a pele, pois a pressão do transdutor causa artefatos de aumento da rigidez.[67]

Alguns autores afirmam que o SuperSonic Imagine é uma técnica operador-independente e reprodutível.[50,93] No entanto, apenas um pequeno número de estudos foi publicado até agora referente à avaliação de nódulos com o SuperSonic Imagine; portanto, estudos multicêntricos futuros são necessários para esclarecer melhor esta questão.

6.3.5 Artefatos e Armadilhas da SWE

Se o sistema não for capaz de calcular velocidades adequadas das ondas de cisalhamento para determinados *pixels*, as mesmas não serão coloridas. Isto pode ocorrer quando há ruído significativo, uma lesão muito rígida ou um cisto simples. Cistos simples não suportam ondas de cisalhamento, ao contrário dos cistos complicados.[94]

Um artefato vertical, que aparece como um padrão de vermelho no campo próximo, pode ser reduzido com a minimização da compressão.[20,91,92]

Com o aumento da pressão do transdutor, a rigidez aumenta rapidamente, por causa dos efeitos elásticos não lineares,[19] e os nódulos no istmo, comprimidos contra as cartilagens traqueais, sofrem mais com este efeito. Para evitar esta rigidez artefatualmente aumentada nos nódulos ístmicos, alguns autores recomendam o uso de varredura paracoronal, a fim de evitar a compressão dos nódulos contra a traqueia.[95]

Áreas calcificadas e císticas, como em outros tipos de elastografia, também alteram as medidas na SWE.

6.3.6 Interpretação dos Resultados da SWE

A elasticidade da glândula tireoide depende das propriedades estruturais da matriz dos tecidos (células, membranas, matriz extravascular, microvasos etc.), enquanto que, na ultrassonografia em modo B convencional, é a estrutura microscópica que determina a refletividade. Isto significa que, na elastografia, ocorre contraste de imagem com base na estrutura histológica do tecido, possibilitando a diferenciação dos tecidos glandulares normais daqueles de nódulos e doenças parenquimais.

Na SE, a tireoide normalmente tem uma aparência macia, é homogeneamente verde e, ocasionalmente, verde/vermelha/amarela. Uma variabilidade na aparência elastográfica da glândula normal pode ser uma expressão do equilíbrio normal entre a hiperplasia parenquimal e a involução, produzindo desvios do padrão histológico usual.[76]

Alguns artigos em SWE relatam valores de velocidade normais na glândula de $2,0 \pm 0,40$ m/s.[90,96] Para a 2D-SWE em tempo real usando o SuperSonic Imagine (SSI), os valores tireoidianos normais relatados são de $20,8 \pm 10,4$ kPa.[97]

Estudos usando a SWE para diferenciar nódulos tireoidianos benignos (▶ Fig. 6.12, ▶ Fig. 6.13) de malignos relatam diversos valores de corte, variando de 34,5 kPa[91] a um melhor valor de corte de 65 kPa[93] e 66 kPa.[97,98] Diferentes valores de corte foram relatados em vários estudos e foram associados a diferentes desempenhos diagnósticos. Um grupo de pesquisadores verificou que, ao aumentar o valor de corte de 10,3 kPa para 132 kPa, a especificidade mudou de 8,9% para 100%.[91] Outro estudo relatou que um valor médio de rigidez de > 85 kPa ou um valor máximo > 94 kPa são indicadores independentes de malignidade.[99] Dois estudos constataram que o SSI é capaz de diferenciar nódulos tireoidianos, mesmo na presença de tireoidite autoimune.[95,100]

A velocidade das ondas de cisalhamento (SWS), medida pela tecnologia ARFI, é demonstrada[89] como sendo significativamente mais elevada nas lesões malignas do que nas benignas, com um valor superior a 2,87 m/s, sendo fortemente sugestivo de lesões suspeitas.[20,89] Um estudo[89] relatou que as SWSs de nódulos tireoidianos benignos (▶ Fig. 6.14) e malignos foram de $2,34 \pm 1,17$ m/s (variação: 0,61-9,0 m/s) e $4,82 \pm 2,53$ m/s (variação: 2,32-9,0 m/s), respectivamente ($p < 0,001$). Estes resultados foram similares a outros estudos, em que valores de corte na faixa de 2,55 a 2,75 m/s foram relatados.[88,96,101,102,103]

6.4 Comparação entre a Elastografia por Compressão (*Strain*) e a Elastografia por Ondas de Cisalhamento

Foram publicados somente alguns artigos comparando o valor da SE e SWE. Liu *et al.* compararam a SWE e a SE qualitativa usando uma escala de cores de 5 graus para diferenciar 64 nódulos tireoidianos focais em 49 pacientes com patologia cirúrgica.[43] Dos 64 nódulos, 19 eram carcinomas papilares da tireoide, e

Elastografia da Glândula Tireoide

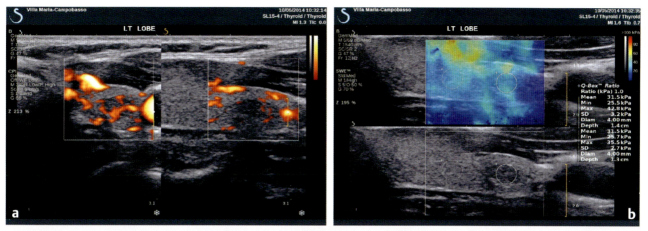

Fig. 6.12 Hiperplasia folicular. (**a**) Imagem obtida pelo SuperSonic Imagine: a lesão está localizada no polo inferior do lobo esquerdo, que aparece ligeiramente hipoecoico com alguns vasos intranodulares no Doppler de amplitude. (**b**) Na elastografia por ondas de cisalhamento, a lesão apresenta valores de rigidez similares aos do parênquima adjacente normal.

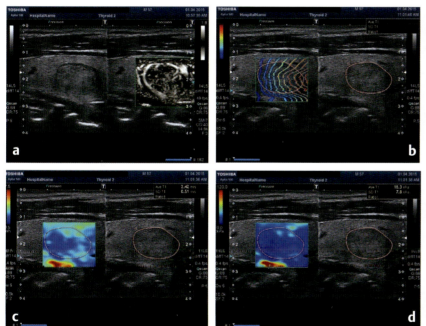

Fig. 6.13 Hiperplasia folicular. (**a**) Na ultrassonografia basal, a lesão aparece isoecoica, com um halo hipoecoico minúsculo e regular (lado direito) de padrão III na SMI (*Superb Microvascular Imaging*). (**b**) Módulo de propagação de ondas. (**c, d**) A lesão exibiu baixos valores na SWE.

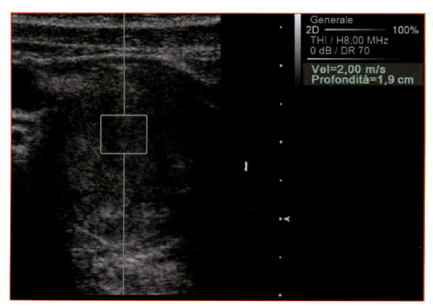

Fig. 6.14 SWE com ARFI de adenoma folicular.

Tabela 6.4 Desempenho Diagnóstico da Quantificação por ARFI na Detecção de Malignidades em Estudos Selecionados

Estudo	Valor de corte para malignidade	Sensibilidade (%)	Especificidade (%)
Zhang, 2012[89]	2,87 m/s	75	82
Gu, 2012[101]	2,55 m/s	86	93
Zhan, 2013[104]	2,85 m/s	94	85
Zhang, 2014[105]	2,9 m/s	91	85

Tabela 6.5 Desempenho Diagnóstico da SWE e Valores de Corte para Detecção de Malignidades em Estudos Selecionados

Estudo	Valor de corte para malignidade	Sensibilidade (%)	Especificidade (%)
Sebag, 2010[93]	65 kPa	85	94
Bhatia, 2012[91]	42 kPa	53	78
Veyrieres, 2012[97]	66 kPa	80	91
Carneiro, 2013[106]	34,5 kPa	77	71
Kim, 2013[107]	62 kPa	67	72
Park, 2015[99]	85 kPa	54	88

45 eram benignos. Com o uso do valor de corte mais preciso, 38,3 kPa para o valor médio para a predição de malignidade, a especificidade diagnóstica, sensibilidade, precisão, valor preditivo positivo e valor preditivo negativo da SWE e SE foram de 68,4 *versus* 79,0%, 86,7 *versus* 84,4%, 81,3 *versus* 78,1%, 68,4 *versus* 64,7%, e 86,7 *versus* 83,3%, respectivamente (valores *p* de 0,683-1,000). Eles concluíram que a SWE é uma ferramenta promissora e pode ser usada para diferenciar nódulos tireoidianos com resultados comparáveis à RTSE, sendo ligeiramente inferior em sensibilidade e ligeiramente superior em especificidade do que a última. Bojunga *et al.* compararam a 2D-SWE à SE qualitativa em 158 nódulos em 138 pacientes.[88] Nenhuma diferença significativa da precisão diagnóstica para o diagnóstico de nódulos tireoidianos malignos foi demonstrada entre a RTSE e a SWE (0,74 *versus* 0,69, *p* = 0,54), e a combinação de RTSE com SWE não aumentou a precisão diagnóstica. Os resultados de estudos selecionados são demonstrados na ▶ Tabela 6.4 e ▶ Tabela 6.5.

6.5 Doenças Tireoidianas Difusas

Tireoidite autoimune crônica (tireoidite de Hashimoto), doença de Graves e bócio multinodular são geralmente diagnosticados com base nos achados clínicos e laboratoriais, com o complemento da ultrassonografia. Estas doenças apresentam alterações histológicas associadas a uma rigidez aumentada, como demonstrado nos artigos na literatura. Uma variabilidade na aparência elastográfica pode ser uma expressão dos diferentes estágios de inflamação e involução esclerótica, embora a tendência geral seja a de uma glândula difusamente rígida. Um grupo de estudo[90] relatou em dois estudos diferenças estatisticamente significativas da rigidez na SWE entre sujeitos normais e pacientes com patologia autoimune (doença de Graves e tireoidite autoimune crônica), com valores de 2,07 ± 0,44 m/s *versus* 2,68 ± 0,50 m/s, *p* < 0,001. Eles sugerem que a SWE parece ser capaz de prever com precisão suficiente a presença de doença tireoidiana difusa (área sob a curva característica de operação do receptor de 0,80), com 5 medidas necessárias para a obtenção de um valor médio confiável. Magri *et al.*[95] aplicaram a SWE em 75 pacientes com um nódulo tireoidiano benigno, *bip* na citologia: 33 com tireoidite de Hashimoto (HT) e 42 com bócio uninodular ou multinodular. Eles relataram que na SWE a rigidez do tecido extranodular foi maior, embora não estatisticamente significativo, no grupo HT do que no grupo não HT (24,0 ± 10,5 kPa *versus* 20,8 ± 10,4 kPa; *p* = 0,206).

Mais recentemente, Menzilcioglu[107] avaliou a precisão da razão de compressão na RTSE, com os músculos infra-hióideos como medida de referência, a fim de calcular o ponto de corte para o diagnóstico de tireoidite autoimune crônica (CAT). Na RTSE, a razão de compressão foi maior na CAT do que no parên-quima tireoidiano normal. Os autores concluíram que este parece ser um método útil para a avaliação da CAT com a RTSE, porém necessita de verificações adicionais em populações maiores.

Na tireoidite subaguda (granulomatosa ou de Quervain), dois estudos constataram que as áreas inflamatórias são rígidas.[108] Quando focais, as áreas inflamatórias, sendo mais duras do que as encontradas na tireoidite de Hashimoto, devem ser incluídas no diagnóstico diferencial de carcinoma.[19,109] A aparência é significativamente diferente do bócio multinodular, mas não do câncer. A tireoidite de Riedel (crônica) é caracterizada por um parênquima extremamente rígido, com valores de 143-281 kPa.[19]

6.6 Perspectivas Futuras

Desenvolvimentos técnicos futuros, como elastografia por compressão automática assistida e imagem tridimensional (3D) da elasticidade com sondas 3D, são necessários para tornar a elastografia mais reprodutível e eficaz. Dados iniciais na tireoide, bem como na mama e testículo, relataram resultados interessantes para a elastografia 3D por compressão *in vivo* a fim de reduzir o ruído e ajudar na diferenciação entre lesões císticas e sólidas.[110] De modo ideal, isto parece particularmente útil para tratamentos minimamente invasivos, como o ultrassom focado de alta frequência (HIFU) e a ablação por radiofrequência (RFA). De acordo com nossa experiência preliminar,[111] com a elastografia 3D, é possível reconstruir diferentes planos 2D a partir do conjunto de dados da elastografia 3D do nódulo inteiro. No entanto, em nossa opinião, refinamentos técnicos adicionais ainda são necessários a fim de garantir uma maior confiabilidade e reprodutibilidade. Investigações são necessárias para determinar seu papel clínico. (▶ Fig. 6.15, ▶ Fig. 6.16, ▶ Fig. 6.17).

6.7 Diretrizes Publicadas

Até a presente data, as únicas diretrizes publicadas são as Diretrizes e Recomendações da *European Federation of Societies for Ultrasound in Medicine and Biology* (EFSUMB) referentes à elastografia ultrassonográfica da tireoide. As diretrizes recomendam como pontos práticos que tanto a SE como a SWE podem ser realizadas sem preparação do paciente, mas requerem equipamento específico. Eles recomendam o uso de elastografia como uma ferramenta adicional para a avaliação ultrassonográfica convencional e para guiar o seguimento de lesões previamente diagnosticadas como benignas na FNA.

Elastografia da Glândula Tireoide

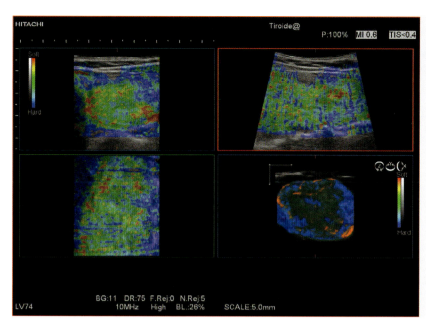

Fig. 6.15 Adenoma folicular: elastogramas de planos diferentes pela lesão são obtidos com a elastografia 3D.

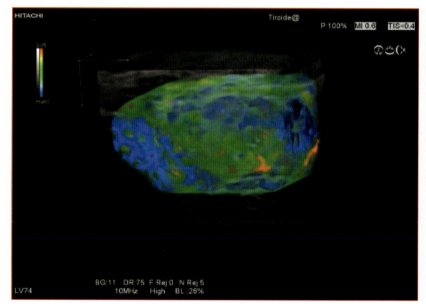

Fig. 6.16 Elastografia tridimensional em renderização de volume claramente mostra que o nódulo tireoidiano é predominantemente macio, com margens regulares e definidas.

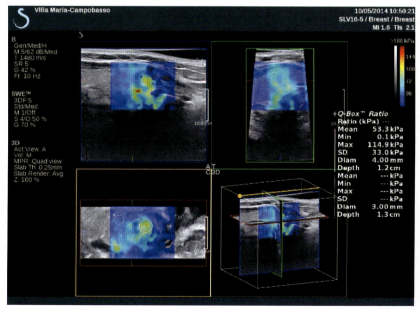

Fig. 6.17 Imagem tridimensional com SuperSonic Imagine de um carcinoma papilar.

6.8 Conclusão

A elastografia, tanto a SE como a SWE, é uma ferramenta adicional válida e útil ao Doppler em cores na avaliação da tireoide, como comprovado pela atualização da literatura e pelas diretrizes da EFSUMB. Entretanto, para realizar uma elastografia rápida e confiável, treinamento adequado, parâmetros apropriados para ambas as elastografias, SE e SWE, equipamento adequado e adequação clínica do exame são necessários. Nossa sugestão é a de minimizar a pré-compressão e os artefatos verticais, verificar o tamanho e posição das ROIs, evitar áreas com artefatos ou com calcificações grosseiras ou áreas císticas, e instruir os pacientes a cooperar de forma apropriada.

Até o momento, uma maior quantidade de dados está presente na literatura em favor da SE em termos de sensibilidade, enquanto que a SWE poderia ser considerada mais reprodutível e mais indicada para doenças tireoidianas difusas. A elastografia demonstrou a maior sensibilidade, especificidade e VPN para a diferenciação entre carcinoma papilar e nódulos benignos.

No entanto, quando lidamos com a diferenciação de nódulos tireoidianos, temos que levar em conta que nem todos os nódulos tireoidianos malignos são rígidos; eles podem ser macios ou heterogêneos. Carcinomas foliculares podem ser macios e difíceis de diferenciar de nódulos benignos, embora alguns resultados favoráveis tenham sido relatados com o uso da razão de compressão na SE[55] e com a SWE.[112] No último artigo, um valor de corte de 22,30 kPa ajudou a diferenciar lesões tireoidianas foliculares malignas de benignas, com uma sensibilidade de 82%, uma especificidade de 88%, e valores preditivos positivo e negativo de 75 e 91%, respectivamente.

Até o momento, apenas alguns artigos sobre tumores medulares da tireoide foram publicados. Andrioli *et al.* recentemente relataram sua experiência com 18 cânceres medulares da tireoide (MTCs) comprovados histologicamente, em que a maioria dos MTCs se apresentou na SE qualitativa com um padrão elastográfico macio. Portanto, foi relatado que a elastografia qualitativa não é útil para adicionar informações sobre o MTC com base em sua rigidez.[113]

Desenvolvimentos técnicos futuros para reduzir ainda mais a variabilidade interobservador e intraobservador são necessários.

Em conclusão, estudos multicêntricos, e avaliação periódica por painéis de consenso, compostos por especialistas internacionais, são necessários para melhor definir o papel de cada técnica, bem como o exame apropriado para pacientes com nódulo tireoidiano e doença tireoidiana difusa.

Referências

[1] Reiners C, Wegscheider K, Schicha H et al. Prevalence of thyroid disorders in the working population of Germany: ultrasonography screening in 96,278 unselected employees. Thyroid 2004; 14(11):926–932

[2] Brander A, Viikinkoski P, Nickels J, Kivisaari L. Thyroid gland: US screening in a random adult population. Radiology 1991; 181(3):683–687

[3] Tunbridge WM, Evered DC, Hall R et al. The spectrum of thyroid disease in a community: the Whickham survey. Clin Endocrinol (Oxf) 1977; 7(6):481–493

[4] Davies L, Welch HG. Increasing incidence of thyroid cancer in the United States, 1973–2002. JAMA 2006; 295(18):2164–2167

[5] Iannuccilli JD, Cronan JJ, Monchik JM. Risk for malignancy of thyroid nodules as assessed by sonographic criteria: the need for biopsy. J Ultrasound Med 2004; 23(11):1455–1464

[6] Hoang JK, Lee WK, Lee M, Johnson D, Farrell S. US features of thyroid malignancy: pearls and pitfalls. Radiographics 2007; 27(3):847–860, discussion 861–865

[7] Moon H-G, Jung E-J, Park ST et al. Role of ultrasonography in predicting malignancy in patients with thyroid nodules. World J Surg 2007; 31(7):1410–1416

[8] Fish SA, Langer JE, Mandel SJ. Sonographic imaging of thyroid nodules and cervical lymph nodes. Endocrinol Metab Clin North Am 2008; 37(2):401–417, ix

[9] Kim HG, Moon HJ, Kwak JY, Kim EK. Diagnostic accuracy of the ultrasonographic features for subcentimeter thyroid nodules suggested by the revised American Thyroid Association guidelines. Thyroid 2013; 23(12):1583–1589

[10] Cooper DS, Doherty GM, Haugen BR et al. American Thyroid Association (ATA) Guidelines Taskforce on Thyroid Nodules and Differentiated Thyroid Cancer. Revised American Thyroid Association management guidelines for patients with thyroid nodules and differentiated thyroid cancer. Thyroid 2009; 19(11):1167–1214

[11] Cooper DS, Doherty GM, Haugen BR et al. American Thyroid Association Guidelines Taskforce. Management guidelines for patients with thyroid nodules and differentiated thyroid cancer. Thyroid 2006; 16(2):109–142

[12] Gharib H, Papini E, Paschke R et al. AACE/AME/ETA Task Force on Thyroid Nodules. American Association of Clinical Endocrinologists, Associazione Medici Endocrinologi, and European Thyroid Association Medical Guidelines for Clinical Practice for the Diagnosis and Management of Thyroid Nodules. Endocr Pract 2010; 16 Suppl 1:1–43

[13] Hegedüs L. Clinical practice: the thyroid nodule. N Engl J Med 2004; 351(17):1764–1771

[14] Tee YY, Lowe AJ, Brand CA, Judson RT. Fine-needle aspiration may miss a third of all malignancy in palpable thyroid nodules: a comprehensive literature review. Ann Surg 2007; 246(5):714–720

[15] Peng Y, Wang HH. A meta-analysis of comparing fine-needle aspiration and frozen section for evaluating thyroid nodules. Diagn Cytopathol 2008; 36(12):916–920

[16] Oertel YC, Miyahara-Felipe L, Mendoza MG, Yu K. Value of repeated fine needle aspirations of the thyroid: an analysis of over ten thousand FNAs. Thyroid 2007; 17(11):1061–1066

[17] Bamber J, Cosgrove D, Dietrich CF et al. EFSUMB guidelines and recommendations on the clinical use of ultrasound elastography. Part 1: Basic principles and technology. Ultraschall Med 2013; 34(2):169–184

[18] Shiina T, Nightingale KR, Palmeri ML et al. WFUMB guidelines and recommendations for clinical use of ultrasound elastography: Part 1: basic principles and terminology. Ultrasound Med Biol 2015; 41(5):1126–1147

[19] Dudea SM, Botar-Jid C. Ultrasound elastography in thyroid disease. Med Ultrasound 2015; 17(1):74–96

[20] Cantisani V, Consorti F, Guerrisi A et al. Prospective comparative evaluation of quantitative-elastosonography (Q-elastography) and contrast-enhanced ultrasound for the evaluation of thyroid nodules: preliminary experience. Eur J Radiol 2013; 82(11):1892–1898

[21] Rago T, Vitti P. Potential value of elastosonography in the diagnosis of malignancy in thyroid nodules. Q J Nucl Med Mol Imaging 2009; 53(5):455–464

[22] Ueno E, Itoh A. Diagnosis of breast cancer by elasticity imaging. Eizo Joho Medical 2004; 36(12):2–6

[23] Rubaltelli L, Corradin S, Dorigo A et al. Differential diagnosis of benign and malignant thyroid nodules at elastosonography. Ultraschall Med 2009; 30(2):175–179

[24] Rago T, Santini F, Scutari M, Pinchera A, Vitti P. Elastography: new developments in ultrasound for predicting malignancy in thyroid nodules. J Clin Endocrinol Metab 2007; 92(8):2917–2922

[25] Itoh A, Ueno E, Tohno E et al. Breast disease: clinical application of US elastography for diagnosis. Radiology 2006; 239(2):341–350

[26] Moon HJ, Sung JM, Kim EK, Yoon JH, Youk JH, Kwak JY. Diagnostic performance of gray-scale US and elastography in solid thyroid nodules. Radiology 2012; 262(3):1002–1013

[27] Ning CP, Jiang SQ, Zhang T, Sun LT, Liu YJ, Tian JW. The value of strain ratio in differential diagnosis of thyroid solid nodules. Eur J Radiol 2012; 81(2):286–291

[28] Park SH, Kim SJ, Kim EK, Kim MJ, Son EJ, Kwak JY. Interobserver agreement in assessing the sonographic and elastographic features of malignant thyroid nodules. AJR Am J Roentgenol 2009; 193(5):W416–W423

[29] Kim JK, Baek JH, Lee JH et al. Ultrasound elastography for thyroid nodules: a reliable study? Ultrasound Med Biol 2012; 38(9):1508–1513

[30] Vorländer C, Wolff J, Saalabian S, Lienenlüke RH, Wahl RA. Real-time ultrasound elastography—a noninvasive diagnostic procedure for evaluating dominant thyroid nodules. Langenbecks Arch Surg 2010; 395(7):865–871

[31] Ding J, Cheng HD, Huang J, Zhang Y, Liu J. An improved quantitative measurement for thyroid cancer detection based on elastography. Eur J Radiol 2012; 81(4):800–805

[32] Cakir B, Aydin C, Korukluoğlu B et al. Diagnostic value of elastosonographically determined strain index in the differential diagnosis of benign and malignant thyroid nodules. Endocrine 2011; 39(1):89–98

[33] Ciledag N, Arda K, Aribas BK, Aktas E, Köse SK. The utility of ultrasound elastography and MicroPure imaging in the differentiation of benign and malignant thyroid nodules. AJR Am J Roentgenol 2012; 198(3):W244-W249

[34] Xing P, Wu L, Zhang C, Li S, Liu C,Wu C. Differentiation of benign from malignant thyroid lesions: calculation of the strain ratio on thyroid sonoelastography. J Ultrasound Med 2011; 30(5):663–669

[35] Zhang FJ, Han RL, Zhao XM. The value of virtual touch tissue image (VTI) and virtual touch tissue quantification (VTQ) in the differential diagnosis of thyroid nodules. Eur J Radiol 2014; 83(11):2033–2040

[36] Lim DJ, Luo S, Kim MH, Ko SH, Kim Y. Interobserver agreement and intraobserver reproducibility in thyroid ultrasound elastography. AJR Am J Roentgenol 2012; 198(4):896–901

[37] Dighe M, Bae U, Richardson ML, Dubinsky TJ, Minoshima S, Kim Y. Differential diagnosis of thyroid nodules with US elastography using carotid artery pulsation. Radiology 2008; 248(2):662–669

[38] Luo S, Kim EH, Dighe M, Kim Y. Screening of thyroid nodules by ultrasound elastography using diastolic strain variation. Conf Proc IEEE Eng Med Biol Soc 2009; 2009:4420–4423

[39] Dighe M, Kim J, Luo S, Kim Y. Utility of the ultrasound elastographic systolic thyroid stiffness index in reducing fine-needle aspirations. J Ultrasound Med 2010; 29(4):565–574

[40] Dighe M, Luo S, Cuevas C, Kim Y. Efficacy of thyroid ultrasound elastography in differential diagnosis of small thyroid nodules. Eur J Radiol 2013; 82(6):e274–e280

[41] Luo S, Lim DJ, Kim Y. Objective ultrasound elastography scoring of thyroid nodules using spatiotemporal strain information. Med Phys 2012; 39(3):1182–1189

[42] Wang HL, Zhang S, Xin XJ et al. Application of real-time ultrasound elastography in diagnosing benign and malignant thyroid solid nodules. Cancer Biol Med 2012; 9(2):124–127

[43] Mona A, EL-Hariri MA, Taha TF, Tawab MA, Magid AM, Shiekh AF. The clinical value of ultrasound elastography in predicting malignant thyroid nodules. Egypt J Radiol Nucl Med 2014; 45:353–359

[44] Liu BX, Xie XY, Liang JY et al. Shear wave elastography versus real-time elastography on evaluation thyroid nodules: a preliminary study. Eur J Radiol 2014; 83(7):1135–1143

[45] Hong Y, Liu X, Li Z, Zhang X, Chen M, Luo Z. Real-time ultrasound elastography in the differential diagnosis of benign and malignant thyroid nodules. J Ultrasound Med 2009; 28(7):861–867

[46] Wang Y, Dan HJ, Dan HY, Li T, Hu B. Differential diagnosis of small single solid thyroid nodules using real-time ultrasound elastography. J Int Med Res 2010; 38(2):466–472

[47] Ko SY, Kim EK, Sung JM, Moon HJ, Kwak JY. Diagnostic performance of ultrasound and ultrasound elastography with respect to physician experience. Ultrasound Med Biol 2014; 40(5):854–863

[48] Merino S, Arrazola J, Cárdenas A et al. Utility and interobserver agreement of ultrasound elastography in the detection of malignant thyroid nodules in clinical care. AJNR Am J Neuroradiol 2011; 32(11):2142–2148

[49] Bhatia KS, Rasalkar DP, Lee YP et al. Cystic change in thyroid nodules: a confounding factor for real-time qualitative thyroid ultrasound elastography. Clin Radiol 2011; 66(9):799–807

[50] Garra BS. Elastography: current status, future prospects, and making it work for you. Ultrasound Q 2011; 27(3):177–186

[51] Hegedüs L. Can elastography stretch our understanding of thyroid histomorphology? J Clin Endocrinol Metab 2010; 95(12):5213–5215

[52] Barr RG, Lackey AE. The utility of the "bull's-eye" artifact on breast elasticity imaging in reducing breast lesion biopsy rate. Ultrasound Q 2011; 27(3):151–155

[53] Barr RG. Breast Elastography. New York, NY: Thieme; 2014

[54] Shuzhen C. Comparison analysis between conventional ultrasonography and ultrasound elastography of thyroid nodules. Eur J Radiol 2012; 81(8):1806–1811

[55] Asteria C, Giovanardi A, Pizzocaro A et al. US-elastography in the differential diagnosis of benign and malignant thyroid nodules. Thyroid 2008; 18(5):523–531

[56] Cantisani V, Ulisse S, Guaitoli E et al. Q-elastography in the presurgical diagnosis of thyroid nodules with indeterminate cytology. PLoS ONE 2012; 7(11):e50725

[57] Rivo-Vázquez ç, Rodríguez-Lorenzo Á, Rivo-Vázquez JE et al. The use of ultrasound elastography in the assessment of malignancy risk in thyroid nodules and multinodular goitres. Clin Endocrinol (Oxf) 2013; 79(6):887–891

[58] Bojunga J, Herrmann E, Meyer G,Weber S, Zeuzem S, Friedrich-Rust M. Realtime elastography for the differentiation of benign and malignant thyroid nodules: a meta-analysis. Thyroid 2010; 20(10):1145–1150

[59] Unlütürk U, Erdoğan MF, Demir O, Güllü S, Başkal N. Ultrasound elastography is not superior to grayscale ultrasound in predicting malignancy in thyroid nodules. Thyroid 2012; 22(10):1031–1038

[60] Ragazzoni F, Deandrea M, Mormile A et al. High diagnostic accuracy and interobserver reliability of real-time elastography in the evaluation of thyroid nodules. Ultrasound Med Biol 2012; 38(7):1154–1162

[61] Nell S, Kist JW, Debray TP et al. Qualitative elastography can replace thyroid nodule fine-needle aspiration in patients with soft thyroid nodules: a systematic review and meta-analysis. Eur J Radiol 2015; 84(4):652–661

[62] Shao J, Shen Y, Lu J, Wang J. Ultrasound scoring in combination with ultrasound elastography for differentiating benign and malignant thyroid nodules. Clin Endocrinol (Oxf) 2015; 83(2):254–260

[63] Trimboli P, Guglielmi R, Monti S et al. Ultrasound sensitivity for thyroid malignancy is increased by real-time elastography: a prospective multicenter study. J Clin Endocrinol Metab 2012; 97(12):4524–4530

[64] Cantisani V, D'Andrea V, Biancari F et al. Prospective evaluation of multiparametric ultrasound and quantitative elastosonography in the differential diagnosis of benign and malignant thyroid nodules: preliminary experience. Eur J Radiol 2012; 81(10):2678–2683

[65] Chong Y, Shin JH, Ko ES, Han BK. Ultrasonographic elastography of thyroid nodules: is adding strain ratio to colour mapping better? Clin Radiol 2013; 68(12):1241–1246

[66] Razavi SA, Hadduck TA, Sadigh G, Dwamena BA. Comparative effectiveness of elastographic and B-mode ultrasound criteria for diagnostic discrimination of thyroid nodules: a meta-analysis. AJR Am J Roentgenol 2013; 200(6):1317–1326

[67] Sun J, Cai J, Wang X. Real-time ultrasound elastography for differentiation of benign and malignant thyroid nodules: a meta-analysis. J Ultrasound Med 2014; 33(3):495–502

[68] Rago T, Scutari M, Santini F et al. Real-time elastosonography: useful tool for refining the presurgical diagnosis in thyroid nodules with indeterminate or nondiagnostic cytology. J Clin Endocrinol Metab 2010; 95(12):5274–5280

[69] Garino F, Deandrea M, Motta M et al. Diagnostic performance of elastography in cytologically indeterminate thyroid nodules. Endocrine 2015; 49(1):175–183

[70] Lippolis PV, Tognini S, Materazzi G et al. Is elastography actually useful in the presurgical selection of thyroid nodules with indeterminate cytology? J Clin Endocrinol Metab 2011; 96(11):E1826–E1830

[71] Friedrich-Rust M, Meyer G, Dauth N et al. Interobserver agreement of Thyroid Imaging Reporting and Data System (TIRADS) and strain elastography for the assessment of thyroid nodules. PLoS ONE 2013; 8(10):e77927

[72] Calvete AC, Rodríguez JM, de Dios Berná-Mestre J, Ríos A, Abellán-Rivero D, Reus M. Interobserver agreement for thyroid elastography: value of the quality factor. J Ultrasound Med 2013; 32(3):495–504

[73] Monpeyssen H, Tramalloni J, Poirée S, Hélénon O, Correas JM. Elastography of the thyroid. Diagn Interv Imaging 2013; 94(5):535–544

[74] Cantisani V, Grazhdani H, Ricci P et al. Q-elastosonography of solid thyroid nodules: assessment of diagnostic efficacy and interobserver variability in a large patient cohort. Eur Radiol 2014; 24(1):143–150

[75] Cappelli C, Pirola I, Gandossi E et al. Real-time elastography: a useful tool for predicting malignancy in thyroid nodules with nondiagnostic cytologic findings. J Ultrasound Med 2012; 31(11):1777–1782

[76] Hong YR, Wu YL, Luo ZY, Wu NB, Liu XM. Impact of nodular size on the predictive values of gray-scale, color-Doppler ultrasound, and sonoelastography for assessment of thyroid nodules. J Zhejiang Univ Sci B 2012; 13(9):707–716

[77] Oliver C, Vaillant-Lombard J, Albarel F et al. What is the contribution of elastography to thyroid nodules evaluation? Ann Endocrinol (Paris) 2011; 72(2):120–124

[78] Wu HX, Zhang BJ, Wang J, Zhu BL, Zang YP, Cao YL. Conventional ultrasonography and real-time ultrasound elastography in the differential diagnosis of degenerating cystic thyroid nodules mimicking malignancy and papillary thyroid carcinomas. Asian Pac J Cancer Prev 2013; 14(2):935–940

[79] Moon HJ, Kim EK, Yoon JH, Kwak JY. Clinical implication of elastography as a prognostic factor of papillary thyroid microcarcinoma. Ann Surg Oncol 2012; 19(7):2279–2287

[80] Castéra L, Foucher J, Bernard PH et al. Pitfalls of liver stiffness measurement: a 5-year prospective study of 13,369 examinations. Hepatology 2010; 51(3):828–835

[81] Tatar IG, Kurt A, Yilmaz KB, Akinci M, Kulacoglu H, Hekimoglu B. The learning curve of real-time elastosonography: a preliminary study conducted for the assessment of malignancy risk in thyroid nodules. Med Ultrasound 2013; 15(4):278–284

[82] Azizi G, Keller J, Lewis M, Puett D, Rivenbark K, Malchoff C. Performance of elastography for the evaluation of thyroid nodules: a prospective study. Thyroid 2013; 23(6):734–740

[83] Mehrotra P, McQueen A, Kolla S, Johnson SJ, Richardson DL. Does elastography reduce the need for thyroid FNAs? Clin Endocrinol (Oxf) 2013; 78(6):942–949

[84] Bae U, Dighe M, Dubinsky T, Minoshima S, Shamdasani V, Kim Y. Ultrasound thyroid elastography using carotid artery pulsation: preliminary study. J Ultrasound Med 2007; 26(6):797–805

[85] Cantisani V, Lodise P, Di Rocco G et al. Diagnostic accuracy and interobserver agreement of Quasistatic Ultrasound Elastography in the diagnosis of thyroid nodules. Ultraschall Med 2015; 36(2):162–167

[86] Kim MH, Luo S, Ko SH, Jung SL, Lim DJ, Kim Y. Elastography can effectively decrease the number of fine-needle aspiration biopsies in patients with calcified thyroid nodules. Ultrasound Med Biol 2014; 40(10):2329–2335

[87] Friedrich-Rust M, Sperber A, Holzer K et al. Real-time elastography and contrast-enhanced ultrasound for the assessment of thyroid nodules. Exp Clin Endocrinol Diabetes 2010; 118(9):602–609

[88] Bojunga J, Dauth N, Berner C et al. Acoustic radiation force impulse imaging for differentiation of thyroid nodules. PLoS ONE 2012; 7(8):e42735

[89] Zhang YF, Xu HX, He Y et al. Virtual touch tissue quantification of acoustic radiation force impulse: a new ultrasound elastic imaging in the diagnosis of thyroid nodules. PLoS ONE 2012; 7(11):e49094

[90] Sporea I, Sirli R, Bota S, Vlad M, Popescu A, Zosin I. ARFI elastography for the evaluation of diffuse thyroid gland pathology: preliminary results. World J Radiol 2012; 4(4):174–178

[91] Bhatia KS, Tong CS, Cho CC, Yuen EH, Lee YY, Ahuja AT. Shear wave elastography of thyroid nodules in routine clinical practice: preliminary observations and utility for detecting malignancy. Eur Radiol 2012; 22(11):2397–2406

[92] Lyshchik A, Higashi T, Asato R et al. Elastic moduli of thyroid tissues under compression. Ultrason Imaging 2005; 27(2):101–110

[93] Sebag F, Vaillant-Lombard J, Berbis J et al. Shear wave elastography: a new ultrasound imaging mode for the differential diagnosis of benign and malignant thyroid nodules. J Clin Endocrinol Metab 2010; 95(12):5281–5288

[94] Barr RG, Zhang Z. Shear-wave elastography of the breast: value of a quality measure and comparison with strain elastography. Radiology 2015; 275(1):45–53

[95] Magri F, Chytiris S, Capelli V et al. Shear wave elastography in the diagnosis of thyroid nodules: feasibility in the case of coexistent chronic autoimmune Hashimoto's thyroiditis. Clin Endocrinol (Oxf) 2012; 76(1):137–141

[96] Friedrich-Rust M, Romenski O, Meyer G et al. Acoustic Radiation Force Impulse-Imaging for the evaluation of the thyroid gland: a limited patient feasibility study. Ultrasonics 2012; 52(1):69–74

[97] Veyrieres JB, Albarel F, Lombard JV et al. A threshold value in Shear Wave elastography to rule out malignant thyroid nodules: a reality? Eur J Radiol 2012; 81(12):3965–3972

[98] Slapa RZ, Piwowonski A, Jakubowski WS et al. Shear wave elastography may add a new dimension to ultrasound evaluation of thyroid nodules: case series with comparative evaluation. J Thyroid Res 2012; 2012:657147

[99] Park AY, Son EJ, Han K, Youk JH, Kim JA, Park CS. Shear wave elastography of thyroid nodules for the prediction of malignancy in a large scale study. Eur J Radiol 2015; 84(3):407–412

[100] Kim I, Kim EK, Yoon JH et al. Diagnostic role of conventional ultrasonography and shearwave elastography in asymptomatic patients with diffuse thyroid disease: initial experience with 57 patients. Yonsei Med J 2014; 55(1):247–253

[101] Gu J, Du L, Bai M et al. Preliminary study on the diagnostic value of acoustic radiation force impulse technology for differentiating between benign and malignant thyroid nodules. J Ultrasound Med 2012; 31(5):763–771

[102] Hou XJ, Sun AX, Zhou XL et al. The application of Virtual Touch tissue quantification (VTQ) in diagnosis of thyroid lesions: a preliminary study. Eur J Radiol 2013; 82(5):797–801

[103] Han R, Li F, Wang Y, Ying Z, Zhang Y. Virtual Touch tissue quantification (VTQ) in the diagnosis of thyroid nodules with coexistent chronic autoimmune Hashimoto's thyroiditis: a preliminary study. Eur J Radiol 2015; 84(2):327–331

[104] Zhan J, Diao XH, Chai QL, Chen Y. Comparative study of acoustic radiation force impulse imaging with real-time elastography in differential diagnosis of thyroid nodules. Ultrasound Med Biol 2013; 39(12):2217–2225

[105] Carneiro-Pla D. Ultrasound elastography in the evaluation of thyroid nodules for thyroid cancer. Curr Opin Oncol 2013; 25(1):1–5

[106] Kim H, Kim JA, Son EJ, Youk JH. Quantitative assessment of shear-wave ultrasound elastography in thyroid nodules: diagnostic performance for predicting malignancy. Eur Radiol 2013; 23(9):2532–2537

[107] Menzilcioglu MS, Duymus M, Gungor G et al. The value of real-time ultrasound elastography in chronic autoimmune thyroiditis. Br J Radiol 2014; 87(1044):20140604

[108] Xie P, Xiao Y, Liu F. Real-time ultrasound elastography in the diagnosis and differential diagnosis of subacute thyroiditis. J Clin Ultrasound 2011; 39(8):435–440

[109] Andrioli M, Persani L. Elastographic techniques of thyroid gland: current status. Endocrine 2014; 46(3):455–461

[110] Chen L, Freeman SJ, Gee AH et al. Initial clinical experience of an ultrasonic strain imaging system with novel noise-masking capability. Br J Radiol 2010; 83(992):702–706

[111] Cantisani V, Grazhdani H, Drakonaki E et al. Strain US elastography for the characterization of thyroid nodules: advantages and limitation. Int J Endocrinol 2015; 2015:908575

[112] Samir AE, Dhyani M, Anvari A et al. Shear-wave elastography for the preoperative risk stratification of follicular-patterned lesions of the thyroid: diagnostic accuracy and optimal measurement plane. Radiology 2015; 277(2):565–573

[113] Andrioli M, Trimboli P, Amendola S et al. Elastographic presentation of medullary thyroid carcinoma. Endocrine 2014; 45(1):153–155

7 Elastografia da Próstata

Jean-Michel Correas ▪ *Olivier Hélénon*

7.1 Introdução

Câncer de próstata (Ca de próstata) é um problema de saúde pública, visto que é o câncer com a maior taxa de incidência e a segunda causa principal de morte em homens (a primeira sendo câncer de pulmão). Houve aproximadamente 790.000 casos nos Estados Unidos, em 2012, com 241.740 sendo de casos novos.[1] Estes números são ligeiramente mais elevados do que aqueles para câncer de mama para o mesmo ano. Estima-se que, na França, o número de casos novos foi de 71.000, em 2011, com uma taxa significativamente crescente (+8,5% por ano entre 2000 e 2005). Isto é uma consequência da combinação de envelhecimento da população, aprimoramento das técnicas diagnósticas e maior monitoração dos níveis do antígeno específico da próstata (PSA).[2] O número de casos novos é, aproximadamente, 3,3 vezes maior do que aqueles do câncer colorretal, embora o número de óbitos relacionados com o Ca de próstata foi estimado ser de 8.700, em 2011, quase idêntico àquele do câncer colorretal (9.200 mortes). Apesar da melhora no diagnóstico decorrente do progresso nas técnicas imageológicas e maior eficácia no tratamento, a taxa de mortalidade específica está declinando apenas minimamente, porém este declínio é constante (-2,5% por ano no período entre 2000 e 2005). Não existe um rastreio sistemático. O rastreio individual depende do exame digital do reto (toque retal) anual e da monitoração do nível de PSA. Detecção e caracterização de nódulos prostáticos com a ultrassonografia ou a imagem por ressonância magnética (MRI) continuam sendo difíceis de realizar.[3]

7.2 Rastreio do Câncer de Próstata

O rastreio sistemático do Ca de próstata foi desafiado novamente após a publicação das recentes recomendações feitas pela *French National Authority for Health* (HAS).[7] O rastreio sistemático tem como objetivo detectar um câncer clinicamente significativo em homens saudáveis, com sorte uma lesão curável em um estágio inicial, melhorando, assim, o prognóstico da doença. Seus benefícios devem ser maiores que as desvantagens, que incluem complicações relacionadas com o tratamento (incontinência urinária, impotência, cistite ou retite por radiação), com os métodos diagnósticos (hematúria, hemorragia retal, retenção urinária, prostatite pós-biópsia, complicações associadas à MRI e administração de agentes de contraste, níveis de PSA falso-positivos), com o impacto psicológico deste diagnóstico e, finalmente, com os falso-positivos dos exames de MRI. As limitações do rastreio resultam da inexistência de um teste eficaz e simples para identificar homens com um risco de câncer alto o bastante que justifique a continuidade do procedimento diagnóstico com testes mais agressivos. O rastreio pode envolver uma população inteira com base na idade (rastreio sistemático) ou uma população-alvo considerada de alto risco. O rastreio é considerado organizado, quando envolve uma população inteira ativamente recrutada, ou individual, quando a população é recrutada, quando o tratamento é buscado. Na França, assim como nos Estados Unidos ou Reino Unido, não existe um rastreio sistemático por causa da ausência de comprovação de que uma taxa de mortalidade específica possa ser reduzida.[4] Não podemos, contudo, excluir o papel desempenhado pela extensão do rastreio individual pela combinação do nível de PSA com o toque retal, diante da recente queda na taxa de mortalidade específica. No entanto, o rastreio individual de Ca de próstata pode ser oferecido a homens com mais de 50 anos de idade sem uma predisposição, após revelar os benefícios e riscos ao paciente. Para pacientes de alto risco (história familiar em parentes de primeiro grau, pacientes afro-americanos), o rastreio pode começar mais cedo, aos 40 anos de idade. O rastreio individual de Ca de próstata é fundamentado no toque retal e nos níveis de PSA. Entretanto, o aumento dos níveis de PSA não é específico para Ca de próstata, podendo estar relacionado com a hiperplasia prostática, prostatites aguda e crônica, ou trauma de próstata (causado por cistoscopia, ressecção ou biópsia). Além disso, existem Ca de próstata significativos com níveis de PSA inferiores ao limiar de 4 ng/mL.

7.3 Diagnóstico do Câncer de Próstata

Pode-se suspeitar de Ca de próstata quando o nível de PSA estiver anormal ou aumentado, ou quando o toque retal for anormal. Testes adicionais são, então, realizados, que, na maioria dos casos, representam uma biópsia transretal guiada por ultrassonografia. Biópsia da próstata também possibilita estimar o volume tumoral (número e dispersão espacial de fragmentos positivos, comprimento do tumor em cada amostra positiva) e sua agressividade (escore de Gleason [GS] e invasão da cápsula ou de feixes neurovasculares). No entanto, esta abordagem possui várias limitações. O rastreio com base no PSA resulta em um número substancial de biópsias desnecessárias em pacientes sem câncer ou com câncer indolente que não necessita de tratamento imediato, com uma taxa de sobredetecção variando de 27 a 56%.[5] A taxa de biópsias prostáticas falso-negativas varia de 17 a 21% em pacientes com uma primeira série de biópsias negativa.[4,6] Muitos urologistas atualmente enfrentam um dilema quando os pacientes apresentam um nível anormal de PSA e biópsias negativas; quando a realização de biópsias deve parar e quando deve continuar?[7] Finalmente, embora os níveis de PSA e os resultados da biópsia estejam correlacionados com o estágio clínico, volume tumoral e grau histológico do tumor, a informação fornecida limita-se ao prognóstico da massa tumoral e de sua agressividade em cada paciente.[5] O aumento no número de biópsias de fragmento (biópsias de saturação, até 40) eleva a detecção de Ca de próstata e oferece uma melhor estimativa do volume tumoral e GS,[8,9] porém possui muitas limitações, incluindo elevação do custo e morbidade, e sobrediagnóstico e sobretratamento de focos tumorais microscópicos.[10,11] Biópsias de saturação não podem realmente descartar a presença de Ca de próstata.[8,9] Recentemente, a MRI forneceu resultados interessantes em termos de detecção e localização de tumores.[12] MRI multiparamétrica (mp-MRI), combinando imagens ponderadas em T2 e sequências funcionais, tornou-se uma modalidade importante para detecção e estadiamento tumoral,[12] particularmente em candidatos para prostatectomia radical (PR), com áreas sob a curva ROC (característica de operação do receptor) superiores a 0,9.[13,14,15] Outros resultados interessantes foram publicados em séries de pacientes com a primeira biópsia negativa e um nível elevado de PSA.[16]

Um estudo clínico relatou que a mp-MRI poderia aumentar a taxa de biópsias positivas em pacientes com uma lesão anterior visível na MRI.[17] No entanto, o desempenho da MRI varia de acordo com a combinação de aspectos positivos que é selecionada para o diagnóstico de câncer, incluindo sequência ponderada em T2, sequência em difusão (incluindo o cálculo do coeficiente de difusão aparente [ADC]), sequência dinâmica realçada com contraste e, ocasionalmente, espectroscopia por MRI. Se a sensibilidade da mp-MRI for alta, sua especificidade permanece baixa, especialmente por ser afetada pela vascularidade aumentada da glândula interna normal e nódulos prostáticos hiperplásicos benignos coexistentes. Além disso, embora sua sensibilidade seja alta para um Ca de próstata grande (> 1 cm^3) e com GS alto (≥ 6),[18] permanece baixa para a detecção de lesões pequenas de GS limitado (< 6), e apresenta poucas informações que ajudam a diferenciar tumores agressivos de indolentes.[19] Sistemas diagnósticos assistidos por computador podem ajudar a padronizar a interpretação das imagens e a definir os limiares para distinguir os tumores agressivos.[20] Atualmente, existem diferentes sistemas de pontuação que combinam diferentes sequências: a escala subjetiva de Likert de 5 pontos,[13] o sistema PI-RADS (*Prostate Imaging-Reporting and Data System*) e a intensidade da morfologia-localização-sinal (MLS).

Em um recente estudo comparando esses diferentes sistemas de pontuação,[21] a escala de Likert exibiu um desempenho diagnóstico para a caracterização de lesões prostáticas significativamente mais elevado do que os outros dois sistemas. Este estudo também relatou uma baixa à moderada concordância interobservador e intraobservador para a classificação de lesões prostáticas visíveis na mp-MRI como benignas ou malignas para todos os sistemas de pontuação. A ultrassonografia transretal convencional (USTR) em modo B também foi estudada para avaliar seu desempenho no diagnóstico de Ca de próstata. No entanto, sua sensibilidade e especificidade foram muito limitadas, variando entre 40 e 50% para a detecção de Ca de próstata, e sem um aumento significativo com o uso de Doppler em cores ou de amplitude.[22,23] Ultrassonografia com contraste ainda está sob avaliação e revelou sensibilizar a biópsia de próstata,[24] entretanto, requer uma injeção intravenosa.

Próstatas com câncer são geralmente mais rígidas do que a próstata "normal", e esta característica exerce um papel fundamental durante o toque retal.[25] Todavia, o toque retal não é adequado para o diagnóstico de Ca de próstata, visto que seus achados são subjetivos, sua variabilidade interobservador é muito importante,[26] e não é um método preciso para o estadiamento da doença e localização precisa de diferentes focos,[27] que são dois fatores mandatórios para o planejamento da terapia primária. Uma técnica imageológica capaz de mapear a elasticidade do tecido poderia, portanto, ser útil na detecção e localização de áreas cancerosas no interior da próstata.

7.4 Para que Medir a Elasticidade Tecidual da Próstata para o Diagnóstico de Câncer de Próstata?

Até recentemente, técnicas imageológicas convencionais não forneciam qualquer informação sobre as propriedades elásticas *in vivo* dos órgãos. No entanto, a elasticidade (ou, equivalentemente, a rigidez) dos tecidos no corpo muda conforme a doença evolui ao longo de vários meses e/ou décadas, dependendo da velocidade de progressão da doença. O tecido do Ca de próstata se torna mais rígido do que o tecido prostático adjacente saudável por causa de várias alterações. Há um aumento na densidade celular e na microvascularização, destruindo a arquitetura glandular[28] e desencadeando o reparo da ferida. Este processo é caracterizado pela reação estromal[28,29] e pela deposição de colágeno no estroma ao redor do câncer.[30] Esta deposição de colágeno também aumenta de modo significativo com um aumento no escore de Gleason[31,32] e está associada a uma redução significativa na área acima no estroma do Ca de próstata. Todas estas alterações contribuem com o aumento na rigidez do tecido afetado pelo Ca de próstata.[33]

Vários estudos focaram em amostras *ex vivo*, principalmente em razão dos desafios da engenharia em implementar dispositivos mecânicos para medir a rigidez *in vivo*. Os resultados dos diferentes estudos mecânicos realizados *ex vivo* em amostras de tecido da próstata estão resumidos na ▶ Tabela 7.1.[33,34,35,36,37,38] No final da década de 1990, Krouskop *et al.*[34] iniciaram uma avaliação mecânica do tecido prostático. Uma diferença significativa entre a rigidez dos tecidos prostático normal e canceroso foi demonstrada.[35,37,38] Além disso, o aumento na rigidez do tecido estava correlacionado com a agressividade da doença, como avaliado com o escore de Gleason (GS)[37] e a gravidade da doença.[38] Este fato é um achado importante, visto que a elasticidade poderia ajudar a diferenciar o câncer clinicamente significativo da doença insignificante. Nódulos de hiperplasia prostática benigna (HPB) podem frequentemente induzir um diagnóstico falso-positivo quando o toque retal e/ou a USTR são utilizadas, revelando a presença de nódulos prostáticos na imagem em modo B. O módulo de Young para nódulos de HPB *versus* aquele para nódulos de tecidos cancerosos relatados em dois desses estudos são significativamente diferentes.[33,38]

Tabela 7.1 Medida da Elasticidade Tecidual com o Uso de Técnicas Mecânicas

Estudo	Ano	Delineamento do estudo	# Espécimes	Faixa de rigidez tecidual (kPa)		
				Normal	HPB	Ca de Próstata
Krouskop *et al.*[34]	1998	1 amostra de paciente com PR	–	55-71	36-41	96-241
Phipps *et al.*[33]	2005	83 amostras de 22 pacientes com PR	11 HPB 11 Ca de próstata	–	100	118
Zhang *et al.*[36]	2008	17 amostras de 8 PR em zonas periféricas	8 normais 9 Ca de próstata	15,9 ± 5,9	–	40,4 ± 15,7
Hoyt *et al.*[35]	2008	17 amostras de 8 espécimes de PR	8 normais 9 Ca de próstata	3,8-25	–	7,8-40,6
Ahn *et al.*[37]	2010	46 espécimes de PR	–	17,0 ± 9	–	24,1 ± 14,5
Carson *et al.*[38]	2011	23 espécimes de PR, 6 espécimes de autópsia	–	41,1	36,8	30,9-71,0

Abreviações: HPB, hiperplasia prostática benigna; Ca de próstata, câncer de próstata; PR, prostatectomia radical; #, número de.

Elastografia da Próstata

Apesar das limitações dos estudos *ex vivo*, estes resultados encorajadores, combinados ao amplo uso da USTR para a orientação de biópsia sistemática, incitaram o desenvolvimento de uma imagem ultrassonográfica da elasticidade para a glândula prostática.

7.5 Técnicas de Elastografia da Próstata

Vários métodos ultrassonográficos foram desenvolvidos nos últimos anos para medir *in vivo* as elasticidades dos tecidos prostáticos e fornecer um mapa da elasticidade. Estes métodos aprimoram a caracterização da lesão prostática e a detecção de Ca de próstata; em particular, esta abordagem pode ser extremamente útil para lesões da próstata, revelando lesões no mapa de elasticidade que não são visíveis na USTR convencional (lesões isoecogênicas) ou outras modalidades imagiológicas como a MRI. Na verdade, é importante compreender que lesões isoecogênicas podem ser detectadas com a elastografia prostática, visto que a informação exibida não depende de sinais de retroespalhamento. A elastografia pode, portanto, ter duas indicações principais: fornecer informações adicionais para a caracterização de lesões prostáticas e melhorar a detecção de Cas de próstata.

Dois conceitos são atualmente usados para a elastografia ultrassonográfica: a análise da tensão ou deformação de um tecido criada por uma força mecânica (elastografia estática/quase-estática ou elastografia por compressão [SE]) e a análise da velocidade de propagação de uma onda de cisalhamento (elastografia por ondas de cisalhamento [SWE]), que está vinculada à elasticidade do tecido.

7.5.1 Elastografia por Compressão

Na elastografia por compressão da próstata, uma força externa é aplicada na parede retal do paciente, adjacente à zona periférica da próstata, usando o transdutor endocavitário como um dispositivo de compressão. Há problemas técnicos que surgem com a aplicação prostática da elastografia por compressão. O primeiro problema está relacionado com a obtenção de homogeneidade da deformação do tecido por causa do uso de um transdutor microconvexo de onda longitudinal. Os ciclos de compressão-liberação devem ser aplicados sem mudar o plano de imagem, a fim de evitar artefatos deslizantes. Isto pode ser difícil com o comprimento do transdutor e seu formato microconvexo. Um balão preenchido com água, posicionado entre a sonda e a parede retal, pode ser usado para aumentar a homogeneidade da deformação.[39] O segundo problema está relacionado com a posição do FOV. De fato, a escala de cores da rigidez é automaticamente distribuída da menor para a maior deformação encontrada no plano de imagem. A exibição depende da faixa de rigidez encontrada na rigidez da região de interesse (ROI). Esta é a razão pela qual o tamanho e a posição do quadro de rigidez podem induzir variação artificial da deformação exibida, e a ROI deve incluir a glândula inteira e os tecidos adjacentes. O terceiro problema está relacionado com a falta de informações quantitativas verdadeiras. O limiar de rigidez não pode ser definido, e apenas imagens qualitativas são fornecidas ao clínico. O valor da informação semiquantitativa que pode ser originada mensurando-se a razão de deformação entre duas regiões de interesse (geralmente uma considerada "normal" em termos de rigidez e outra considerada "anormal") é limitado. A deformação para cada *pixel* é codificada por cores (ou codificada em escala de cinza) e exibida de forma sobreposta à imagem em modo B. Esta técnica se tornou disponível às sondas endocavitárias vários anos atrás para possibilitar a varredura da próstata.

Aquisição e Interpretação

A elastografia por compressão da próstata é realizada após um exame completo em modo B e Doppler em cores conduzido nos planos transversal e sagital, a fim de medir o volume da próstata, identificar áreas suspeitas na glândula periférica (sobretudo, hipoecoicas e, ocasionalmente, hipervascular) e analisar o espaço periprostático (incluindo as vesículas seminais). O modo de elastografia por compressão é ativado, e cada lesão focal suspeita é analisada durante leves ciclos de compressão-liberação induzidos pela sonda transretal, enquanto o paciente permanece deitado em uma posição lateral esquerda. Toda a glândula também pode ser analisada para a detecção de áreas rígidas, tipicamente no plano transversal. O Índice de Qualidade (fator de qualidade) possibilita o controle que garante uma velocidade e pressão apropriadas do ciclo de compressão-liberação.

Tecidos rígidos exibem uma deformação reduzida codificada na cor azul, enquanto os tecidos macios apresentam uma maior deformação codificada em vermelho. O padrão normal da elastografia por compressão da zona periférica é de elasticidade intermediária (▶ Fig. 7.1), enquanto que a glândula interna (principalmente a zona de transição) mostra mais heterogeneidade e exibe uma maior rigidez com o aumento da idade e volume[40] (▶ Fig. 7.1b). Lesões hipoecoicas codificadas em azul são altamente suspeitas para malignidade (▶ Fig. 7.2).

Limitações

A elastografia por compressão da próstata está enfrentando alguns desafios, como a falta de compressão uniforme sobre a glândula inteira, a dependência do operador e a necessidade de um treinamento significativo a fim de aumentar a reprodutibilidade e limitar os artefatos. Um dos maiores fatores limitantes é a dificuldade em dominar a técnica, que é necessária para a obtenção de elastogramas apropriados e reprodutíveis. A concordância interobservador na detecção de câncer pode exibir uma concordância moderada entre os leitores, como demonstrado pelos baixos valores kappa.[41] Mesmo em mãos experientes, até 32% das aquisições elastográficas por compressão podem ser consideradas irrelevantes por causa de problemas técnicos, como o deslizamento do plano de compressão.[41,42] Esta discrepância entre os planos pré e pós-compressão resulta em uma estimativa errada da elasticidade do tecido, mas este artefato é reduzido com treinamento e interposição com um balão. Hiperplasia prostática benigna é responsável pela maioria das avaliações elastográficas falso-positivas.[41] Áreas rígidas também podem resultar de doença inflamatória da próstata, podendo ser detectadas em até 40% dos pacientes sem um câncer detectado.[43]

Compressão da próstata a partir do reto pode evitar a transmissão de deformação adequada por toda a próstata, mais especificamente a região anterior da próstata. É de salientar que a compressão aplicada às regiões posteriores e a deformação subsequente são necessariamente diferentes daquelas na região anterior (decorrente da profundidade): o mesmo mecanismo se aplica com a base e o ápice, em razão da diferente angulação do transdutor de onda longitudinal. Isto pode afetar as taxas de detecção (DRs) da elastografia por compressão, que foram relatadas serem menores na região anterior da próstata do que na região posterior, e também menores na base prostática quando comparado à região apical, como demonstrado por vários estudos.[39,44,45,46]

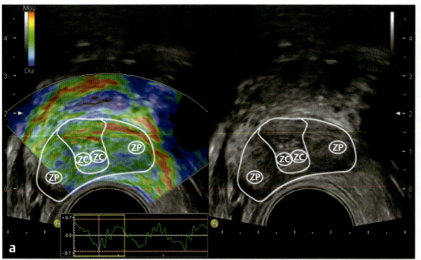
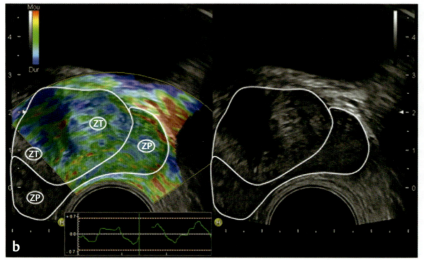
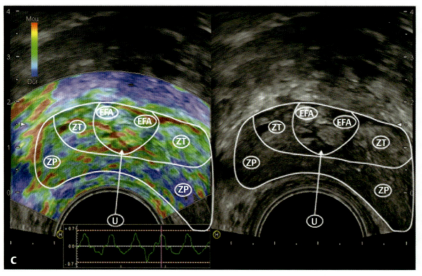

Fig. 7.1 Distribuição típica do padrão de elasticidade usando a elastografia por compressão em um paciente de 60 anos de idade com hiperplasia prostática benigna (HPB) moderada. (**a**) Base da próstata, incidência transversal, rotação lateral esquerda do transdutor. A zona periférica (ZP) é codificada com as cores verde e vermelha em razão da rigidez leve à intermediária do tecido. Alguns tons de azul são observados nas bordas da glândula, correspondendo a artefatos de não deformação. Nas partes mais superior e anterior da glândula, é difícil separar a zona central (ZC) do estroma fibromuscular anterior. A borda elástica pericapsular é codificada em vermelho (macio) e pode ser vista anteriormente. (**b**) Porção média da glândula prostática, incidência transversal, rotação lateral esquerda do transdutor. A zona periférica (ZP) aparece maior com o mesmo padrão de elasticidade. A zona de transição (ZT) exibe um padrão mais heterogêneo por causa do desenvolvimento de HPB, com alguns tons de azul decorrentes das áreas mais rígidas. A borda elástica pericapsular é codificada em vermelho (macio) e pode ser vista lateralmente. (**c**) Ápice da próstata, incidência transversal, leve rotação lateral direita do transdutor. A zona periférica (ZP) é codificada principalmente em verde por causa da elasticidade intermediária. A borda elástica pericapsular é codificada em vermelho (macio) e pode ser vista anteriormente. Note o padrão heterogêneo da uretra com linhas periféricas em forma de anel. EFA, estroma fibromuscular anterior; U, uretra,

Elastografia da Próstata

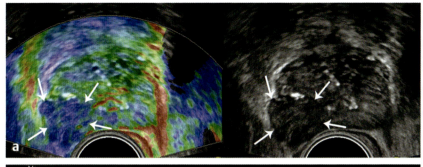
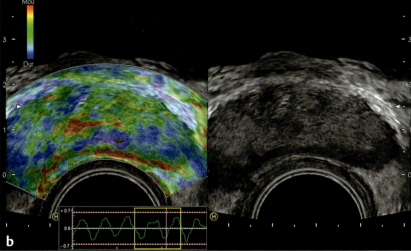

Fig. 7.2 Padrão do câncer de próstata na elastografia por compressão. (**a**) Nódulo hipoecogênico típico, desenvolvido na zona periférica posterior, com padrão de rigidez típico codificado em azul (*setas*); note que o câncer está certamente invadindo a cápsula. (**b**) Câncer de próstata difuso invadindo toda a glândula, correspondendo a uma lesão com escore de Gleason 7. Este diagnóstico é difícil e, inicialmente, não foi detectado pela imagem por ressonância magnética (MRI). No entanto, a elastografia por compressão revelou a presença de áreas rígidas anormais codificadas em azul, distribuídas por toda a zona periférica e de transição. Este padrão mostrou-se muito estável com os ciclos de compressão-liberação.

7.5.2 Elastografia por Ondas de Cisalhamento

Ao contrário da elastografia por compressão (SE), a elastografia por ondas de cisalhamento, ou SWE, não requer compressão na parede retal para produzir os elastogramas. Esta técnica se baseia na medida da velocidade da onda de cisalhamento se propagando pelos tecidos.[47] Pertence ao campo de imagens de múltiplas ondas, visto que combina duas ondas diferentes: uma (onda de cisalhamento) que fornece informação sobre a rigidez, e outra (onda ultrassônica) que captura a propagação da onda de cisalhamento. Graças à combinação destas duas ondas, a elastografia por ondas de cisalhamento fornece um mapa quantitativo dinâmico das propriedades viscoelásticas dos tecidos moles em tempo quase real. É importante saber que a próstata pode ser facilmente deslocada pelas contrações do músculo perineal e/ou pela introdução e deslocamentos do transdutor endocavitário. Apesar da baixa cadência, a aquisição em tempo quase real é muito útil na varredura da próstata. A média das elasticidades é calculada a partir de uma região de interesse (ROI) e pode ser exibida em quilopascal (kPa) ou em metros por segundo (m/s) (se as velocidades das ondas de cisalhamento forem exibidas). A velocidade das ondas de cisalhamento (em m/s), ou o módulo de Young (em pKa), é codificada por cores para cada *pixel* e exibida como uma sobreposição à imagem em modo B.

Tecidos rígidos são codificados na cor vermelha, enquanto que os tecidos macios aparecem em azul. Os valores da elasticidade (média, desvio-padrão, mínimo e máximo) são, então, calculados para cada ROI (▶ Fig. 7.4a). A razão entre os valores médios de duas ROIs posicionadas em uma região suspeita e na zona periférica normal adjacente pode ser calculada (▶ Fig. 7.4a). Esta tecnologia se tornou disponível aos transdutores endocavitários de onda longitudinal apenas recentemente, explicando o número limitado de artigos publicados.

Aquisição e Interpretação

A SWE da próstata também é realizada após uma avaliação completa da próstata com a ultrassonografia em modo B e Doppler em cores, em um paciente deitado na posição lateral esquerda. O modo SWE é ativado, e cada lesão focal suspeita é analisada, evitando qualquer pressão sobre o transdutor. Configurações otimizadas devem incluir uma penetração maximizada e uma escala de elasticidade apropriada (70 a 90 kPa). Toda a glândula também pode ser varrida para detecção de áreas rígidas no plano transversal. O quadro da SWE é aumentado até o máximo, a fim de abranger metade da glândula em um plano transversal. Portanto, cada lado da próstata é varrido separadamente e registrado da base até o ápice em 2 *cine loops* separados. Para cada plano, o transdutor é mantido em uma posição fixa por 3 a 4 segundos até que ocorra a estabilização dos sinais. Lesões hipoecoicas codificadas em vermelho são altamente suspeitas para malignidade. O *cine loop* digital pode ser revisado, e a ROI pode ser posicionada sobre áreas suspeitas detectadas na varredura em modo B ou durante a varredura de detecção por SWE, mesmo durante o processo de revisão. Os valores da elasticidade (média, desvio-padrão, mínimo e máximo) são, então, calculados para cada ROI.

Em pacientes jovens sem transtornos prostáticos, as zonas periférica e central são codificadas em azul com um padrão muito homogêneo (com valores de rigidez variando de 15 a 25 kPa), enquanto que a zona de transição exibe rigidez abaixo de 30 kPa (▶ Fig. 7.3). Com o desenvolvimento de hiperplasia prostática benigna, a zona periférica permanece macia, com uma cor muito homogênea codificada em azul (tecido macio), enquanto que a zona de transição se torna dura (cor vermelha) com um padrão de cor heterogêneo; os valores da elasticidade variam de 30 a 180 pKa[48] (▶ Fig. 7.3).

A reprodutibilidade da SWE foi estudada em um único artigo e exibiu uma excelente reprodutibilidade intraobservador geral

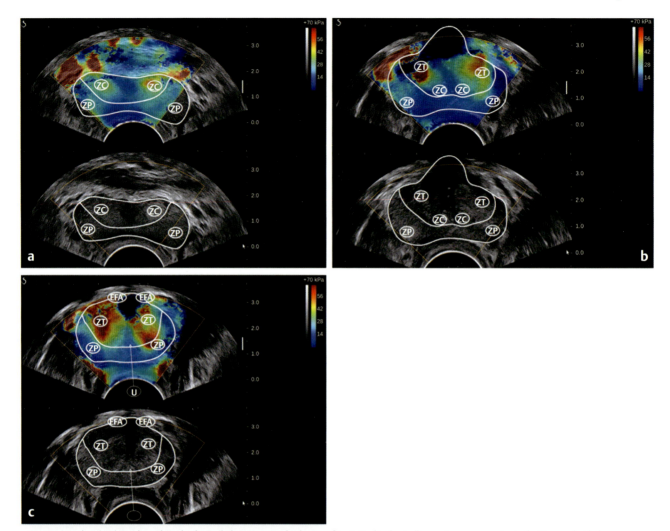

Fig. 7.3 Distribuição típica do padrão de elasticidade com o uso da elastografia por ondas de cisalhamento em um paciente de 35 anos de idade com hiperplasia prostática benigna (HPB) mínima, da base ao ápice. (**a**) Base da próstata, incidência transversal. A zona periférica (ZP) é homogeneamente macia e, portanto, codificada por tons de azul. Os valores médios da rigidez são tipicamente abaixo de 30 pKa. A zona central (ZC) permanece bastante homogênea por causa do mínimo desenvolvimento de HPB e aparece ligeiramente mais rígida, com valores médios variando de 20 a 30 kPa. Note que o espaço entre a parede retal e a zona periférica posterior é codificado em azul, refletindo a pressão mínima induzida pelo transdutor endocavitário. (**b**) Porção média da glândula prostática, incidência transversal. A zona periférica aparece maior e permanece homogênea com padrão macio típico e valores médios de rigidez abaixo de 30 kPa. A zona central ainda é visível posteriormente e é bastante homogênea por causa do mínimo desenvolvimento de HPB, aparecendo ligeiramente mais rígida com valores médios variando de 20 a 35 pKa. A zona de transição (ZT) aparece mais heterogênea em razão do desenvolvimento de HPB. (**c**) Ápice da próstata, incidência transversal. A zona periférica exibe o mesmo padrão macio homogêneo com valores médios de rigidez abaixo de 30 pKa. A zona de transição aparece heterogênea por causa do desenvolvimento de HPB, e alguns nódulos anteriores são exibidos na SWE com valores médios de rigidez de 30 a 55 pKa. Por causa da penetração anterior limitada da SWE, o estroma fibromuscular anterior não é codificado por cores. EFA, estroma fibromuscular anterior; U, uretra.

(correlação intraclasse [ICC] = 0,876), com mínimo impacto da localização da ROI, volume prostático e variáveis clínicas (ICC = 0,826-0,917).[49] A capacidade em tempo real da SWE possibilita a varredura da glândula inteira e a detecção de focos rígidos que nem sempre são exibidos na imagem em modo B (▶ Fig. 7.4, ▶ Fig. 7.5). Cas de próstata geralmente aparecem como áreas mais rígidas do que o tecido adjacente (▶ Fig. 7.5). Biópsia dirigida pode ser realizada com a orientação da SWE para aumentar a taxa de detecção de câncer. Apesar da baixa cadência, a capacidade em tempo real da SWE é útil para otimizar o percurso da agulha, direcionando-a para a área mais rígida do nódulo que, algumas vezes, não se correlaciona estritamente com os achados em modo B (▶ Fig. 7.6).

Limitações

A SWE da próstata também está enfrentando alguns desafios. Quando uma área rígida é encontrada, o operador deve liberar qualquer pressão sobre o reto para assegurar que o padrão mais rígido não resulte da pressão excessiva exercida sobre o transdutor de onda longitudinal; no entanto, certa pressão não pode ser evitada durante a varredura do ápice, à medida que o transdutor é reclinado, ou durante a varredura de uma próstata hipertrófica grande que se projeta para o interior do lúmen retal. Em casos de pressão excessiva, a zona periférica situada contra o transdutor aparece rígida. A SWE não possui outras limitações, como baixa cadência, um quadro de SWE pequeno e problemas de estabilização da imagem e de penetração. Na presença de macrocalcificações, os valores da elasticidade são aumentados (▶ Fig. 7.7). A penetração do pulso da onda de cisalhamento é de 3 a 4 cm. Em uma próstata grande, a penetração pode não ser profunda o bastante para medir a zona anterior da próstata grande [48,50] (▶ Fig. 7.7c).

Ambas as técnicas de SWE e SE também sofrem das mesmas limitações intrínsecas: nem todos os cânceres são rígidos, e nem todas as lesões rígidas são cânceres (particularmente na presença de calcificações e alterações fibrosas). Esta é a razão

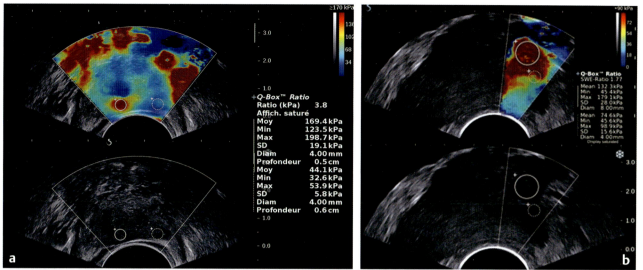

Fig. 7.4 Padrão típico da elastografia por ondas de cisalhamento (SWE) do câncer de próstata. (**a**) A zona periférica posterior no ápice apareceu ligeiramente hipoecogênica. A SWE revela uma área nodular muito rígida; a rigidez média da lesão é de 169 pKa, enquanto que a rigidez da zona periférica contralateral é de 44 pKa; a razão da rigidez é de 3,8. A SWE possibilita medidas quantitativas da rigidez do tecido usando a ROI. Para a SWE de próstata, a escala típica dos valores de elasticidade exibidos é configurada em 50 a 70 pKa. Note que o espaço periprostático posterior é codificado em azul, demonstrando a pressão mínima do transdutor endocavitário. A biópsia de próstata confirmou a presença de um adenocarcinoma com escore de Gleason 8. (**b**) O diagnóstico de câncer de próstata anterior é mais difícil. Neste paciente, a zona periférica anterior era ligeiramente hipoecogênica. A SWE revela uma área nodular muito rígida; a rigidez média da lesão é de 169 pKa, enquanto que a rigidez da zona periférica contralateral é de 132 kPa; a zona periférica posterior adjacente é codificada em azul claro, correspondendo a valores de rigidez abaixo de 35 kPa. A biópsia de próstata confirmou a presença de um adenocarcinoma com escore de Gleason 7.

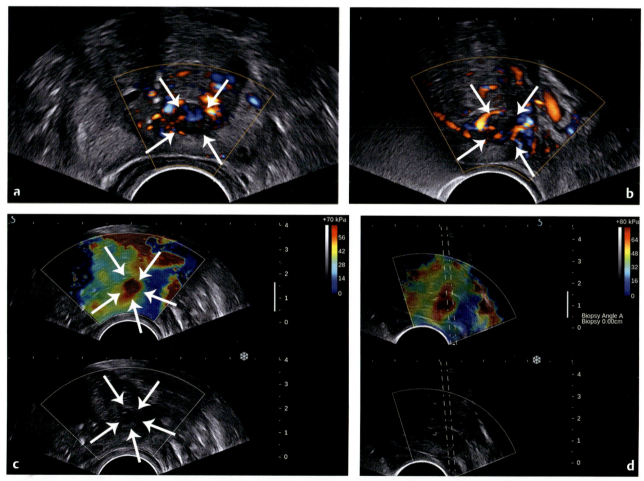

Fig. 7.5 O valor adicional da elastografia por ondas de cisalhamento (SWE) para o diagnóstico e biópsia de câncer de próstata. (**a, b**) Ultrassonografia da próstata em modo B e USTR Doppler de amplitude direcional não detectaram qualquer lesão na zona periférica; um único nódulo hipervascular foi observado na zona de transição próximo da cápsula cirúrgica posterior, e exibiu forte hipervascularidade (*setas brancas*) nos planos transversal (**a**) e sagital (**b**). (**c**) Durante a varredura de detecção da base ao ápice, a SWE revelou uma área nodular muito rígida (padrão vermelho) na zona periférica, no nível da porção média da glândula. A área foi previamente observada na imagem em modo B como uma área pseudocística hipoecogênica, e não foi inicialmente considerada como um alvo potencial. (**d**) Biópsia dirigida por SWE no interior da lesão confirmou a presença de um adenocarcinoma com escore de Gleason 6. Todos os outros fragmentos foram negativos.

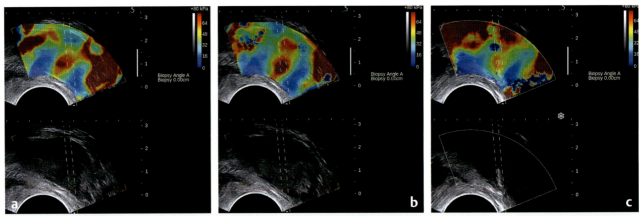

Fig. 7.6 Biópsias dirigidas por elastografia por ondas de cisalhamento (SWE). (**a**) Esta lesão prostática foi fracamente observada na imagem em modo B, mas facilmente detectada na SWE. As linhas pontilhadas indicam o percurso da agulha. A angulação é subótima, visto que o percurso não está sendo direcionado para a área mais rígida da lesão. (**b**) Após o encurvamento do transdutor, o trajeto foi otimizado, e o percurso incluiu grande parte da porção mais rígida da lesão. (**c**) O percurso da agulha estava passando exatamente na lesão. Biópsia dirigida por SWE é de interesse, particularmente quando a lesão não pode ser vista na imagem em modo B.

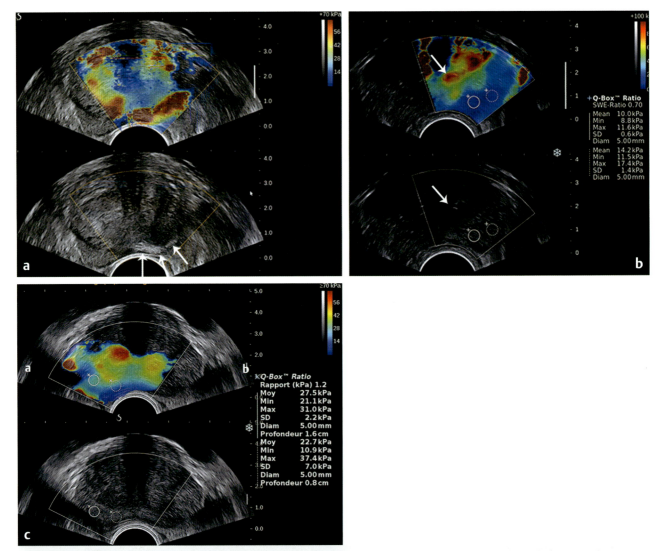

Fig. 7.7 Elastografia da próstata: desvantagens e limitações. (**a**) Elastografia por ondas de cisalhamento (SWE): rigidez aumentada decorrente de calcificações massivas no limite entre as zonas periférica e de transição (*setas*). (**b**) Ocasionalmente, as calcificações são menos visíveis, e o padrão da SWE deve sempre ser analisado em conjunto com a imagem em modo B (*seta*). (**c**) SWE: hipertrofia prostática benigna grande atenuando o feixe de ultrassom e, particularmente, as ondas de cisalhamento. Não há mapa das elasticidades abaixo de 2 a 3 cm na parte anterior da próstata.

Elastografia da Próstata

Tabela 7.2 Revisão da Literatura dos Estudos Elastográficos da Próstata Realizados antes da Prostatectomia Radical para o Desempenho Diagnóstico por Paciente e por Fragmento

Estudo	Ano	Técnica	Pacientes	# Ca de próstata	Sen (%)	Spef (%)	PPV (%)	NPV (%)	Acc (%)
Pallwein et al.[51]	2007	Compressão	16	35	87	92	80	95	92
Tsutsumi et al.[42]	2007	Compressão	51	77	82	60	–	–	–
Sumura et al.[52]	2007	Compressão	17	–	74	88	–	–	–
Salomon et al.[53]	2008	Compressão	109	451	75	77	88	59	76
Tsutsumi et al.[39]	2010	Compressão	55	115	73	89	81	84	83
Walz et al.[54]	2011	Compressão	28	88	73	79	67	83	77
Walz et al.[55]	2011	Compressão	32	–	72	81	67	85	–
Brock et al.[56]	2011	Compressão	229	894	66	72	81	53	68
Junker et al.[45]	2012	Compressão	39	48	83	–	–	–	–
Pelzer et al.[57]	2013	Compressão	50	–	–	–	–	–	–
Brock et al.[58]	2013	Compressão	86	56	49	74	78	51	62
Junker et al.[46]	2014	Compressão	39	61	67	–	–	–	–
Zhu et al.[59]	2014	Compressão	56	–	67	89	–	–	83
Boehm et al.[48]	2015	SWE	60	60	81	69	67	82	74

Abreviações: Acc, precisão; NPV, valor preditivo negativo; Ca de próstata, câncer de próstata; PPV, valor preditivo positivo; Sen, sensibilidade; Spef, especificidade; #, número de.

pela qual a análise do padrão em modo B de áreas rígidas permanece mandatória.

7.6 Revisão da Literatura

Vários estudos demonstram os valores da SE e SWE, como demonstrado na ▶ Tabela 7.2, ▶ Tabela 7.3 e ▶ Tabela 7.5. Três diferentes aplicações podem ser identificadas: primeiro, a caracterização de uma área anormal detectada na imagem em modo B, US Doppler em cores, ou mesmo em um prévio exame de MRI; segundo, a detecção de uma lesão não observada em qualquer técnica imageológica realizada anteriormente; e terceiro, a biópsia dirigida. A elastografia da próstata requer treinamento específico; a curva de aprendizado pode ser mais longa para a SE, por causa da variabilidade da força aplicada com o transdutor. Algumas das discrepâncias na literatura derivam do desempenho mais insatisfatório das implementações iniciais, e sistemas mais atualizados parecem ser mais fáceis de usar e fornecer resultados mais consistentes. No entanto, é interessante observar que a maioria dos fabricantes de US está desenvolvendo técnicas de SWE e deveria estar estendendo seu uso para os transdutores endocavitários.

7.6.1 Comparação entre a Elastografia e a Prostatectomia Radical para o Diagnóstico de Câncer de Próstata

Visto que biópsias sistemáticas podem não detectar o Ca de próstata, muitos estudos[39,42,45,46,48,51,52,53,54,55,56,57,58,59] foram conduzidos usando a PR como o padrão ouro para avaliar a precisão geral da elastografia por compressão no diagnóstico de Ca de próstata. Uma comparação com espécimes de PR possibilita que a exata localização, volume, tipo histológico e extensão extracapsular das lesões de Ca de próstata sejam determinados. Investigadores examinando este grupo de pacientes podem ser tendenciosos sabendo que uma PR está agendada.

Tabela 7.3 Revisão da Literatura dos Estudos Elastográficos da Próstata (por Compressão e SWE), antes da Biópsia Sistemática, para o Desempenho Diagnóstico por Paciente e por Fragmento

Estudo	Ano	Técnica	N	# Ca de próstata	Por paciente (%)					# Fragmentos	Por fragmento (%)				
					Sen	Spef	PPV	NPV	Acc		Sen	Spef	PPV	NPV	Acc
Konig et al.[60]	2005	Compressão	404	151	84	–	–	–	–	906	51	67	49	68	61
Pallwein et al.[61]	2008	Compressão	492	125	89	72	62	91	77	1.952	69	89	51	95	87
Kamoi et al.[62]	2008	Compressão	107	40	68	81	68	81	76	940	75	77	88	59	76
Miyagawa et al.[41]	2009	Compressão	311	95	73	–	–	–	–	1.539	50	53	22	81	53
Brock et al.[44]	2012	Compressão	178	91	51	–	–	–	–	1.068	61	68	32	89	68
Barr et al.[50]	2012	SWE	53	26	100	–	–	–	–	318	96	96	69	99	96
Ahmad et al.[63]	2013	SWE	50	33	–	–	–	–	–	626	92	89	95	83	91
Woo et al.[64]	2015	SWE	97	26	–	–	–	–	–	1.058	43	81	13	95	70
Correas et al.[65]	2015	SWE	184	68	93	63	59	94	74	–	96	85	48	99	85
Boehm et al.[66]	2015	SWE	95	38	95	67	49	90	58	–	–	–	–	–	–

Abreviações: Acc, precisão; N, número de pacientes; NPV, valor preditivo negativo; Ca de próstata, câncer de próstata; PPV, valor preditivo positivo; Sen, sensibilidade; Spef, especificidade; SWE, elastografia por ondas de cisalhamento; #, número de.

Os estudos mais importantes estão resumidos na ▶ Tabela 7.2. Em 2011, Brock *et al.* conduziram o maior estudo em elastografia por compressão, incluindo um total de 229 pacientes com Ca de próstata comprovado por biópsia, que foram prospectivamente rastreados para áreas com suspeita de câncer e extensão extracapsular usando ultrassonografia em escala de cinza e elastografia por compressão.[56] Dentre os 1.374 setores avaliados, a patologia relatou a presença de câncer em 894 (62%) pacientes e extensão extracapsular em 47 pacientes. A elastografia por compressão detectou corretamente 594 (66%), e a ultrassonografia em escala de cinza 215 (24%) lesões suspeitas de câncer. A sensibilidade e especificidade da elastografia por compressão foram de 66 e 72%, respectivamente (▶ Tabela 7.2), comparado a 24 e 90%, respetivamente, para a ultrassonografia em escala de cinza. A elastografia identificou o maior foco tumoral sítio-específico em 68% dos pacientes. Extensão extracapsular foi identificada com uma sensibilidade de 38% e especificidade de 96% usando a elastografia por compressão, comparado a 15 e 97%, respectivamente, com o uso da ultrassonografia em escala de cinza. A maioria dos estudos relatou um aumento significativo na identificação de Ca de próstata (▶ Tabela 7.2); de fato, Zhang *et al.*[67] realizaram uma metanálise usando sete estudos publicados,[39,42,52,53,54,56,68] que incluíram um total de 508 pacientes, para analisar o desempenho diagnóstico da elastografia por compressão usando a PR como a técnica padrão ouro, e estabeleceram uma sensibilidade e especificidade agrupada de 72% (intervalo de confiança [CI] de 95%: 70-74%) e 76% (CI de 95%: 74-78%), respectivamente. Eles concluíram que a elastografia por compressão tem uma alta precisão na detecção de Cas de próstata. Diversos estudos[39,45,46,52,59] também demonstraram que as taxas de detecção de Ca de próstata na elastografia por compressão dependem do tamanho tumoral, volume tumoral, localização, tipo histológico e extensão extracapsular. Foi constatado que a elastografia por compressão é mais sensível na detecção de lesões de Ca de próstata com GSs mais altos, maiores volumes, extensão extracapsular e localizados na zona periférica e parte apical.

Boehm *et al.* estudaram a capacidade da SWE em localizar as lesões de Ca de próstata antes da PR e também analisaram o limiar da elasticidade para a detecção de focos de câncer.[48] Eles demonstraram que a SWE permite a identificação de focos de câncer com base nas diferenças de rigidez tecidual, e que valores de corte confiáveis podem ser estabelecidos, possibilitando a localização independente dos focos de Ca de próstata pelo examinador.

Nos últimos anos, o conceito de terapia focal ganhou cada vez mais interesse.[69] O objetivo da terapia focal é fornecer tratamento à lesão de Ca de próstata sem tratar a próstata inteira, pois esta abordagem reduziria de forma significativa os efeitos colaterais do tratamento ao deixar intactas as estruturas sensíveis, como o feixe neurovascular ou o esfíncter urinário. As limitações da terapia focal para Ca de próstata são a natureza multifocal da doença, bem como o problema de correta identificação e localização das lesões de Ca de próstata por biópsia/ou imagem da próstata.[70] A principal lesão do Ca de próstata é geralmente chamada de lesão-índice e é considerada ser responsável pela possível progressão metastática e mortalidade câncer-específica.[70] O objetivo da terapia focal é tratar apenas esta lesão-índice. Walz *et al.* avaliaram a capacidade da elastografia por compressão em identificar a lesão-índice do Ca de próstata, e observaram uma baixa sensibilidade de 59%, enquanto que as biópsias sistemáticas tiveram uma sensibilidade de 68%.[55] Eles concluíram que, se a terapia focal tivesse sido baseada apenas na elastografia por compressão, somente 60% de todos os pacientes teriam recebido tratamento satisfatório da lesão-índice, enquanto 40% dos pacientes teriam sido subtratados. Entretanto, eles também notaram que a combinação dos dados da biópsia com os da elastografia por compressão teria aumentado a sensibilidade para 85%.

7.6.2 Comparação da Elastografia às Biópsias Sistemáticas para o Diagnóstico de Câncer de Próstata

A ▶ Tabela 7.3 resume os estudos que avaliaram o desempenho diagnóstico da elastografia, comparado às biópsias randomizadas. Os estudos de elastografia por compressão mostraram um desempenho diagnóstico intermediário a bom, enquanto a SWE revelou um melhor desempenho diagnóstico; precisões, sensibilidades e valores preditivos negativos (VPNs) variaram de 61 a 87% e 70 a 96%, 50 a 75% e 92 a 96% (exceto para o Woo *et al.*), e 59 a 95% e 83 a 99%, respectivamente, para elastografia por compressão e SWE. Estas melhoras podem ser atribuídas à maior reprodutibilidade da SWE e sua natureza quantitativa. Miyagawa *et al.*[41] realizaram uma análise histológica por fragmento e compararam os resultados aos dados da elastografia por compressão em 311 pacientes. Dentre as 1.528 (65%) aquisições que puderam ser analisadas, 805 fragmentos foram negativos e 733 positivos na histologia da biópsia. Dos 733 fragmentos positivos, apenas 158 foram diagnosticados como câncer; das restantes 575 aquisições positivas por elastografia com biópsia negativa, 424 (74%) imagens foram consideradas como exibindo hiperplasia prostática.

A SWE é uma técnica mais recente, e um número menor de artigos pode ser encontrado na literatura (▶ Tabela 7.4). Em todos os estudos, os valores do módulo de Young do Ca de próstata foram significativamente mais elevados quando comparados aos valores do módulo de Young de lesões benignas (*p* < 0,002 em todos os estudos) (▶ Tabela 7.4). Barr *et al.*[50] demons-

Tabela 7.4 Revisão da Literatura da Elastografia por Ondas de Cisalhamento da Próstata: Rigidez Média e Desvio-Padrão para Tecidos Benignos e Malignos (para Todos os GS para e Lesões com GS 6, 7, 8 e 9).

Estudo	Ano	N	# Ca de próstata	Tecido benigno[†]				P	Tecido maligno[‡]				
				Todos	Norm	Infla	PIN		Todos	GS 6	GS 7	GS 8	GS 9
Barr *et al.*[50]	2012	53	26	22 ± 12	–	–	–	0,0001	58 ± 21	–	–	–	–
Ahmad *et al.*[63]	2013	50	33	75 ± 47	–	–	83 ± 39	0,0001	134 ± 58	95 ± 29	163 ± 63	113 ± 20	–
Woo *et al.*[64]	2015	97	26	33 ± 18	32 ± 17	46 ± 38	26 ± 11	0,002	55 ± 46	33 ± 19	55 ± 49	57 ± 40	88 ± 64
Correas *et al.*[65]	2015	184	68	21 ± 6	–	–	–	< 0,0001	60 ± 20	47 ± 7	60 ± 20	70 ± 29	125 ± 29
Boehm *et al.*[66]	2015	95	38	42 ± 20	–	–	–	< 0,0001	88 ± 40	–	–	–	–

[†]Para Barr *et al.* e Correas *et al.* Lesões com escore de Gleason 6 foram consideradas Ca de próstata.
[‡]Para Boem *et al.*, Ahmad *et al.* e Woo *et al.* Lesões com escore de Gleason 6 foram consideradas como lesões não cancerígenas.
Abreviações: GS, escore de Gleason; Infla, inflamação; N, número de pacientes; Norm, normal; PIN, neoplasia intraepitelial prostática; p, valor p; Ca de próstata, câncer de próstata; #, número de lesões.

Elastografia da Próstata

traram que as diferenças no valor do módulo de Young entre as lesões benignas não foram todas estatisticamente significativas: benigna *versus* atipia (p = 0,818), benigna *versus* inflamação aguda (p = 0,606), inflamação benigna *versus* crônica (p = 0,0509) e inflamação aguda *versus* inflamação crônica (p = 0,096), enquanto Woo *et al.*[64] demonstraram uma diferença significativa entre o tecido prostático normal e a inflamação crônica (p = 0,021). Dois estudos mostraram uma tendência linear estatisticamente significativa da elasticidade na SWE com os escores de Gleason (coeficiente de correlação de Spearman, p = 0,343 em Woo *et al.*[64] e p = 0,282 em Correas *et al.*,[65] ambos com $p < 0,001$). Além disso, em vários estudos,[63,64,65] o Ca de próstata agressivo exibiu rigidez tecidual significativamente mais elevada ($p < 0,01$ em todos os estudos) do que o Ca de próstata indolente. Boehm *et al.*[48] relataram que resultados falso-positivos ou falso-negativos foram observados nas zonas anterior e de transição da glândula prostática. No maior estudo,[65] incluindo 184 pacientes, obtivemos uma sensibilidade, especificidade, valores preditivos positivos e valores preditivos negativos de 97, 70, 70 e 97%, respectivamente, para um valor de corte de 35 pKa para o diagnóstico de Ca de próstata com GS $\geq$ 6.[65] Este limiar é muito similar àquele encontrado no estudo de Barr *et al.*[50] (37 pKa); entretanto, é inferior àqueles encontrados nos estudos de Ahmad *et al.*,[63] Woo *et al.*[64] e Boehm *et al.*[48] de 70 kPa, 43 kPa e 50 kPa, respectivamente. Nesses últimos estudos, lesões GS 6 foram consideradas como lesões não cancerígenas na análise estatística. Esta consideração também explica o porquê, nos estudos de Ahmad *et al.* e Boehm *et al.*,[48] os valores médios gerais de elasticidade do tecido benigno foram maiores do que no estudo de Barr *et al.*[50] e Correas *et al.*[65] (▶ Tabela 7.4).

7.6.3 Comparação da Biópsia Dirigida por Elastografia à Biópsia Sistemática nas Taxas de Detecção de Câncer de Próstata

O valor adicional das biópsias dirigidas por elastografia foi amplamente estudado nos últimos anos (▶ Tabela 7.5). A maioria dos estudos compara o padrão atual de esquemas de biópsia sistemática de 10 a 12 fragmentos às biópsias direcionadas por imagem, e/ou à combinação de ambas as biópsias sistemática e dirigida por imagem. Todos os estudos são concordantes e mostram um aumento das DRs gerais em relação ao esquema de biópsia sistemática, quando biópsias sistemáticas e dirigidas foram combinadas. Este aumento nas DRs por paciente e por fragmento varia entre 1 a 10% e 2 a 6%, respectivamente (▶ Tabela 7.5).

Apenas um estudo (Boehm *et al.*[66]) foi realizado com a SWE, demonstrando que os pacientes com achados suspeitos na SWE estão em um risco 6,4 vezes maior de abrigar um Ca de próstata clinicamente significativo, e que as biópsias dirigidas por SWE aumentaram a DR por paciente em 4%. No entanto, a maioria dos estudos também relatou que um número não negligenciável de pacientes com Ca de próstata clinicamente significativo[66,71] pode não ser detectado, quando apenas a biópsia dirigida por elastografia é realizada. Portanto, fragmentos de biópsia dirigida por elastografia devem ser analisados em combinação com biópsias sistemáticas.

7.6.4 Comparação da Elastografia à MRI no Diagnóstico de Câncer de Próstata

Uma revisão sistemática da literatura foi conduzida por Van Hove *et al.*,[71] com o objetivo de reunir a evidência atual a favor ou contra as biópsias dirigidas por elastografia no Ca de próstata, a fim de estabelecer conclusões clinicamente relevantes. Esta revisão compreendeu diversas tecnologias imageológicas, incluindo a ultrassonografia com contraste, HistoScanning™, MRI e elastografia por compressão.[43,44,73,75,78] Invariavelmente, todas as técnicas imageológicas exibiram uma maior DR quando biópsias sistemáticas foram combinadas com biópsias dirigidas. Isto sugere que a biópsia dirigida deve ser combinada com a biópsia sistemática usando o procedimento diagnóstico mais eficaz, especialmente no caso de biópsia repetida.

Brock *et al.*[80] realizaram um estudo para determinar se a combinação da mp-MRI com a elastografia por compressão transretal poderia melhorar a visualização das lesões de Ca de próstata, quando comparado ao uso isolado de mp-MRI. O uso isolado de mp-MRI exibiu uma sensibilidade e especificidade de 65 e

Tabela 7.5 Taxas de Detecção por Paciente e por Fragmento da Elastografia de Próstata (Compressão e SWE) com Biópsias Sistemáticas (SB), Biópsias Dirigidas (TB) e com Ambas (SB + TB)

Estudo	Ano	Técnica	N	Delineamento do estudo	# SB	# TB	DR por paciente (%)			DR por fragmento (%)		
							SB	TB	SB + TB	SB	TB	SB + TB
Konig *et al.*[60]	2005	Compressão	404	SB + TB	10	≤ 4	–	31	37	–	–	–
Pallwein *et al.*[43]	2007	Compressão	230	SB + TB	10	≤ 5	25	30	35	6	13	8
Nelson *et al.*[72]	2007	Compressão	137	SB + TB	8	≤ 4	40	24	44	12	20	14
Kamoi *et al.*[62]	2008	Compressão	107	SB + TB	10	≤ 4	31	29	37	15	55	19
Aigner *et al.*[73]	2010	Compressão	94	SB + TB	10	≤ 5	19	21	28	5	24	8
Kappor *et al.*[74]	2011	Compressão	15	SB + TB	10	≤ 4	67	73	73	37	67	43
Ganzer *et al.*[75]	2012	Compressão	139	SB + TB	10	≤ 4	47	32	53	11	22	14
Brock *et al.*[44]	2012	Compressão	353	Misto	10	≤ 10	39	51	45	–	–	–
Zhang *et al.*[76]	2012	Compressão	148	SB + TB	12	≤ 4	–	41	44	14	76	19
Taverna *et al.*[77]	2013	Compressão	102	SB	13	–	32	1	33	–	–	–
Salomon *et al.*[78]	2014	Compressão	1024	SB + TB	10	≤ 4	39	29	46	–	–	–
Nygard *et al.*[79]	2014	Compressão	127	SB + TB	10-12	≤ 4	48	24	50	18	28	20
Boehm *et al.*[66]	2015	SWE	95	SB + TB	6-18	≤ 3	36	28	40	9	11	9

Abreviação: DR, taxa(s) de detecção; N, número de pacientes; SB, biópsias sistemáticas; SWE, elastografia por onda de cisalhamento; TB, biópsias dirigidas.

56%, respectivamente, enquanto que a mp-MRI combinada com a elastografia por compressão aumentou o desempenho para 72 e 66%, respectivamente. Eles concluíram que a combinação de mp-MRI e elastografia por compressão aumentava a visualização, bem como a detecção guiada por biópsia do Ca de próstata.

Limitando a literatura a comparaçõesa cortes histológicos, Boehm *et al.*[66] concluíram que o desempenho diagnóstico da SWE é comparável àquele da MRI,[81] com sensibilidade, especificidade e precisão de 81, 69 e 74%, respectivamente.

7.7 Perspectivas Futuras

Elastografia da próstata deveria se tornar uma modalidade US adicional ao exame de rotina da próstata e procedimentos de biópsia, a fim de almejar áreas suspeitas e aumentar as taxas de detecção da biópsia de próstata. A elastografia pode ser usada para complementar a imagem em modo B e a USTR Doppler em cores na varredura de rotina da próstata, porém requer treinamento específico. A SWE proporciona valores quantitativos da rigidez do tecido prostático e valores de corte confiáveis de elasticidade, e parece ser mais reprodutível. A principal vantagem da tecnologia por ondas de cisalhamento é a ausência de variabilidade provocada pela deformação da próstata necessária pela tecnologia por compressão. É interessante notar que a maioria das empresas de equipamento US envolvidas com a elastografia por compressão está desenvolvendo a tecnologia de SWE. A SWE também permite o desenvolvimento da elastografia tridimensional da próstata com reconstrução multiplanar, e a combinação da MRI com a US volumétrica, incluindo a elastografia. Essas novas modalidades devem incluir capacidades de orientação, a fim de dirigir as biópsias às áreas mais suspeitas. As melhorias na detecção de Ca de próstata são mandatórias para o desenvolvimento de terapia focal.

Referências

1. American Cancer Society. Estimated numbers of new cases of selected cancers by state, US 2012. In: Cancer Facts and Figures 2012. www.cancer.org.
2. Cancer de la prostate: identification des facteurs de risque et pertinence d'un dépistage par dosage de l'antigène spécifique prostatique (PSA) de populations d'hommes à haut risque ? Haute Autorité de Santé 2012.
3. Ahmed HU, Arya M, Freeman A, Emberton M. Do low-grade and low-volume prostate cancers bear the hallmarks of malignancy? Lancet Oncol 2012; 13(11):e509–e517
4. Singh H, Canto EI, Shariat SF et al. Predictors of prostate cancer after initial negative systematic 12 core biopsy. J Urol 2004; 171(5):1850–1854
5. Kelloff GJ, Choyke P, Coffey DS; Prostate Cancer Imaging Working Group. Challenges in clinical prostate cancer: role of imaging. AJR Am J Roentgenol 2009; 192(6):1455–1470
6. Mian BM, Naya Y, Okihara K, Vakar-Lopez F, Troncoso P, Babaian RJ. Predictors of cancer in repeat extended multisite prostate biopsy in men with previous negative extended multisite biopsy. Urology 2002; 60(5):836–840
7. Djavan B, Remzi M, Marberger M. When to biopsy and when to stop biopsying. Urol Clin North Am 2003; 30(2):253–262, viii-viii.
8. Delongchamps NB, Haas GP. Saturation biopsies for prostate cancer: current uses and future prospects. Nat Rev Urol 2009; 6(12):645–652
9. Giannarini G, Autorino R, di Lorenzo G. Saturation biopsy of the prostate: why saturation does not saturate. Eur Urol 2009; 56(4):619–621
10. Girouin N, Mège-Lechevallier F, Tonina Senes A et al. Prostate dynamic contrast-enhanced MRI with simple visual diagnostic criteria: is it reasonable? Eur Radiol 2007; 17(6):1498–1509
11. Ashley RA, Inman BA, Routh JC, Mynderse LA, Gettman MT, Blute ML. Reassessing the diagnostic yield of saturation biopsy of the prostate. Eur Urol 2008; 53(5):976–981
12. Lemaitre L, Puech P, Poncelet E et al. Dynamic contrast-enhanced MRI of anterior prostate cancer: morphometric assessment and correlation with radical prostatectomy findings. Eur Radiol 2009; 19(2):470–480
13. Dickinson L, Ahmed HU, Allen C et al. Magnetic resonance imaging for the detection, localisation, and characterisation of prostate cancer: recommendations from a European consensus meeting. Eur Urol 2011; 59(4):477–494
14. Vargas HA, Akin O, Afaq A et al. Magnetic resonance imaging for predicting prostate biopsy findings in patients considered for active surveillance of clinically low risk prostate cancer. J Urol 2012; 188(5):1732–1738
15. Dickinson L, Ahmed HU, Allen C et al. Scoring systems used for the interpretation and reporting of multiparametric MRI for prostate cancer detection, localization, and characterization: could standardization lead to improved utilization of imaging within the diagnostic pathway? J Magn Reson Imaging 2013; 37(1):48–58
16. Cheikh AB, Girouin N, Colombel M et al. Evaluation of T2-weighted and dynamic contrast-enhanced MRI in localizing prostate cancer before repeat biopsy. Eur Radiol 2009; 19(3):770–778
17. Puech P, Rouvière O, Renard-Penna R et al. Prostate cancer diagnosis: multiparametric MR-targeted biopsy with cognitive and transrectal US-MR fusion guidance versus systematic biopsy– prospective multicenter study. Radiology 2013; 268(2):461–469
18. Vargas HA, Akin O, Shukla-Dave A et al. Performance characteristics of MR imaging in the evaluation of clinically low-risk prostate cancer: a prospective study. Radiology 2012; 265(2):478–487
19. Turkbey B, Choyke PL. Multiparametric MRI and prostate cancer diagnosis and risk stratification. Curr Opin Urol 2012; 22(4):310–315
20. Niaf E, Lartizien C, Bratan F et al. Prostate focal peripheral zone lesions: characterization at multiparametric MR imaging–influence of a computer-aided diagnosis system. Radiology 2014; 271(3):761–769
21. Vaché T, Bratan F, Mège-Lechevallier F, Roche S, Rabilloud M, Rouvière O. Characterization of prostate lesions as benign or malignant at multiparametric MR imaging: comparison of three scoring systems in patients treated with radical prostatectomy. Radiology 2014; 272(2):446–455
22. Norberg M, Egevad L, Holmberg L, Sparén P, Norlén BJ, Busch C. The sextant protocol for ultrasound-guided core biopsies of the prostate underestimates the presence of cancer. Urology 1997; 50(4):562–566
23. Beerlage HP, Aarnink RG, Ruijter ET et al. Correlation of transrectal ultrasound, computer analysis of transrectal ultrasound and histopathology of radical prostatectomy specimen. Prostate Cancer Prostatic Dis 2001; 4(1):56–62
24. Kundavaram CR, Halpern EJ, Trabulsi EJ. Value of contrast-enhanced ultrasonography in prostate cancer. Curr Opin Urol 2012; 22(4):303–309
25. Zhai L, Madden J, Foo WC et al. Characterizing stiffness of human prostates using acoustic radiation force. Ultrason Imaging 2010; 32(4):201–213
26. Smith DS, Catalona WJ. Interexaminer variability of digital rectal examination in detecting prostate cancer. Urology 1995; 45(1):70–74
27. Baumgart LA, Gerling GJ, Bass EJ. Characterizing the range of simulated prostate abnormalities palpable by digital rectal examination. Cancer Epidemiol 2010; 34(1):79–84
28. Dvorak HF. Tumors: wounds that do not heal: similarities between tumor stroma generation and wound healing. N Engl J Med 1986; 315(26):1650–1659
29. Tuxhorn JA, Ayala GE, Rowley DR. Reactive stroma in prostate cancer progression. J Urol 2001; 166(6):2472–2483
30. Tuxhorn JA, Ayala GE, Smith MJ, Smith VC, Dang TD, Rowley DR. Reactive stroma in human prostate cancer: induction of myofibroblast phenotype and extracellular matrix remodeling. Clin Cancer Res 2002; 8(9):2912–2923
31. Burns-Cox N, Avery NC, Gingell JC, Bailey AJ. Changes in collagen metabolism in prostate cancer: a host response that may alter progression. J Urol 2001; 166(5):1698–1701
32. Zhang Y, Nojima S, Nakayama H, Jin Y, Enza H. Characteristics of normal stromal components and their correlation with cancer occurrence in human prostate. Oncol Rep 2003; 10(1):207–211
33. Phipps S, Yang TH, Habib FK, Reuben RL, McNeill SA. Measurement of tissue mechanical characteristics to distinguish between benign and malignant prostatic disease. Urology 2005; 66(2):447–450
34. Krouskop TA, Wheeler TM, Kallel F, Garra BS, Hall T. Elastic moduli of breast and prostate tissues under compression. Ultrason Imaging 1998; 20(4):260–274
35. Hoyt K, Castaneda B, Zhang M et al. Tissue elasticity properties as biomarkers for prostate cancer. Cancer Biomark 2008; 4(4–5):213–225
36. Zhang M, Nigwekar P, Castaneda B et al. Quantitative characterization of viscoelastic properties of human prostate correlated with histology. Ultrasound Med Biol 2008; 34(7):1033–1042

Elastografia da Próstata

37. Ahn BM, Kim J, Ian L, Rha KH, Kim HJ. Mechanical property characterization of prostate cancer using a minimally motorized indenter in an ex vivo indentation experiment. Urology 2010; 76(4):1007–1011

38. Carson WC, Gerling GJ, Krupski TL, Kowalik CG, Harper JC, Moskaluk CA. Material characterization of ex vivo prostate tissue via spherical indentation in the clinic. Med Eng Phys 2011; 33(3):302–309

39. Tsutsumi M, Miyagawa T, Matsumura T et al. Real-time balloon inflation elastography for prostate cancer detection and initial evaluation of clinicopathologic analysis. AJR Am J Roentgenol 2010; 194(6):W471-W476

40. Goddi A, Sacchi A, Magistretti G, Almolla J. Transrectal real-time elastography of the prostate: normal patterns. J Ultrasound 2011; 14(4):220–232

41. Miyagawa T, Tsutsumi M, Matsumura T et al. Real-time elastography for the diagnosis of prostate cancer: evaluation of elastographic moving images. Jpn J Clin Oncol 2009; 39(6):394–398

42. Tsutsumi M, Miyagawa T, Matsumura T et al. The impact of real-time tissue elasticity imaging (elastography) on the detection of prostate cancer: clinicopathological analysis. Int J Clin Oncol 2007; 12(4):250–255

43. Pallwein L, Mitterberger M, Struve P et al. Comparison of sonoelastography guided biopsy with systematic biopsy: impact on prostate cancer detection. Eur Radiol 2007; 17(9):2278–2285

44. Brock M, von Bodman C, Palisaar RJ et al. The impact of real-time elastography guiding a systematic prostate biopsy to improve cancer detection rate: a prospective study of 353 patients. J Urol 2012; 187(6):2039–2043

45. Junker D, Schäfer G, Aigner F et al. Potentials and limitations of real-time elastography for prostate cancer detection: a whole-mount step section analysis. ScientificWorldJournal 2012; 2012:193213

46. Junker D, Schäfer G, Kobel C et al. Comparison of real-time elastography and multiparametric MRI for prostate cancer detection: a whole-mount step-section analysis. AJR Am J Roentgenol 2014; 202(3):W263–9

47. Bercoff J, Tanter M, Fink M. Supersonic shear imaging: a new technique for soft tissue elasticity mapping. IEEE Trans Ultrason Ferroelectr Freq Control 2004; 51(4):396–409

48. Boehm K, Salomon G, Beyer B et al. Shear wave elastography for localization of prostate cancer lesions and assessment of elasticity thresholds: implications for targeted biopsies and active surveillance protocols. J Urol 2015; 193(3):794–800

49. Woo S, Kim SY, Lee MS, Cho JY, Kim SH. Shear wave elastography assessment in the prostate: an intraobserver reproducibility study. Clin Imaging 2015; 39(3):484–487

50. Barr RG, Memo R, Schaub CR. Shear wave ultrasound elastography of the prostate: initial results. Ultrasound Q 2012; 28(1):13–20

51. Pallwein L, Mitterberger M, Struve P et al. Real-time elastography for detecting prostate cancer: preliminary experience. BJU Int 2007; 100(1):42–46

52. Sumura M, Shigeno K, Hyuga T, Yoneda T, Shiina H, Igawa M. Initial evaluation of prostate cancer with real-time elastography based on step-section pathologic analysis after radical prostatectomy: a preliminary study. Int J Urol 2007; 14(9):811–816

53. Salomon G, Köllerman J, Thederan I et al. Evaluation of prostate cancer detection with ultrasound real-time elastography: a comparison with step section pathological analysis after radical prostatectomy. Eur Urol 2008; 54(6):1354–1362

54. Walz J, Marcy M, Maubon T et al. [Real time elastography in the diagnosis of prostate cancer: comparison of preoperative imaging and histology after radical prostatectomy] Prog Urol 2011; 21(13):925–931

55. Walz J, Marcy M, Pianna JT et al. Identification of the prostate cancer index lesion by real-time elastography: considerations for focal therapy of prostate cancer. World J Urol 2011; 29(5):589–594

56. Brock M, von Bodman C, Sommerer F et al. Comparison of real-time elastography with grey-scale ultrasonography for detection of organ-confined prostate cancer and extra capsular extension: a prospective analysis using whole mount sections after radical prostatectomy. BJU Int 2011; 108(8 Pt 2):E217–E222

57. Pelzer AE, Heinzelbecker J, Weiß C et al. Real-time sonoelastography compared to magnetic resonance imaging using four different modalities at 3.0 T in the detection of prostate cancer: strength and weaknesses. Eur J Radiol 2013; 82(5):814–821

58. Brock M, Eggert T, Palisaar RJ et al. Multiparametric ultrasound of the prostate: adding contrast enhanced ultrasound to real-time elastography to detect histopathologically confirmed cancer. J Urol 2013; 189(1):93–98

59. Zhu Y, Chen Y, Qi T et al. Prostate cancer detection with real-time elastography using a bi-plane transducer: comparison with step section radical prostatectomy pathology. World J Urol 2014; 32(2):329–333

60. König K, Scheipers U, Pesavento A, Lorenz A, Ermert H, Senge T. Initial experiences with real-time elastography guided biopsies of the prostate. J Urol 2005; 174(1):115–117

61. Pallwein L, Mitterberger M, Pinggera G et al. Sonoelastography of the prostate: comparison with systematic biopsy findings in 492 patients. Eur J Radiol 2008; 65(2):304–310

62. Kamoi K, Okihara K, Ochiai A et al. The utility of transrectal real-time elastography in the diagnosis of prostate cancer. Ultrasound Med Biol 2008; 34(7):1025–1032

63. Ahmad S, Cao R, Varghese T, Bidaut L, Nabi G. Transrectal quantitative shear wave elastography in the detection and characterisation of prostate cancer. Surg Endosc 2013; 27(9):3280–3287

64. Woo S, Kim SY, Cho JY, Kim SH. Shear wave elastography for detection of prostate cancer: a preliminary study. Korean J Radiol 2014; 15(3):346–355

65. Correas JM, Tissier AM, Khairoune A et al. Prostate cancer: diagnostic performance of real-time shear-wave elastography. Radiology 2015; 275(1):280–289

66. Boehm K, Budäus L, Tennstedt P et al. Prediction of significant prostate cancer at prostate biopsy and per core detection rate of targeted and systematic biopsies using real-time shear wave elastography. Urol Int 2015; 95(2):189–196

67. Zhang B, Ma X, Zhan W et al. Real-time elastography in the diagnosis of patients suspected of having prostate cancer: a meta-analysis. Ultrasound Med Biol 2014; 40(7):1400–1407

68. Pallwein L, Mitterberger M, Gradl J et al. Value of contrast-enhanced ultrasound and elastography in imaging of prostate cancer. Curr Opin Urol 2007; 17(1):39–47

69. Ward JF. Contemporary outcomes of focal therapy in prostate cancer: what do we know so far...World J Urol 2010; 28(5):593–597

70. Ahmed HU. The index lesion and the origin of prostate cancer. N Engl J Med 2009; 361(17):1704–1706

71. van Hove A, Savoie PH, Maurin C et al. Comparison of image-guided targeted biopsies versus systematic randomized biopsies in the detection of prostate cancer: a systematic literature review of well-designed studies. World J Urol 2014; 32(4):847–858

72. Nelson ED, Slotoroff CB, Gomella LG, Halpern EJ. Targeted biopsy of the prostate: the impact of color Doppler imaging and elastography on prostate cancer detection and Gleason score. Urology 2007; 70(6):1136–1140

73. Aigner F, Pallwein L, Junker D et al. Value of real-time elastography targeted biopsy for prostate cancer detection in men with prostate specific antigen 1.25 ng/ml or greater and 4.00 ng/ml or less. J Urol 2010; 184(3):913–917

74. Kapoor A, Kapoor A, Mahajan G, Sidhu BS. Real-time elastography in the detection of prostate cancer in patients with raised PSA level. Ultrasound Med Biol 2011; 37(9):1374–1381

75. Ganzer R, Brandtner A, Wieland WF, Fritsche HM. Prospective blinded comparison of real-time sonoelastography targeted versus randomised biopsy of the prostate in the primary and re-biopsy setting. World J Urol 2012; 30(2):219–223

76. Zhang Y, Tang J, Li YM et al. The contribution of strain patterns in characterization of prostate peripheral zone lesions at transrectal ultrasonography. Acta Radiol 2012; 53(1):119–126

77. Taverna G, Magnoni P, Giusti G et al. Impact of real-time elastography versus systematic prostate biopsy method on cancer detection rate in men with a serum prostate-specific antigen between 2.5 and 10 ng/mL. ISRN Oncol 2013; 2013:584672

78. Salomon G, Drews N, Autier P et al. Incremental detection rate of prostate cancer by real-time elastography targeted biopsies in combination with a conventional 10-core biopsy in 1024 consecutive patients. BJU Int 2014; 113(4):548–553

79. Nygård Y, Haukaas SA, Halvorsen OJ et al. A positive real-time elastography is an independent marker for detection of high-risk prostate cancers in the primary biopsy setting. BJU Int 2014; 113 5b:E90–E97

80. Brock M, Roghmann F, Sonntag C et al. Fusion of magnetic resonance imaging and real-time elastography to visualize prostate cancer: a prospective analysis using whole mount sections after radical prostatectomy. Ultraschall Med 2015; 36(4):355–361

81. Wu LM, Xu JR, Ye YQ, Lu Q, Hu JN. The clinical value of diffusion-weighted imaging in combination with T2-weighted imaging in diagnosing prostate carcinoma: a systematic review and meta-analysis. AJR Am J Roentgenol 2012; 199(1):103–110

8 Elastografia de Linfonodos

Nitun Chaubal ▪ Anupam Bam ▪ Ketki Khadtare[*]

8.1 Introdução

Este capítulo destina-se a servir como um manual para o uso de elastografia na caracterização de linfadenopatia. Métodos clínicos convencionais, incluindo palpação manual, ultrassonografia em modo B (escala de cinza) e ultrassom Doppler, possuem suas limitações na caracterização de linfonodos. Consequentemente, existe uma necessidade de explorar outras técnicas imageológicas não invasivas para esta finalidade. No momento, a elastografia é esta técnica, que é, em grande parte, útil para avaliação de grupos superficiais de linfonodos, ou seja, grupos cervicais, axilares e inguinais.

Dentre os 400 a 450 linfonodos presentes no corpo humano, os linfonodos cervicais formam um dos principais grupos (60 a 70 em número) que estão frequentemente envolvidos nas doenças inflamatórias e neoplásicas.[1] Dentre as várias patologias linfonodais, a metástase causa a alteração mais aparente na consistência do linfonodo. Diagnóstico do envolvimento linfonodal na metástase é fundamental para o tratamento de muitos cânceres. Portanto, este capítulo trata principalmente da utilidade da elastografia na diferenciação entre doenças benignas e malignas dos linfonodos cervicais.

8.2 Modos Convencionais de Diagnosticar Linfadenopatia

Os linfonodos são os guardiões em pontos de controle no corpo humano e enviam sinais de alerta em resposta a muitas condições patológicas. Frequentemente, os linfonodos são os primeiros órgãos a se tornarem clinicamente detectáveis, por causa do envolvimento secundário em doenças, como infecções, condições inflamatórias e metástases. O nível de envolvimento linfonodal pode ser o indicador prognóstico mais poderoso no caso de determinadas malignidades, como carcinoma de mama, e pode influenciar o tratamento em tais casos.[2] Linfadenopatia localizada, ou regional, indica o envolvimento de áreas anatômicas específicas. Por exemplo, linfonodos occipitais estão frequentemente envolvidos em infecções do couro cabeludo, enquanto que o envolvimento do linfonodo supraclavicular esquerdo indica malignidade primária no trato gastrointestinal (linfonodo de Virchow). Linfadenopatia generalizada pode indicar linfoma ou transtornos sistêmicos não malignos, como determinadas infecções (HIV, mononucleose infecciosa etc.) e distúrbios do tecido conectivo.[3,4] Portanto, nunca é demais enfatizar a importância clínica da detecção e caracterização de linfonodos aumentados e seu eventual impacto sobre o tratamento do paciente.

Convencionalmente, a palpação manual e a avaliação ultrassonográfica (modos B e Doppler) são usadas para detecção de anormalidades linfonodais. Técnicas invasivas (como citologia aspirativa por agulha fina guiada por ultrassonografia e *core* biópsia, por agulha grossa), embora sejam sensíveis e específicas para detecção de macrometástases, apresentam sérias limitações em casos de micrometástases.[5]

Palpação manual fornece informações sobre o tamanho, temperatura, sensibilidade e consistência dos linfonodos. Embora seja uma boa técnica fundamental, fracassa na análise da estrutura interna dos linfonodos e possui limitações práticas na avaliação de linfonodos situados profundamente na pele. A sensibilidade e especificidade da palpação manual para a detecção de lesões malignas são baixas (64 e 85%, respectivamente).[6]

A imagem ultrassonográfica de linfonodos (modos B e Doppler) é capaz de analisar a estrutura interna e vascularidade dos linfonodos. A ultrassonografia ajuda a caracterizar clinicamente linfonodos suspeitos e a identificar linfonodos ocultos.[7] Estas técnicas ultrassonográficas e suas limitações são discutidas rapidamente aqui.

8.2.1 Ultrassonografia em Modo B

Com o advento de aparelhos de ultrassonografia de melhor resolução e sondas de alta frequência com campos de varredura menores, a sensibilidade do ultrassom para detectar linfonodos aumentou amplamente. Estes avanços também possibilitaram o estudo detalhado do tamanho, forma e estrutura interna (em relação à ecogenicidade geral, presença de hilo ecogênico central, calcificações, definição e regularidade das margens, necrose intranodal e hipertrofia cortical focal) dos linfonodos, o que contribui substancialmente para suas caracterizações.

O tamanho do linfonodo, como representado pelo diâmetro de seu eixo curto, foi considerado como um dos critérios para diferenciar linfonodos malignos de benignos (▶ Fig. 8.1). Diversos valores de corte, variando de 5 a 30 mm, foram descritos. No entanto, este critério, sendo um valor absoluto, depende da localização do linfonodo e apresenta baixa sensibilidade ou baixa especificidade.[8,9,10] Uma relação de 0,5 do diâmetro do eixo curto/longo é um parâmetro mais útil, com moderada sensibilidade, especificidade e acurácia de 75, 81 e 79%, respectivamente.[11] Ausência de um hilo hiperecoico (▶ Fig. 8.2) é característico de linfonodos metastáticos, com sensibilidade e especificidade de 88 e 90%, respectivamente, para detecção de metástase do carcinoma papilar de tireoide.[12] Contudo, em geral, não é um critério definitivo para a diferenciação entre linfonodos malignos e benignos.[8,11] Calcificações em linfonodos são quase exclusivamente decorrentes de metástases provenientes de carcinomas medular e papilar de tireoide, além daqueles observados com doenças benignas, como a tuberculose.[8] Esta característica tem uma alta especificidade para metástase, porém uma baixa sensibilidade.[11] Hipertrofia cortical excêntrica, causada por infiltração tumoral focal, é um sinal útil para a identificação de linfonodos metastáticos. Linfonodos metastáticos são predominantemente hipoecoicos em relação à musculatura adjacente, uma vez que sejam linfonodos reativos, linfomatosos ou tuberculosos. No entanto, linfonodos metastáticos de carcinoma papilar ou medular de tireoide são geralmente hiperecoicos.[8] Necrose intranodal pode ser encontrada na tuberculose e na linfadenopatia abscedada, juntamente com linfonodos metastáticos.[8]

8.2.2 Ultrassonografia Doppler

Avaliação dos linfonodos por ultrassonografia Doppler envolve a análise da distribuição vascular, bem como a resistência vascular no interior de um linfonodo.

---

[*]Agradecimento: somos gratos ao valioso incentivo de Dr. Mukund Joshi, Mumbai, Índia.

Elastografia de Linfonodos

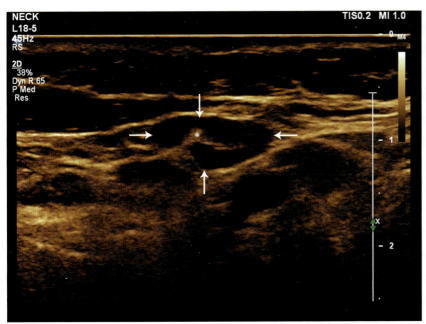

Fig. 8.1 Imagem ultrassonográfica em modo B do pescoço, exibindo um linfonodo inferior a 1 cm (*setas*). O linfonodo com um hilo ecogênico (*asterisco*), que é uma das características de um linfonodo benigno, mede aproximadamente 0,8 × 0,5 cm.

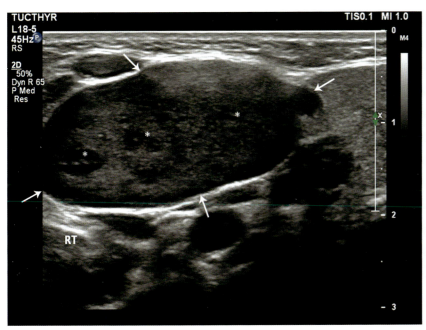

Fig. 8.2 Imagem ultrassonográfica em modo B do pescoço, exibindo um linfonodo (*setas*) com perda do hilo central e presença de nódulos hipoecoicos internos (*asteriscos*). O linfonodo mede aproximadamente 2,5 × 1,5 cm. Estes achados indicam malignidade.

Distribuição Vascular

Avaliação do padrão vascular dos linfonodos cervicais demonstra um tipo de fluxo hilar (▶ Fig. 8.3) ou ausência de vascularidade no caso de linfonodos normais e reativos. Vascularidade periférica ou mista é comum em linfonodos metastáticos (▶ Fig. 8.4). Este critério tem uma especificidade moderada à alta (76%-99%), porém baixa sensibilidade (47%).[11,13]

Resistência Vascular

Uma resistência vascular linfonodal alta (índice de pulsatilidade [IP] > 1,6 e índice de resistência [IR] > 0,8) é geralmente indicativa de lesões metastáticas, enquanto que linfonodos normais e reativos tendem a ter um IP < 1,6 e um IR < 0,8.[13] Em face da baixa sensibilidade (47 e 55%, respectivamente[14]) desses índices, e das dificuldades técnicas envolvidas para a obtenção de valores adequados e/ou repetíveis, o papel desses índices na prática clínica de rotina é limitado.

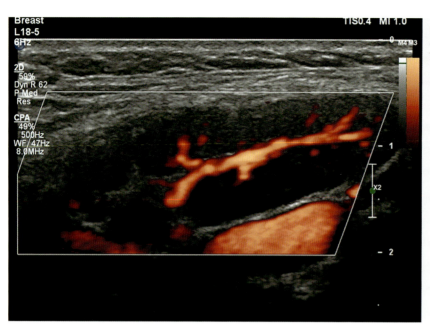

Fig. 8.3 Imagem por ultrassonografia Doppler de amplitude de um linfonodo benigno exibindo fluxo hilar ramificado normal.

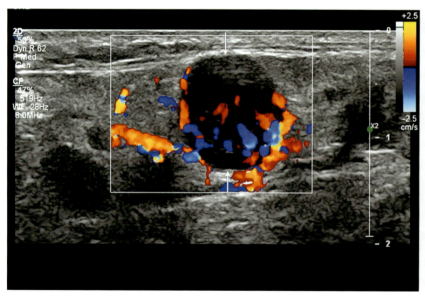

Fig. 8.4 Imagem por ultrassonografia Doppler de amplitude exibindo um fluxo central-periférico misto em um linfonodo, uma característica que indica malignidade. Além disso, note o formato redondo do linfonodo (*setas*).

Considerando as limitações das modalidades anteriores, há uma necessidade de aprimorar ainda mais a precisão diagnóstica. A elastografia ultrassonográfica é uma ferramenta potencial para preencher esta lacuna.

8.3 Elastografia para o Diagnóstico de Linfadenopatia

Vários estudos demonstraram a utilidade da elastografia na diferenciação de linfonodos cervicais benignos de malignos.[11,15] O uso simultâneo de ultrassonografia em modo B, ultrassonografia Doppler e elastografia, em várias combinações, poderia potencialmente melhorar o desempenho diagnóstico para linfadenopatia.[1] Há duas técnicas principais de elastografia – imagem por compressão e imagem por ondas de cisalhamento – que são amplamente usadas para a avaliação de linfonodos suspeitos.

8.3.1 Imagem por Elastografia por Compressão

Imagem por elastografia por compressão (SE) é a técnica de elastografia mais comumente usada para o estudo de linfonodos. Também é conhecida pelos nomes de sonoelastografia, elastografia de tecido em tempo real (RTE), imagem do tipo tecidual (TTI) e sonoelastografia em tempo real (RTSE).[16] Esta técnica foi descrita em detalhes no Capítulo 2. Aqui, seu uso relevante ao estudo de linfonodos é discutido.

Técnicas

Imagem por compressão é comumente usada para avaliar linfonodos cervicais. A anatomia dos linfonodos cervicais é exibida na ▶ Fig. 8.5 para referência. De acordo com a classificação do *American Joint Committee on Cancer* (AJCC) de 2009, os linfonodos cervicais são classificados em sete níveis anatômicos.[17] A

Elastografia de Linfonodos

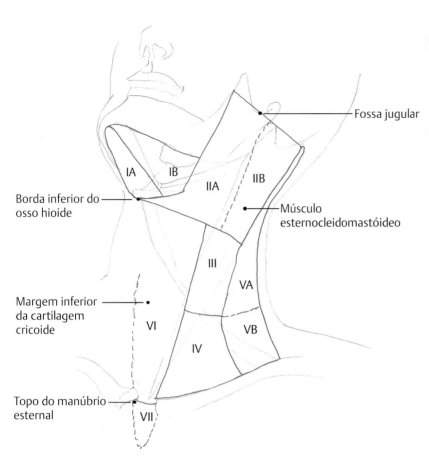

Fig. 8.5 Níveis anatômicos dos linfonodos cervicais (Reproduzida com permissão de AJACC Cancer Staging Manual, 7th edition).[17] Nível I: submental (IA) e submandibular (IB); níveis IIA e IIB: jugular superior; nível III: jugular médio; nível IV: jugular inferior; níveis VA e VB: grupo do triângulo posterior; nível VI: grupo do compartimento anterior; e nível VII: grupo mediastinal superior.

elastografia é útil para examinar os linfonodos de todos os níveis, exceto o nível VII, visto que os linfonodos deste nível não são acessíveis para avaliação ultrassonográfica. A técnica de realizar elastografia por compressão de linfonodos cervicais é discutida a seguir. Dicas práticas incluem:

- Posicionar o paciente de forma similar à ultrassonografia cervical de rotina, com o pescoço estendido sobre uma almofada.
- Segurar a sonda perpendicular à pele e aplicar uma compressão constante na direção do feixe ultrassônico, seguido por uma liberação lenta (descompressão).
- Aplicar compressão adequada, como guiada pela barra de compressão. Deve ser de pelo menos três quartos de sua altura máxima.
- Escolher um campo visual (FOV) que inclua o linfonodo-alvo e o tecido adjacente em proporções aproximadamente iguais.
- Selecionar uma imagem com FOV e compressão ideais para posterior análise.
- Para o cálculo da razão de deformação (SR), selecionar uma região de interesse (ROI) pequena que inclua a área mais dura do linfonodo.
- Utilizar a técnica à mão livre para todos os níveis de linfonodo cervical, exceto o nível VII.
- Adotar uma técnica similar ao exame de diversos linfonodos superficiais, com uma mudança apropriada na posição do paciente durante o exame.

Posicionamento do Paciente e Exame Inicial

O paciente é deitado confortavelmente em uma posição supina, similar àquela adotada para um exame ultrassonográfico do pescoço padrão, com o pescoço ligeiramente estendido sobre uma almofada. O exame começa com a ultrassonografia cervical em modo B, usando um transdutor matricial linear com uma ampla gama de frequência ultrassônica (5-18 MHz). Após uma avaliação sistemática da posição, tamanho e característica em modo B de cada linfonodo, o modo elastografia é ligado, e o elastograma é obtido com o uso da mesma sonda. Uma imagem em painel duplo é exibida, possibilitando que a imagem em modo B seja visualizada ao lado do elastograma.[1,11,18,19]

Aquisição de Elastogramas

A técnica à mão livre para aquisição de elastogramas é descrita na ▶ Fig. 8.6. A sonda é posicionada perpendicular à superfície cutânea sobreposta ao linfonodo sendo avaliado. O paciente é instruído para não deglutir e segurar sua respiração, a fim de evitar o movimento do linfonodo. Uma pequena força pré-compressão é aplicada para estabilizar o linfonodo e, consequentemente, minimizar seu movimento lateral. Ao contrário da elastografia de tireoide, o uso de compressão intrínseca das pulsações da artéria carótida não é adequado para os linfonodos de todos os níveis. Além disso, em decorrência de sua mobilidade, os linfonodos tendem a ser deslocados lateralmente pelas pulsa-

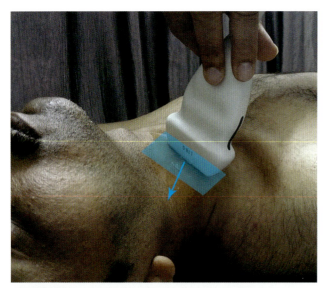

Fig. 8.6 A técnica de aquisição de dados à mão livre para um elastograma. Uma sonda ultrassonográfica linear é segurada perpendicular ao plano, paralelo à pele sobreposta ao linfonodo cervical (*polígono azul*). Uma pré-compressão constante é aplicada para manter o linfonodo contra as estruturas subjacentes, e uma compressão controlada é aplicada na direção de propagação das ondas ultrassônicas (*seta azul*), seguida pela descompressão. Um *cine loop* dos elastogramas é registrado durante alguns desses ciclos de compressão-liberação. Na figura, linfonodos de nível IV, adjacentes à cabeça esternal do músculo esternocleidomastóideo, estão sendo investigados em uma direção transversa.

ções arteriais. Portanto, uma força de compressão constante à mão livre é aplicada com a sonda, seguido por uma liberação regular. Imagens são obtidas na forma de um *cine loop* durante os múltiplos ciclos de compressão-liberação. Uma escala de compressão exibida ao lado da imagem ajuda a otimizar a força compressiva. Diferentes fabricantes têm diferentes sistemas de graduação para a força compressiva, mas, em geral, um aumento de 75% na barra do visor, ou fator de qualidade de 3 ou 4, é considerado satisfatório. Uma imagem com compressão ideal é escolhida para posterior análise.[11,18,19,20]

O campo de visão (FOV) do mapa elastográfico (elastograma) é escolhido de modo que inclua o linfonodo-alvo e o tecido de referência adjacente no mesmo plano, em proporções quase iguais. De modo ideal, pelo menos 5 mm de tecido de referência adjacente além das margens linfonodais devem ser incluídos. A margem superior do FOV é mantida o mais próximo possível da sonda. Tecidos circundantes, que podem interferir ou alterar os cálculos da razão de deformação, como ossos e vasos, são excluídos do FOV.[1,18,20]

O Elastograma

Dois tipos de elastogramas são utilizados para avaliação, escala em cinza e colorido, dos quais o último é preferível. No elastograma em escala de cinza, as áreas duras e macias aparecem escuras e claras, respectivamente. No elastograma colorido, a cor vermelha representa as áreas mais macias, e a cor azul representa as áreas mais duras, enquanto que a rigidez intermediária é indicada pela cor verde. Estas cores representam a rigidez relativa dos tecidos no elastograma. Muitos fabricantes fornecem uma opção de uma escala de cores invertida em relação à escala mencionada anteriormente; ou seja, a cor azul representa as áreas mais duras, e a cor vermelha as mais macias (▶ Fig. 8.7).[21]

A interpretação dos elastogramas pode ser feita de duas formas: qualitativa e quantitativamente. Para a análise qualitativa, os elastogramas recebem vários graus (um escore de elasticidade [ES] com base em sua aparência). Para a análise quantitativa, uma razão de deformação (SR), ou índice de deformação (SI), é calculada. A SR representa a razão de deformação de um tecido de referência em relação àquele do linfonodo de interesse na ROI.[20] Frequentemente, os músculos cervicais são usados como tecido de referência. Diferentes valores de corte para a SR foram sugeridos.

As seções seguintes descrevem os dois tipos de elastogramas e os vários sistemas de pontuação usados para avaliá-los.

Elastogramas em Escala de Cinza

Ao utilizar elastogramas em escala de cinza, é importante desligar a imagem de fundo em escala de cinza em modo B, de forma que apenas o elastograma em escala de cinza seja exibido.

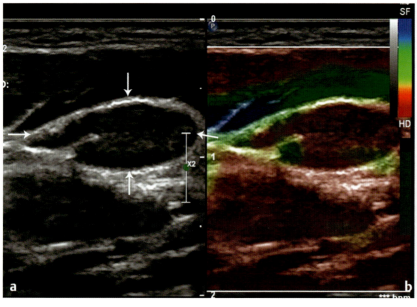

Fig. 8.7 Elastograma colorido de um linfonodo (*setas*) com uma escala de cores invertida, em que vermelho indica áreas rígidas, e azul indica áreas macias. (**a**) Imagem ultrassonográfica em modo B e (**b**) elastograma colorido correspondente. Áreas vermelhas (rígidas) são observadas preenchendo este linfonodo quase que inteiramente. Note que o formato e a relação dos eixos menor: maior do linfonodo são típicos de um linfonodo benigno.

Elastografia de Linfonodos

Tabela 8.1 Sistema de Classificação de Quatro Pontos dos Elastogramas em Escala de Cinza, de acordo com Lyshchik et al.[11]

Critério Escore	1	2	3	4
Visualização do linfonodo	Não visível	Pouco visível	Parcialmente visível	Intensamente visível
Índice de brilho	Muito escuro	Substancialmente mais escuro	Ligeiramente mais escuro	Igual ou mais claro
Regularidade da margem	Regular	Ligeiramente irregular	Moderadamente irregular	Muito irregular
Definição da margem	Distinta, > 50%		Indistinta, < 50%	

Um dos métodos adotados por Lyshchik et al., na avaliação de elastogramas para visibilidade, brilho relativo, regularidade das margens e definição das margens dos linfonodos, utiliza uma escala de classificação de 4 pontos (▶ Tabela 8.1).

Foi constatado que a maioria dos linfonodos benignos é pouco visível (escore de visualização < 3) e tem o mesmo brilho que as estruturas adjacentes (índice de brilho > 2) (▶ Fig. 8.8), enquanto que os linfonodos metastáticos são parcialmente ou muito visíveis (escore de visualização > 2) e aparecem consideravelmente mais escuros quando comparados ao músculo adjacente (índice de brilho ≤ 2) (▶ Fig. 8.9). Isto ocorre porque, embora os linfonodos metastáticos sejam relativamente mais rígidos do que o músculo adjacente, não existe muita diferença entre a rigidez dos linfonodos benignos e o músculo. Por causa das mesmas diferenças na rigidez relativa, as margens dos linfonodos metastáticos aparecem mais regulares e distintas (escore de regularidade e escore de definição de 1 ou 2) do que as margens dos linfonodos benignos. Isto também poderia ser atribuído à reação desmoplásica circundando as metástases. Estes critérios qualitativos apresentam baixa precisão diagnóstica.[11]

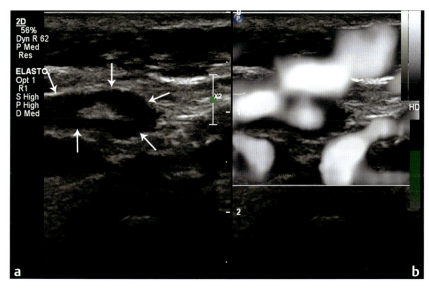

Fig. 8.8 Elastograma em escala de cinza de um linfonodo benigno. (**a**) Imagem ultrassonográfica em modo B exibindo um linfonodo cervical (*setas*), com um diâmetro do eixo curto de 5 mm e uma relação do diâmetro dos eixos curto: longo inferior a 0,5. (**b**) No elastograma em escala de cinza correspondente, o linfonodo aparece tão claro quanto o músculo adjacente.

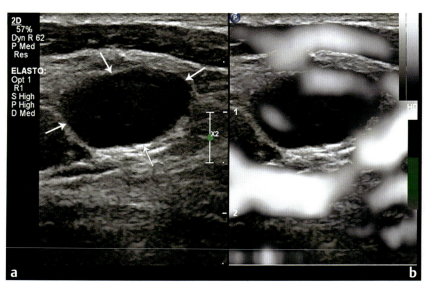

Fig. 8.9 Elastograma em escala de cinza do linfonodo metastático. (**a**) Imagem ultrassonográfica em modo B exibindo um linfonodo cervical (*setas*) com um diâmetro do eixo curto de 8 mm e uma relação diâmetro dos eixos curto: longo superior a 0,5. (**b**) Elastograma em escala de cinza correspondente. A principal porção do linfonodo é mais escura do que o músculo adjacente.

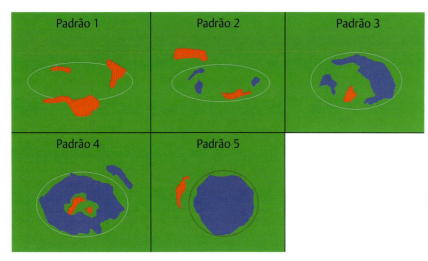

Fig. 8.10 Diagrama esquemático mostrando o padrão colorido do elastograma, como sugerido por Alam et al.[1] Padrão 1: área azul ausente ou muito pequena. Padrão 2: áreas azuis pequenas e difusas, área total de azul < 45%. Padrão 3: áreas azuis grandes, área total de azul ≥ 45%. Padrão 4: área azul periférica e área verde central, sugerindo necrose central. Padrão 5: área azul com ou sem uma borda verde.

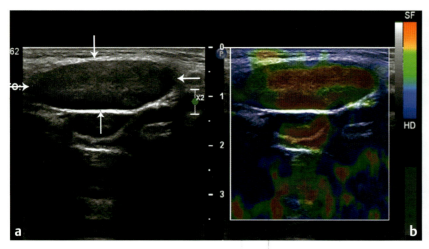

Fig. 8.11 Tela dividida de (**a**) imagem de ultrassonografia em modo B e (**b**) elastograma por compressão correspondente de um linfonodo benigno (*setas*). O elastograma mostra o preenchimento quase total do linfonodo com tons de verde e vermelho (padrão 1).

Elastogramas Coloridos

Elastogramas coloridos geralmente possibilitam uma melhor distinção visual entre as áreas normais e patológicas. Vários sistemas de pontuação e classificação foram descritos para a interpretação de elastogramas coloridos.[1,15,20,21,22,23,24,25] O sistema proposto por Alam *et al.* parece ser o mais preciso (sensibilidade de 83% e especificidade de 100%).[1] Este sistema é descrito aqui em detalhes. Outros sistemas de classificação relevantes são brevemente descritos em seguida.

Para a análise de um elastograma colorido, uma imagem com uma força de compressão ideal é escolhida primeiro. A escala de cores comumente usada para elastogramas coloridos é demonstrada na ▶ Fig. 8.10.

A porcentagem da área com alta rigidez (ou seja, área azul) em um elastograma pode ser estimada *off-line* com o uso de determinados *softwares* de análise de imagem (p. ex., Image J desenvolvido pelo *National Institutes of Health*[26]), ou pode ser determinada subjetivamente (menos preciso). Com base na distribuição e porcentagem da área azul, os elastogramas são divididos em cinco padrões (▶ Fig. 8.11, ▶ Fig. 8.12, ▶ Fig. 8.13, ▶ Fig. 8.14, ▶ Fig. 8.15, ▶ Tabela 8.2).

Cada elastograma é identificado com um dos cinco padrões, de acordo com a distribuição da área em azul no linfonodo. A linha de corte para linfonodos reativos *versus* metastáticos se encontra entre os padrões 2 e 3. Os padrões 3 a 5 são considerados metastáticos. Note que a sensibilidade, especificidade e precisão de uma combinação de ultrassonografia em modo B e elastografia para a detecção de linfonodos metastáticos foram relatadas em 92, 94 e 93%, respectivamente. Consequentemente, a combinação é potencialmente superior a cada técnica individual para o diagnóstico de linfonodos metastáticos.[1]

Tabela 8.2 Padrões e Sistema de Pontuação dos Elastogramas Coloridos, de acordo com Alam *et al.*[1]

Padrão	Escore	Descrição	Diagnóstico elastográfico
1	2	Áreas azuis ausentes ou muito pequenas	Reativo
2	4	Áreas azuis pequenas difusas, área total de azul < 45%	Reativo
3	6	Áreas azuis grandes, área total de azul ≥ 45%	Maligno
4	8	Área azul periférica e área verde central, sugerindo necrose central	Maligno
5	10	Área azul com ou sem uma borda verde	Maligno

Nota: Azul representa duro (rígido), e vermelho representa macio.

Elastografia de Linfonodos

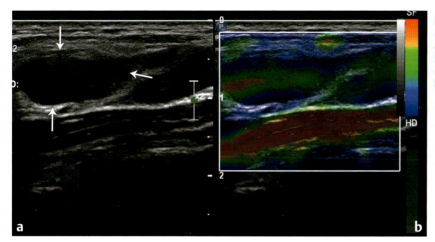

Fig. 8.12 Tela dividida com imagem de ultrassonografia em modo B (**a**) e elastograma por compressão correspondente (**b**) de um linfonodo benigno (*setas*). O elastograma exibe áreas azuis, representando aproximadamente < 45% do linfonodo (padrão 2).

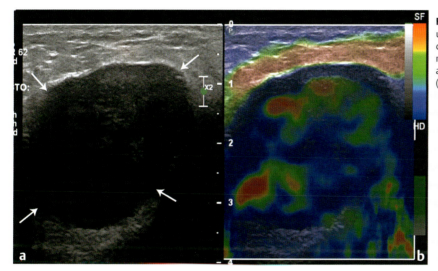

Fig. 8.13 Tela dividida de (**a**) imagem de ultrassonografia em modo B e (**b**) elastograma por compressão correspondente de um linfonodo metastático (*setas*). O elastograma mostra áreas azuis representando mais de 45% do linfonodo (padrão 3).

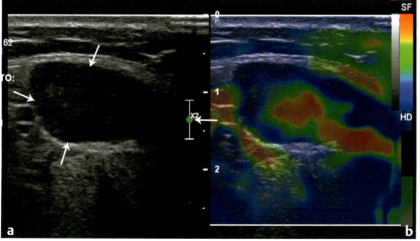

Fig. 8.14 Tela dividida de (**a**) imagem de ultrassonografia em modo B e (**b**) elastograma por compressão correspondente de um linfonodo metastático (*setas*). O elastograma exibe uma borda de áreas azuis (duras) na periferia do linfonodo, com tons de vermelho central e verde (macio) indicando necrose liquefativa (padrão 4).

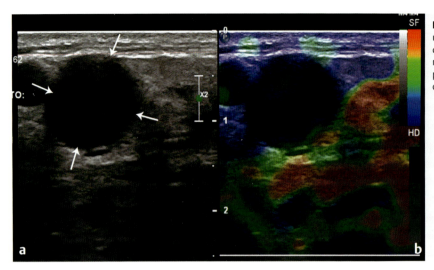

Fig. 8.15 Tela dividida de (**a**) imagem de ultrassonografia em modo B e (**b**) elastograma por compressão correspondente de um linfonodo metastático (*setas*). O elastograma mostra o preenchimento quase total do linfonodo com a cor azul, ou seja, duro (padrão 5).

Furukawa *et al.* avaliaram a utilidade da elastografia para a detecção de metástase linfonodal cervical em pacientes com cânceres de cabeça e pescoço. Seu sistema de pontuação é descrito na ▶ Tabela 8.3. Os padrões 1 e 2 são geralmente observados com linfonodos benignos ou reativos, enquanto que os linfonodos metastáticos exibem os padrões 3 e 4.[15,27]

Outro sistema de pontuação proposto por Lenghel *et al.* (▶ Tabela 8.4) tenta incorporar a correlação entre os achados elastográficos e em modo B (ecogenicidade), e as alterações estruturais intranodais, como liquefação e depósitos metastáticos focais, aos sistemas existentes. Usando o padrão 3 (benigno) e o padrão 4 (maligno) como uma linha de corte para diferenciar linfonodos benignos de malignos, este sistema relata uma alta especificidade (96,67%), porém uma baixa sensibilidade (66,67%). Também é observado que linfonodos linfomatosos são mais prováveis de exibir uma aparência benigna na elastografia decorrente da baixa rigidez.[23]

Razão de Compressão

O índice quantitativo que pode ser calculado para a interpretação de elastogramas é conhecido como a razão de compressão (SR), ou índice de compressão (SI) (descrito no Capítulo 2). Este índice fornece um método semiquantitativo para avaliar a rigidez dos linfonodos em relação ao tecido adjacente. É a razão entre a deformação absoluta de um tecido de referência e a deformação absoluta no linfonodo sendo investigado. Na região cervical, os músculos esqueléticos, situados na proximidade do linfonodo, são usados como tecido de referência. Para o cálculo da SR, duas ROIs são posicionadas no elastograma obtido com uma força compressiva ideal; uma sobre o músculo de referência e a outra sobre o linfonodo (▶ Fig. 8.16). O tamanho padrão dessas ROIs é de 5 a 10 mm quadrados. É necessário cuidado para posicionar as ROIs a uma profundidade de 10 mm uma da outra para evitar o decaimento da tensão associado à profundidade.[11]

Do conhecimento da elastografia por compressão, é possível entender que um linfonodo mais macio tipicamente exibirá uma baixa SR (▶ Fig. 8.17), enquanto que um linfonodo duro apresentará uma SR mais elevada (▶ Fig. 8.18, ▶ Fig. 8.19). Fundamentado nisso, diferentes valores de corte de SR foram propostos para diferenciar entre lesões linfonodais benignas e malignas (▶ Tabela 8.5). Com base nos valores de sensibilidade e especificidade, um valor de corte de 1,5 parece razoável. No entanto, estudos adicionais de grande escala iriam com certeza ajudar a validar estes achados e estabelecer um valor de corte mais preciso.

Gordura subcutânea pode ser usada como um tecido de referência para avaliação de linfonodos axilares. Visto que o tecido adiposo é mais macio que o músculo esquelético, exibirá maior deformação quando comparado ao músculo com a mesma pressão aplicada. Portanto, um maior valor de corte de 2,3 para a SR pode ser usado para detecção de linfonodos malignos.[28] Entretanto, este valor certamente requer questionamento e validação adicional com estudos clínicos.

Tabela 8.3 Padrões dos Elastogramas Coloridos, Proposto por Furukawa *et al.*[15,27]

Padrão	Descrição
1	80% ou mais da área de secção transversal do linfonodo é vermelha ou verde, ou seja, macia
2	50% a < 80% da área de secção transversal do linfonodo é vermelha ou verde
3	50% a < 80% da área de secção transversal do linfonodo é azul
4	≥ 80% da área de secção transversal do linfonodo é azul, ou seja, dura

Nota: Azul representa duro (rígido), e vermelho representa macio.

Tabela 8.4 Sistema de Pontuação do Elastograma Colorido, Proposto por Lenghel *et al.*[23]

Padrão	Descrição
1	Nenhuma ou mínima área em azul (sugestivo de consistência macia similar aos tecidos adjacentes)
2	< 50% da área em azul, ausência de nódulos hipoecoicos individualizados
3	< 50% da área em azul, presença de nódulos hipoecoicos macios individualizados
4	< 50% da área em azul, presença de nódulos hipoecoicos duros individualizados
5	50-100% da área em azul, ausência de nódulos hipoecoicos individualizados
6	50-100% da área em azul, presença de nódulos hipoecoicos duros individualizados
7	Área azul abrange todos os nódulos e estende-se para os tecidos macios
8	Nódulo azul (duro) contendo áreas líquidas (sugestivo de necrose liquefativa)

Nota: Azul representa duro (rígido), e vermelho representa macio.

Elastografia de Linfonodos

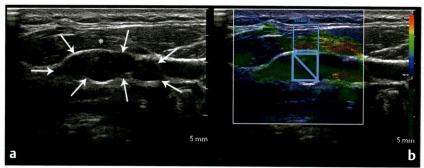

Fig. 8.16 Cálculo da razão de compressão (SR). (**a**) Imagem de ultrassonografia em modo B de um linfonodo benigno e (**b**) elastograma de compressão correspondente exibindo um padrão de cores 1. A SR é calculada posicionando-se uma ROI 5 × 5 mm sobre o músculo adjacente (*asterisco*), ao mesmo tempo em que a outra ROI é mantida no interior do linfonodo (*setas*). Neste caso, uma SR de 0,89 foi calculada.

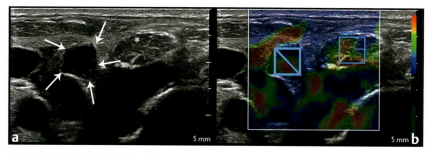

Fig. 8.17 Tela dividida de (**a**) imagem de ultrassonografia em modo B e (**b**) e elastograma por compressão correspondente de um linfonodo tuberculoso (*setas*), exibindo um padrão 2 no elastograma. Uma razão de compressão (SR) de 1,21 foi obtida ao comparar a deformação do linfonodo àquela do músculo adjacente (*asterisco*).

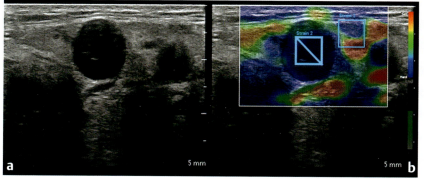

Fig. 8.18 Tela dividida de (**a**) imagem de ultrassonografia em modo B e (**b**) e elastograma por compressão correspondente de um linfonodo metastático exibindo um padrão 5 no elastograma. Uma razão de compressão de 3,82 foi calculada.

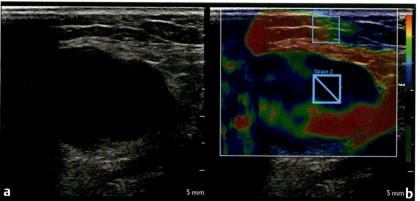

Fig. 8.19 Tela dividida de (**a**) imagem de ultrassonografia em modo B e (**b**) e elastograma por compressão correspondente de um linfonodo metastático exibindo um padrão 3 no elastograma. Uma razão de compressão de 6,2 foi calculada.

Tabela 8.5 Diferentes Valores de Corte Propostos da Razão de Compressão (SR) e Suas Utilidades Diagnósticas

Valor de corte da SR	Região linfonodal	Sensibilidade (%)	Especificidade (%)	Estudo
1,5	Cervical	85	98	Lyshchik et al.[11]
2,45	Cervical	93,8	89,5	Arda et al.[38]
1,5	Cervical	92,8	53,4	Tan et al.[39]
1,78	Cervical	98,1	64,9	Teng et al.[40]
2,395	Cervical, supraclavicular, axilar, inguinal	78,41	98,51	Zhang et al.[41]
2,3	Axilar	82,8	56,3	Choi et al.[28]
1,54*	Axilar	100	48	Taylor et al.[42]

*O artigo original menciona um valor de 0,65, que é a razão entre a deformação do linfonodo e a deformação do tecido. O recíproco de 0,65 é o equivalente da SR referido no texto, ou seja, 1,54.

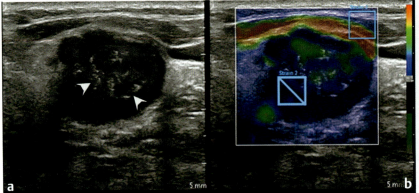

Fig. 8.20 Tela dividida de (**a**) imagem de ultrassonografia em modo B e (**b**) elastograma por compressão correspondente de um linfonodo tuberculoso diagnosticado, com fibrose e calcificações (*pontas de seta*). A imagem em modo B mostra perda do hilo ecogênico central e presença de focos calcificados, enquanto que o elastograma exibe um padrão de cores 3. Uma razão de deformação de 3,1 foi calculada. Portanto, tanto os achados na imagem em modo B como no elastograma falsamente indicam uma região metastática.

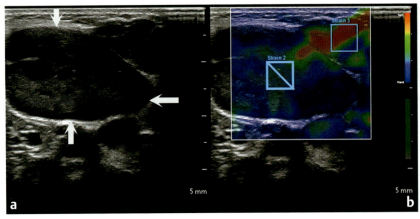

Fig. 8.21 Tela dividida de (**a**) imagem de ultrassonografia em modo B e (**b**) elastograma por compressão correspondente de um linfonodo linfomatoso diagnosticado (*setas*). A imagem em modo B mostra perda do hilo adiposo e heterogeneidade cortical, enquanto que o elastograma mostra um padrão de cores 3. Uma razão de deformação de 1,36 foi calculada, que é inferior ao valor de corte de 1,5 para linfonodos malignos (falso-negativo).

Limitações da Imagem por Compressão

A imagem por compressão parece ser uma técnica promissora para a caracterização de linfonodos, especialmente para o diagnóstico de metástases. No entanto, limitações nesta tecnologia emergente devem ser analisadas com cuidado antes de sua ampla aceitação.

- Linfonodos cervicais, axilares e inguinais são facilmente avaliados pela elastografia ultrassonográfica. No entanto, linfonodos mediastinais e abdominais não são facilmente acessíveis. A elastografia ultrassonográfica endoscópica mostrou-se útil para a avaliação de linfonodos mediastinais e perigástricos.
- Movimento linfonodal não axial e fora do plano durante a aquisição de imagem pode criar variações nos cálculos da deformação.
- Uma força de compressão ideal é um fator importante na elastografia à mão livre. Em razão de sua natureza altamente subjetiva, pode produzir variabilidade interobservador e intraobservador, e afetar de forma adversa a reprodutibilidade.
- O tamanho, formato e distância entre a caixa (ROI) e o transdutor podem induzir variação no cálculo da SR. Pode haver variação na implementação da técnica por diferentes fabricantes.[11,20]
- O padrão elastográfico, bem como as razões de deformação, está relacionado com as propriedades elastográficas dos tecidos adjacentes, que são supostamente normais. Portanto, distúrbios teciduais preexistentes e fibrose pós-excisão nesses tecidos podem interferir com a análise elastográfica.
- A presença de grandes vasos sanguíneos complica a avaliação elastográfica pela indução de perda da homogeneidade de pressão e distorção do elastograma.
- Linfonodos reativos benignos apresentam uma rigidez similar à dos tecidos moles adjacentes, enquanto que os linfonodos malignos tendem a ser mais duros. Todavia, algumas patologias não malignas, como a tuberculose, podem apresentar uma aparência sobreposta. Um linfonodo tuberculoso com necrose e liquefação aparecerá mais macio, enquanto que um com fibrose, cicatrizes ou calcificação pode exibir áreas mais duras (▶ Fig. 8.20).[20]
- A aparência elastográfica na linfadenite recidivante ou crônica, e em doenças benignas raras, como a doença de Kikuchi ou Kimura, não é bem estudada. O efeito de várias terapias sobre a aparência elastográfica dos linfonodos também precisa de uma avaliação mais aprofundada.[20]
- A maioria dos linfonodos malignos é mais dura do que o tecido normal adjacente. No entanto, linfonodos linfomatosos tendem a ser mais macios (▶ Fig. 8.21).[23]
- A determinação da porcentagem da área dura é, em grande parte, subjetiva e depende de vários fatores, como a experiência do operador e o sistema de pontuação utilizado. Estes podem induzir uma quantidade considerável de variabilidade interobservador e intraobservador. O uso de um *software* de processamento de imagens específico para medir a porcentagem do tecido duro provavelmente reduz esta fonte de viés de medida. As razões de deformação são semiquantitativas e apresentam uma precisão maior do que os sistemas de pontuação.
- Depósitos focais pequenos no interior de um linfonodo são ignorados ou o linfonodo recebe um escore similar aos linfonodos benignos. Áreas necróticas macias em alguns linfonodos metastáticos alteram seu escore. Estas falhas podem ser eliminadas por meio da adoção de um sistema de pontuação que incorpore depósitos focais e áreas necróticas.[23]

Elastografia de Linfonodos

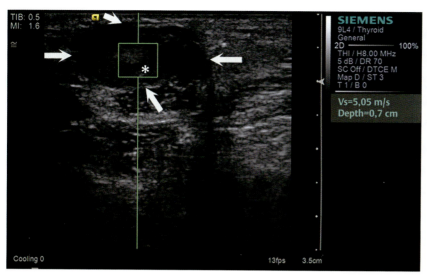

Fig. 8.22 Aquisição de imagem com a p-SWE de um linfonodo metastático desconhecido. Uma ROI de 5 × 6 mm (*asterisco*) é posicionada em uma região suspeita no interior de um linfonodo cervical (*setas*). A velocidade da onda de cisalhamento (V_s) de 5,05 m/s indica malignidade.

Algumas das limitações anteriores podem potencialmente ser superadas pelo uso da imagem por ondas de cisalhamento.

8.3.2 Imagem por Elastografia por Ondas de Cisalhamento

A elastografia por ondas de cisalhamento para linfonodos é uma nova técnica que possibilita a avaliação em tempo real da rigidez dos linfonodos em termos quantitativos absolutos. Desta forma, esta técnica supera as limitações intrínsecas associadas à elastografia por compressão, que fornece apenas dados qualitativos e semiquantitativos (na forma de elastograma e razão de deformação, respectivamente). Ao contrário da elastografia por compressão, que envolve a aplicação de compressão manual à mão livre, a elastografia por ondas de cisalhamento envolve a aplicação de uma força de radiação pela sonda, em vez do operador, que resulta em uma maior reprodutibilidade.[29] Isto foi discutido em detalhes no Capítulo 3. Apenas partes relevantes são discutidas aqui.

Técnicas

As variações da imagem por ondas de cisalhamento que são usadas para análise de linfonodos incluem o impulso de força de radiação acústica (ARFI) e o SuperSonic Imagine (SSI) entre outros. A técnica de aquisição de imagens com a elastografia por ondas de cisalhamento é resumida aqui:

- Posicionar o paciente de forma similar à ultrassonografia cervical de rotina com o pescoço estendido sobre uma almofada.
- Manter a sonda imóvel, perpendicular à pele, com uma compressão apenas suficiente para estabelecer um contato completo com o linfonodo subjacente, usando uma quantidade generosa de gel de acoplamento.
- No caso da elastografia ARFI (imagem por ondas de cisalhamento pontual), posicionar a ROI cegamente sobre uma lesão suspeita em um linfonodo para obter os valores das velocidades das ondas de cisalhamento em metros por segundo.
- Por outro lado, na imagem por SSI e imagem bidimensional por ondas de cisalhamento, que apresentam a vantagem de exibir um mapa de cores da rigidez dos tecidos, posicionar a ROI na região mais dura visível do linfonodo para calcular a SR.
- Use esta técnica para os linfonodos cervicais de todos os níveis, exceto o nível VII.

Estudo por Imagem no Impulso de Força de Radiação Acústica

A elastografia ARFI (impulso de força de radiação acústica) utiliza ondas de cisalhamento geradas por um feixe de bombeamento de energia ultrassônica. A técnica pode ser utilizada de duas maneiras: elastografia por ondas de cisalhamento pontual (p-SWE) e elastografia bidimensional por ondas de cisalhamento (2D-SWE). Na p-SWE, uma ROI pequena é posicionada no sítio, em que o valor de rigidez é desejado. Após o início do pulso, um valor de rigidez dos tecidos na ROI é fornecido. Na 2D-SWE, um campo de visão (FOV) grande é posicionado, e múltiplos pulsos da elastografia ARFI são usados para fornecer um visor codificado por cores dos valores de rigidez de todos os tecidos no FOV. Uma ROI menor pode, então, ser posicionada no FOV para obter valores de rigidez em locais específicos. A posição do paciente durante o exame é a mesma que aquela usada na ultrassonografia cervical de rotina. A sonda é aplicada com uma mínima quantidade de pressão de modo a fazer contato completo com os linfonodos cervicais sem alterar a rigidez do tecido de forma significativa. A ROI, tipicamente uma caixa de 5 × 5 mm, é posicionada sobre a lesão, e a velocidade quantitativa da onda de cisalhamento (em metros por segundo) é determinada (▶ Fig. 8.22).[30] Elastogramas em tempo real estão atualmente indisponíveis nesta técnica. Diversos estudos elaboraram diferentes valores de corte em suas análises.[31,32,33] Isto justifica a realização de estudos adicionais de grande escala para desenvolver um valor de corte amplamente aceitável e preciso.

Imagem por SuperSonic Imagine

A imagem por SSI (SuperSonic Imagine) é uma técnica 2D-SWE que fornece mapeamento do módulo de cisalhamento quantitativo em tempo real de um órgão em menos de 30 ms. A SSI gera impulsos supersônicos que induzem ondas de cisalhamento, que são, então, rastreadas por toda a janela (FOV), usando um varredor ultrarrápido e um *software* pós-processamento sofisticado. Este sistema exibe elastogramas codificados por cores em tempo real da velocidade da onda de cisalhamento (em metros por segundo [m/s]) ou em módulo de cisalhamento (ou elástico) (em quilopascal [kPa]). As medidas quantitativas do módulo de cisalhamento (SM) podem ser obtidas com o uso de elastogramas estáticos.[2,34,35]

Como a elastografia por compressão, a imagem por SSI de linfonodos cervicais também é realizada em uma posição similar àquela usada na ultrassonografia convencional, ou seja, com o paciente deitado em posição supina com o pescoço ligeiramente estendido. Após obter a imagem em modo B (com o uso

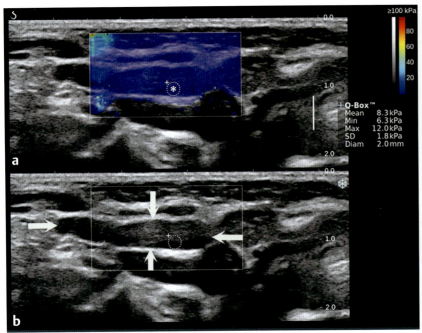

Fig. 8.23 (a) Elastograma 2D por ondas de cisalhamento e (b) ultrassonografia em modo B correspondente de um linfonodo benigno (*setas*). O elastograma mostra um tom de azul (macio) homogêneo. Colocação da caixa Q (caixa da ROI, *asterisco*) na região mais dura fornece valores de diferentes parâmetros do módulo de cisalhamento. Aqui, um baixo módulo de cisalhamento (elasticidade) (módulo de cisalhamento máximo [SM] de 12 kPa) pode ser observado.

de uma quantidade abundante de gel de acoplamento) com uma sonda linear (4-15 MHz), o modo por ondas de cisalhamento é selecionado. Após aplicação do transdutor, este é mantido imóvel e, normalmente, sobre o linfonodo sendo investigado, com mínima pressão para possibilitar que a imagem por ondas de cisalhamento seja consolidada, o que geralmente leva 2 ou 3 segundos. Qualquer pressão significativa realizada pela sonda pode aumentar a rigidez do tecido e, dessa forma, fornecer altos valores falso-positivos. O paciente pode ser solicitado para segurar a respiração a fim de minimizar a inomogeneidade associada ao movimento. Durante a obtenção das imagens elastográficas, configurações-padrão de elasticidade da intensidade de impulso acústico, escala do visor em quilopascal (0 a 180 kPa), suavização e persistência podem ser usadas. Neste modo, as imagens em modo B e da elasticidade por ondas de cisalhamento são exibidas na tela em dois painéis adjacentes. A escala de cores pode ser ajustada para um máximo inferior em quilopascal para uma melhor diferenciação das cores dos tecidos na imagem da elasticidade. O sistema permite que os valores de rigidez sejam exibidos em metros por segundo (m/s), se desejado. O mapa de cores da elastografia, em que as áreas duras (rígidas) são indicadas em vermelho, e as áreas macias são indicadas em azul, é sobreposta sobre a imagem de modo B em escala de cinza. Uma caixa da ROI (caixa Q no SSI) é posicionada sobre uma área livre de artefatos, que parece ser a mais rígida no linfonodo. O tamanho da ROI pode ser variado; no entanto, um tamanho mínimo de 2 mm × 2 mm é prescrito.[2,35]

Após a colocação da ROI, um mapa de elasticidade quantitativo é construído (▶ Fig. 8.23), exibindo o módulo de cisalhamento de cada *pixel* da imagem em quilopascal (kPa), medindo a velocidade de propagação da onda de cisalhamento naquele ponto. O *software* gera uma lista de parâmetros quantitativos (SM mínimo [kPa], SM máximo [kPa], SM médio [kPa], desvio-padrão do SM [kPa] e diâmetro da ROI), a partir da qual o valor máximo do SM é considerado para análise, visto que este valor ajuda a detectar melhor as metástases corticais focais.[5,35] Valores mais elevados do módulo de cisalhamento para linfonodos sugerem malignidade (▶ Fig. 8.24), enquanto que linfonodos benignos exibem valores menores do módulo de cisalhamento (▶ Fig. 8.23).

Para a avaliação dos linfonodos cervicais para diferenciar entre linfonodos benignos e malignos, o SM médio com um valor de corte de 30,2 kPa tem uma sensibilidade de 41,9% e especificidade de 100%, enquanto que o SM máximo com um valor de corte de 45 kPa tem uma sensibilidade de 48,4% e especificidade de 91,8%.[35] Um estudo revelou uma maior sensibilidade (91%) e uma especificidade comparável (97%) do SM máximo com um valor de corte de 19,44 kPa.[29] No caso de avaliação do linfonodo axilar, os mesmos índices exibem sensibilidade e especificidade similares, com valores de corte ligeiramente diferentes.[5] Padronização universal destes valores de corte necessita de validação adicional em estudos de grande escala.

Limitações da Imagem por Ondas de Cisalhamento

A imagem por ondas de cisalhamento possui vantagens evidentes sobre a imagem por *strain*, em razão de ser quantitativa e independente do usuário. Contudo, possui algumas limitações.

- Os valores do SM máximo podem variar com a histologia da malignidade. Linfonodos linfomatosos podem aparecer mais macios (tão baixo quanto 23 kPa) e, portanto, contribuir com resultados falso-negativos. Resultados falso-negativos também podem ser obtidos decorrente dos focos metastáticos corticais focais muito pequenos para serem detectados pela SWE.
- Medidas da onda por cisalhamento são precisas somente até uma profundidade de 3 cm de distância da pele, visto que o sinal da onda de cisalhamento tende a atenuar rapidamente além desta profundidade.[5]

8.4 Perspectivas Futuras

A elastografia ultrassonográfica endoscópica (EUS) aborda a principal limitação da inacessibilidade dos linfonodos viscerais para a avaliação elastográfica (▶ Fig. 8.25). É uma técnica nova e não invasiva, com mínimo custo adicional e sem complicações adicionais. Tem sido usada para investigar linfonodos mediastinais, perigástricos e peripancreáticos. Durante o exame, compressão extrínseca não é necessária (e também pode não ser adequada), visto que a compressão intrínseca pelos movimentos respiratórios e pulsações vasculares pode ser utilizada para a aquisição do elastograma. Isto limita o uso da imagem por compressão para EUS. Análise assistida por *software* pode ser aplica-

Elastografia de Linfonodos

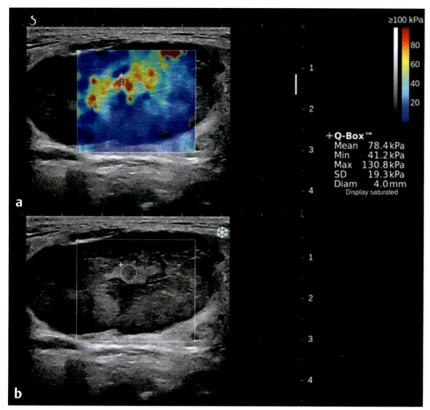

Fig. 8.24 (**a**) Elastograma 2D por ondas de cisalhamento e (**b**) ultrassonografia em modo B correspondente de um linfonodo metastático. A imagem em modo B exibe perda do hilo adiposo e heterogeneidade cortical, enquanto que o elastograma revela áreas heterogêneas de alta rigidez (vermelho). O valor do módulo de cisalhamento máximo (SM máximo) de 130,8 kPa sugere uma região metastática.

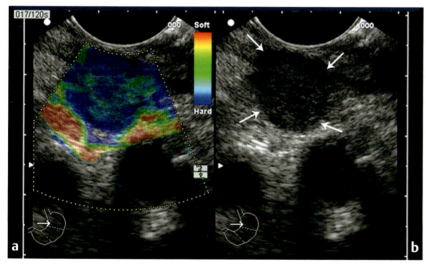

Fig. 8.25 Ultrassonografia endoscópica (EUS) do linfonodo perigástrico (*setas*). (**a**) Elastograma por compressão e (**b**) imagem em modo B correspondente. O elastograma mostra áreas duras (azul) abrangendo aproximadamente > 45% do linfonodo. A imagem em modo B exibe um linfonodo arredondado com perda dos ecos hilares. Os achados sugerem malignidade. (Imagem cortesia de Dr. Pankaj Dhawan, Mumbai, Índia.)

da para aumentar a precisão e reprodutibilidade da EUS.[36] A EUS pode ser superior à US em modo B para o diagnóstico diferencial de linfonodos benignos e malignos.[36,37] Fornece informações complementares valiosas para a citologia aspirativa por agulha fina (FNAC) guiada por EUS e também pode servir como uma ferramenta promissora para guiar a amostragem. Isto pode aumentar o rendimento nos casos de metástases com áreas necróticas ou invasão parcial.

Outros usos potenciais da elastografia para avaliar os linfonodos incluem a citologia aspirativa por agulha fina (FNAC) ou biópsia guiada por elastografia, incorporação de outras tecnologias ultrassonográficas, como a ultrassonografia volumétrica (ultrassonografia tridimensional [3D]) na elastografia e fusão de outras técnicas imageológicas com a elastografia.

8.5 Conclusão

A elastografia parece ser uma ferramenta mais promissora para a caracterização de linfonodos, em comparação às modalidades imageológicas não invasivas convencionais. A utilidade clínica da elastografia aumentará ainda mais, à medida que ocorrerem futuros avanços na aquisição de imagens e algoritmos de reconstrução. A elastografia pode contribuir com informações prognósticas e não invasivas para uma avaliação pré-operatória mais precisa. Também pode ser uma ferramenta de orientação valiosa para a realização de procedimentos percutâneos para a amostragem linfonodal. Em particular, a elastografia por ondas de cisalhamento é um método quantificável, independente de usuário e reprodutível. No entanto, sua utilidade precisa ser avaliada mais profundamente em estudos multicêntricos e prospectivos de grande porte. Além disso, resta saber se a elastografia eventualmente evita a necessidade de determinadas biópsias linfonodais. A EUS é uma modalidade futurística de análise de linfonodos anatomicamente difíceis.

Referências

1. Alam F, Naito K, Horiguchi J, Fukuda H, Tachikake T, Ito K. Accuracy of sonographic elastography in the differential diagnosis of enlarged cervical lymph nodes: comparison with conventional B-mode sonography. AJR Am J Roentgenol 2008; 191(2):604–610
2. Evans A, Rauchhaus P, Whelehan P et al. Does shear wave ultrasound independently predict axillary lymph node metastasis in women with invasive breast cancer? Breast Cancer Res Treat 2014; 143(1):153–157
3. Fauci A, Braunwald E, Kasper D, et al. Harrison's Principles of Internal Medicine. 17th ed. New York, NY: McGraw-Hill; 2008.
4. Munjal YP, Sharma SK, Agarwal AK, et al, eds. API Textbook of Medicine. 9th ed. London, England: JP Medical Ltd; 2012.
5. Tourasse C, Dénier JF, Awada A, Gratadour A-C, Nessah-Bousquet K, Gay J. Elastography in the assessment of sentinel lymph nodes prior to dissection. Eur J Radiol 2012; 81(11):3154–3159
6. Haberal I, Çelik H, Göçmen H, Akmansu H, Yörük M, Özeri C. Which is important in the evaluation of metastatic lymph nodes in head and neck cancer: palpation, ultrasonography, or computed tomography? Otolaryngol Head Neck Surg 2004; 130(2):197–201
7. Som PM, Curtin HD. Head and Neck Imaging. 4th ed. Philadelphia, PA: Elsevier Health Sciences; 2003
8. Dudea SM, Lenghel M, Botar-Jid C, Vasilescu D, Duma M. Ultrasonography of superficial lymph nodes: benign vs. malignant. Med Ultrasound 2012; 14(4):294–306
9. Ying M, Ahuja A, Metreweli C. Diagnostic accuracy of sonographic criteria for evaluation of cervical lymphadenopathy. J Ultrasound Med 1998; 17(7):437–445
10. van den Brekel MWM, Castelijns JA, Snow GB. The size of lymph nodes in the neck on sonograms as a radiologic criterion for metastasis: how reliable is it? AJNR Am J Neuroradiol 1998; 19(4):695–700
11. Lyshchik A, Higashi T, Asato R et al. Cervical lymph node metastases: diagnosis at sonoelastography—initial experience. Radiology 2007; 243(1):258–267
12. Rosário PWS, de Faria S, Bicalho L et al. Ultrasonographic differentiation between metastatic and benign lymph nodes in patients with papillary thyroid carcinoma. J Ultrasound Med 2005; 24(10):1385–1389
13. Steinkamp HJ, Wissgott C, Rademaker J, Felix R. Current status of power Doppler and color Doppler sonography in the differential diagnosis of lymph node lesions. Eur Radiol 2002; 12(7):1785–1793
14. Na DG, Lim HK, Byun HS, Kim HD, Ko YH, Baek JH. Differential diagnosis of cervical lymphadenopathy: usefulness of color Doppler sonography. AJR Am J Roentgenol 1997; 168(5):1311–1316
15. Furukawa MK, Kubota A, Hanamura H, Fujita Y, Furukawa M. Diagnosis of cervical lymph node metastasis of head and neck squamous cell carcinoma. MEDIX (Suppl.) 2007:20–23
16. Smajlovic F, Carovac A, Bulja D. Sonoelastography: the method of choice for evaluation of tissue elasticity. J Health Sci 2011; 1(1):50–55
17. Edge SB, Byrd DR, Compton CC, Fritz AG, Greene FL. AJCC Cancer Staging Manual. 7th ed. New York, NY: Springer-Verlag; 2009.
18. Hefeda MM, Badawy ME. Can ultrasound elastography distinguish metastatic from reactive lymph nodes in patients with primary head and neck cancers? Egypt. J. Radiol. Nucl. Med. 2014; 45(3):715-722
19. Fu Y, Shi Y-F, Yan K, Wang Y-J, Yang W, Feng G-S. Clinical value of real-time elastography in patients with unexplained cervical lymphadenopathy: quantitative evaluation. Asian Pac J Cancer Prev 2014; 15(13):5487–5492
20. Dudea SM, Botar-Jid C, Dumitriu D, Vasilescu D, Manole S, Lenghel ML. Differentiating benign from malignant superficial lymph nodes with sonoelastography. Med Ultrasound 2013; 15(2):132–139
21. Ishibashi N, Yamagata K, Sasaki H et al. Real-time tissue elastography for the diagnosis of lymph node metastasis in oral squamous cell carcinoma. Ultrasound Med Biol 2012; 38(3):389–395
22. Bhatia KSS, Cho CCM, Yuen Y-H, Rasalkar DD, King AD, Ahuja AT. Real-time qualitative ultrasound elastography of cervical lymph nodes in routine clinical practice: interobserver agreement and correlation with malignancy. Ultrasound Med Biol 2010; 36(12):1990–1997
23. Lenghel LM, Bolboacă SD, Botar-Jid C, Băciuț G, Dudea SM. The value of a new score for sonoelastographic differentiation between benign and malignant cervical lymph nodes. Med Ultrasound 2012; 14(4):271–277
24. Rago T, Santini F, Scutari M, Pinchera A, Vitti P. Elastography: new developments in ultrasound for predicting malignancy in thyroid nodules. J Clin Endocrinol Metab 2007; 92(8):2917–2922
25. Moon HJ, Kim E-K, Yoon JH, Kwak JY. Clinical implication of elastography as a prognostic factor of papillary thyroid microcarcinoma. Ann Surg Oncol 2012; 19(7):2279–2287
26. Image J. Image processing and analysis in Java. Available at: rsb.info.nih.gov/ij/. Acessado em 5 de Maio, 2015.
27. Furukawa MK, Kubota A, Hanamura H, Furukawa M. [Clinical application of real-time tissue elastography to head and neck cancer—evaluation of cervical lymph node metastasis with real-time tissue elastography] Nippon Jibiinkoka Gakkai Kaiho 2007; 110(7):503–505–505
28. Choi JJ, Kang BJ, Kim SH et al. Role of sonographic elastography in the differential diagnosis of axillary lymph nodes in breast cancer. J Ultrasound Med 2011; 30(4):429–436
29. Choi YJ, Lee JH, Lim HK et al. Quantitative shear wave elastography in the evaluation of metastatic cervical lymph nodes. Ultrasound Med Biol 2013; 39(6):935–940
30. Choi YJ, Lee JH, Baek JH. Ultrasound elastography for evaluation of cervical lymph nodes. In: Ultrasonography. 2015 Jul; 34(3):157-164
31. Fujiwara T, Tomokuni J, Iwanaga K, Ooba S, Haji T. Acoustic radiation force impulse imaging for reactive and malignant/metastatic cervical lymph nodes. Ultrasound Med Biol 2013; 39(7):1178–1183
32. Tamaki K, Tamaki N, Kamada Y et al. Non-invasive evaluation of axillary lymph node status in breast cancer patients using shear wave elastography. Tohoku J Exp Med 2013; 231(3):211–216
33. Meng W, Xing P, Chen Q, Wu C. Initial experience of acoustic radiation force impulse ultrasound imaging of cervical lymph nodes. Eur J Radiol 2013; 82(10):1788–1792
34. Bercoff J, Tanter M, Fink M. Supersonic shear imaging: a new technique for soft tissue elasticity mapping. IEEE Trans Ultrason Ferroelectr Freq Control 2004; 51(4):396–409
35. Bhatia KSS, Cho CCM, Tong CSL, Yuen EHY, Ahuja AT. Shear wave elasticity imaging of cervical lymph nodes. Ultrasound Med Biol 2012; 38(2):195–201
36. Săftoiu A, Vilmann P, Ciurea T et al. Dynamic analysis of EUS used for the differentiation of benign and malignant lymph nodes. Gastrointest Endosc 2007; 66(2):291–300
37. Paterson S, Duthie F, Stanley AJ. Endoscopic ultrasound-guided elastography in the nodal staging of oesophageal cancer. World J Gastroenterol 2012; 18(9):889–895
38. Arda K, Ciledag N, Gumusdag P. Differential diagnosis of malignant cervical lymph nodes at real-time ultrasonographic elastography and Doppler ultrasonography. Hung Radiol Online 2010; 1:10–13
39. Tan R, Xiao Y, He Q. Ultrasound elastography: its potential role in assessment of cervical lymphadenopathy. Acad Radiol 2010; 17(7):849–855
40. Teng D-K,Wang H, Lin Y-Q, Sui G-Q, Guo F, Sun L-N. Value of ultrasound elastography in assessment of enlarged cervical lymph nodes. Asian Pac J Cancer Prev 2012; 13(5):2081–2085
41. Zhang Y, Lv Q, Yin Y et al. The value of ultrasound elastography in differential diagnosis of superficial lymph nodes. Front Med China 2009; 3(3):368–374
42. Taylor K, O'Keeffe S, Britton PD et al. Ultrasound elastography as an adjuvant to conventional ultrasound in the preoperative assessment of axillary lymph nodes in suspected breast cancer: a pilot study. Clin Radiol 2011; 66(11):1064–1071

9 Elastografia do Baço, Pâncreas e Rins

Mirko D'Onofrio ▪ *Vito Cantisani* ▪ *Emilio Quaia* ▪ *Riccardo De Robertis* ▪ *Costanza Bruno* ▪ *Stefano Crosara* *Valentina Ciaravino* ▪ *Antonio Giulio Gennari* ▪ *Michele Pontello* ▪ *Giuseppe Schillizzi* ▪ *Roberto Pozzi Mucelli*

9.1 Introdução

Embora muita pesquisa tenha sido desenvolvida para avaliar o fígado por elastografia, especialmente para avaliação de fibrose hepática, esta técnica também pode ser aplicada a outros órgãos abdominais. Este capítulo faz uma revisão da elastografia do baço, pâncreas e rins.

A elastografia por compressão (SE), a elastografia pontual por ondas de cisalhamento (p-SWE) e a elastografia por ondas de cisalhamento em 2D (2D-SWE) são todas introduzidas nos sistemas de ultrassonografia convencionais, e os valores de rigidez podem ser obtidos de outros órgãos abdominais, usando o ultrassom de modo B para localização. Para a elastografia transitória controlada por vibração (VCTE), que não possui ultrassom convencional disponível em seu sistema, a localização de áreas para avaliação de rigidez é mais problemática. Como em muitos outros órgãos, os estados de doença em órgãos abdominais se apresentam com alterações em rigidez, com a malignidade substancialmente mais rígida que a dos tecidos normais. Com todos os órgãos abdominais, a respiração provoca movimento, o que representa um problema para obter valores precisos de rigidez.

9.2 Baço

A ultrassonografia tem sido usada há muito tempo como modalidade diagnóstica rápida e não invasiva para órgãos sólidos no abdome superior, incluindo o baço. A necessidade de avaliar órgãos sólidos no abdome superior por métodos não invasivos e para monitorar os vários transtornos crônicos nos órgãos abdominais levou ao desenvolvimento de uma nova técnica, a elastografia por ultrassom.

Esta técnica (ou mais geralmente elastografia) é um novo método para visualizar e quantificar a rigidez de um tecido. Uma vez que as condições de doença, como inflamação e tumores, possam alterar a elasticidade dos tecidos, a elastografia pode ser usada para diferenciar tecido normal de tecido doente e monitorar o progresso de algumas condições patológicas crônicas. O grau de deformação das partes moles subjacentes em resposta à compressão é calculado para estimar a rigidez do tecido (não a elasticidade verdadeira) em quilopascais.[1,2] Atualmente, há três formas principais dessa técnica na prática clínica: a elastografia transitória controlada por vibração (VCTE), a elastografia por compressão (SE) e a elastografia por ondas de cisalhamento (SWE). Outras introduções importantes são esperadas, à medida que este campo de estudos amadurece. Na elastografia por compressão (SE), conhecida como elastografia quase estática, a deformação do tecido produzida por força de compressão externa com uma sonda ou por estresse endógeno, como pulsações arteriais, revela as propriedades físicas das partes moles. Isto se faz caracterizando as diferenças em rigidez entre o tecido de interesse e o tecido normal ao redor, com base em uma tensão uniforme (induzida mecanicamente) sobre esses tecidos durante a varredura de modo B. Os dados podem, então, ser usados para formar uma imagem que é codificada em cores ou em escala de cinza para mostrar o padrão da tensão, que está inversamente relacionado com a rigidez do tecido e pode ser avaliado subjetivamente.[3] A elastografia por ondas de cisalhamento (SWE) é uma técnica que avalia as propriedades mecânicas de um tecido ao monitorar a velocidade de propaga-

ção da onda que se origina desse tecido em deformação. Isto é feito com ondas de baixa frequência, geradas por batidas mecânicas desferidas por uma sonda (VCTE) ou pelos impulsos acústicos de força de radiação (ARFIs).[4,5] Este método pode visualizar não só a distribuição da rigidez sobre os tecidos, mas também quantificar a rigidez de um tecido. Além disso, o método não exige qualquer toque direto ou compressão. Até o momento, um limitado número de teses foi publicado para avaliar o uso da elastografia em órgãos abdominais outros que não o fígado na prática clínica.

9.2.1 Técnica de Exame

Elastografia por Compressão (SE)

A avaliação limitada da SE tem sido realizada no baço.

Elastografia por Ondas de Cisalhamento (*Shear Wave*)

Os valores médios de elasticidade do baço normal informados, calculados por SWE, foram de 2,9 ± 1,8 kPa (faixa: 1-10 kPa), e não exibiram diferença significativa entre os sexos e entre as faixas de idade.[6] Da mesma forma, Ferraioli *et al.* demonstraram que em 4.172 medições obtidas de valores de rigidez do baço, os valores masculinos não eram significativamente diferentes dos femininos. Tanto no homem quanto na mulher, o baço demonstrou rigidez mais significativa (▶ Fig. 9.1) em relação ao fígado.[7]

Algumas questões técnicas a serem tratadas em um exame elastográfico moldado para o baço foram propostas por Karlas *et al.* Eles descobriram que a precisão diagnóstica da p-SWE é afetada pelo ângulo da região de interesse (ROI) em relação ao baço, e a menor variação de valor elastográfico foi descoberta, quando a posição da ROI foi colocada perpendicular à porção central da superfície do transdutor.[8] Durante a obtenção de uma medição, o paciente deverá segurar a respiração, similarmente ao que se faz durante um estudo de fibrose hepática. Não se sabe se as medições dependem do estado prandial, pois estão com o fígado. Entretanto, espera-se que a rigidez do baço possa aumentar com o aumento do fluxo de sangue após a ingestão de uma refeição.

Ao se aplicar VCTE, é necessário um sistema de ultrassom para localizar o baço e fornecer orientação para a medição de VCTE. Se houver ascite, as medições de VCTE não poderão ser obtidas, uma vez que as ondas de cisalhamento mecanicamente induzidas não transmitam nessas condições.

9.2.2 Aplicações Clínicas

A principal aplicação da elastografia no estudo do baço está na avaliação de pacientes cirróticos para determinar o risco de hipertensão no sistema portal.[9,10,11] Estudos recentes mostraram que a rigidez do baço se correlaciona com a fibrose hepática (FH), com a hipertensão portal (HP) e com o risco de varizes esofágicas (VE) em pacientes com doença hepática crônica. Em especial, há alterações na morfologia do baço observadas entre pacientes com cirrose, incluindo: hiperplasia de histiócitos esplênicos, alongamento de terminais arteriais, volume aumentado da polpa branca esplênica, fibrose entre as estruturas tra-

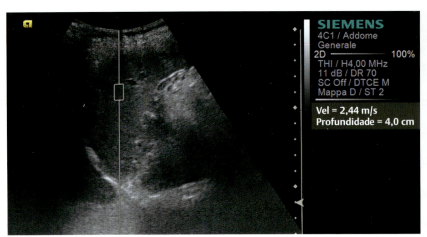

Fig. 9.1 Velocidade das ondas de cisalhamento do baço.

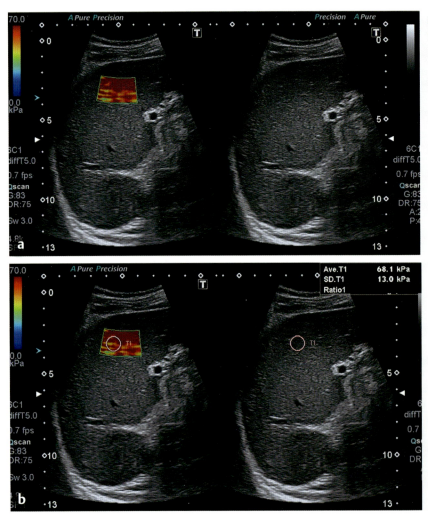

Fig. 9.2 (a, b) Paciente cirrótico com hipertensão portal. O baço mostra-se aumentado e rígido.

beculares esplênicas e aumento do volume de sangue da polpa vermelha esplênica por causa da congestão com sangue. A rigidez aumentada do baço (▶ Fig. 9.2) na hipertensão portal provavelmente se deve à congestão do baço que, por si só, leva ao aumento de rigidez do órgão.[12,13] Piscaglia *et al.*[11] calcularam que os valores médios de ARFI-VTQ (Quantificação de Toque Virtual, uma técnica p-SWE) no baço eram de 2,33 m/s em pessoas normais, 2,62 m/s em pacientes com hepatite crônica demonstrada por elastografia transitória (TE) (nomeadamente < 13 kPa) e 3,36 m/s naqueles com cirrose (TE > 13 kPa) ($p < 0,005$) entre grupos e para comparações pareadas, confirmando assim a hipótese de que o desenvolvimento de hipertensão portal causa aumento na rigidez do baço. O índice esplênico-hepático derivado nos vários grupos (obtido multiplicando-se o valor da velocidade da onda de cisalhamento [SWS] calculada no fígado pelo valor de SWS calculada no baço e dividindo-se o resultado por 100, para corre-

Elastografia do Baço, Pâncreas e Rins

lacionar esses dois valores) foi de 2,61 m/s, 3,77 m/s e 8,13 m/s, respectivamente. A precisão diagnóstica do índice esple-no-hepático de ARFI-VTQ para o diagnóstico de cirrose produziu área mais alta sob os valores da curva característica de operação do receptor (AUROC) (0,945) que a avaliação da rigidez do fígado no lobo direito ou esquerdo ou no baço. A melhor linha de corte mostrou ser 4,90 m/s (sensibilidade de 95,2%, especificidade de 80,9%, valor preditivo positivo [PPV] de 81,6% e valor preditivo negativo [VPN] de 95,0%).[11]

Além disso, Colecchia *et al.*[9] conduziram medições de rigi-dez do baço e do fígado por elastografia transitória (TE, uma téc-nica VCTE) em 100 pacientes com cirrose relacionada com o vírus da hepatite C [VHC] e compararam seu desempenho em prognosticar hipertensão portal (HP) e varizes esofágicas (VE) para outros parâmetros incluindo o gradiente da pressão da veia hepática (HVPG) e os escores não invasivos de HP e VE, como a proporção entre contagem de plaquetas/diâmetro do baço e o escore de rigidez do fígado e a proporção de contagem de pla-quetas/diâmetro do baço. Eles concluíram que as medições de rigidez do baço e do fígado foram mais precisas que as dos outros parâmetros e sugeriram seu uso como avaliação não invasiva e no monitoramento de HP e VE.[9]

Uma revisão sistemática recente e a metanálise de 12 estu-dos no desempenho diagnóstico de técnicas de elastografia na avaliação de rigidez do baço mostraram que a sensibilidade (78%) e a especificidade (76%) eram boas e que sua razão de pro-babilidade para a presença ou ausência de VE, com base nas medições de rigidez do baço, eram modestas. Da mesma forma, o desempenho diagnóstico da medição de rigidez esplênica para detectar a presença de VEs clinicamente significativas tam-bém foi bom, mas não aos níveis que sugeririam índices diag-nósticos falso-positivos e falso-negativos baixos. Nessa revisão sistemática e metanálise publicadas por Singh *et al.* não foram encontradas diferenças no desempenho diagnóstico de TE e na investigação por imagens de SWE do impulso acústico de força de radiação (ARFI) em análises de subgrupos.[14]

Os resultados desses estudos mostram que a reprodutibili-dade das medições de rigidez do baço em diferentes populações depende da *expertise* do operador e, para se chegar a um bom acordo entre as medições, é necessário um período de treina-mento. Outra desvantagem é a relatividade da avaliação indire-ta. Portanto, embora úteis e promissoras, as técnicas atuais de medição de rigidez do baço são subótimas neste momento para substituir a técnica da esofagogastroduodenoscopia (EGD) co-mo a modalidade de triagem preferida para detectar a presença e o tamanho das VEs.

Estudos complementares com séries mais amplas de paci-entes deverão ser conduzidos para comparar os valores de elas-ticidade de tecidos normais e pacientes e determinar o papel diagnóstico dessas técnicas.

As informações disponíveis para o uso da elastografia em massas esplênicas focalizadas são mínimas.

9.3 Pâncreas

O uso da elastossonografia para avaliação do pâncreas ainda está em processo de validação, com um número relativamente baixo de estudos publicados e com alguns resultados equívocos e nem sempre concordantes. Duas técnicas principais podem ser usa-das para avaliação elastográfica do pâncreas, SE e SWE, que incluem: TE, p-SWE, 2D-SWE e 3D-SWE. Essas técnicas são explicadas em detalhes nos Capítulos 2 e 3.

A elastossonografia do pâncreas pode ser obtida por abor-dagem endoscópica ou transabdominal; a primeira é usada com frequência como parte de uma avaliação por ultrassom endos-cópico (EUS) abrangente, enquanto a segunda representa uma melhora técnica recente do ultrassom (US) convencional que precisa de avaliação complementar para ser considerada na prática clínica. A abordagem percutânea, embora mais fácil e praticável para a maioria dos especialistas, tem as mesmas limi-tações intrínsecas do exame convencional por ultrassom, como a presença de gás intestinal.

9.3.1 Técnica de Exame

Elastografia por Compressão

A SE é uma técnica por imagens de compressão quase estática que pode ser aplicada na avaliação do pâncreas por EUS. Essa téc-nica pode medir o módulo elástico, uma medida de estresse apli-cada à estrutura do tecido em relação à tensão, ou deformação, produzida por forças internas passivas fisiologicamente induzi-das (elastografia por compressão em tempo real [RTSE]).[15]

A SE fornece avaliação qualitativa por compressão pelo campo de visão via um mapa colorimétrico. Existem disponíveis ferramentas para análise quantitativa das características da imagem, como calcular proporções da tensão.

O campo de visão (FOV) precisa ser suficientemente amplo para incluir tanto o tecido-alvo quanto o tecido pancreático nor-mal ao redor, para a devida comparação. Ecoendoscópios tanto longitudinais quanto radiais podem ser usados para RTSE. A elastografia por EUS precisa ter o posicionamento apropriado da sonda endoscópica dentro do lúmen gástrico e/ou duodenal para se obter uma avaliação confiável; além disso, a pressão adequada precisa ser obtida com a manipulação da sonda do endoscópio, mas, na maioria dos casos é necessária compressão complementar muito pequena, pois o impulso de pulsação dos vasos peripancreáticos é suficiente para se chegar a uma avalia-ção elastográfica válida.[15]

No FOV elastográfico, cada *pixel* é exibido com um matiz que representa o valor relativo da tensão (dureza) do tecido. Na maioria dos equipamentos, o valor da tensão é apresentado por meio de um mapa cromático (vermelho-verde-azul) em que tecidos rígidos são mostrados em azul escuro/azul, enquanto partes moles são exibidas em vermelho/verde; os mapas colori-dos são dinamicamente exibidos como uma camada transpa-rente sobreposta sobre a imagem de EUS em escala de cinza.[15] Vários mapas coloridos ou em escala de cinza podem ser usa-dos, e os coloridos deverão ser incluídos com as imagens para avaliação correta da rigidez.

Na elastografia transabdominal por tensão é difícil aplicar a compressão-liberação correta para se obter informações diag-nósticas, e esta conquista pode ser substancialmente limitada por gás intestinal. Esse procedimento vem com uma curva de aprendizagem longa e depende significativamente do operador.

Elastografia por Ondas de Cisalhamento (*Shear Wave*)

Impulsos acústicos de forças de radiação (ARFIs) são usados para induzir ondas de cisalhamento em tecidos na SWE, e a geração ARFI está disponível como melhoria técnica dos *scanners* de ultrassom para a elastografia transabdominal. A geração ARFI é independente da compressão manual externa e, portanto, ade-quada para uso na avaliação de órgãos abdominais profundos como o pâncreas. A SWE baseada em ARFI é uma nova ferramen-ta de ultrassom capaz de avaliar a rigidez de tecidos profundos.[16] Tecidos, respostas a essas forças são impulsos focalizados de for-ça de radiação induzidos por ultrassom ou deslocamentos mi-croscópicos localizados e induzidos pelo cone de Mach no FOV

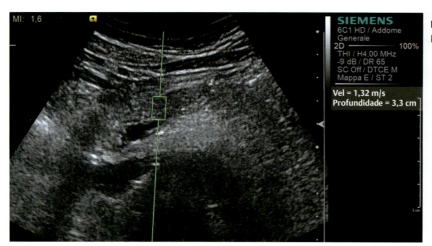

Fig. 9.3 Velocidade das ondas de cisalhamento do pâncreas.

alvo selecionado (ondas longitudinais e de cisalhamento). Tanto o deslocamento quanto a velocidade das ondas de cisalhamento (SWS) dependerão das propriedades viscoelásticas do tecido, que estão diretamente correlacionadas com a resistência de propagação da onda.

A SWE pode fornecer tanto a avaliação qualitativa de deslocamentos por avaliação visual de mapas em escala de cinza ou coloridos (Investigação por imagens de Tecidos com Toque Virtual ARFI, ARFI-VTI), quanto a avaliação quantitativa de SWS por uma representação numérica expressa em metros por segundo (Quantificação com Toque Virtual ARFI, ARFI-VTQ). Quanto mais rígido o tecido, mais rápida será a SWS.

A técnica de exame elastográfico transabdominal por US não apresenta diferenças técnicas especiais em relação ao exame transabdominal convencional por US.

9.3.2 Aplicações Clínicas

Pâncreas Sadio

Histologicamente o pâncreas é composto de uma mistura variável de componentes moles incluindo ácinos pancreáticas e tecido gorduroso. Como consequência, o pâncreas sadio se caracteriza por um padrão verde homogêneo, representado pela predominância de áreas verdes na análise visual qualitativa do EUS e exame elastográfico.[17,18,19,20,21,22] Em indivíduos mais idosos, a gordura e o tecido conectivo se depositam progressivamente no pâncreas, aumentando a ecogenicidade do órgão, de modo que, no estudo elastográfico, o pâncreas se torna, por si mesmo, heterogêneo.[16]

Além disso, o estudo elastográfico pode ajudar na diferenciação entre o primórdio ventral do pâncreas (desenvolvido a partir de um primórdio dorsal e ventral) e uma doença neoplásica ou inflamatória. O primórdio ventral do pâncreas pode estar visível acima do tecido pancreático ao redor como uma estrutura hipoecoica em forma de faixa. Essa estrutura hipoecoica pode ser confundida com outras doenças, como inflamação ou tumores; a elastografia pode demonstrar as mesmas propriedades de tecidos entre essas duas porções do pâncreas sadio.[16]

A avaliação semiquantitativa de histogramas derivados da elastografia por EUS informou valores elevados de tensão, com valor médio aproximado de 110 (baseados em uma faixa de 0 [a mais dura] a 255 [a mais mole]) no pâncreas de sujeitos sadios com menos de 60 anos de idade; a rigidez pancreática pode aumentar com a idade, com valor médio de aproximadamente 80 para 60 anos de idade.[23,24]

A SWS média do pâncreas sadio em ARFI-VTQ (▶ Fig. 9.3) fica ao redor de 1,20 e 1,40 m/s.[25,26,27]

Doenças Inflamatórias

Em termos histopatológicos, a pancreatite aguda pode ser dividida nas variantes edematosa e necro-hemorrágica. Enquanto a primeira é caracterizada pela presença de edema intersticial, congestão e infiltração leucocitária, a segunda se apresenta com destruição de tecidos, necrose gordurosa e hemorragia. Nos dois casos, a consistência do parênquima pancreático durante a inflamação aguda se torna mais mole que aquela do pâncreas sadio, como consequência de edema ou necrose e essa característica poderia, teoricamente, ser identificada pela elastossonografia.

Na elastografia por EUS a necrose pode ser identificada como áreas azuis (moles).[28] Infelizmente, os dados da literatura sobre ARFI-VTQ são controversos. Alguns autores informaram que a sensibilidade e a especificidade de ARFI-VTQ poderiam chegar a 100 e 98%, respectivamente, para esse diagnóstico de pancreatite aguda, usando-se um valor de corte de 1,63 m/s (sendo o valor médio da SWS para os pacientes com pancreatite aguda e significativamente mais alto que o valor para o grupo de controle [$p < 0,001$]);[29] outros informaram que os valores de SWS tendem a ser mais altos na pancreatite aguda (3,28 m/s) que na pancreatite crônica (1,25 m/s),[26] um achado muito incomum se correlacionado com os achados histopatológicos típicos dessas entidades (ou seja, a presença de edema e/ou necrose *versus* fibrose).

A pancreatite crônica se caracteriza por alterações atróficas, fibrose e, com frequência, pela presença de calcificações parenquimatosas e cálculos intraductais, que endurecem a consistência do pâncreas.

Em pacientes com manifestações de pancreatite crônica, uma correlação linear direta com área alta sob a curva (AUC) e valor de precisão foi informada entre o número de critérios para o diagnóstico de pancreatite crônica de acordo com a classificação de Rosemont[30] e a proporção de compressão por EUS.[32] Na elastografia visual qualitativa por EUS a pancreatite crônica geralmente apresenta padrão sólido (azul) predominante,[17,19,20] embora um padrão heterogêneo de cores mistas ou mesmo um padrão homogeneamente mole (verde) já tenham sido informados.[17,19,20]

A análise semiquantitativa da rigidez do pâncreas por meio de análise derivada do histograma em pacientes com pancreatite crônica fornece valores ao redor de 30 (com base em uma faixa de zero [a mais dura] até 255 [a mais mole]), que são significativamente mais baixos que aqueles de pacientes sadios, mesmo os idosos.[23] Foi informada também a correspondência linear entre elastografia quantitativa por EUS e o grau de fibrose pancreática avaliada na análise histopatológica.[32]

Elastografia do Baço, Pâncreas e Rins

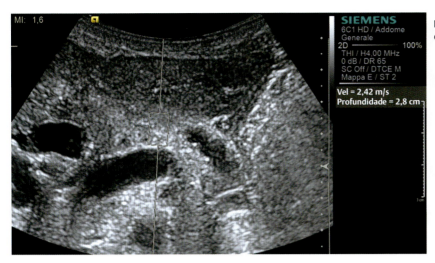

Fig. 9.4 Velocidade das ondas de cisalhamento em pancreatite obstrutiva crônica.

Na elastografia transabdominal quantitativa, os pacientes com pancreatite crônica geralmente apresentam valores altos de SWS (▶ Fig. 9.4), apesar das diferenças no valor preciso de corte. que tenham sido informados.[26,33]

Um valor de suma importância em pacientes com pancreatite crônica focalizada é a diferenciação entre esse quadro e o adenocarcinoma ductal pancreático (PDAC), uma vez que a fibrose parenquimatosa, as calcificações e os cálculos intraductais, presentes com frequência em pacientes com pancreatite crônica, produzam um padrão elastográfico sólido (azul), em comparação àquele das lesões malignas altamente fibróticas, como o PDAC. Além disso, no momento não existe nenhum valor de corte numérico de aceite universal tanto para elastografia quantitativa por EUS quanto para ARFI-VTQ para a diferenciação entre pancreatite crônica e PDAC.

Como consequência, apesar de alguns autores terem informado resultados entusiásticos,[20] estudos complementares provaram que a elastografia por EUS tem especificidade e sensibilidade baixas (< 70%) no diagnóstico diferencial[17,19] entre pancreatite crônica e PDAC.

Apesar disso, alguns autores propuseram o uso de métodos de avaliação quantitativos para melhorar essa distinção por meio da elastografia por EUS: por exemplo, a razão de compressão (*strain ratio*) do PDAC parece ser mais alta que aquela da pancreatite formadora de massa (45,23 *vs.* 5,78).[19] A análise do histograma dos valores de SWS também informou bons resultados para essa distinção: a pancreatite crônica apresenta tensão maior para histogramas de matiz médio, em comparação com o PDAC.[34,35]

A participação do pâncreas na fibrose cística leva à destruição das células acinares, fibrose e insuficiência exócrina. Pacientes com insuficiência pancreática relacionada com a fibrose cística apresentam valores de SWS significativamente mais baixos avaliados por ARFI-VTQ em comparação com pacientes com a função pancreática preservada.[36]

A pancreatite autoimune (PAI) é uma forma autoimune de pancreatite crônica e/ou relapsa, caracterizada por infiltração periductal linfoplasmacitária densa. Seus achados elastográficos qualitativos não são distinguíveis daqueles da pancreatite crônica, apresentando padrão sólido (azul) na RTSE; apesar disso, a PAI pode ser diferenciada do PDAC com base na presença de um padrão sólido difuso, enquanto ao contrário, o PDAC geralmente se apresenta como área azul focalizada.[37]

Neoplasias Sólidas

A elastografia por EUS é um bom método de detecção de lesões pancreáticas sólidas, com sensibilidade, especificidade, valor preditivo positivo, valor preditivo negativo e precisão de 100, 85,5, 90,7, 100 e 94%, respectivamente.[21]

Na análise visual, a elastografia por EUS parece ser capaz de distinguir adequadamente entre pâncreas normal e neoplasias pancreáticas, dado que esta última entidade geralmente se apresenta como áreas sólidas (azuis), comparadas ao parênquima sadio mole (verde). Como consequência, um padrão predominantemente verde tem sido informado como capaz de excluir, com alta precisão, a presença de lesão pancreática sólida.[17,21,38] Além disso, o valor médio de elasticidade do pâncreas sadio parece ser significativamente mais alto que aquele do PDAC (0,53% *versus* 0,02%, respectivamente: $p < 0,0001$).[39]

Apesar disso, a utilidade clínica da avaliação visual parece ser limitada, uma vez que a maioria das lesões pancreáticas seja mais dura que o parênquima ao redor, independentemente de sua natureza histopatológica.[18]

A quantificação de SWS usando p-SWE provou ser capaz de distinguir entre o pâncreas cultivando câncer pancreático, que se apresenta com valores altos de SWS ($1,51 \pm 0,45$ m/s), e o pâncreas sem câncer ($1,43 \pm 0,28$ m/s), melhorando assim a detecção do PDAC.[40]

Alguns autores tentaram diferenciar entre lesões pancreáticas sólidas diferentes, usando elastossonografia, mas os resultados foram insatisfatórios e controversos. Enquanto alguns autores informaram bons resultados, com valores altos de sensibilidade e de especificidade (atingindo 100% e quase 70%) para o diagnóstico diferencial de massas pancreáticas malignas usando elastografia por EUS,[41,42] outros estudos[19,20,34] comprovaram que a elastografia tem valor limitado.

As lesões malignas parecem ser caracterizadas por ecogenicidade média mais alta em ARFI-VTI quando comparadas às lesões benignas:[43] na verdade, já se demonstrou que o escore de ecogenicidade média das lesões malignas ($3,7 \pm 1,0$) foi mais alto que aquele das lesões benignas ($3,1 \pm 0,4$: $p = 0,023$). Por outro lado, embora nenhuma diferença estatística tenha sido informada nas imagens por ARFI-VTQ entre lesões benignas e malignas ($2,4 \pm 1,1$ m/s *versus* $3,3 \pm 1,0$ m/s: $p = 0,101$), a diferença média de SWS entre as lesões e o parênquima adjacente foi mais alta para lesões malignas ($1,5 \pm 0,8$ m/s), comparada a das lesões benignas ($0,4 \pm 0,3$ m/s).

O adenocarcinoma ductal pancreático (PDAC) é uma massa firme e sólida, mais rígida que o parênquima adjacente e caracterizada, na avaliação histopatológica, por desmoplasia intensa com aspecto altamente fibrótico. Como consequência, na elastossonografia por EUS, o PDAC geralmente apresenta um padrão sólido.[17,18,19,20,21] Na quantificação de SWS (▶ Fig. 9.5), o PDAC é, em geral, caracterizado por valores altos.[44] O uso da elastografia

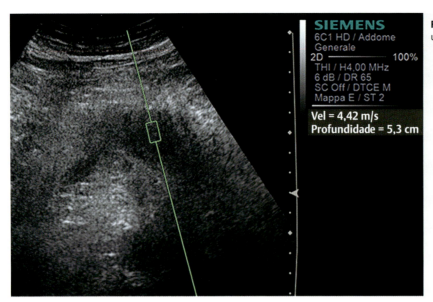

Fig. 9.5 Velocidade de ondas de cisalhamento de um adenocarcinoma ductal do corpo pancreático.

com quantificação de SWS no estudo de massa pancreática pode levar à suspeita de adenocarcinoma ductal com base na rigidez da lesão (▶ Fig. 9.6).

Tumores neuroendócrinos pancreáticos (panNETs) apresentam aspectos variáveis na elastografia por EUS; eles podem apresentar padrão predominantemente sólido (azul), levemente mais sólido que o parênquima ao redor;[17,18,19,20] um padrão misto, com área central verde cercada por tecido azul;[19,20] ou mesmo um padrão mole (verde) homogêneo.[19,20] Na elastografia transabdominal, os PanNETs são geralmente mais rígidos ou levemente mais rígidos que o parênquima pancreático normal.[44]

As metástases pancreáticas, lesões pancreáticas sólidas raras, apresentam padrão sólido (azul) heterogêneo.[20,21]

Neoplasias Císticas

Os tumores císticos do pâncreas podem ser divididos em neoplasias serosas, neoplasias císticas mucinosas, neoplasias mucinosas papilares intraductais (IPMNs) e tumores pseudopapilares sólidos. Os tumores císticos são geralmente caracterizados na investigação por imagens com base em sua morfologia e arquitetura. Apesar disso, seu diagnóstico definitivo exige, quase sempre, a análise de seu conteúdo por meio de aspiração por agulha fina orientada por EUS: o cistadenoma seroso se caracteriza por conteúdo fluido simples, enquanto as neoplasias císticas mucinosas e os IPMNs apresentam conteúdo complexo e viscoso.[45]

Embora ondas longitudinais mecânicas se propaguem tanto por sólidos quanto por líquidos, as ondas de cisalhamento são acentuadamente atenuadas em líquidos, em que somente ondas longitudinais ou as ondas de cisalhamento refletidas na interface sólido-fluida podem ser medidas. Entretanto, a ampla faixa de fluidos diferentes in vivo, com viscosidades e composição heterogêneas (p. ex., a presença de partículas suspensas), pode gerar respostas diferentes na elastografia.

Estudos experimentais[46] informaram que fluidos simples, como a água, são caracterizados por valores não numéricos na ARFI-VTQ e exibidos como "XXXX/0" pelo equipamento de US, enquanto fluidos complexos são caracterizados por valores numéricos. Isto porque os fluidos simples não suportam ondas de cisalhamento, enquanto fluidos complexos que possuem viscosidade aumentada podem suportar essas ondas.

Aplicações in vivo de ARFI-VTQ a lesões pancreáticas císticas informaram que cistadenomas serosos quase sempre apresentam valores não numéricos ("XXXX/0"), enquanto neoplasias císticas mucinosas quase sempre apresentam valores numéricos.[47,48] A presença de pelo menos duas medições de ARFI-VTQ com resultados numéricos (diferentes de "XXXX/0") de um total de cinco medições totais resultou em 68,8% de sensibilidade, 77,3% de especificidade, 68,8% de valor preditivo positivo, 77,3% de valor preditivo negativo e 73,7% de acurácia, respectivamente, para a distinção entre neoplasias císticas mucinosas e serosas. A prevalência de medições com resultados numéricos, independentemente do número total de medições forneceu os seguintes valores: 37,5% de sensibilidade, 100% de especificidade, 100% de valor preditivo positivo, 68,8% de valor preditivo negativo e 73,3% de precisão.[49] ARFI-VTQ pode, portanto, ser potencialmente capaz de melhorar a caracterização de lesões císticas pancreáticas, fornecendo análise não invasiva do conteúdo de fluido dessas lesões (▶ Fig. 9.7).

Prognóstico de Fístula Pancreática Pós-Operatória

Apesar dos aperfeiçoamentos técnicos da cirurgia pancreática, a fístula pancreática pós-operatória (POPF) permanece como uma das complicações mais comuns após a pancreatoduodenectomia.[50]

A incidência de POPF está relacionada com vários fatores predisponentes, incluindo a consistência do parênquima pancreático: um pâncreas mole terá mais probabilidade de desenvolver POPF que um pâncreas com consistência sólida.[50] Este achado foi confirmado por estudos conduzidos com ARFI-VTQ: a incidência de POPF foi substancialmente mais alta em pacientes apresentando SWS pancreática média inferior a 1,54 m/s que naqueles apresentando um pâncreas "SÓLIDO" ($\geq 1,54$ m/s).[51,52]

9.4 Rins

O rim é um órgão complexo, altamente perfundido (1,2 L/min correspondendo a 20% do débito cardíaco; 400 mL/min/100 g) e anisotrópico, de modo que a geometria intrínseca do tecido e

Elastografia do Baço, Pâncreas e Rins

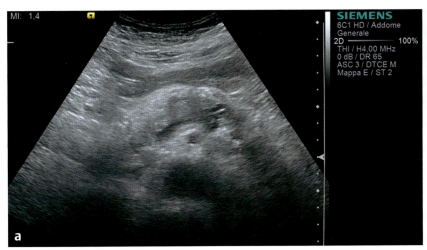
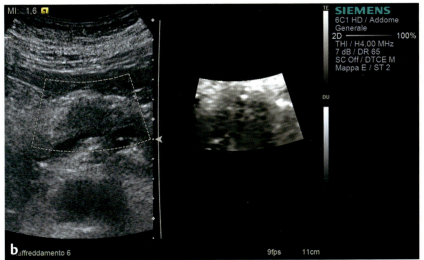
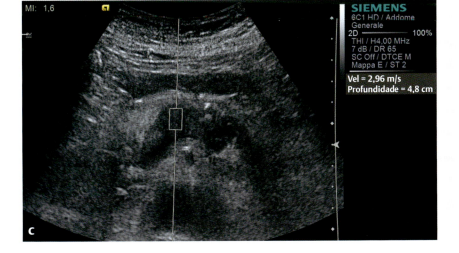

Fig. 9.6 Adenocarcinoma ductal. (**a**) Na investigação por imagens do modo B o tumor aparece como área hipoecoica mal definida no corpo pancreático. (**b**) Nas imagens de SWE a lesão é escura por causa da rigidez relativa (**c**) com altas velocidades de ondas de cisalhamento na quantificação.

seu grau de anisotropia são fatores primários de variação de elasticidade.[53,54] A anatomia do córtex renal não é organizada em estruturas lineares, uma vez que os glomérulos sejam esféricos e os túbulos proximal e distal apresentem formas convolutas.[55] Por outro lado, a orientação perpendicular predominante das alças de Henle e a *vas recta* dentro da medula renal em relação à cápsula produz alto grau de anisotropia. Portanto, quando impulsos acústicos de força de radiação são enviados paralelos a essas estruturas, as ondas de cisalhamento induzidas se propagam a uma velocidade mais baixa, resultando em subestimação da rigidez do tecido renal. Por outro lado, quando os impulsos acústicos de força de radiação são enviados perpendicularmente a essas estruturas, as ondas de cisalhamento se propagam em velocidade mais rápida, resultando em superestimação da rigidez do tecido renal.[53] Por todas essas razões, a identificação precisa dos segmentos renais a serem amostrados e sua orientação para o feixe do US são obrigatórias ao se realizar a elastografia renal.[54.]

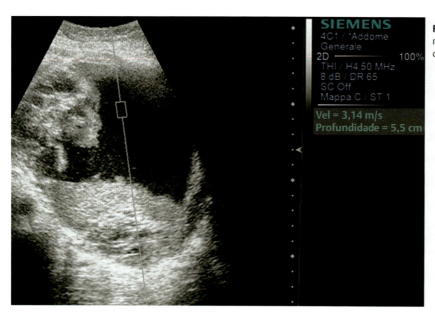

Fig. 9.7 Cistadenocarcinoma mucinoso mostrando velocidades das ondas de cisalhamento no fluido intracístico mucoso.

9.4.1 Técnica de Exame

Não existe método padronizado para a realização de exame renal por elastografia. Mesmo que pareça mais fácil realizar o exame com o paciente repousando em posição prona,[56,57] não existe consenso entre os autores, alguns deles preferindo a posição lateral,[57,58] enquanto outros preferem a posição supina.[59,60] Em geral, as crianças não mantêm a posição de decúbito correta de modo que a avaliação é sempre um desafio. Por outro lado, quando se avalia um paciente de transplante, a posição supina é tipicamente usada.[61] Além disso, neste tipo de paciente, é importante estar ciente da relação entre a força aplicada com o transdutor e a velocidade da onda de cisalhamento (SWS),[62] pois já se sabe que o módulo elástico de um tecido biológico se torna progressivamente maior com o aumento da tensão.[63]

A retenção da respiração minimiza os artefatos de movimento e leva a uma avaliação mais precisa. As frequências de sonda aplicadas são também importantes e deverão ser escolhidas, caso a caso, especialmente em crianças, em razão da variação de suas dimensões corporais: sonda de baixa frequência para adultos e crianças mais velhas, e uma sonda de alta frequência especialmente dedicada para crianças com menos de 5 anos de idade.[59] Uma das questões principais na aquisição de valores reprodutíveis de elasticidade em um rim nativo é a profundidade do tecido sendo investigado, que nem sempre permite a geração e a aquisição da SW apropriada.[53] Além disso, deve-se dedicar atenção especial ao grau de enchimento da bexiga no exame de elastografia de um rim transplantado,[55] o que deverá ser avaliado após a micção.

Elastografia por Compressão

As técnicas da elastografia por compressão não são adequadas para a medição da rigidez do tecido renal por duas razões principais: primeira, os rins são órgãos profundos e, portanto, não há acesso direto para aplicação fácil de compressão externa; segunda, o rim é heterogêneo, de modo que não há tecido normal para comparação de anormalidades – por isso, esta técnica não fornece dados quantitativos sobre rigidez renal.[53] Da mesma forma, os sistemas de elastografia sem orientação por US também não são adequados por causa da falta de controle de modo B, de modo que é extremamente difícil e perigoso posicionar adequadamente a ROI no parênquima renal (em razão da falta de um suporte rígido para a sonda, como a caixa de costelas).[53]

Elastografia por Ondas de Cisalhamento

ARFI-SWE e Supersonic Imagine SWE (2D-SWE em tempo real) são técnicas mais promissoras para avaliação da rigidez do rim porque é possível amostrar seletivamente o córtex ou a medula, evitando o tecido perirrenal e o seio renal e evitando também o uso de compressão externa, mas as medições são afetadas por anisotropia e pressão vascular do órgão.[53]

No exame de elastografia, o rim normal mostra valores maiores de rigidez tecidual que o fígado e o pâncreas normais.[27,64] Além disso, muitos fatores parecem influenciar a medição de rigidez do tecido renal, incluindo: sexo, idade, altura, peso e índice de massa corporal (IMC) do paciente. Um aumento na elasticidade do tecido renal está relacionado com a pressão urinária aumentada, que determina o aumento na anisotropia do córtex renal (▶ Fig. 9.8) sem alterações significativas na medula renal.[55] A oclusão da artéria renal induz à redução significativa de elasticidade; por outro lado, a oclusão da veia renal induz ao aumento intenso da elasticidade em todos os compartimentos.[55]

Uma avaliação completa de todos esses fatores é essencial para reduzir a variabilidade intrínseca de medições *in vivo* e aumentar a reprodutibilidade dos resultados do exame. Os efeitos da anisotropia e da vasculatura sobre a medição de rigidez poderiam ser parcialmente superados colocando-se a região de interesse (ROI) totalmente no córtex renal externo, com a borda externa próxima à cápsula. Isto exclui a medula, o estroma e os grandes vasos da ROI para limitar a porcentagem de cavidades de coleta dentro da própria ROI e minimiza a influência da pressão do cálice sobre os valores de SWS.[65] A SWS média normal informada para rins adultos varia de 2,24 a 2,37 m/s sem diferença entre rins direito e esquerdo,[25,27] mas com desvio-padrão elevado (~0,7 m/s).[27] Na prática clínica seria arriscado comparar valores medidos usando dois sistemas de ultrassom diferentes, e os valores de limiar propostos na literatura deverão ser usados somente se obtidos pelo mesmo sistema de ultrassom.[66]

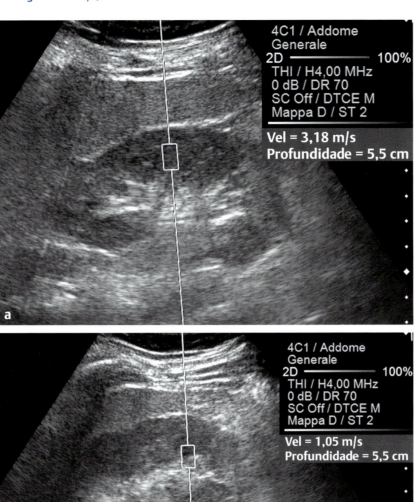

Fig. 9.8 As velocidades das ondas de cisalhamento são mais altas no (a) córtex que na (b) medula, em razão da organização anatômica diferente dessas áreas do rim. As velocidades de ondas de cisalhamento encontradas no córtex são mais altas que aquelas encontradas em outros órgãos.

A maioria das lesões renais encontradas incidentalmente são cistos pequenos, simples e que não exigem tratamento.[67] Como regra geral, os fluidos podem alterar substancialmente a rigidez dos tecidos dentro da ROI, e uma lesão com componente cístico não pode ser adequadamente avaliada.[68,69,70]

9.4.2 Aplicações Clínicas

Detecção de Dano Renal em Crianças

Baixo peso ao nascer e parto prematuro têm sido associados à glomeruloesclerose segmentar focal.[71,72,73] A doença renal crônica (CKD) em crianças com mais de 2 anos de idade é definida como prejuízo progressivo da função renal em que, por um período superior a 3 meses, a taxa de filtração glomerular (GFR) é reduzida para menos de 60 mL/min/m² com ou sem anormalidades na composição do sangue ou da urina, em estudos de imagem ou em biópsia renal.[74] Os rins que estão frequentemente expostos à infecção do trato urinário UTI) podem desenvolver dano parenquimatoso renal que, por fim, poderá levar ao desenvolvimento de hipertensão e insuficiência renal crônica.[75,76]

A anormalidade mais frequente do trato urinário que predispõe as crianças à pielonefrite e às sequelas no rim é o refluxo vesicoureteral (VUR) de alto grau.[75,76,77] Até hoje, a cintilografia de ácido dimercaptossuccínico (DMSA) é o melhor método de investigação por imagens para a detecção e acompanhamento de dano renal.[78] Embora baixa (< 0,01 mSv), a exposição à radiação não pode ser evitada na cintilografia e deve ser considerada ao se trabalhar com uma população pediátrica. Uma diferença estatisticamente significativa foi mostrada entre valores de SWS de rins absolutamente normais, o rim contralateral dos pacientes com doença unilateral e o rim afetado por VUR.[65] Os valores médios de SWS obtidos de rins afetados (5,70 ± 1,71 m/s) foram significativamente mais altos que aqueles medidos em ambos o rim contralateral (4,09 ± 0,97 m/s, $p < 0,0001$) e o sadio (3,13 ± 0,09 m/s, $p < 0,0001$). Entre os rins afetados, a diferença entre os valores médios de SWS obtidos de rins com refluxo primário (ou seja, ocorrendo em um trato urinário de outra forma normal) (5,35 ±

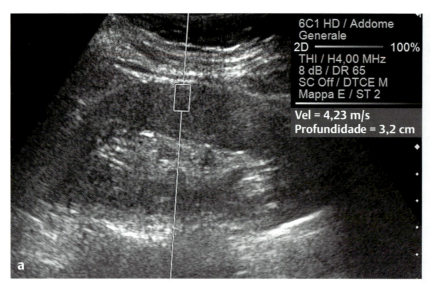

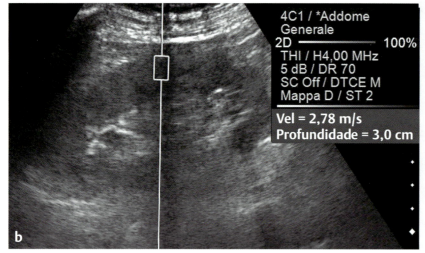

Fig. 9.9 As velocidades de ondas de cisalhamento são mais altas (**a**) nos rins afetados por doença crônica em estádio precoce que (**b**) em rins sadios.

1,72 m/s) e aqueles obtidos de rins com refluxo secundário (secundário a anormalidades anatômicas e/ou funcionais, como valores uretrais posteriores ou bexiga neurogênica) (6,59 ± 1,45 m/s) também foi significativa ($p = 0,038$).

A precisão da SWE na diferenciação entre rins afetados, contralaterais e sadios variou de 80,3% a 97,1%.[65] Isto sugere que a elasticidade diminui, e a rigidez aumenta em rins hidronefróticos de alto grau.[65,79] Além disso, há uma fibrose de baixo grau no rim contralateral por causa do dano de superinfiltração e alterações escleróticas consequentes.[65,80,81]

Em um estudo preliminar, os valores de SWS em pacientes sadios foram mais altos, comparados àqueles de pacientes com cicatrização renal, com a região afetada apresentando valores de SWS mais baixos, quando comparados aos valores gerais de SWS do mesmo rim e aos valores de SWS mais baixos de todos nos rins mais danificados, em comparação a rins sadios.[82] Além disso, diferenças significativas em valores de SWS foram encontrados em pacientes sem refluxo, em pacientes com refluxo de baixo grau e em pacientes com refluxo de alto grau, com este último tipo apresentando os mais baixos e os valores mais altos anteriores.[82]

Medição de Fibrose Renal em Pacientes com Doença Renal Crônica

A doença renal crônica (CKD) é definida como uma taxa de filtração glomerular reduzida, excreção aumentada de albumina urinária, ou ambas,[83] por causa da glomeruloesclerose progressiva, esclerose vascular e lesão tubulointersticial. A incidência e a prevalência de CKD estão aumentando nos países desenvolvidos, especialmente em pacientes com diabetes e nefropatias relacionadas com a hipertensão.[84] Particularmente, o risco de doença cardiovascular é evidentemente aumentado em sujeitos com CKD.[85] Por se tratar de uma doença progressiva, a CKD pode levar à insuficiência renal terminal, com aumento dos custos de saúde e morbidade e mortalidade extensas. Como acontece na maioria dos tipos de doença renal, a progressão da CKD se caracteriza por um processo fibrótico progressivo que pode envolver primeiro os glomérulos (glomeruloesclerose) ou o espaço intersticial (fibrose intersticial), dependendo da nefropatia inicial subjacente.[86,87] A progressão da CKD está relacionada com a fibrose intrarrenal, e a medição sequencial de rigidez do tecido renal por elastografia poderá ajudar no acompanhamento da progressão da fibrose renal. Como não há marcadores de laboratório sensíveis, a biópsia renal é, atualmente, o padrão de referência para o estadiamento de fibrose renal.[88] A detecção de fibrose renal e a quantificação de sua progressão com métodos não invasivos, como a elastografia (▶ Fig. 9.9), poderão ser úteis aos nefrologistas, uma vez que a biópsia renal seja uma técnica invasiva, suscetível a erros de amostragem e não viável para o monitoramento longitudinal.[89]

Estudos recentes são, porém, contraditórios: alguns não demonstraram relação coerente entre rigidez de tecido renal medida por SWS e fibrose renal.[85,90] De fato, Wang *et al.* demons-

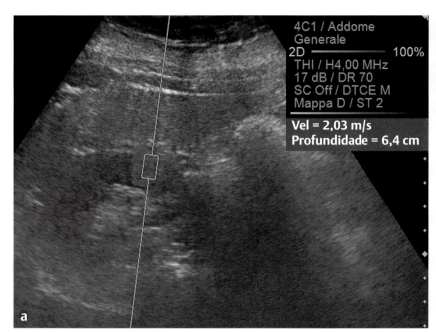

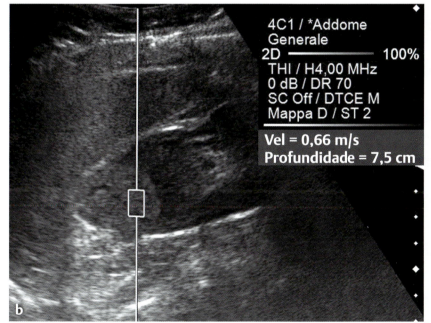

Fig. 9.10 Resultados preliminares indicando que a elastografia por ondas de cisalhamento com impulso acústico da força de radiação (ARFI) pode ser útil na diferenciação entre (**a**) carcinoma maligno de células claras e (**b**) oncocitoma benigno. As lesões malignas mostram um padrão mais rígido que as benignas, caracterizadas por velocidades mais altas das ondas de cisalhamento.

traram que os valores de SWS não mostraram correlação significativa com o estádio da CKD e os indicadores de fibrose, apesar do uso de métodos de medição padronizados.[85] A razão para esse achado poderia ser o fato de que à medida que a CKD progride, a fibrose renal aumenta gradativamente, enquanto a perfusão de sangue intrarrenal diminui simultaneamente.[91] Os dois fatores contribuem contrariamente para a rigidez do tecido renal. Portanto, o prejuízo da perfusão renal pode contrabalançar, até certo ponto, o aumento da rigidez decorrente da fibrose.[85] No estudo desenvolvido por Cui *et al.*[90] os valores de ARFI-VTQ dos grupos de fibroses leve e moderada se mostraram substancialmente aumentados ($p < 0{,}01$) em comparação ao grupo sem fibrose; porém, não houve diferença significativa entre os valores de ARFI-VTQ dos grupos com fibroses leve e moderada ($p > 0{,}05$). De acordo com a curva característica de operação do receptor (ROC), um valor de ARFI-VTQ de parênquima renal > 1,67 m/s foi definido como sendo um indicador de fibrose renal, com sensibilidade de 86,3% e especificidade de 83,3%, mas sem possibilidade de distinguir graus diferentes de fibrose.

Avaliação de Doença Intersticial por Aloenxerto Renal

A elastografia é um método rápido e não invasivo para medir a progressão de doença intersticial por aloenxerto renal por causa da fibrose intersticial e atrofia tubular, levando à falha do transplante. A rigidez do tecido renal não mostra correlação significativa com os parâmetros de função renal, como creatinina sérica, taxa de filtração glomerular e pressão arterial. Entretanto, pacientes com nível aumentado de creatinina sérica mostraram nível de rigidez de tecido renal estatisticamente mais alto, quando comparado ao de pacientes estáveis.[91] Na verdade, à medida que a CKD progride, a fibrose renal aumenta, levando a valores elastográficos de até 9,4-9,5 kPa (comparado aos 4,4-4,5 kPa do rim normal). Além disso, existe uma correlação significativa entre o módulo de Young do parênquima cortical do aloenxerto renal estimado por meio da elastografia por compressão e da fibrose cortical na biópsia.[92] Entretanto, a função renal prejudicada ou a fibrose intersticial têm influência limitada sobre a rigidez do tecido renal, uma vez que a maioria das doenças renais afete vários compartimentos do tecido renal e a fibrose intersticial seja apenas um fator de contribuição para a deterioração da função renal.

Avaliação de Tumores Renais

O angiomiolipoma e o carcinoma de células renais (RCC) representam os tumores benignos e malignos mais comuns dos rins, respectivamente, e a diferenciação precisa entre essas duas lesões é essencial. A elastografia por compressão em tempo real pode ser útil (▶ Fig. 9.10) para diferenciar angiomiolipomas de carcinomas de células renais.[93] Durante a retenção da respiração após inspiração profunda, a compressão com o transdutor seguida da liberação é repetida até que se obtenha uma imagem estável.[93] O elastograma é exibido sobre a imagem do modo B com escala em cores em que o vermelho representa a tensão maior (componente do tecido mais frouxo), o verde representa tensão média (componente de tecido intermediário), e o azul significa sem tensão (componente do tecido mais rígido). Quatro padrões elastográficos foram descritos:[93] tipo 1, lesão completamente frouxa (mistura de verde, amarelo e vermelho sem evidência de rigidez); tipo 2, lesão predominantemente frouxa (algumas áreas de rigidez codificadas em azul); tipo 3, lesão predominantemente rígida (algumas áreas frouxas, mas com mais de 50% de áreas codificadas em azul): e tipo 4, lesão completamente rígida com pouca ou nenhuma tensão. Os tipos 3 e 4 são mais comuns naRCC.[93] Uma possível exceção é representada pelo padrão histológico cromofóbico de RCC que pode simular uma lesão benigna por causa da tensão predominante (tipo 2). Em tese recente, o valor de corte de 2,34 m/s foi proposto para diferenciar lesões renais benignas de tumores renais malignos com sensibilidade e especificidade de 88 e 54%, respectivamente.[94]

9.5 Conclusão

A elastografia é uma técnica diagnóstica fácil de executar, com base em interações físicas complexasque comprovam sua utilidade clínica fora do fígado durante ultrassonografia do abdome, especialmente ao se estudar o baço, o pâncreas e os rins. A técnica é mais bem adequada para caracterização que para detecção de doenças. Trata-se de uma técnica promissora que felizmente acrescentará informações diagnósticas na prática clínica, orientando decisões de tratamento e acompanhamento do paciente, além do monitoramento das alterações em rigidez relacionadas com eventos patológicos. Para algumas aplicações, como no pâncreas e nos rins, algumas limitações surgem da possibilidade de exploração do órgão e da complexidade intrínseca do parênquima, respectivamente.

Referências

1. Frey H. [Real-time elastography: a new ultrasound procedure for the reconstruction of tissue elasticity] [in German] Radiologe 2003; 43(10):850–855
2. Itoh A, Ueno E, Tohno E et al. Breast disease: clinical application of US elastography for diagnosis. Radiology 2006; 239(2):341–350
3. Cosgrove D, Piscaglia F, Bamber J et al; EFSUMB. EFSUMB guidelines and recommendations on the clinical use of ultrasound elastography. Part 2: Clinical applications. Ultraschall Med 2013; 34(3):238–253
4. Nightingale K, Soo MS, Nightingale R, Trahey G. Acoustic radiation force impulse imaging: in vivo demonstration of clinical feasibility. Ultrasound Med Biol 2002; 28(2):227–235
5. Palmeri ML, Wang MH, Dahl JJ, Frinkley KD, Nightingale KR. Quantifying hepatic shear modulus in vivo using acoustic radiation force. Ultrasound Med Biol 2008; 34(4):546–558
6. Arda K, Ciledag N, Aktas E, Aribas BK, Köse K. Quantitative assessment of normal soft-tissue elasticity using shear-wave ultrasound elastography. AJR Am J Roentgenol 2011; 197(3):532–536
7. Ferraioli G, Tinelli C, Lissandrin R et al; Elastography Study Group. Ultrasound point shear wave elastography assessment of liver and spleen stiffness: effect of training on repeatability of measurements. Eur Radiol 2014; 24(6):1283–1289
8. Karlas T, Pfrepper C, Wiegand J et al. Acoustic radiation force impulse imaging (ARFI) for non-invasive detection of liver fibrosis: examination standards and evaluation of interlobe differences in healthy subjects and chronic liver disease. Scand J Gastroenterol 2011;46(12):1458–1467
9. Colecchia A, Montrone L, Scaioli E et al. Measurement of spleen stiffness to evaluate portal hypertension and the presence of esophageal varices in patients with HCV-related cirrhosis. Gastroenterology 2012; 143(3):646–654
10. Hirooka M, Ochi H, Koizumi Y et al. Splenic elasticity measured with realtime tissue elastography is a marker of portal hypertension. Radiology 2011; 261(3):960–968
11. Piscaglia F, Salvatore V, Di Donato R et al. Accuracy of VirtualTouch acoustic radiation force impulse (ARFI) imaging for the diagnosis of cirrhosis during liver ultrasonography. Ultraschall Med 2011; 32(2):167–175
12. Bolognesi M, Merkel C, Sacerdoti D, Nava V, Gatta A. Role of spleen enlargement in cirrhosis with portal hypertension. Dig Liver Dis 2002; 34(2):144–150
13. Mejias M, Garcia-Pras E, Gallego J, Mendez R, Bosch J, Fernandez M. Relevance of the mTOR signaling pathway in the pathophysiology of splenomegaly in rats with chronic portal hypertension. J Hepatol 2010; 52(4):529–539
14. Singh S, Eaton JE, Murad MH, Tanaka H, Iijima H, Talwalkar JA. Accuracy of spleen stiffness measurement in detection of esophageal varices in patients with chronic liver disease: systematic review and meta-analysis. Clin Gastroenterol Hepatol 2014; 12(6):935–9.45.e4
15. Dietrich CF, Săftoiu A, Jenssen C. Real time elastography endoscopic ultrasound (RTE-EUS), a comprehensive review. Eur J Radiol 2014; 83(3):405–414
16. D'Onofrio M, Crosara S, De Robertis R, et al. Pancreas. In: Calliada F, Canepari M, Ferraioli G, Filice C, eds. Sonoelastography: main clinical applications. Pavia, Italy: Edimes; 2012:39–47
17. Janssen J, Schlörer E, Greiner L. EUS elastography of the pancreas: feasibility and pattern description of the normal pancreas, chronic pancreatitis, and focal pancreatic lesions. Gastrointest Endosc 2007; 65(7):971–978
18. Hirche TO, Ignee A, Barreiros AP et al. Indications and limitations of endoscopic ultrasound elastography for evaluation of focal pancreatic lesions. Endoscopy 2008; 40(11):910–917
19. Itokawa F, Itoi T, Sofuni A et al. EUS elastography combined with the strain ratio of tissue elasticity for diagnosis of solid pancreatic masses. J Gastroenterol 2011; 46(6):843–853
20. Giovannini M, Thomas B, Erwan B et al. Endoscopic ultrasound elastography for evaluation of lymph nodes and pancreatic masses: a multicenter study. World J Gastroenterol 2009; 15(13):1587–1593
21. Iglesias-Garcia J, Larino-Noia J, Abdulkader I, Forteza J, Dominguez-Munoz JE. EUS elastography for the characterization of solid pancreatic masses. Gastrointest Endosc 2009; 70(6):1101–1108
22. Lee TH, Cha SW, Cho YD. EUS elastography: advances in diagnostic EUS of the pancreas. Korean J Radiol 2012; 13 Suppl 1:S12–S16
23. Janssen J, Papavassiliou I. Effect of aging and diffuse chronic pancreatitis on pancreas elasticity evaluated using semiquantitative EUS elastography. Ultraschall Med 2014; 35(3):253–258
24. Săftoiu A, Vilmann P, Gorunescu F et al. Neural network analysis of dynamic sequences of EUS elastography used for the differential diagnosis of chronic pancreatitis and pancreatic cancer. Gastrointest Endosc 2008; 68(6):1086–1094
25. Gallotti A, D'Onofrio M, Pozzi Mucelli R. Acoustic radiation force impulse (ARFI) technique in ultrasound with Virtual Touch tissue quantification of the upper abdomen. Radiol Med (Torino) 2010; 115(6):889–897
26. Mateen MA, Muheet KA, Mohan RJ et al. Evaluation of ultrasound based acoustic radiation force impulse (ARFI) and eSie touch sonoelastography for diagnosis of inflammatory pancreatic diseases. JOP 2012; 13(1):36–44
27. Goertz RS, Amann K, Heide R, Bernatik T, Neurath MF, Strobel D. An abdominal and thyroid status with Acoustic Radiation Force Impulse Elastometry—a feasibility study: Acoustic Radiation Force Impulse Elastometry of human organs. Eur J Radiol 2011; 80(3):e226–e230

28. Dietrich CF. Real-time tissue elastography: multiple clinical applications, multiple clinical solutions. Endosk Heute 2012; 24:177–212

29. Göya C, Hamidi C, Hattapoğlu S et al. Use of acoustic radiation force impulse elastography to diagnose acute pancreatitis at hospital admission: comparison with sonography and computed tomography. J Ultrasound Med 2014; 33(8):1453–1460

30. Catalano MF, Sahai A, Levy M et al. EUS-based criteria for the diagnosis of chronic pancreatitis: the Rosemont classification. Gastrointest Endosc 2009; 69(7):1251–1261

31. Iglesias-Garcia J, Domínguez-Muñoz JE, Castiñeira-Alvariño M, Luaces-Regueira M, Lari-o-Noia J. Quantitative elastography associated with endoscopic ultrasound for the diagnosis of chronic pancreatitis. Endoscopy 2013; 45(10):781–788

32. Itoh Y, Itoh A, Kawashima H et al. Quantitative analysis of diagnosing pancreatic fibrosis using EUS-elastography (comparison with surgical specimens). J Gastroenterol 2014; 49(7):1183–1192

33. Yashima Y, Sasahira N, Isayama H et al. Acoustic radiation force impulse elastography for noninvasive assessment of chronic pancreatitis. J Gastroenterol 2012; 47(4):427–432

34. Săftoiu A, Vilmann P, Gorunescu F et al; European EUS Elastography Multicentric Study Group. Accuracy of endoscopic ultrasound elastography used for differential diagnosis of focal pancreatic masses: a multicenter study. Endoscopy 2011; 43(7):596–603

35. Săftoiu A, Vilmann P, Gorunescu F et al; European EUS Elastography Multicentric Study Group. Efficacy of an artificial neural network-based approach to endoscopic ultrasound elastography in diagnosis of focal pancreatic masses. Clin Gastroenterol Hepatol 2012; 10(1):84–90.e1

36. Friedrich-Rust M, Schlueter N, Smaczny C et al. Non-invasive measurement of liver and pancreas fibrosis in patients with cystic fibrosis. J Cyst Fibros 2013; 12(5):431–439

37. Dietrich CF, Hirche TO, Ott M, Ignee A. Real-time tissue elastography in the diagnosis of autoimmune pancreatitis. Endoscopy 2009; 41(8):718–720

38. Schrader H, Wiese M, Ellrichmann M et al. Diagnostic value of quantitative EUS elastography for malignant pancreatic tumors: relationship with pancreatic fibrosis. Ultraschall Med 2012; 33(7):E196–E201

39. Lee TH, Cho YD, Cha SW et al. Endoscopic ultrasound elastography for the pancreas in Korea: a preliminary single center study. Clin Endosc 2013; 46(2):172–177

40. Kawada N, Tanaka S, Uehara H et al. Potential use of point shear wave elastography for the pancreas: a single center prospective study. Eur J Radiol 2014; 83(4):620–624

41. Giovannini M, Hookey LC, Bories E, Pesenti C, Monges G, Delpero JR. Endoscopic ultrasound elastography: the first step towards virtual biopsy? Preliminary results in 49 patients. Endoscopy 2006; 38(4):344–348

42. Pei Q, Zou X, Zhang X, Chen M, Guo Y, Luo H. Diagnostic value of EUS elastography in differentiation of benign and malignant solid pancreatic masses: a meta-analysis. Pancreatology 2012; 12(5):402–408

43. Park MK, Jo J, Kwon H et al. Usefulness of acoustic radiation force impulse elastography in the differential diagnosis of benign and malignant solid pancreatic lesions. Ultrasonography 2014; 33(1):26–33

44. Uchida H, Hirooka Y, Itoh A et al. Feasibility of tissue elastography using transcutaneous ultrasonography for the diagnosis of pancreatic diseases. Pancreas 2009; 38(1):17–22

45. Eisendrath P, Ibrahim M. How good is fine needle aspiration? What results should you expect? Endosc Ultrasound 2014; 3(1):3–11

46. D'Onofrio M, Gallotti A, Falconi M, Capelli P, Mucelli RP. Acoustic radiation force impulse ultrasound imaging of pancreatic cystic lesions: preliminary results. Pancreas 2010; 39(6):939–940

47. D'Onofrio M, Gallotti A, Salvia R, Capelli P, Mucelli RP. Acoustic radiation force impulse (ARFI) ultrasound imaging of pancreatic cystic lesions. Eur J Radiol 2011; 80(2):241–244

48. D'Onofrio M, Gallotti A, Martone E, Pozzi Mucelli R. Solid appearance of pancreatic serous cystadenoma diagnosed as cystic at ultrasound acoustic radiation force impulse imaging. JOP 2009; 10(5):543–546

49. D'Onofrio M, Crosara S, Canestrini S et al. Virtual analysis of pancreatic cystic lesion fluid content by ultrasound acoustic radiation force impulse quantification. J Ultrasound Med 2013; 32(4):647–651

50. Bassi C, Dervenis C, Butturini G et al; International Study Group on Pancreatic Fistula Definition. Postoperative pancreatic fistula: an international study group (ISGPF) definition. Surgery 2005; 138(1):8–13

51. Harada N, Ishizawa T, Inoue Y et al. Acoustic radiation force impulse imaging of the pancreas for estimation of pathologic fibrosis and risk of postoperative pancreatic fistula. J Am Coll Surg 2014; 219(5):887–94.e5

52. Lee TK, Kang CM, Park MS et al. Prediction of postoperative pancreatic fistulas after pancreatectomy: assessment with acoustic radiation force impulse elastography. J Ultrasound Med 2014; 33(5):781–786

53. Grenier N, Gennisson JL, Cornelis F, Le Bras Y, Couzi L. Renal ultrasound elastography. Diagn Interv Imaging 2013; 94(5):545–550

54. Ozkan F, Menzilcioglu MS, Duymus M, Yildiz S, Avcu S. Acoustic radiation force impulse elastography for evaluating renal parenchymal stiffness in children. Pediatr Radiol 2015; 45(3):461

55. Gennisson JL, Grenier N, Combe C, Tanter M. Supersonic shear wave elastography of in vivo pig kidney: influence of blood pressure, urinary pressure and tissue anisotropy. Ultrasound Med Biol 2012; 38(9):1559–1567

56. Guo LH, Xu HX, Fu HJ, Peng A, Zhang YF, Liu LN. Acoustic radiation force impulse imaging for noninvasive evaluation of renal parenchyma elasticity: preliminary findings. PLoS ONE 2013; 8(7):e68925

57. Zheng XZ, Yang B, Fu NH. Preliminary study on the kidney elasticity quantification in patients with chronic kidney disease using virtual touch tissue quantification. Iran J Radiol 2015; 12(1):e12026

58. Bob F, Bota S, Sporea I, Sirli R, Petrica L, Schiller A. Kidney shear wave speed values in subjects with and without renal pathology and inter-operator reproducibility of acoustic radiation force impulse elastography (ARFI)—preliminary results. PLoS ONE 2014; 9(11):e113761

59. Lee MJ, Kim MJ, Han KH, Yoon CS. Age-related changes in liver, kidney, and spleen stiffness in healthy children measured with acoustic radiation force impulse imaging. Eur J Radiol 2013; 82(6):e290–e294

60. Zaffanello M, Piacentini G, Bruno C, Brugnara M, Fanos V. Renal elasticity quantification by acoustic radiation force impulse applied to the evaluation of kidney diseases: a review. J Investig Med 2015; 63(4):605–612

61. Arndt R, Schmidt S, Loddenkemper C et al. Noninvasive evaluation of renal allograft fibrosis by transient elastography—a pilot study. Transpl Int 2010; 23(9):871–877

62. Syversveen T, Midtvedt K, Berstad AE, Brabrand K, Str¿m EH, Abildgaard A. Tissue elasticity estimated by acoustic radiation force impulse quantification depends on the applied transducer force: an experimental study in kidney transplant patients. Eur Radiol 2012; 22(10):2130–2137

63. Wells PN, Liang HD. Medical ultrasound: imaging of soft tissue strain and elasticity. J R Soc Interface 2011; 8(64):1521–1549

64. Syversveen T, Brabrand K, Midtvedt K et al. Assessment of renal allograft fibrosis by acoustic radiation force impulse quantification—a pilot study. Transpl Int 2011; 24(1):100–105

65. Bruno C, Caliari G, Zaffanello M et al. Acoustic radiation force impulse (ARFI) in the evaluation of the renal parenchymal stiffness in paediatric patients with vesicoureteral reflux: preliminary results. Eur Radiol 2013; 23(12):3477–3484

66. Franchi-Abella S, Elie C, Correas JM. Ultrasound elastography: advantages, limitations and artefacts of the different techniques from a study on a phantom. Diagn Interv Imaging 2013; 94(5):497–501

67. Gill IS, Aron M, Gervais DA, Jewett MA. Clinical practice: small renal mass. N Engl J Med 2010; 362(7):624–634

68. Popescu A, Săftoiu A. Can elastography replace fine needle aspiration? Endosc Ultrasound 2014; 3(2):109–117

69. Kim JK, Baek JH, Lee JH et al. Ultrasound elastography for thyroid nodules: a reliable study? Ultrasound Med Biol 2012; 38(9):1508–1513

70. Bhatia KS, Rasalkar DP, Lee YP et al. Cystic change in thyroid nodules: a confounding factor for real-time qualitative thyroid ultrasound elastography. Clin Radiol 2011; 66(9):799–807

71. Kwinta P, Klimek M, Drozdz D et al. Assessment of long-term renal complications in extremely low birth weight children. Pediatr Nephrol 2011; 26(7):1095–1103

72. Zaffanello M, Brugnara M, Bruno C et al. Renal function and volume of infants born with a very low birth-weight: a preliminary cross-sectional study. Acta Paediatr 2010; 99(8):1192–1198

73. Ikezumi Y, Suzuki T, Karasawa T et al. Low birthweight and premature birth are risk factors for podocytopenia and focal segmental glomerulosclerosis. Am J Nephrol 2013; 38(2):149–157

74. Hogg RJ, Furth S, Lemley KV et al; National Kidney Foundation's Kidney Disease Outcomes Quality Initiative. National Kidney Foundation's Kidney Disease Outcomes Quality Initiative clinical practice guidelines for chronic kidney disease in children and adolescents: evaluation, classification, and stratification. Pediatrics 2003; 111 (6 Pt 1):1416–1421

75. Soylu A, Demir BK, Türkmen M et al. Predictors of renal scar in children with urinary infection and vesicoureteral reflux. Pediatr Nephrol 2008; 23(12):2227–2232

76. Elder JS, Peters CA, Arant BS, Jr et al. Pediatric Vesicoureteral Reflux Guidelines Panel summary report on the management of primary vesicoureteral reflux in children. J Urol 1997; 157(5):1846–1851

77. Lee HY, Soh BH, Hong CH, Kim MJ, Han SW. The efficacy of ultrasound and dimercaptosuccinic acid scan in predicting vesicoureteral reflux in children below the age of 2 years with their first febrile urinary tract infection. Pediatr Nephrol 2009; 24(10):2009–2013

78. Rushton HG, Majd M. Dimercaptosuccinic acid renal scintigraphy for the evaluation of pyelonephritis and scarring: a review of experimental and clinical studies. J Urol 1992; 148 (5 Pt 2):1726–1732

79. Sohn B, Kim MJ, Han SW, Im YJ, Lee MJ. Shear wave velocity measurements using acoustic radiation force impulse in young children with normal kidneys versus hydronephrotic kidneys. Ultrasonography 2014; 33(2):116–121

80. Brenner BM, Meyer TW, Hostetter TH. Dietary protein intake and the progressive nature of kidney disease: the role of hemodynamically mediated glomerular injury in the pathogenesis of progressive glomerular sclerosis in aging, renal ablation, and intrinsic renal disease. N Engl J Med 1982; 307(11):652–659

81. Hostetter TH, Rennke HG, Brenner BM. Compensatory renal hemodynamic injury: a final common pathway of residual nephron destruction. Am J Kidney Dis 1982; 1(5):310–314

82. Göya C, Hamidi C, Ece A et al. Acoustic radiation force impulse (ARFI) elastography for detection of renal damage in children. Pediatr Radiol 2015; 45(1):55–61

83. Levey AS, de Jong PE, Coresh J et al. The definition, classification, and prognosis of chronic kidney disease: a KDIGO Controversies Conference report. Kidney Int 2011; 80(1):17–28

84. El Nahas M. The global challenge of chronic kidney disease. Kidney Int 2005; 68(6):2918–2929

85. Wang L, Xia P, Lv K et al. Assessment of renal tissue elasticity by acoustic radiation force impulse quantification with histopathological correlation: preliminary experience in chronic kidney disease. Eur Radiol 2014; 24(7):1694–1699

86. Chatziantoniou C, Boffa JJ, Tharaux PL, Flamant M, Ronco P, Dussaule JC. Progression and regression in renal vascular and glomerular fibrosis. Int J Exp Pathol 2004; 85(1):1–11

87. Ricardo SD, van Goor H, Eddy AA. Macrophage diversity in renal injury and repair. J Clin Invest 2008; 118(11):3522–3530

88. Anvari A, Barr RG, Dhyani M, Samir AE. Clinical application of sonoelastography in thyroid, prostate, kidney, pancreas, and deep venous thrombosis. Abdom Imaging 2015; 40(4):709–722

89. Bosmans JL, Ysebaert DK, Verpooten GA. Chronic allograft nephropathy: what have we learned from protocol biopsies? Transplantation 2008; 85(7) Suppl:S38–S41

90. Cui G, Yang Z, Zhang W et al. Evaluation of acoustic radiation force impulse imaging for the clinicopathological typing of renal fibrosis. Exp Ther Med 2014; 7(1):233–235

91. Syversveen T, Brabrand K, Midtvedt K, Strøm EH, Hartmann A, Berstad AE. Non-invasive assessment of renal allograft fibrosis by dynamic sonographic tissue perfusion measurement. Acta Radiol 2011; 52(8):920–926

92. Orlacchio A, Chegai F, Del Giudice C et al. Kidney transplant: usefulness of real-time elastography (RTE) in the diagnosis of graft interstitial fibrosis. Ultrasound Med Biol 2014; 40(11):2564–2572

93. Tan S, Özcan MF, Tezcan F et al. Real-time elastography for distinguishing angiomyolipoma from renal cell carcinoma: preliminary observations. AJR Am J Roentgenol 2013; 200(4):W369–75

94. Göya C, Daggulli M, Hamidi C et al. The role of quantitative measurement by acoustic radiation force impulse imaging in differentiating benign renal lesions from malignant renal tumours. Radiol Med (Torino) 2015; 120(3):296–303

10 Elastografia do Sistema Musculoesquelético

Richard G. Barr ▪ *Amy M. Lex* ▪ *Nelson A. Hager*

10.1 Introdução

O ultrassom de modo B está se tornando cada vez mais usado como abordagem de primeira linha na avaliação de problemas musculoesqueléticos (ME), por causa de seu alto nível de aceitação pelo paciente, imagens de alta resolução, investigação por imagens em tempo real e custo relativamente baixo.[12] Esta habilidade de investigação simultânea por imagens de ultrassom permite a avaliação dinâmica do sistema ME, a comparação ao lado contralateral e a varredura no sítio da sensibilidade. Recentemente, tornou-se disponível um novo modo de ultrassom, a elastografia. Esta nova técnica pode avaliar as propriedades mecânicas dos tecidos, adicionando uma nova dimensão à investigação por imagens de ultrassom do sistema ME.

Os tendões são alguns dos órgãos mais rígidos do corpo. Quando tendões e ligamentos se tornam lesionados (entorse, distensão ou laceração parcial) ou doentes, eles se tornam mais frouxos. Quando contraídos, os músculos se tornam mais rígidos, o que pode ser monitorado com elastografia. A maior parte do sistema ME é anisotrópica, significando que suas propriedades físicas variam, dependendo da direção, de modo que quando este sistema é avaliado com ultrassom em diferentes ângulos de exposição às ondas ultrassônicas, ele tem aparências diferentes. Os tendões e os ligamentos, em especial, exibem propriedades anisotrópicas, e é importante direcionar o feixe do ultrassom perpendicular a essas estruturas, de modo a não se confundir sua aparência normal com a doença. Pode ser necessário inclinar ou balançar o transdutor para se conseguir uma imagem representativa. É importante também saber que os anexos do tendão são, com frequência, naturalmente hipoecoicos. Para obter a tensão adequada ou elastogramas de ondas de cisalhamento, estas características exigem métodos diferentes daqueles usados para outros órgãos no corpo.

As estruturas com anisotropia apresentam propriedades acústicas diferentes em direções diferentes, como já mencionado. É importante posicionar o transdutor perpendicular à estrutura de modo que o ângulo de incidência do feixe fique quase em 90 graus. Quando esse ângulo não fica perto de 90 graus, a estrutura pode ficar hipoecoica por causa da refração sem retorno das ondas de cisalhamento e pode simular uma doença. Os efeitos da anisotropia sobre tendões ou músculos são demonstrados na ▶ Fig. 10.1. Na ▶ Fig. 10.1a. o transdutor é colocado sobre um tendão curvado. Na imagem de ultrassom na ▶ Fig. 10.1b a porção do tendão que está perpendicular ao feixe do ultrassom (preto) aparecerá normal com a estrutura linear do tendão identificável. Entretanto, na porção onde o ângulo de incidência não é de 90 graus (vermelho) a estrutura linear do tendão não será identificável, e o tendão poderá aparecer hipoecoico e anormal.

Tanto a elastografia por compressão (SE) quanto por ondas de cisalhamento (SWE) têm sido aplicadas no sistema ME. O Capítulo 2 detalha a ciência básica desses dois tipos, assim como outras referências.[3] Aqui destacaremos as características únicas necessárias para a realização da elastografia adequada nesse sistema, pois a elastografia realizada no sistema musculoesquelético tem características peculiares.

A doença altera as propriedades biomecânicas dos músculos e tendões. A elasticidade dos tecidos no sistema ME é alterada em quadros neoplásicos e em transtornos não neoplásicos (p. ex: lesão, distensão ou entorse, laceração de tecido) como tendinopatia, doença neuromuscular ou durante a cicatrização de um ferimento.[4,5,6,7,8]

Após a discussão sobre os princípios da compressão e de ondas de cisalhamento peculiares ao sistema ME faremos a revisão das várias aplicações da elastografia nesse sistema. Várias teses de revisão estão disponíveis sobre esse tema.[9,10,11]

10.2 Investigação por Imagens de Compressão

10.2.1 Técnicas

Na elastografia por compressão (SE) uma compressão é aplicada ao tecido (o transdutor é a fonte da compressão), e a resposta do tecido a essa compressão é medida com ultrassom de modo B. Tecidos rígidos não se deformam significativamente, enquanto partes moles se deformam acentuadamente. O processo de compressão-liberação usado para gerar a tensão varia com cada sistema de ultrassom, alguns deles exigindo compressão mínima ou nenhuma, e outros exigindo compressão de 1 a 2 mm e liberação. A maioria dos sistemas possui uma escala de confiança que permite aos usuários monitorarem a quantidade do deslocamento; portanto, o profissional precisa aplicar a quantidade apropriada de compressão para obter elastogramas precisos.[12]

A SE é uma técnica relativa. Na elastografia por compressão a rigidez do tecido de interesse é relativa em relação a outros tecidos no campo de visão (FOV). Uma escala de cinza ou colorida é usada para exibir a rigidez relativa dos tecidos nesse FOV. Uma vez que tendões e ligamentos sejam rígidos até serem lesionados, o uso de exibição colorida com azul para rígido, verde para móvel e vermelho para frouxo pode ajudar a indicar lesão e/ou doença. Ao usar a exibição colorida, a imagem do modo B pode ser exibida atrás do elastograma em cores para confirmar a localização do tecido. Nesse momento a SE só poderá ser realizada quando os tecidos estiverem estáticos. O elastograma por SE não pode ser obtido com o tecido em movimento (p. ex., um tendão movimentando-se em sua amplitude de movimento). Entretanto, um elastograma pode ser obtido quando o tecido ME está em vários estágios dessa amplitude ou em estado de contração.

Uma vez que a distensão seja relativa, a rigidez exata dos tecidos não pode ser determinada. Portanto, para avaliar a rigidez de um tecido, ela é comparada àquela de outro tecido. Por exemplo, a rigidez de um tendão anormal pode ser comparada àquela de um tendão normal ou de qualquer tecido normal. Dividindo-se o valor de tensão do tecido de interesse por aquele de um tecido normal (que tenha tensão estável, como gordura ou músculo relaxado), calcula-se a razão de tensão do tecido de interesse. Essa razão pode ser usada como medição semiquantitativa da elasticidade do tecido.

Para a realização da SE no sistema ME o transdutor deverá ser sustentado perpendicular à área de interesse, de modo que a tensão seja aplicada de maneira uniforme aos tecidos. O transdutor deverá ser alinhado à orientação dos tecidos; ou seja, ele deverá ficar paralelo aos tendões ou feixes musculares. Uma vez que a maioria dos tecidos ME seja anisotrópica, os resultados da elastografia vão variar, se o transdutor for posicionado em ângulo e não em paralelo à anatomia normal dos tecidos. A obtenção de uma *cine loop* curta ajuda, de modo que a melhor imagem pode ser identificada na revisão. A aplicação de pressão com o transdutor aumentará a rigidez dos tecidos e levará a resultados não precisos. O elastograma deverá ser obtido com a pressão mínima do transdutor.[13] Para a obtenção

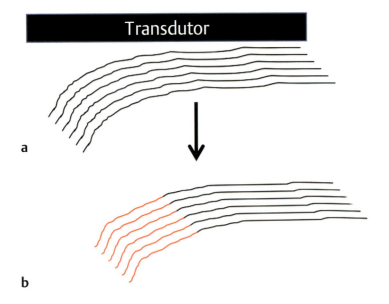

Fig. 10.1 Esquema demonstrando o efeito de um transdutor não posicionado paralelo às fibras de um tendão ou músculo. (**a**) O transdutor é posicionado sobre um tendão com as fibras paralelas demonstradas. (**b**) Na imagem de ultrassom resultante, as fibras paralelas ao transdutor são visualizadas (linhas pretas). Entretanto, onde o tendão não está perpendicular ao transdutor, suas fibras não são visualizadas (linhas vermelhas).

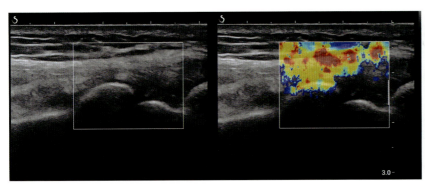

Fig. 10.2 Quando o transdutor não está paralelo às fibras de um tendão ou de um músculo, as imagens obtidas não serão adequadas. Não só a imagem do modo B estará degradada, quanto o elastograma não será preciso. Neste caso o tendão mostra rigidez normal onde estiver paralelo ao transdutor, mas onde ele se curvar a imagem do modo B estará degradada, com o tendão aparecendo hipoecoico e a investigação por imagem bidimensional das ondas de cisalhamento incapaz de calcular um valor de rigidez (sem codificação colorida).

de elastogramas precisos são necessários mão firme e toque suave.

Incluir vários tecidos no FOV ajuda a permitir uma faixa de rigidez dinâmica apropriada para classificação dos resultados. Se uma razão de tensão for desejada, tanto o tecido de interesse quanto o tecido de referência deverão ser incluídos no FOV. Deve-se tentar a não inclusão de ossos no FOV elastográfico porque, por causa de sua rigidez acentuada, isto afetará a classificação da imagem elastográfica.

Uma vez que a maioria das aplicações ME envolva a varredura de tecido superficial, dá-se preferência ao uso de um transdutor linear de alta frequência. Quando o tecido de interesse é muito superficial (apenas alguns milímetros embaixo da pele), o uso de um gel de acoplamento amplo ou coxim de separação é recomendado para aumentar a distância entre o transdutor e o tecido de interesse.[14]

10.2.2 Dicas e Truques

1. Alinhar o transdutor às características anatômicas normais do tecido ME.
2. Manter o tecido ou a área de interesse no FOV durante a aquisição.
3. Estar ciente do estado do tecido ME. A elasticidade muda com o grau de contração muscular e da tensão sobre o tendão.
4. Não aplicar pré-compressão.
5. Minimizar o movimento durante a varredura (tanto do paciente quanto do operador de ultrassom).

10.2.3 Artefatos e Armadilhas

Para a maioria das aplicações de elastografia ME o transdutor deve estar obrigatoriamente alinhado à estrutura anatômica normal do tecido de interesse. A ▶ Fig. 10.2 demonstra a diferença nos resultados, se o transdutor não estiver alinhado apropriadamente com o tecido. Como a imagem de SE é calculada com base nas mudanças no sinal de modo B com a adição de tensão, imagens ruins de modo B levarão a elastogramas insatisfatórios ou não precisos.

O ideal seria obter a alteração na rigidez do tecido durante sua amplitude de movimento. Entretanto, isto não pode ser feito dinamicamente com SE, mas é possível avaliar o tecido de interesse em vários pontos nessa amplitude.

10.2.4 Interpretação de Resultados

Uma discussão detalhada de como interpretar resultados é fornecida na Seção 10.4, Aplicações. Em geral, a SE compara a rigidez do tecido de interesse tanto à forma normal desse tecido quanto a outro tecido que tenha rigidez relativamente uniforme entre os pacientes. A razão de tensão calculada pode ser usada como método semiquantitativo para avaliar rigidez. Para tendões e músculos, muitos quadros patológicos se mostram mais suaves que o tecido normal. Para massas, lesões malignas são geralmente mais rígidas que o tecido normal. O uso de Doppler colorido ou de mapeamento de amplitude também pode acrescentar informações complementares, demonstrando hiperemia e cicatrização do tecido.

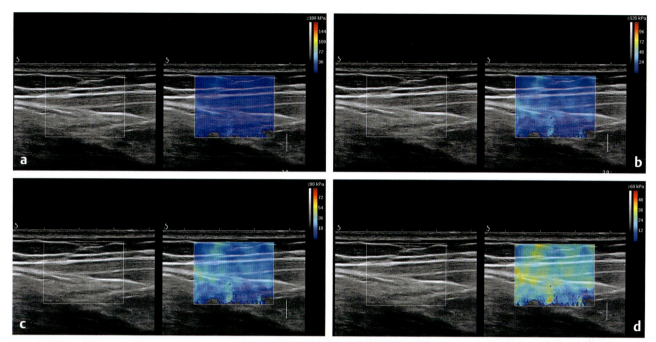

Fig. 10-3 No sistema musculoesquelético os tecidos possuem uma ampla faixa de rigidez desde gordura muito mole até tendões muito rígidos. Para visualizar adequadamente os tecidos de interesse, a escala em cores ou a investigação por ondas de cisalhamento bidimensional podem ser ajustadas para identificar alterações de rigidez nos tecidos. Nesta série de imagens, a escala de rigidez está ajustada de 180 kPa (**a**) para 120 kPa (**b**), para 90 kPa (**c**) para 60 kPa (**d**). Observar que com a faixa de rigidez aumentando, mais variabilidade pode ser identificada na rigidez dos tecidos.

10.3 Investigação por Imagens com Ondas de Cisalhamento

10.3.1 Técnicas

Na elastografia por ondas de cisalhamento (SWE) um pulso de impulso forte de baixa frequência denominado impulso acústico de força de radiação (ARFI) e desenhado para gerar ondas de cisalhamento é aplicado ao tecido. O ultrassom de modo B é, então, usado para monitorar o deslocamento do tecido causado pela onda ao passar pelo tecido e com isso a velocidade da onda de cisalhamento pode, então, ser calculada. Essa velocidade aumenta em tecidos mais rígidos e diminui em tecidos mais frouxos. Portanto, a SWE fornece uma medição quantitativa da rigidez do tecido. Essa rigidez pode ser expressa como velocidade de onda de cisalhamento em metros por segundo (m/s) ou ser convertida ao módulo de Young em quilopascal (kPa), efetuando-se algumas premissas sobre o tecido.[12]

Há dois tipos de SWE: elastografia pontual com ondas de cisalhamento e elastografia bidimensional com ondas de cisalhamento (2D-SWE). Na p-SWE, uma região de interesse (ROI) pequena é colocada no tecido de interesse e, quando ativada, o valor de rigidez nessa pequena região é obtido. Com a 2D-SWE, um amplo FOV é colocado sobre a área de interesse e, quando ativado, as velocidades das ondas de cisalhamento para cada *pixel* são calculadas e exibidas como um mapa codificado em cores. Uma pequena ROI poderá, então, ser colocada para obter o valor de rigidez de determinado local. A técnica 2D-SWE pode ser aplicada ou como tiro único (uma imagem) ou em tempo real (com atualização contínua das medições elastográficas). Entretanto, ao usar 2D-SWE em tempo real, o transdutor deve ficar em um local durante vários segundos para obter uma medição estável e precisa.

Os tendões são muito rígidos, e as velocidades de suas ondas de cisalhamento são bem altas. As configurações padrão apropriadas devem ser selecionadas de modo que o sistema possa monitorar as velocidades mais rápidas dessas ondas. O tecido rígido também atenua as ondas, à medida que elas viajam. Portanto, pulsos do ARFI mais próximos são necessários para medir os tendões com precisão.

Como acontece com a SE, a aplicação da pré-compressão com o transdutor aumentará a rigidez de todos os tecidos. O exame deverá ser obtido com a pressão mínima aplicada pelo transdutor. O uso de gel de acoplamento amplo é sempre muito útil.

10.3.2 Dicas e Truques

1. Ao usar a técnica 2D-SWE em tempo real, o transdutor deve permanecer em um local por vários segundos para permitir a estabilização da imagem e a obtenção de medições de rigidez precisas.
2. Ajustar a escala máxima de rigidez apropriada ao tecido de interesse (▶ Fig. 10.3).
3. Não aplicar pré-compressão.
4. Vigiar o movimento (tanto do paciente quanto do operador do ultrassom).

10.3.3 Artefatos e Armadilhas

1. Se a pré-definição apropriada não for selecionada, o número e o espaçamento dos pulsos do ARFI poderão não ser suficientes para obter medições precisas (▶ Fig. 10.4). Em tecidos muito rígidos, a onda de cisalhamento pode-se dissipar antes do próximo pulso do ARFI e fornecer um padrão alternante de rígido seguido por frouxo.
2. O pulso do ARFI é semelhante a outros pulsos de ultrassom e pode ser refletido ou refratado. É necessário ter o alinhamento apropriado com o tecido para se obter um elastograma preciso.
3. No campo próximo, o pulso do ARFI pode ser muito forte e apresentar reverberações que podem levar a uma região de rigidez elevada bem embaixo do transdutor. Isto é chamado de artefato de explosão (▶ Fig. 10.5) e também pode ocorrer quando houver aplicação excessiva de pré-compressão.

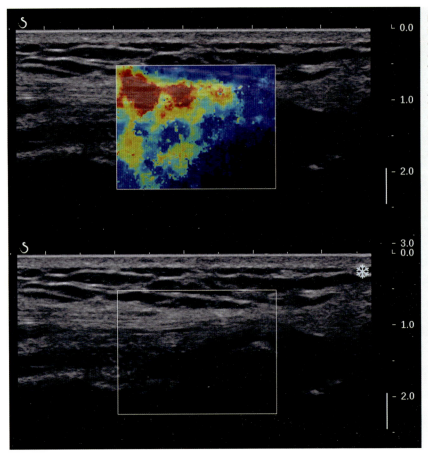

Fig. 10.4 Para executar a investigação por imagens bidimensionais com ondas de cisalhamento são usados vários pulsos acústicos de impulso de força de radiação (ARFI) e as velocidades dessas ondas em cada pulso do ARFI são medidas por vários milímetros. Se os pulsos do ARFI estiverem demasiadamente espaçados para o tecido sendo investigado, as ondas de cisalhamento poderão ser atenuadas entre os pulsos e, portanto, a leitura da velocidade poderá não ser precisa ou mesmo inexistente de modo que nenhuma codificação colorida do elastograma será visualizada nessa área. Além disso, os pulsos de traço do modo B devem estar corretamente posicionados para medir com precisão a velocidade da onda de cisalhamento esperada. Isto acontece especialmente quando tecidos muito rígidos estão sendo avaliados, como os de um tendão. A pré-definição apropriada deve ser selecionada para se obter o número e o espaçamento corretos dos pulsos do ARFI, assim como espaçamento dos pulsos de acompanhamento do modo B. Neste exemplo, onde foi usada uma pré-definição para partes moles em um tendão rígido, observe o "bandeamento" da codificação colorida. Aqui os pulsos de impulsão do ARFI estavam com espaçamento muito amplo, e a maciez levou aos valores baixos de rigidez entre os pulsos. Isto poderá ser corrigido selecionando-se a pré-definição apropriada.

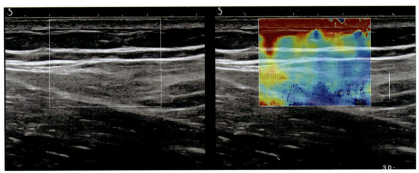

Fig. 10.5 Se a pré-compressão for exagerada ou se houver acoplamento insatisfatório entre o transdutor e a pele, uma área de alta rigidez será vista no campo próximo, o chamado artefato de explosão. A aplicação de menos compressão e o uso de gel de acoplamento amplo poderão eliminar este artefato.

10.3.4 Interpretação de Resultados

Com SWE obtemos uma medida quantitativa de rigidez. Este valor pode ser usado para determinar se um tecido é normal ou anormal. A razão de rigidez do tecido de interesse para tecidos normais também pode ser usada, assim como na SE. Em geral, para tumores, um valor de corte pode ser obtido para diferenciar lesões benignas de malignas. Os valores de corte e comparação a tecidos normais também podem ser usados para determinar a lesão e monitorar a cicatrização.

10.4 Aplicações

10.4.1 Tendões

Na maioria dos tendões, a tensão tem efeito reprodutivo e de controle difícil sobre a investigação por imagens. Por exemplo, quando o tendão da patela se contrai, ele fica uniformemente rígido. Entretanto, quando relaxado, até um tendão normal pode demonstrar pontos suaves e mais pontos relativamente folgados. O controle da tensão do tendão é importante para obter resultados coerentes. Nos tendões, as regiões frouxas correspondem a edema, tendinite e/ou neovascularização.

Tendinopatia de Aquiles

A maior parte do trabalho sobre elastografia nos tendões tem sido feita no tendão do calcâneo (de Aquiles). A tendinopatia de Aquiles ocorre geralmente a 3-5 cm da inserção. A segunda localização mais comum é o sítio de inserção. A doença também ocorre, com menos frequência, na junção miotendinosa do gastrocnêmio.[15,16] Acredita-se que essa tendinopatia começa com microlacerações que levam a uma cascata degenerativa.[15,16] Tendinopatia é um processo degenerativo com separação das fibras

Elastografia do Sistema Musculoesquelético

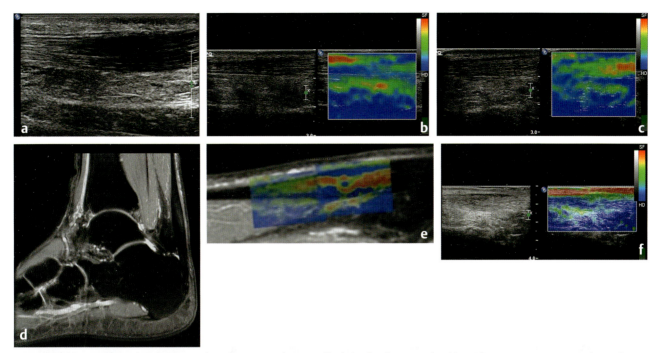

Fig. 10.6 (a) Imagem de modo B de um corredor que apresenta dor no tendão de Aquiles demonstra área hipoecoica coerente com pequena laceração ou tendinose. (b) A imagem SE logo acima da área hipoecoica demonstra que o tendão está rígido (azul), mas se suaviza ao se aproximar da área hipoecoica. (c) Sobre a área de hipoecogenicidade o tendão se torna muito frouxo (vermelho). (d) A imagem correspondente de ressonância magnética (MR) ponderada em T2 obtida simultaneamente demonstra área de sinal aumentado no sítio da hipoecogenicidade do US. (e) A fusão da imagem da elastografia por compressão (SE) com a imagem de MR ponderada em T2 confirma que as áreas de anormalidade em ambas as modalidades são idênticas. Após dois meses de tratamento, o paciente retornou para (f) repetição da imagem SE que mostra que o tendão voltou ao normal com apenas uma área de maciez (verde).

de colágeno, aumento da celularidade, neovascularização e infiltração de gordura.[17] Este processo suaviza e enfraquece o tendão e leva, por fim, à ruptura espontânea desse tendão.[18,19]

A elastografia, com ambas as técnicas por compressão e de ondas de cisalhamento, pode ser usada para identificar a suavização do tendão na tendinopatia. Normalmente, o tendão de Aquiles é muito rígido. O valor dessa rigidez varia com o grau de extensão do tendão. Aubry *et al.* mediram o valor médio de rigidez do tendão de Aquiles em 104 kPa durante a extensão, 464 kPa na posição neutra e 410 kPa durante dorsiflexão máxima no plano longitudinal.[20] Usando a 2D-SWE, o tendão de Aquiles em voluntários sadios e na posição de descanso mediu 51,5 kPa.[21]

A elastografia apresentou sensibilidade e especificidade superiores a 90% na detecção de tendinopatia, em comparação aos achados clínicos.[22]

A elastografia por compressão de rupturas do tendão de Aquiles suturadas cirurgicamente foi investigada, usando-se uma escala colorida. Esse tendão mostrou estrutura rígida e homogênea em voluntários sadios, enquanto que em pacientes com ruptura completa do tendão 38 meses após o reparo cirúrgico, foi encontrado um elastograma de rigidez de padrão heterogêneo.[4]

A ▶ Fig. 10.6 é um exemplo de paciente com tendinopatia do Aquileu, usando-se SE. A ▶ Fig. 10.6a é a imagem do modo B. A ▶ Fig. 10.6b fica logo superior à área anormal, e a ▶ Fig. 10.6c é a área da tendinopatia. O tendão está frouxo (vermelho) na área da tendinite e das pequenas lacerações, enquanto se mostra rígido (azul) nas áreas normais. Os achados elastográficos são semelhantes aos das imagens de ressonância magnética (MRI) (▶ Fig. 10.6d). A ▶ Fig. 10.6e é a fusão das imagens de MRI e de SE. Os achados anormais são semelhantes nas duas técnicas. Este paciente foi acompanhado durante seu tratamento, e a SE foi capaz de monitorar a cicatrização do tendão (▶ Fig. 10.6f).

A ▶ Fig. 10.7a mostra um tendão de Aquiles normal, e a ▶ Fig. 10.7b um tendão anormal em 2D-SWE. Observar a rigidez (vermelho) do tendão em estado normal e a fraqueza (azul) do tendão no estado anormal.

Epicondilite Lateral

A epicondilite lateral (cotovelo de tenista) inclui lacerações parciais do tendão, proliferação vascular, fibrose e degeneração mucoide e calcárea.[5] A origem desse quadro é o tendão extensor curto radial do carpo.

Os sinais e sintomas comuns da epicondilite lateral incluem dor e potência enfraquecida da preensão, que piora com a atividade do antebraço. Em geral, o desenvolvimento dos sintomas é gradual.[23]

A elastografia tem sido usada para avaliação da epicondilite lateral.[24] Como acontece com os outros tendões, o tendão normalmente apresenta rigidez homogênea. Na epicondilite lateral observa-se maciez irregular na origem do extensor. A ▶ Fig. 10.8 demonstra um caso de epicondilite lateral. A área mais fraca (vermelho) é a tendinite, enquanto a área rígida (azul) é o tendão normal. O mesmo paciente mostra agora o tendão rígido (azul) após o tratamento na área da tendinite anterior.

Comparado ao exame clínico em 38 cotovelos com epicondilite lateral, o ultrassom (US) convencional do modo B apresentou sensibilidade de 95%, especificidade de 89% e precisão de 91%, enquanto a elastografia mostrou sensibilidade de 100%, especificidade de 89% e precisão de 94%.[24]

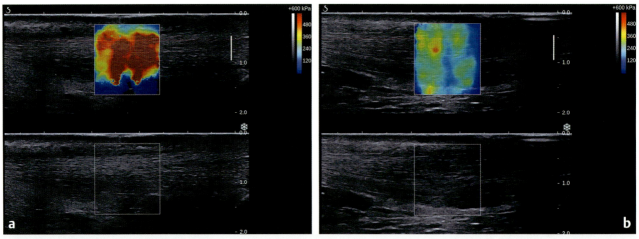

Fig. 10.7 Imagens bidimensionais da elastografia por ondas de cisalhamento de um tendão de Aquiles normal (**a**) e anormal (**b**). Observar que o tendão normal é rígido (vermelho), enquanto o tendão anormal é frouxo (azul).

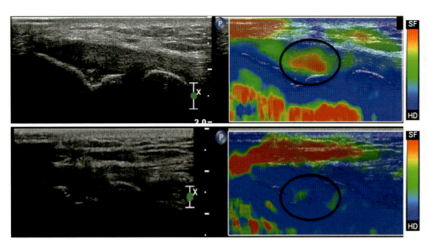

Fig. 10.8 Imagem de compressão de um paciente de 58 anos que se apresentou com o cotovelo esquerdo dolorido. Na avaliação inicial o tendão mostrou-se macio (vermelho) em um quadro coerente com epicondilite lateral. Após o tratamento o paciente voltou ao exame de acompanhamento que confirmou a resolução da tendinite com o tendão completamente rígido (azul).

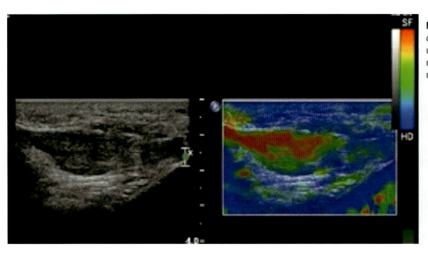

Fig. 10.9 Imagens de elastografia por compressão de um paciente de 45 anos que bateu o joelho em uma árvore esquiando, mostrando grande área de maciez (vermelho) no tendão suprapatelar, representando tendinite.

Tendinopatia Patelar

A tendinopatia patelar se caracteriza por degeneração mucoide do tendão patelar e inclui colágeno, tenócitos e estrutura vascular anormais.[25]

O US de modo B pode demonstrar regiões hipoecogênicas em um tendão com tendinopatia patelar.[26] Entretanto, já foi informado que atletas assintomáticos tinham morfologia anormal de tendões, incluindo regiões hipoecoicas no US do modo B,[27,28] e que isto não ajudou a prognosticar o desenvolvimento subsequente dos sintomas.[29]

Em um estudo, tendões sintomáticos apareceram substancialmente mais frouxos, comparados a tendões não sintomáticos.[30]

A ▶ Fig. 10.9 é o tendão patelar superior em paciente com trauma recente no joelho. Observar que o tendão tem áreas muito frouxas (vermelho), representando lacerações pequenas e/ou tendinopatia.

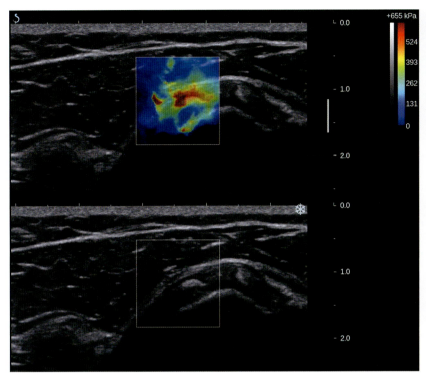

Fig. 10.10 Imagens bidimensionais de elastografia com ondas de cisalhamento de paciente masculino de 64 anos que manifestou dor no ombro. Nas imagens do modo B são notados dois focos ecogênicos no tendão supraespinal representando tendinite calcária. Na elastografia, a calcificação é muito rígida (colorido vermelho > 500 kPa), e o tendão adjacente é verde/azulado, que é a rigidez do tendão normal. As áreas em azul são frouxas e representam tendinite.

Tendinopatia do Manguito Rotador

O US do modo B não pode diferenciar facilmente a bursite subacromial de um tendão supraespinal degenerado e alargado.[31] Entretanto, a elastografia pode melhorar a diferenciação da bolsa subacromial frouxa do tendão mais rígido do manguito rotador.[31]

A ▶ Fig. 10.10 é a 2D-SWE de um paciente com tendinite calcária do manguito rotador. Observar que na elastografia a calcificação é muito rígida. O próprio tendão é relativamente frouxo, em quadro coerente com tendinose.

Lacerações dos Tendões Digitais e Sintomas de Estalido do Dedo de Gatilho

Buck et al.[32] usaram a elastografia por compressão para identificar pequenas lacerações, como as lesões dos tendões digitais, avaliando as tiras dos tendões de flexores digitais equinos em relação a medições quantitativas relevantes em termos diagnósticos.

Nos dedos de gatilho, a rigidez aumentada da primeira polia anular é considerada a causa dos sintomas de estalido (*snapping*). A razão de tensão entre gordura subcutânea e aquela da primeira polia anular afetada no dedo de gatilho e aquela do dedo normal adjacente é de 4,2 e 2,4, respectivamente. Três semanas após a injeção de corticoide, o estalido desapareceu em todos os pacientes, e a razão de tensão para a polia anular afetada no dedo do gatilho diminuiu de 4,2 para 2,5, o que é normal.[33]

10.4.2 Fascite Plantar

A fascite plantar é causa comum de dor no calcanhar. A etiologia desse quadro é multifatorial com sobrecarga mecânica e degeneração consideradas como os fatores principais.[34] O US convencional de modo B tem sido usado na avaliação diagnóstica de fascite plantar e mostra espessura aumentada e perda da ecogenicidade da fáscia plantar.[35,36,37]

A elastografia demonstrou fáscia plantar significativamente mais frouxa em pacientes idosos sadios (> 50 anos de idade) que em grupos mais jovens (18-50 anos). A fáscia plantar mais frouxa foi observada em sujeitos com fascite plantar em sujeitos sadios.[38] Sconfienza et al. descobriram que a SE pode mostrar fascite plantar, aumenta o desempenho diagnóstico do US do modo B e ajuda em casos de achados inconclusivos de US de modo B.

A ▶ Fig. 10.11 é de um paciente de 56 anos que manifesta dor no calcanhar. Na ▶ Fig. 10.11a, a fáscia plantar direita dolorida é frouxa (vermelho), enquanto que no pé esquerdo na ▶ Fig. 10.11b a fáscia plantar indolor é rígida (azul). Após vários meses de tratamento, a fáscia plantar direita voltou ao normal (rígida, azul), e a dor do paciente se resolveu (▶ Fig. 10.11c).

10.4.3 Músculo

A avaliação das propriedades mecânicas e da função dos músculos pode ser monitorada por elastografia.

A técnica 2D-SWE tem sido usada para determinar a rigidez dos músculos em vários graus de contração. O valor da rigidez do músculo gastrocnêmio é de 16,5 kPa em repouso e de 225,4 kPa durante a contração; o músculo sóleo tem rigidez de 14,5 kPa em repouso e de 55,0 kPa durante a contração; e o tibial anterior tem 40,6 kPa em repouso e 268,2 kPa durante a contratura.[40]

Bouillard et al.[41] compararam a eletromiografia e a SWE na avaliação de força muscular e descobriram que a SWE fornecia estimativa mais precisa ($R2 = 0,98$ *versus* $R2 = 0,95$).

Alterações de músculos induzidas por exercícios foram avaliadas com elastografia. Yanagisawa et al. avaliaram músculos antes e depois de exercícios. Usando proporções de tensão, eles determinaram que a rigidez muscular aumentava durante o exercício e voltava ao nível de antes do exercício 30 minutos após o exercício.[42]

As contusões, distensões ou lacerações musculares são mais frouxas que as do músculo normal. Lesões de músculos causa-

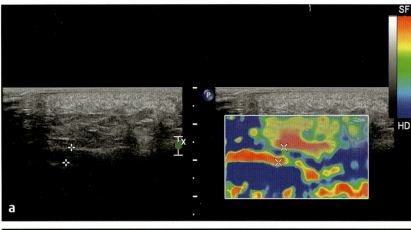
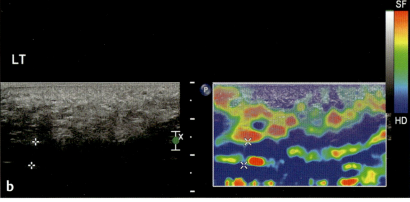
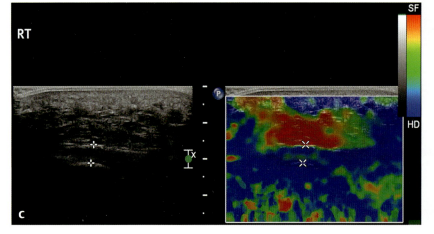

Fig. 10.11 Imagens de elastografia por compressão de um paciente de 56 anos de idade manifestando dor no calcanhar direito. Em (**a**) a fáscia plantar direita colorida é frouxa (vermelho), enquanto em (**b**) a fáscia plantar esquerda indolor é rígida (azul). Após vários meses de tratamento, em (**c**) a fáscia plantar direita tornou-se rígida (azul), o que é normal, e a dor do paciente resolveu-se.

das por trauma ou isquemia e/ou disfunção neurológica podem ser avaliadas por elastografia.[7] Esta técnica também é capaz de monitorar a cicatrização.[43]

Berko et al.[44] avaliaram a faixa normal de elasticidade muscular em crianças e descobriram que essa elasticidade em repouso nas crianças é significativamente mais baixa no bíceps braquial que no reto femoral e no bíceps braquial não dominante que no bíceps braquial não dominante. A elasticidade aumenta muito imediatamente após o exercício em ambos os grupos musculares; as diferenças de elasticidade em repouso entre o bíceps braquial e o reto femoral e de elasticidade entre os bíceps braquiais dominante e não dominante não persistem após o exercício. A alteração na elasticidade muscular com exercício é mais alta em crianças mais novas.

A ▶ Fig. 10.12 demonstra a alteração em rigidez de um músculo ao se contrair. A ▶ Fig. 10.12a é o músculo relaxado, enquanto na ▶ Fig. 10.12b e ▶ Fig. 10.12c o músculo está em graus ascendentes de contração. Observar o aumento em rigidez que pode ser quantificado com 2D-SWE.

Imagens de uma paciente de 72 anos que "puxou o músculo" são apresentadas na ▶ Fig. 10.13. A imagem do modo B (▶ Fig. 10.13a) mostra uma área hipoecoica, sugerindo laceração de músculo com hematoma. O elastograma por compressão confirma uma área frouxa, representando a laceração do músculo e o hematoma na SE (▶ Fig. 10.13b) e na 2D-SWE (▶ Fig. 10.13c).

A elastografia tem sido avaliada no tratamento da dor. A faixa tensa na síndrome da dor miofascial demonstrou ser mais rígida que o tecido normal adjacente.[45,46] A elastografia pode ser capaz de identificar as áreas que precisam de tratamento.

A distrofia muscular congênita inclui uma faixa de transtornos genéticos caracterizados por fraqueza e contraturas musculares.[47] Alguns estudos avaliaram a elasticidade de mús-

Elastografia do Sistema Musculoesquelético

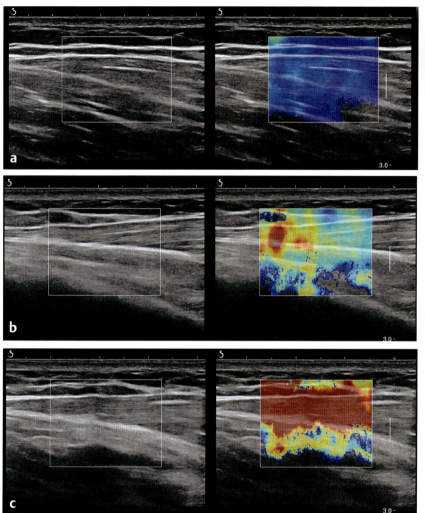

Fig. 10.12 Essa série de imagens demonstra a rigidez crescente do músculo quando este se contrai. Em (**a**) o músculo está em repouso, enquanto em (**b**) e (**c**) ele mostra contração muscular crescente. Observar o aumento acentuado na rigidez com a contração do músculo.

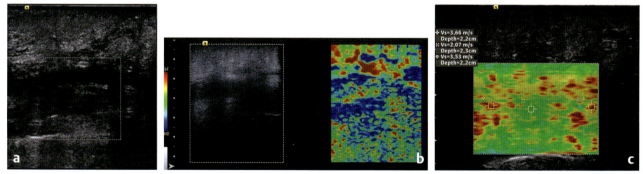

Fig. 10.13 Paciente feminina de 72 anos com lesão na coxa superior. (**a**) A imagem do modo B mostra área de hipoecogenicidade com a possibilidade de algum fluido no músculo, coerente com a laceração muscular. (**b**) Na imagem de SE a área de laceração muscular é frouxa (vermelho e verde), comparada ao músculo normal (azul). (**c**) A imagem de 2D-SWE no mesmo local demonstra achados similares à área verde da laceração e o valor de rigidez de 2,07 m/s, enquanto o músculo normalmente tem valores de rigidez de aproximadamente 3,6 m/s.

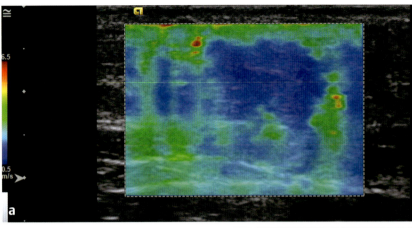
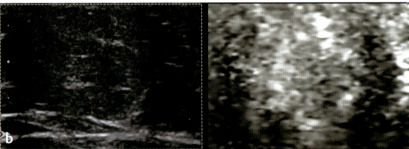

Fig. 10.14 Uma paciente de 28 anos apresenta-se com anormalidade palpável na axila direita. (**a**) Na investigação por imagens em 2D-SWE a lesão é muito frouxa (azul), com valor de rigidez de 1,2 m/s, inferior àquela dos tecidos ao redor. (**b**) Na SE, a mesma lesão é demasiadamente frouxa (branco). Esses achados elastográficos são diagnósticos desse lipoma comprovado por biópsia.

culos em distrofia muscular. Na investigação por imagens coloridas qualitativas de distensões a análise da miopatia congênita de Bethlem demonstrou que áreas hiperecoicas na periferia e na parte central dos músculos afetados são mais rígidas que as áreas de aparência normal.[48]

A elastografia pode descrever músculos contraídos em pacientes com paralisia cerebral para selecionar o local para a injeção de toxina botulínica. Um estudo identificou que as estruturas musculares relaxadas em casos de paralisia cerebral espástica apareceram frouxas, enquanto fibras musculares contraídas ou degeneradas apareceram rígidas na elastografia.[49]

A pesquisa mais recente sugere que a elastografia pode contribuir para a compreensão da relação entre função muscular e propriedades mecânicas.

10.4.4 Detecção de Úlcera por Pressão

Experiências já demonstraram que a elastografia é uma técnica promissora para a identificação de úlceras por pressão. A elastografia por compressão mostra diferenças entre áreas sadias e áreas precoces em úlcera de pressão, desenvolvimento, caracterizadas por achados mais frouxos próximos à camada de pele e achados mais rígidos próximos aos ossos.[50]

10.4.5 Reumatologia

O US convencional de modo B e o ultrassom com Doppler colorido ou de mapeamento de amplitude estão sendo usados cada vez mais na avaliação de artrite.[51] Até o momento, a pesquisa tem sido insuficiente para determinar se a elastografia pode ser usada na avaliação dessa doença.

10.4.6 Tumores Musculoesqueléticos

Em geral, a elastografia pode ser usada para caracterizar massas como benignas ou malignas. As lesões benignas são geralmente mais frouxas e apresentam rigidez homogênea por toda a parte, enquanto as lesões malignas são mais rígidas e apresentam rigidez heterogênea.[52] Outros capítulos deste livro discutem rigidez em tumores de outros órgãos. As teses publicadas sobre tumores ME ou massas semelhantes a tumores são muito poucas. Pierucci *et al.* escreveram uma revisão de tumores e lesões semelhantes a tumores do sistema ME.[53]

Uma aplicação excelente é a habilidade de diagnosticar um lipoma com elastografia decorrente da extrema frouxidão do lipoma. A ▶ Fig. 10.14 é um exemplo de lipoma axilar. Observar a frouxidão extrema do lipoma tanto em 2D-SWE (▶ Fig. 10.14a) quanto em SE (▶ Fig. 10.14b).

A literatura é limitada quanto à caracterização de tumores de partes moles. A ▶ Fig. 10.15 é um exemplo de carcinoma de células escamosas que se apresenta como massa na porção superior do braço. No ultrassom, a massa palpável no braço desse paciente é heterogênea, mais hipoecoica na porção central e com área de hiperecogenicidade leve, cercando a massa que pode ser um edema (▶ Fig. 10.15a). No Doppler colorido a massa apresenta algum fluxo interno de sangue (▶ Fig. 10.15b). A SE demonstra que a massa é rígida, incluindo a área de edema suspeito (▶ Fig. 10.15c). A heterogeneidade da massa pode ser mais bem apreciada, usando-se a investigação por imagens com toque virtual (VTi Siemens Ultrasound, Mountain View, CA) (▶ Fig. 10.15d). Nessa técnica, o pulso de impulso do ARFI é usado para deslocar o tecido, medindo-se, então, o deslocamento (e não a velocidade da onda de cisalhamento). Trata-se, portanto, de uma técnica por compressão. Na 2D-SWE (▶ Fig. 10.15e) a rigidez da massa é confirmada como heterogênea com o valor mais alto de rigidez sendo superior ao da escala de 6,5 m/s, enquanto o tecido mais normal tem valor de rigidez de 2,65 m/s. A ▶ Fig. 10.15f mostra a aparência da massa na MRI com realce por gadolínio.

10.5 Diretrizes Publicadas

As diretrizes clínicas da *European Federation of Societies of Ultrasound in Medicine and Biology* (EFUSMB) recomendam a elasto-

Elastografia do Sistema Musculoesquelético

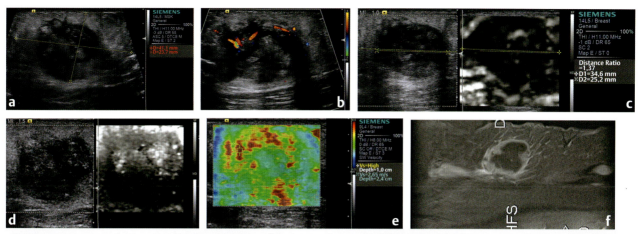

Fig. 10.15 Uma paciente de 38 anos apresenta-se com massa palpável na porção superior do braço. (**a**) No ultrassom de modo B a massa se mostra heterogênea com área central mais hipoecoica e borda de hiperecogenicidade aumentada. A massa mede 4,1 cm. (**b**) O Doppler colorido demonstra a presença de fluxo do sangue moderado na massa. (**c**) Na SE a massa incluindo a área periférica de hiperecogenicidade é muito rígida. A lesão tem padrão heterogêneo de rigidez. (**d**) A imagem por pressão usando a tecnologia do ARFI (VTI, Siemens Ultrasound, Mountain View, CA) é similar à imagem por SE. (**e**) Na técnica 2D-SWE a massa demonstra rigidez heterogênea, com valor máximo de rigidez > 6,5 m/s. (**f**) A mesma massa em MRI ponderada em T1 com realce de gadolínio demonstra realce na periferia da massa. Na patologia cirúrgica, a massa foi diagnosticada como carcinoma de células escamosas.

grafia por compressão como ferramenta suplementar à varredura convencional por ultrassom para aumentar a confiança diagnóstica para a tendinopatia de Aquiles. Essa elastografia pode ser usada para descrever alterações de rigidez em espasticidade muscular congênita.[54]

10.6 Conclusão

A elastografia é uma modalidade de investigação diagnóstica por imagens de ultrassom musculoesquelético relativamente recente. Com a adaptação única das técnicas de investigação por imagens de compressão e por ondas de cisalhamento, podem-se avaliar previamente propriedades não investigadas de partes moles. A lesão do tecido, seja ela uma alteração degenerativa crônica de um tendão ou uma lesão aguda em um ligamento ou tendão, está geralmente associada à redução nas propriedades de tensão da estrutura e frouxidão associada. A elastografia pode fornecer avaliação quantitativa relativa dessas alterações, fornecendo *feedback* sonográfico sobre essas propriedades. Essa é uma nova dimensão de lesão de tecidos não explorada anteriormente em profundidade.

Além disso, o processo de cicatrização natural está associado ao aumento correspondente na potência da tensão, na consolidação do tecido e na densidade. Essas qualidades de cicatrização de tecido também são demonstradas por elastografia.

A situação de introdução da modalidade apresenta deficiências. Ela é muito dependente do operador. A obtenção de medições precisas exige mão firme e compreensão completa das propriedades relativas dos tecidos contráteis. O operador deve compreender a melhor técnica de estudar um tecido, esteja ele contraído ou relaxado.

Além disso, o excesso de pressão (pré-compressão) tem forte influência na precisão da imagem obtida. A aplicação da compressão correta é, nitidamente, uma habilidade adquirida.

No estado atual da elastografia, existem informações diagnósticas úteis a serem reunidas de tecidos sadios e lesionados. Entretanto, melhorias adicionais no campo poderiam tornar a técnica mais amigável ao operador para ultrassom musculoesquelética. O baixo custo e a disponibilidade da elastografia por ultrassom poderão permitir estudos seriados de acompanhamento para monitorar a resposta ao tratamento e a cicatrização de lesões de tendões e de músculos. Pouco trabalho tem sido desenvolvido para determinar se os resultados elastográficos podem ajudar a modelar regimes de fisioterapia.

Referências

1. Klauser AS, Tagliafico A, Allen GM et al. Clinical indications for musculoskeletal ultrasound: a Delphi-based consensus paper of the European Society of Musculoskeletal Radiology. Eur Radiol 2012; 22(5):1140–1148
2. McNally EG. The development and clinical applications of musculoskeletal ultrasound. Skeletal Radiol 2011; 40(9):1223–1231
3. Shiina T, Nightingale KR, Palmeri ML et al. WFUMB guidelines and recommendations for clinical use of ultrasound elastography: Part 1: basic principles and terminology. Ultrasound Med Biol 2015; 41(5):1126–1147
4. Tan S, Kudaş S, Özcan AS et al. Real-time sonoelastography of the Achilles tendon: pattern description in healthy subjects and patients with surgically repaired complete ruptures. Skeletal Radiol 2012; 41(9):1067–1072
5. Chard MD, Cawston TE, Riley GP, Gresham GA, Hazleman BL. Rotator cuff degeneration and lateral epicondylitis: a comparative histological study. Ann Rheum Dis 1994; 53(1):30–34
6. Sandrin L, Catheline S, Tanter M, Hennequin X, Fink M. Time-resolved pulsed elastography with ultrafast ultrasonic imaging. Ultrason Imaging 1999; 21(4):259–272
7. Huard J, Li Y, Fu FH. Muscle injuries and repair: current trends in research. J Bone Joint Surg Am 2002; 84-A(5):822–832
8. Gharaibeh B, Chun-Lansinger Y, Hagen T et al. Biological approaches to improve skeletal muscle healing after injury and disease. Birth Defects Res C Embryo Today 2012; 96(1):82–94
9. Botar Jid C, Vasilescu D, Damian L, Dumitriu D, Ciurea A, Dudea SM. Musculoskeletal sonoelastography. Pictorial essay. Med Ultrasound 2012; 14(3):239–245
10. Klauser AS, Miyamoto H, Bellmann-Weiler R, Feuchtner GM, Wick MC, Jaschke WR. Sonoelastography: musculoskeletal applications. Radiology 2014; 272(3):622–633
11. Lalitha P, Reddy MCh, Reddy KJ. Musculoskeletal applications of elastography: a pictorial essay of our initial experience. Korean J Radiol 2011; 12(3):365–375
12. Barr RG. Sonographic breast elastography: a primer. J Ultrasound Med 2012; 31(5):773–783
13. Barr RG, Zhang Z. Effects of precompression on elasticity imaging of the breast: development of a clinically useful semiquantitative method of precompression assessment. J Ultrasound Med 2012; 31(6):895–902
14. Klauser AS, Faschingbauer R, Jaschke WR. Is sonoelastography of value in assessing tendons? Semin Musculoskelet Radiol 2010; 14(3):323–333

15. van Dijk CN, van Sterkenburg MN, Wiegerinck JI, Karlsson J, Maffulli N. Terminology for Achilles tendon related disorders. Knee Surg Sports Traumatol Arthrosc 2011; 19(5):835–841
16. Maffulli N, Sharma P, Luscombe KL. Achilles tendinopathy: aetiology and management. J R Soc Med 2004; 97(10):472–476
17. Aström M, Rausing A. Chronic Achilles tendinopathy. A survey of surgical and histopathologic findings. Clin Orthop Relat Res 1995(316):151–164
18. Kainberger F, Mittermaier F, Seidl G, Parth E, Weinstabl R. Imaging of tendons—adaptation, degeneration, rupture. Eur J Radiol 1997; 25(3):209–222
19. Kannus P, Józsa L. Histopathological changes preceding spontaneous rupture of a tendon. A controlled study of 891 patients. J Bone Joint Surg Am 1991; 73(10):1507–1525
20. Aubry S, Risson JR, Barbier-Brion B, Tatu L, Vidal C, Kastler B. [Transient elastography of calcaneal tendon: preliminary results and future prospects] [in French] J Radiol 2011; 92(5):421–427
21. Arda K, Ciledag N, Aktas E, Aribas BK, Köse K. Quantitative assessment of normal soft-tissue elasticity using shear-wave ultrasound elastography. AJR Am J Roentgenol 2011; 197(3):532–536
22. De Zordo T, Chhem R, Smekal V et al. Real-time sonoelastography: findings in patients with symptomatic achilles tendons and comparison to healthy volunteers. Ultraschall Med 2010; 31(4):394–400
23. Faro F, Wolf JM. Lateral epicondylitis: review and current concepts. J Hand Surg Am 2007; 32(8):1271–1279
24. De Zordo T, Lill SR, Fink C et al. Real-time sonoelastography of lateral epicondylitis: comparison of findings between patients and healthy volunteers. AJR Am J Roentgenol 2009; 193(1):180–185
25. Khan KM, Maffulli N, Coleman BD, Cook JL, Taunton JE. Patellar tendinopathy: some aspects of basic science and clinical management. Br J Sports Med 1998; 32(4):346–355
26. Fritschy D, de Gautard R. Jumper's knee and ultrasonography. Am J Sports Med 1988; 16(6):637–640
27. Lian O, Holen KJ, Engebretsen L, Bahr R. Relationship between symptoms of jumper's knee and the ultrasound characteristics of the patellar tendon among high level male volleyball players. Scand J Med Sci Sports 1996; 6(5):291–296
28. Cook JL, Khan KM, Harcourt PR et al. Victorian Institute of Sport Tendon Study Group. Patellar tendon ultrasonography in asymptomatic active athletes reveals hypoechoic regions: a study of 320 tendons. Clin J Sport Med 1998; 8(2):73–77
29. Khan KM, Cook JL, Kiss ZS et al. Patellar tendon ultrasonography and jumper's knee in female basketball players: a longitudinal study. Clin J Sport Med 1997; 7(3):199–206
30. Rist HJ, Mauch M. [Quantified TDI elastography of the patellar tendon in athletes] [in German] Sportverletz Sportschaden 2012; 26(1):27–32
31. Silvestri E, Garlaschi G, Bartolini B et al. Sonoelastography can help in the localization of soft tissue damage in polymyalgia rheumatica (PMR). Clin Exp Rheumatol 2007; 25(5):796
32. Buck AR, Verstraete N, Li Y, Schweizer A, Snedeker JG, Buck FM. Detection of small tendon lesions by sonoelastographic visualization of strain profile differences: initial experiences. Skeletal Radiol 2012; 41(9):1073–1079
33. Miyamoto H, Miura T, Isayama H, Masuzaki R, Koike K, Ohe T. Stiffness of the first annular pulley in normal and trigger fingers. J Hand Surg Am 2011; 36(9):1486–1491
34. Wearing SC, Smeathers JE, Urry SR, Hennig EM, Hills AP. The pathomechanics of plantar fasciitis. Sports Med 2006; 36(7):585–611

35. Gibbon W, Long G. Plantar fasciitis: US evaluation. Radiology 1997; 203(1):290
36. Cardinal E, Chhem RK, Beauregard CG, Aubin B, Pelletier M. Plantar fasciitis: sonographic evaluation. Radiology 1996; 201(1):257–259
37. GibbonWW. Plantar fasciitis: US imaging. Radiology 1992; 182(1):285
38. Wu CH, Chang KV, Mio S, Chen WS, Wang TG. Sonoelastography of the plantar fascia. Radiology 2011; 259(2):502–507
39. Sconfienza LM, Silvestri E, Orlandi D et al. Real-time sonoelastography of the plantar fascia: comparison between patients with plantar fasciitis and healthy control subjects. Radiology 2013; 267(1):195–200
40. Shinohara M, Sabra K, Gennisson JL, Fink M, Tanter M. Real-time visualization of muscle stiffness distribution with ultrasound shear wave imaging during muscle contraction. Muscle Nerve 2010; 42(3):438–441
41. Bouillard K, Nordez A, Hug F. Estimation of individual muscle force using elastography. PLoS ONE 2011; 6(12):e29261
42. Yanagisawa O, Niitsu M, Kurihara T, Fukubayashi T. Evaluation of human muscle hardness after dynamic exercise with ultrasound real-time tissue elastography: a feasibility study. Clin Radiol 2011; 66(9):815–819
43. Lv F, Tang J, Luo Y et al. Muscle crush injury of extremity: quantitative elastography with supersonic shear imaging. Ultrasound Med Biol 2012; 38(5):795–802
44. Berko NS, Fitzgerald EF, Amaral TD, Payares M, Levin TL. Ultrasound elastography in children: establishing the normal range of muscle elasticity. Pediatr Radiol 2014; 44(2):158–163
45. Shankar H, Reddy S. Two- and three-dimensional ultrasound imaging to facilitate detection and targeting of taut bands in myofascial pain syndrome. Pain Med 2012; 13(7):971–975
46. Ballyns JJ, Shah JP, Hammond J, Gebreab T, Gerber LH, Sikdar S. Objective sonographic measures for characterizing myofascial trigger points associated with cervical pain. J Ultrasound Med 2011; 30(10):1331–1340
47. Sparks SE, Escolar DM. Congenital muscular dystrophies. Handb Clin Neurol 2011; 101:47–79
48. Drakonaki EE, Allen GM. Magnetic resonance imaging, ultrasound and realtime ultrasound elastography of the thigh muscles in congenital muscle dystrophy. Skeletal Radiol 2010; 39(4):391–396
49. Vasilescu D, Vasilescu D, Dudea S, Botar-Jid C, Sfrângeu S, Cosma D. Sonoelastography contribution in cerebral palsy spasticity treatment assessment, preliminary report: a systematic review of the literature apropos of seven patients. Med Ultrasound 2010; 12(4):306–310
50. Deprez JF, Brusseau E, Fromageau J, Cloutier G, Basset O. On the potential of ultrasound elastography for pressure ulcer early detection. Med Phys 2011; 38(4):1943–1950
51. Kang T, Lanni S, Nam J, Emery P, Wakefield RJ. The evolution of ultrasound in rheumatology. Ther Adv Musculoskelet Dis 2012; 4(6):399–411
52. Krouskop TA, Wheeler TM, Kallel F, Garra BS, Hall T. Elastic moduli of breast and prostate tissues under compression. Ultrason Imaging 1998; 20(4):260–274
53. Pierucci A, Teixeira P, Zimmermann V et al. Tumours and pseudotumours of the soft tissue in adults: perspectives and current role of sonography. Diagn Interv Imaging 2013; 94(3):238–254
54. Cosgrove D, Piscaglia F, Bamber J et al. EFSUMB. EFSUMB guidelines and recommendations on the clinical use of ultrasound elastography. Part 2: Clinical applications. Ultraschall Med 2013; 34(3):238–253

11 Elastografia das Glândulas Salivares, dos Linfonodos e dos Testículos

Fabrizio Calliada ▪ *Vito Cantisani* ▪ *Chandra Bortolotto* ▪ *Hector Grazhdani* ▪ *Emanuele David* ▪ *Antonio Masciotra* ▪ *Andrea Isidori*

11.1 Introdução

Este capítulo avalia o uso da elastografia para partes pequenas do corpo, especificamente as glândulas salivares, os linfonodos e os testículos.

11.2 Glândulas Salivares

Em decorrência da localização superficial das glândulas salivares, a ultrassom (US), como técnica facilmente disponível, barata e inofensiva (sem exposição à radiação e sem necessidade de administração de agentes de contraste) é a técnica de primeira linha de investigação por imagens escolhidas para doenças das glândulas salivares. O ultrassom é realizado normalmente por um transdutor linear com frequência de 7 a 15 MHz. O exame deverá ser sempre conduzido com ambas as abordagens: longitudinal e axial. Entre as diferentes técnicas disponíveis para investigação por imagens, o exame de ultrassom é considerado como aquele com a melhor capacidade preditiva de diagnóstico e para a detecção de doenças focais e difusas dessas glândulas.[1] Além disso, a investigação por imagens de ressonância magnética (RM) ou por tomografia computadorizada (TC) pode ser solicitada, mas somente na presença de alterações patológicas no lobo profundo da glândula parótida ou na parte inframandibular dessa glândula na glândula submandibular, pois ambas nem sempre são avaliadas satisfatoriamente com o exame de ultrassom.

Vários critérios para a distinção entre lesões benignas e malignas são bem descritos em exames por ultrassom de tumores da parótida (▶ Fig. 11.1a). Em geral, os tumores benignos têm sido informados como apresentando margens regulares e agudas, uma estrutura hipoecoica homogênea e distribuição definida de vasos, enquanto as malignidades não apresentam essas características e são irregulares, heterogêneas e de perfusão difusa (▶ Fig. 11.1b).[2] Infelizmente, os aspectos monitorados nas investigações por imagem de modo B e Doppler são inadequados para diferenciar lesões de glândulas salivares benignas de malignas,[3] uma vez que sua aparência se sobreponha extensivamente dentro do grupo heterogêneo dessas lesões. Em particular, muitos tumores benignos, principalmente todos os adenomas pleomórficos, podem apresentar formato irregular, com estrutura de eco heterogênea e, portanto, sem possibilidade de serem diferenciados dos tumores malignos. Por esses motivos, mesmo operadores de ultrassom com excelente habilidade não são assim tão precisos em diferenciar lesões benignas de malignas. A introdução de agentes de contraste para ultrassom abriu a possibilidade de classificação mais precisa dessas lesões. Esses agentes de contraste demonstraram algumas diferenças em cinética de fluxo entre adenomas pleomórficos e tumores de Warthin;[4] entretanto, os resultados não são evidentes, e o ultrassom com realce por contraste (CEUS) não parece viável ainda no trabalho clínico de rotina.

Mais recentemente, a elastografia, uma ferramenta inovadora para avaliar as características de rigidez/elasticidade de diferentes tecidos e lesões, comprovou ser útil para distinguir entre tipos diferentes de lesões de glândulas salivares (▶ Fig. 11.1c).

Um segundo cenário clínico importante é representado pela disfunção salivar como complicação de causas possíveis diferentes – síndrome de Sjögren (SS), radioterapia, fibrose e sialoadenite aguda de repetição – produzindo sialoadenite crônica. Para todas essas situações o ultrassom das glândulas salivares maiores é a opção mais atraente de investigação por imagens, pois não é invasiva, não é dispendiosa e não tem irradiação. De acordo com dados disponíveis, o ultrassom leva a informações satisfatoriamente definitivas sobre as alterações morfológicas das glândulas salivares. Recentemente, também, a investigação por imagens Doppler e CEUS foi usada para avaliar a anatomia das glândulas salivares e analisar as alterações fisiológicas no fluxo de sangue que ocorrem durante a estimulação da saliva nas glândulas doentes.

Neste caso, também, a elastografia, ao fornecer informações sobre aumento de rigidez relacionado com alterações fibróticas das glândulas, poderá representar ferramenta adicional importante, útil para avaliar a progressão da doença e o efeito dessa terapia.

11.2.1 Diagnóstico Diferencial de Lesão Focal

Investigação por Imagens com Elastografia por Compressão

Bathia *et al.*[5] examinaram 6 lesões malignas e 59 benignas das glândulas salivares usando a compressão longitudinal e o método qualitativo de classificação de 4 pontos. Eles concluíram que os adenomas pleomórficos eram substancialmente mais rígidos que os tumores de Warthin (▶ Fig. 11.2); entretanto, eles acreditavam que a elastografia por compressão (SE) poderia ter papel limitado na distinção entre massas benignas das glândulas salivares e lesões malignas, pois os tumores malignos são predominantemente rígidos. Dumitriu *et al.*[6] informaram achados preliminares usando uma classificação qualitativa diferente pela qual a massa era considerada maligna se a rigidez dessa massa fosse superior a 50% da massa total e considerada benigna se sua rigidez fosse inferior a 50% da massa total. Em outro estudo com 74 massas de glândula salivar, Dumitriu *et al.* mostraram que a diferença no escore elastográfico era estatisticamente significativa na discriminação entre tumores benignos e malignos, mas a sobreposição entre adenomas pleomórficos e tumores malignos e entre adenomas pleomórficos e tumores de Warthin limita o papel da técnica na prática clínica.[7] Mais tarde, os mesmos autores adotaram o método de classificação de 4 pontos para avaliar 18 tumores malignos e 56 benignos de glândulas salivares, usando ambas as varreduras longitudinal e transversa, e determinaram que, em resumo, as diferenças entre tumores benignos e malignos eram estatisticamente significativas.[7] Porém, novamente eles destacaram que as diferenças entre tumores malignos e adenomas pleomórficos não tinham significância estatística. O escore médio para adenomas pleomórficos $(2,58 \pm 0,87)$ ficou superior àquele para os tumores de Warthin $(2,15 \pm 0,80)$, mas essas diferenças não foram significativas para fins estatísticos. Yerli *et al.*[3] examinaram 36 lesões salivares (28 benignas e 8 malignas) e encontraram um escore de 3 ou 4 em 7 de 11 adenomas pleomórficos e um escore de 1 ou 2 em 9 de 11 tumores de

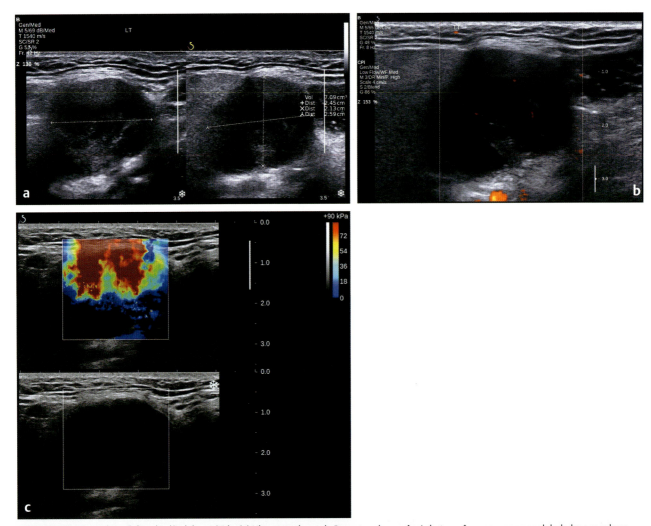

Fig. 11.1 Adenoma pleomórfico da glândula parótida. (**a**) Ultrassom do modo B mostrando aparência heterogênea com margens lobuladas e regulares. (**b**) US com Doppler de Potência mostrando pouca evidência de vascularização. (**c**) Elastografia de ondas de cisalhamento mostrando aparência rígida heterogênea.

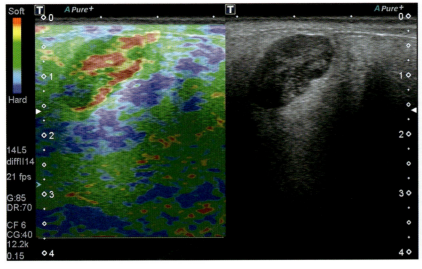

Fig. 11.2 Tumor de Warthin na elastografia por compressão. A maior parte da lesão benigna é mole.

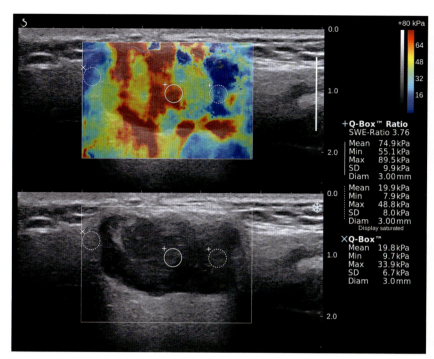

Fig. 11.3 O sinal de Garland é um artefato diagnóstico que pode ser visualizado no elastograma como uma distribuição reticular de tecido rígido dentro de todo o tumor. Nesses casos, a avaliação quantitativa é menos útil que a exibição visual dessa distribuição para a caracterização de lesão.

Warthin. Os autores explicaram a rigidez significativa dos adenomas pleomórficos em bases histopatológicas.

Celebi e Mahmutoglu[8] examinaram 81 lesões salivares (49 benignas e 32 malignas) em 75 pacientes adotando o método de classificação de quatro pontos. A elastografia diagnosticou corretamente 30 de 49 tumores benignos (sensibilidade de 61,2%) e 19 de 32 tumores malignos (especificidade de 59,4%). Os autores descobriram que o valor diagnóstico da elastografia para avaliar adenomas pleomórficos, tumores de Warthin e tumores de alto grau era baixo, mas os índices diagnósticos que resultaram para tumores de baixo grau, como o carcinoma mucoepidermoide, o carcinoma de células acinares e metástases de carcinoma de células basais foram melhores com a elastografia.

Mansur et al.[9] examinaram 33 lesões salivares (29 benignas e 4 malignas) em 32 pacientes usando US de modo B, Doppler colorido, elastografia por compressão (SE) e quantificação do ARFI e não visualizaram nenhuma diferença significativa entre adenomas pleomórficos e tumores de Warthin na avaliação por elastografia por compressão (SE).

Klintworth et al.[2] investigaram os critérios do módulo B e elastográficos para diferenciar tumores da parótida benignos e malignos e tentaram definir padrões elastográficos característicos para adenomas pleomórficos e tumores de Warthin. Na análise de 57 pacientes com tumores da glândula parótida, os autores declararam a descoberta de padrões diferentes para subtipos histológicos especiais desses tumores. Eles concluíram que a elastografia pode melhorar o desempenho diagnóstico do ultrassom e ajudar na diferenciação entre tumores da parótida benignos e malignos.

Klintworth et al. também definiram o padrão elastográfico do *sinal de Garland*. Uma distribuição reticular de tecido rígido dentro de todo o tumor, o sinal de Garland, foi visualizada mais frequentemente em tumores malignos da parótida (▶ Fig. 11.3). Os adenomas pleomórficos mostraram um *sinal de núcleo denso* elastográfico, uma zona central de tecido muito rígido com tecido mais mole na periferia. Os tumores de Warthin mostraram um *sinal meio a meio* elastográfico, com área rígida localizada na metade superficial da lesão, enquanto a parte mais profunda da lesão tinha aparência mais mole. Cistos da parótida mostraram um *sinal de olho de búfalo,* uma área elíptica muito mole no centro de uma lesão. Todos os padrões descritos resultaram em diagnósticos estatisticamente significativos.

Investigação por Imagens com Elastografia por Ondas de Cisalhamento

Até o momento, poucos foram os estudos sobre a avaliação de lesões das glândulas salivares com elastografia por ondas de cisalhamento (SWE). Arda et al. informaram os valores normais de 10,38 ± 3,5 kPa para glândulas da parótida e 10,92 ± 3,1 kPa para as glândulas submandibulares (▶ Fig. 11.4) em 127 sujeitos normais. Mais recentemente, Mantsopoulos et al[11] informaram as velocidades médias de SWE em metros por segundo em 25 sujeitos sadios consecutivos, sendo 1.854 m/s para glândulas parótidas e 1.932 m/s para as glândulas submandibulares. Bhatia et al.[2], em seu estudo de 60 lesões (55 benignas e 5 malignas), apresentaram aspectos práticos e armadilhas potenciais da abordagem no diagnóstico de lesões focais de glândula salivar; os autores concluíram que o papel potencial da elastografia nesse sítio é obscuro e inadequado para descartar malignidade (▶ Fig.11.5). Da mesma forma, Westerland e Howlett,[13] em uma tese de revisão, descobriram que os resultados iniciais eram desapontadores. Wierzbicka et al.[14], em seu estudo de 43 pacientes (33 benignos e 10 malignos), descobriram diferença estatisticamente significativa entre elasticidade média de tumores benigno e maligno, medida objetiva e quantitativamente em quilopascais. Além disso, tumores qualitativamente malignos apresentaram visualmente áreas de rigidez mais extensas. Entretanto, o desvio-padrão muito alto e a faixa dos resultados confirmaram parcialmente um ponto de vista mais cético. Olgum et al.[15] tentaram sugerir que as proporções relativas de componentes do estroma e celulares de adenomas pleomórficos exercem efeito sobre os valores de rigidez determinados por SWE, observando valores em quilopascais relativamente baixos

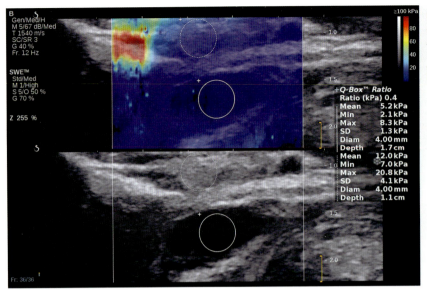

Fig. 11.4 Glândula sublingual com um pequeno cisto na elastografia com ondas de cisalhamento. A avaliação quantitativa mostra valor médio de 12 kPa, de acordo com os resultados de Arda et al.[10] (Observar que o cisto tem valor médio mais baixo de elasticidade.)

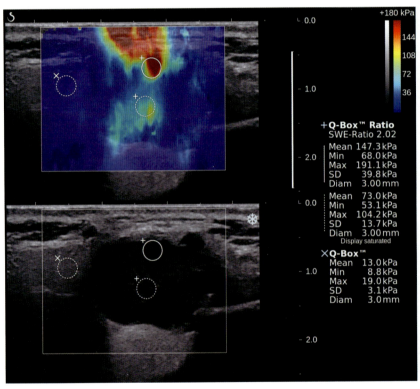

Fig. 11.5 Adenoma com transformação maligna na avaliação quantitativa por elastografia com ondas de cisalhamento.

com componente estromal baixo do tumor e, ao contrário, valores altos em quilopascais com esse componente aumentado.

11.2.2 Fibrose: Doenças Difusas das Glândulas Salivares

Uma vez discutido o uso da elastografia para caracterizar lesões focais das glândulas salivares, vamos nos concentrar agora na avaliação das doenças difusas. Doenças focais e difusas são investigadas igualmente em outros órgãos (p. ex., o fígado), enquanto as doenças difusas das glândulas salivares são estudadas com menos frequência e mal investigadas em compara-

ção às lesões focais. Em geral, a elastografia é aplicada a doenças difusas crônicas (▶ Fig. 11.6), uma vez que as doenças agudas (p. ex., inflamação aguda) sejam facilmente avaliadas combinando informações do módulo B e do Doppler.[16] A aplicação da elastografia tem, portanto, valor limitado para doenças difusas agudas.

Investigação por Imagens com Elastografia por Compressão

Quase não há estudos sobre doenças difusas de glândulas salivares conduzidos com SE, a limitação principal provavelmente sen-

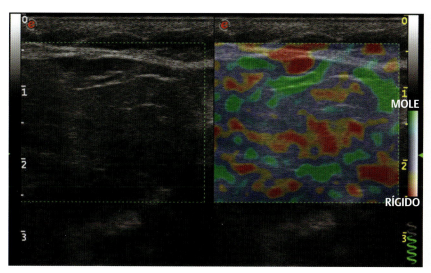

Fig. 11.6 Sialoadenite de Sjögren da glândula parótida na elastografia por compressão. A avaliação de tensão demonstra aumento não homogêneo dos valores de rigidez de toda a glândula.

do que, para se obter dados quantitativos, será necessário um tecido de referência (p. ex., parênquima normal ou tecido subcutâneo). Entretanto, em uma doença difusa das glândulas salivares, o parênquima normal não está presente, e os tecidos subcutâneos são geralmente muito magros, por isso tornando quase impossível a colocação de ROIs de referência. Além disso, mapas com codificação em cores são inúteis no acompanhamento de uma doença difusa crônica em que somente modificações sutis de elasticidade são esperadas. A soma desses fatores provavelmente gerou a insuficiência da pesquisa sobre o uso da investigação por imagens por compressão em doenças difusas dessas glândulas.

Badea et al.[17] informaram um caso em que a diferença de fator fractal entre glândulas submandibulares sadias e doentes aumenta muito quando se usa SE simultaneamente, enquanto um valor mais baixo é informado quando se usa SWE. Como resultado, o artigo assim sugere a análise fractal como uma ferramenta para quantificar mapas de investigações por ressonância magnética codificados em cores para se obter dados quantitativos (o valor fractal). A aplicação da análise fractal à SE exige um processo completo de validação, uma vez que a literatura informe resultados de apenas um único caso.

Investigação por Imagens com Ondas de Cisalhamento

Como já declarado, quase toda a pesquisa, realizada para avaliar o uso da elastografia para doenças difusas dessa classe, emprega a SWE para avaliar quantitativamente a rigidez parenquimatosa. Há duas linhas principais de pesquisa: a primeira é mais desenvolvida e cuida da avaliação da glândula após a radiação, enquanto a segunda diz respeito a doenças inflamatórias crônicas (p. ex., síndrome de Sjögren).

As alterações em glândulas salivares após a radiação levam a graus diferentes de prejuízo na alimentação, influenciando assim significativamente a qualidade de vida.

Badea et al.[16] avaliaram as glândulas submandibulares de 18 pacientes que passaram por radioterapia. Os resultados foram comparados aos valores de um grupo de controle composto por voluntários sadios. O valor médio de elasticidade em pacientes doentes foi de 2,13 ± 0,52 m/s *versus* um valor médio de elasticidade de 1,82 ± 0,41 m/s no grupo de controle. Essa diferença é estatisticamente significativa ($p < 0,05$) e demonstra a capacidade da SWE de diferenciar entre uma glândula submetida à radioterapia e outra normal. Um teste de salivação (teste clínico para estimar o funcionamento da glândula) também foi conduzido: entretanto, os resultados não se correlacionam com os valores elastográficos.

Estudo semelhante foi conduzido por Kaluzny et al.[18] Foram avaliados 52 pacientes submetidos à radioterapia para câncer de cabeça e pescoço, e os resultados comparados aos do grupo de controle de voluntários sadios. O valor médio de elasticidade da parótida foi de 41,7 kPa para glândulas doentes (*versus* 26,03 kPa para controles sadios: ($p = 0,0018$) e de 37,6 kPa para glândulas submandibulares doentes (*versus* 22,4 kPa para controles sadios: $p = 0,0005$). Os resultados também foram correlacionados com a intensidade dos sintomas, que foram avaliados por meio de um índice clínico; entretanto, nenhuma correlação significativa em termos estatísticos foi encontrada. As medições foram repetidas várias vezes após a radioterapia, mas o impacto do tempo sobre a elasticidade continua obscuro.

Os resultados desses estudos são promissores, uma vez que a SWE – diferentemente da ultrassonografia por modo B – pode diferenciar entre glândulas pós-radiação e aquelas não irradiadas. Porém, são necessários mais estudos para se investigar a fundo a correlação entre a intensidade dos sintomas e o valor da elasticidade, e para explorar variações relacionadas com tratamentos visando a reduzir o prejuízo salivar após a radiação.

A outra linha principal de pesquisa no campo das doenças difusas das glândulas salivares atinge as doenças inflamatórias crônicas.

Wierzbicka et al.[9] publicaram, recentemente, seus estudos em 78 pacientes com grande número de diferentes doenças inflamatórias crônicas variando da síndrome de Sjögren (20 pacientes) até a estenose do ducto de Stensen (15 pacientes). Em todos os subgrupos, os valores médios de elasticidade são significativamente mais altos que os valores dos grupos de controle (p. ex., 111 kPa para pacientes com síndrome de Sjögren *versus* 24 kPa para pacientes sadios). Nesse estudo, diferentemente do que acontece com os pacientes após a radioterapia, a elasticidade se correlaciona com a intensidade dos sintomas.

Para pacientes com sialolitíase, resultados semelhantes foram obtidos por Zengel et al.[20] em um grupo menor, porém mais homogêneo, de 30 pacientes. O valor médio de elasticidade no lado doente foi de 3,20 ± 1,04 m/s com diferença altamente significativa em comparação ao valor do lado sadio (1,90 ± 0,45 m/s; $p < 1,87451E-17$).

Esses resultados sugerem que a SWE tem potencial para se tornar uma valiosa ferramenta diagnóstica para doenças inflamatórias crônicas das glândulas salivares. Entretanto, ambos os autores destacam que mais estudos são necessários para se avaliar a evolução temporal de rigidez, e a correlação entre elasticidade e resposta à terapia.

Resumo

O elastograma demonstrou a habilidade de melhorar a avaliação por ultrassom em comparação com o US de modo B isolado na detecção de doenças difusas das glândulas salivares. Os passos futuros são o de explorar mais ainda o potencial de correlação do valor de elasticidade com os índices clínicos, testes funcionais, resposta à terapia e evolução das alterações estruturais com o passar do tempo.

11.2.3 Artefatos e Armadilhas

Uma vez discutidas as técnicas, dicas e truques do estudo das glândulas salivares, vamos agora nos concentrar nos artefatos e armadilhas. Não vamos discutir sobre os tipos de artefatos comuns a todas as estruturas anatômicas e que já foram cobertos nos Capítulos 1 a 3. Nosso foco serão os artefatos específicos ou particularmente relevantes a essas glândulas. Esses artefatos podem ser divididos em dois grandes grupos: artefatos relacionados com a posição das glândulas salivares e sua estrutura ao redor e artefatos relacionados com aspectos histológicos (ambos relacionados com o parênquima sadio e com os nódulos patológicos).

Artefatos Relacionados à Posição da Glândula e Estruturas ao Redor

Esses artefatos podem ser encontrados tanto na SE quanto na SWE, embora sejam mais proeminentes na SE.

A SE é substancialmente afetada por artefatos de distorção (*mistracking*) relacionados com o deslizamento do transdutor.[2] O deslizamento é causado pela anatomia da área, que é escorregadia e apresenta apenas poucas superfícies planas e com capacidade de segurar a sonda firmemente. Além disso, a pulsação arterial e a respiração tendem a causar um deslizamento lateral da sonda durante o processo de compressão-liberação. Esse processo fora do plano leva a elastogramas de baixa qualidade afetados por artefatos de distorção.[12,13] Por outro lado, os artefatos de pré-compressão podem ser tão negativos quanto os de distorção: para manter a sonda na mesma posição, o operador deve aplicar pressão excessiva no transdutor. Essa pressão comprime o parênquima e a lesão antes de a elastografia ser realizada, por isso modificando a elasticidade dos tecidos. Por essas razões, movimentos de compressão-liberação nessa área devem ser extremamente delicados e, ao mesmo tempo, muito precisos para evitar tanto os artefatos fora do plano quanto os de pré-compressão. A SWE tem a vantagem de estar livre dos artefatos de compressão-liberação.[10]

Apesar disso, outros artefatos relacionados com a posição da glândula e estruturas ao redor afetam as duas técnicas da mesma maneira. Esses artefatos são causados por três fatores: a proximidade da pele,[5] a proximidade dos planos ósseos, como o ramo da mandíbula[12] e o osso temporal,[3] além da presença de superfícies cutâneas convexas. Todos esses fatores contribuem, com mecanismos diferentes, para gerar a não homogeneidade local do estresse, escondendo assim a real elasticidade do tecido.

A proximidade da pele, que apresenta nessa área apenas uma pequena porção de tecido subcutâneo, gera uma faixa sólida na margem superficial do nódulo dentro da glândula (e menos frequentemente também na margem superficial da glândula). Esse artefato linear horizontal também pode apresentar um componente vertical[12] cruzando o nódulo e escondendo completa (para nódulos menores) ou parcialmente sua elasticidade real. Esse artefato é causado tanto por concentração local de estresse quanto pela presença de uma interface entre tecidos mostrando elasticidade diferente.[21] É fácil descartar sua natureza de artefato, uma vez que nenhuma não homogeneidade pode ser visualizada em imagens do modo B.

Em níveis mais profundos, o córtex ósseo (p. ex., o ramo da mandíbula e o osso temporal) pode refletir ondas, determinando assim a não homogeneidade focal da pressão e áreas mais sólidas de artefatos.[3]

Por fim, a convexidade da superfície cutânea (relacionada tanto com o sítio anatômico e/ou com nódulos de tamanho significativo) pode concentrar focalmente a pressão na parte central da lesão que então aparecerá sólida. Este artefato pode alterar completamente a interpretação do elastograma. Bhatia *et al.* também mencionaram essa área central sólida em uma lesão que comprovou ser um lipoma.[12] Para neutralizar esse artefato, uma dica prática é usar volume considerável de gel para alisar artificialmente a interface sonda-pele sem perder a janela acústica nos lados da sonda.

Artefatos Relacionados com o Aspecto Histológico

O parênquima de glândulas salivares sadias é geralmente mais rígido que aquele de outros órgãos superficiais (p. ex., a mama), levando assim a uma redução mais rápida de intensidade de sinal nas áreas mais profundas das glândulas.[3] Este fenômeno não gera artefatos próprios; entretanto, ele limita a possibilidade de discriminar a elasticidade de lesões mais profundas, representando assim uma limitação significativa, especialmente no estudo de lesões do lobo profundo da glândula parótida.[7]

Lesões das glândulas salivares (similarmente às lesões da tireoide) geralmente se apresentam com componentes císticos que são vistos mais raramente em outros órgãos (p. ex., o fígado). Essas glândulas, diferentemente da glândula tireoide, também mostram dilatação dos ductos. Todos esses aspectos císticos e pseudocísticos, tanto do parênquima quanto do nódulo, podem levar à medição imprecisa, com o endurecimento artificial dos tecidos ao redor,[21] relacionados com a incapacidade da elastografia de medir a elasticidade dos componentes fluidos. Estes artefatos podem ser evitados medindo-se a elasticidade na porção sólida da lesão mais distante da porção cística.

Por outro lado, alguns autores sugerem explorar esse artefato para descobrir porções císticas escondidas de lesões das glândulas salivares. Com frequência, essas lesões são muito fibrosas e, por isso, muito hipoecoicas no ultrassom de modo B; isto torna extremamente difícil a identificação dessas pequenas áreas císticas.[6] Entretanto, seu padrão típico de estratificação em cores é fácil de detectar com a ajuda da elastografia[14], revelando assim áreas císticas escondidas e fornecendo ao operador mais informações para identificar a natureza da lesão.

11.3 Linfonodos

Na medicina, a avaliação de linfonodos visa geralmente à descoberta de metástases de tumores sólidos[22] ou à avaliação de envolvimento primário a partir de doenças hematológicas. O diagnóstico diferencial entre nodos neoplásicos e nodos não neoplásicos (ambos normais e com envolvimento infeccioso ou reumatológico) é outro desafio diagnóstico crítico.[23]

Elastografia das Glândulas Salivares, dos Linfonodos e dos Testículos

Antes do desenvolvimento da investigação moderna por imagens, o envolvimento neoplásico de linfonodos era sempre avaliado por exame clínico,[24] pois esse envolvimento geralmente aumenta a rigidez do linfonodo. O tecido metastático é, em geral, mais substancialmente celulado e, por isso, mais rígido que o tecido de linfonodos normais; entretanto, o exame clínico provou ser altamente impreciso em separar nodos normais de metastáticos.[25]

Várias modalidades foram empregadas para tratar a avaliação de linfonodos: US, TC, RM e medicina nuclear (a tomografia por emissão de pósitrons de fluorodesoxiglicose [FDG-PET], linfocintigrafia).[26] Modalidades combinadas (PET/MR e PET/TC) também já foram aplicadas. A introdução de um novo meio de contraste, como partículas minúsculas de óxido de ferro (USPIO) em meio de contraste[27] ou de uma nova geração de agente de contraste para US com microbolhas de perflbutane,[28] demonstra que cada modalidade é passível de atualizações constantes. Com todas essas opções disponíveis, vários critérios foram levados em consideração: tamanho, formato, sítio, delineamento, aparência interna e comportamento do nodo após administração de meio de contraste. Entretanto, todas essas modalidades, técnicas e critérios (ou combinação deles) demonstraram ser subótimos na separação de nodos normais de metastáticos e, por essa razão, as abordagens invasivas para estadiamento ainda são insubstituíveis.[29] Se levarmos em conta essas considerações, o ultrassom será sempre defendido como um instrumento importante na avaliação de linfonodos (tanto superficiais quanto profundos, graças ao ultrassom endoscópico [EUS]).[29] De fato, o US mostra sensibilidade e especificidade próximas àquelas das outras modalidades de investigação por imagens, além de também poder ser usado para orientar biópsias e indicar como alvo o sítio metastático mais provável no interior do linfonodo.[30]

Como já extensivamente declarado, o princípio da elastografia é simples e efetivo e pode ser explorado para identificar focos micrometastáticos (vistos em áreas sólidas), efetuando assim o fortalecimento do US, reforçando a avaliação pré-biópsia de linfonodos e, por isso, influenciando diretamente a escolha e o resultado final do tratamento do paciente.

A elastografia pode ser usada para avaliar linfonodos superficiais e profundos com uma sonda linear superficial e uma sonda de ultrassom endoscópico, respectivamente.

11.3.1 Linfonodos Superficiais: Indicações e Aplicações Clínicas

Investigação por Imagens com Elastografia por Compressão

Lyshchik et al.[31] publicaram um dos primeiros estudos clínicos para avaliar a eficácia diagnóstica da SE, tendo examinado 141 linfonodos, dos quais 98 foram confirmados como benignos e 43 confirmados como malignos por histopatologia. Eles classificaram os nodos de acordo com a visualização, brilho comparado aos músculos vizinhos, e a regularidade do delineamento. Usando uma razão de tensão/valor de corte superior a 1,5, a SE demonstrou valores de sensibilidade, especificidade e precisão de 85, 98 e 92%, respectivamente. De acordo com a metanálise de nove estudos de SE que incluíram 50 a 155 linfonodos cervicais ou axilares,[32] os valores agrupados de sensibilidade e de especificidade para detectar malignidades foram de 74 e 90%, usando uma escala elastográfica e 88 e 81% usando proporções de tensão, respectivamente. A escala elastográfica de quatro pontos para suspeita de linfonodos malignos proposta por Lo et al. é mais simples e muito mais usada. Em geral, linfonodos metastáticos demonstram rigidez mais alta (▶ Fig. 11.7) que os linfonodos benignos (Fig. 11.8), de modo que escores da escala elastográfica de 1 e 2 indicam linfonodos benignos, e escores da escala elastográfica de 3 e 4 indicam linfonodos malignos.[33]

Rubaltelli et al.[34] informaram sua experiência com a elastografia de linfonodos superficiais com 53 pacientes, 28 dos quais com formas malignas de linfadenopatia (metastática em 21 casos, linfomas não Hodgkin em 7). Os 25 casos restantes tinham doença benigna. Comparada ao diagnóstico citológico e/ou histológico, a elastografia mostrou sensibilidade de 75%, especificidade de 80% e precisão de 77%, com valores preditivos positivos e negativos de 80 e 70%, respectivamente. Mais tarde, uma metanálise publicada por Yin et al.[32] incluiu nove estudos e analisou 835 linfonodos. A sensibilidade e a especificidade acumuladas para o diagnóstico de linfonodos malignos foram de 0,74 (95% de Intervalo de Confiança [CI]: 0,66-0,81) e 0,90 (95% CI:0,82-0,94) para o escore da escala elastográfica, e 0,88 (95% CI: 0,79-0,93) e 0,81 (95% CI: 0,49-0,95) para a razão de tensão, respectivamente. A SE de razão de tensão foi mais confiável que

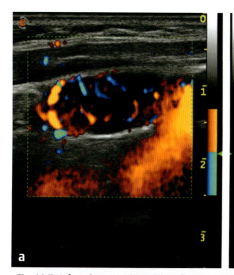
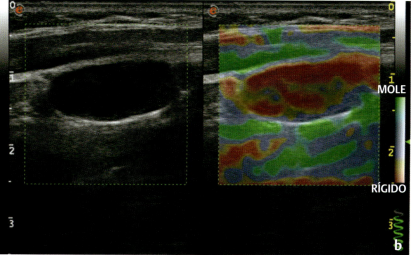

Fig. 11.7 Linfonodo metastático. (**a**) Avaliação por Doppler de potência. (**b**) Avaliação por elastografia por compressão. A maior parte do nódulo é rígida.

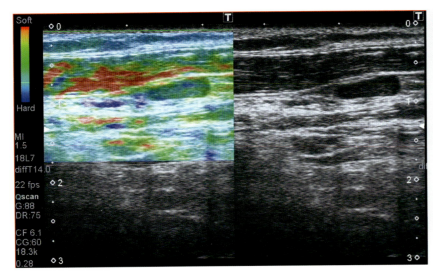

Fig. 11.8 Linfonodo reativo à elastografia por compressão. A maior parte do nódulo é mole.

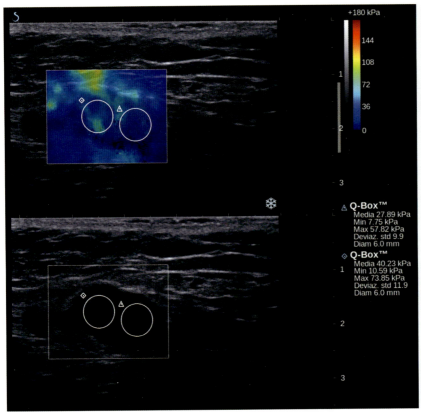

Fig. 11.9 Crescimento cortical assimétrico de um linfonodo em paciente com câncer de mama. Observar a presença de focos de rigidez no córtex do linfonodo com valores de quilopascais relativamente altos na avaliação por SWE.

a SE qualitativa, e eles concluíram que proporções de tensão de SE podem potencialmente ajudar a selecionar linfonodos suspeitos para biópsia.

Investigação por Imagens com Elastografia de ARFI e por Ondas de Cisalhamento

Existem relativamente poucos estudos que compararam a investigação por imagens a ondas de cisalhamento e SWE de impulso de força de radiação acústica. Bathia et al.[35] informaram que o módulo elástico mediano de linfonodos malignos (▶ Fig. 11.9, ▶ Fig. 11.10) é mais alto que aquele de linfonodos benignos (▶ Fig. 11.11). Entretanto, o poder de discriminação é baixo porque o valor ótimo de corte de 30,2 kPa demonstrou valores de sensibilidade, especificidade e precisão de 41,9, 100 e 61,8%, respectivamente. Outro estudo informou que o módulo elástico máximo pode ser usado para diferenciar linfonodos malignos, e que um valor de corte de 19,4 kPa resultou em valores de precisão, sensibilidade e especificidade de 94, 91 e 97%, respectivamente (▶ Fig. 11.12, ▶ Fig. 11.13, ▶ Fig. 11.14).[36]

Limitações e Armadilhas

A precisão das medições de SE usando compressão à mão livre depende muito da técnica de compressão, pois compressão excessiva altera a rigidez dos tecidos, e o deslocamento não axial pode degradar a precisão dos algoritmos de correlação do *software*.

Elastografia das Glândulas Salivares, dos Linfonodos e dos Testículos 149

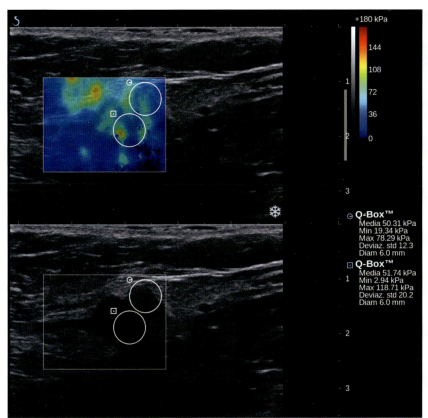

Fig. 11.10 Crescimento cortical assimétrico de um linfonodo em paciente com câncer de mama da Fig. 11.9. Observar focos de rigidez no córtex do linfonodo com valores em quilopascais relativamente altos na avaliação por elastografia com ondas de cisalhamento.

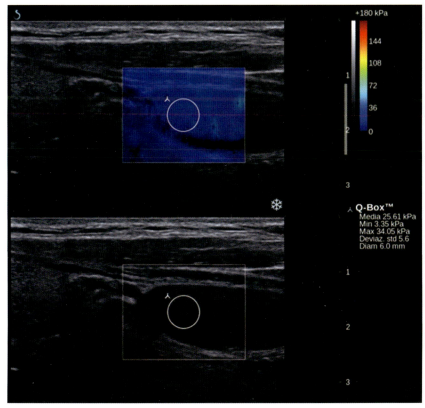

Fig. 11.11 Crescimento simétrico do córtex em um linfonodo inflamatório. Observar a homogeneidade da distribuição de rigidez no córtex do linfonodo com valores baixos em quilopascais na avaliação por elastografia com ondas de cisalhamento.

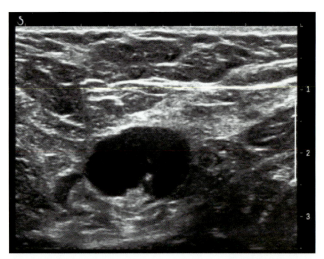

Fig. 11.12 Linfonodo metastático em paciente com câncer de mama. No ultrassom do módulo B o linfonodo apresenta córtex hipoecoico e mais espesso com hilo minúsculo.

la posição do nodo (superficial ou profunda) e por sua relação com as estruturas vizinhas, como músculos, ossos superficiais ou grandes vasos sanguíneos.[34]

Uma vez que a SWE não exija compressão à mão livre, ela pode depender menos do operador que a SE. Apesar disso, a elastografia tem muitas questões não resolvidas e limitações:

- A elastografia pode ser problemática se houver um abaulamento convexo focal na pele que cobre a ROI porque, nessas circunstâncias, pode ser impossível aplicar um transdutor linear sem produzir concentrações focais de tensão no tecido de interesse, resultando assim em elastogramas falsamente rígidos.[37]
- Existem ainda questões não resolvidas sobre a seleção de ROI na maioria dos estudos sobre razão de tensão ou SWE. A seleção de uma ROI representativa às vezes é subjetiva.
- A distância a partir do transdutor, anisotropia e tensão de estiramento em músculo sobrejacente, tudo induz a variações.[38]
- Elastogramas de alta qualidade são geralmente difíceis de obter por causa das pulsações dos grandes vasos na vizinhança.[38]
- A necrose intranodal em linfonodos metastáticos pode confundir a escala elastográfica; alguns investigadores modificaram seus sistemas de classificação qualitativa para classificar nodos que demonstrem um padrão de compressão específico (usando escala de cinco pontos), tensão periférica baixa (mostrada por alta rigidez) ou tensão central alta (mostrada por baixa rigidez) (▶ Fig. 11.15).[38]
- Alam *et al.*[39] usaram uma escala de cinco pontos para elastografia e informaram valores de sensibilidade, especificidade e precisão de 83, 100 e 89%, respectivamente.

Além disso, resultados que caracterizam linfonodos como benignos ou malignos foram relativamente inferiores àqueles obtidos caracterizando-se nódulos da tireoide, e a diferença está parcialmente relacionada com fatores técnicos. O parênquima da tireoide pode ser comprimido de maneira uniforme e, em geral, as características elásticas de lesões focais nessa glândula podem ser facilmente comparadas àquelas do tecido normal adjacente. Por outro lado, o estudo elastográfico de linfonodos é afetado pe-

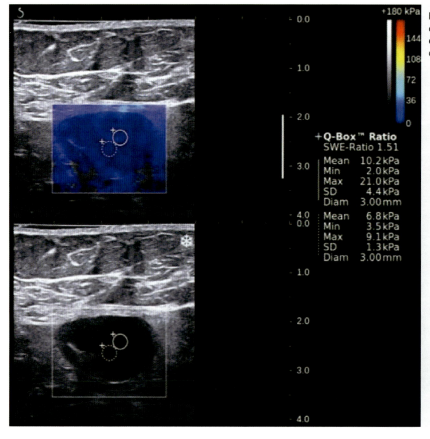

Fig. 11.13 Linfonodo metastático em paciente com câncer de mama da ▶ Fig. 11.12. Na elastografia bidimensional com ondas de cisalhamento o linfonodo se mostra mole.

Elastografia das Glândulas Salivares, dos Linfonodos e dos Testículos

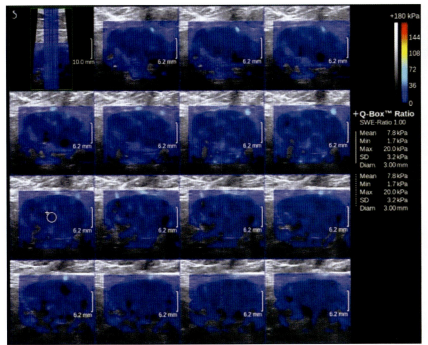

Fig. 11.14 Linfonodo metastático em paciente com câncer de mama da ▶ Fig. 11.12. A SWE tridimensional confirma a baixa rigidez do linfonodo.

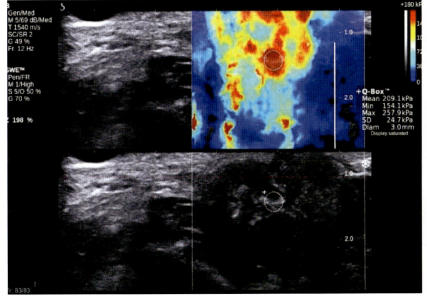

Fig. 11.15 Metástase de linfonodo de tumor neuroendócrino (NET). O linfonodo se mostra heterogêneo, com algumas áreas rígidas na avaliação por elastografia por compressão, como representado na avaliação por elastografia com ondas de cisalhamento com valores elevados de kPa.

11.3.2 Linfonodos Profundos: Indicações e Aplicações Clínicas

Os linfonodos profundos no mediastino ou no abdome podem ser passíveis de estudos elastográficos durante os exames por ultrassom endoscópico (EUS). Só a SE está disponível atualmente, e pode ser usada com ecoendoscópios longitudinais e radiais, o primeiro tendo a vantagem de que as regiões suspeitas podem sofrer biópsia mediante visualização direta.[40]

Săftoiu *et al.*[41] propuseram uma avaliação quantitativa com base na análise de histogramas, em que as gradações de cor dentro do campo de visão (adquirido automaticamente em todos os quadros de um registro de 10 segundos) eram representadas como valores numéricos. Na caracterização de nodos abdominais e mediastinais, a SE endoscópica realizada com esse *software* demonstrou sensibilidade de 85,4%, especificidade de 91,9% e precisão de 88,5%.[41]

A elastografia por EUS pode ser recomendada para dar suporte à discriminação entre linfonodos benignos e malignos, ao identificar áreas malignas dentro dos linfonodos e transformar essas áreas em alvos para a aspiração por agulha fina orientada por ultrassom endoscópico (EUS-FNA). A classificação confiável de linfonodos benignos e malignos é importante para o prognóstico do paciente e seleção da terapia apropriada para muitos tipos de câncer, por exemplo, o carcinoma esofágico, estomacal, brônquico e pancreático. Os critérios endossonográficos do modo B para detectar malignidade possuem precisão entre 50 e 100%.[42]

Com precisão superior a 85% documentada em vários estudos de grande porte, a EUS-FNA fornece os resultados mais reprodutíveis no diagnóstico de infiltração de linfonodos metastáticos.[43] Entretanto, a sensibilidade dessa técnica depende da seleção apropriada de linfonodos e de infiltração focal dentro dos linfonodos para biópsia.

A elastografia por EUS tem o potencial de melhorar ainda mais a precisão da EUS-FNA ao identificar linfonodos-alvo para a amostragem por agulha. Uma metanálise recente calculou sensibilidade acumulada de 88% e especificidade acumulada de 85% para elastografia por EUS na diferenciação entre linfonodos benignos e malignos.[44]

Larsen *et al.* descobriram, porém, que a elastografia por EUS não apresentava desempenho melhor que a morfologia por EUS em diferenciar linfonodos malignos e benignos em pacientes com câncer gastrointestinal superior ressecável.[45] Esses achados conflitam com os resultados de outro grupo, que mostraram precisão superior das proporções de tensão da elastografia por EUS em comparação aos critérios da EUS convencional na diferenciação entre linfonodos malignos e benignos no estadiamento nodal de câncer esofágico.[46]

A arquitetura dos linfonodos usando elastografia por EUS não foi ainda estudada em detalhes.

Limitações e Armadilhas

Vários fatores técnicos específicos da elastografia por EUS podem influenciar negativamente a avaliação elastográfica na prática clínica. O tamanho pequeno e a profundidade de penetração dos transdutores de EUS limitam a aplicabilidade da elastografia por EUS para caracterizar lesões grandes e profundas.

Se o campo de visão (FOV) for muito pequeno para representar adequadamente o tecido ao redor da lesão, ou se houver discrepância de tamanho entre a lesão e o tecido ao redor dela, a avaliação de diferenças de rigidez relativa entre a lesão e o tecido normal ao redor poderá ser prejudicada. Além disso, a reprodutibilidade da elastografia por EUS pode ficar reduzida em vários sítios anatômicos em que os efeitos dos movimentos fisiológicos são demasiadamente fracos ou fortes (coração e/ou grandes vasos arteriais), ou em que a compressão com o transdutor é difícil (glândula suprarrenal esquerda, baço ou partes do fígado). A interposição de grandes vasos, lesões císticas e ductos dilatados entre a lesão-alvo e o transdutor podem impedir as avaliações de tensão.

A utilidade da elastografia por EUS para discriminação de lesões malignas ou infiltrações a partir da doença benigna pode ser prejudicada por necrose tumoral (que é mole) e por fibrose (que é sólida).[42]

11.3.3 Resumo

O US é de uso comum no diagnóstico diferencial de linfadenopatia superficial e a investigação por imagens do modo B é o componente mais importante dessa abordagem. Imagens de alta definição podem ser obtidas com transdutores de alta frequência, e o plano de varredura pode ser modificado em tempo real para otimizar a visualização dos linfonodos, mesmo daqueles medindo apenas alguns milímetros de diâmetro. Informações diagnósticas complementares podem ser obtidas com estudos com Doppler da vascularização nodular, mas os achados são geralmente ambíguos e, às vezes, até a FNA falha no fornecimento de uma resposta definitiva. Nesses casos, a única escolha é a linfadenectomia e o exame histológico de todo o nodo. Exatamente por essas razões, a SE e a SWE possuem grande potencial como recursos diagnósticos (além das imagens Doppler e do modo B) para evitar procedimentos radicais.

De acordo com as diretrizes da European Federation for Ultrasound in Medicine and Biology (EFSUMB), a elastografia por EUS é recomendada como ferramenta adicional para discriminação de linfonodos benignos e malignos e pode ser usada para identificar linfonodos mais suspeitos e/ou regiões de linfonodos mais sólidos para invasão maligna (▶ Fig. 11.16) que deverão servir de alvo para a EUS-FNA.[40]

11.4 Testículos

O US convencional, embora muito sensível para a detecção de doença nos testículos, não fornece, claramente, um diagnóstico histológico. Além do US, várias ferramentas já foram adotadas para melhorar a sensibilidade e a especificidade da caracterização pré-operatória de massas testiculares, incluindo RM e CEUS.[47] O surgimento da elastografia como ferramenta inovadora para avaliar diferentes tecidos e lesões quanto às suas características de rigidez/elasticidade fornece um método adicional potencialmente útil para diferenciar lesões testiculares focais e doenças difusas.

11.4.1 Investigação por Imagens com Elastografia por Compressão

Técnicas

Certamente, as lesões testiculares mais focalizadas diferem, em sua consistência, do parênquima ao redor. Por essa razão, a elastografia por compressão (SE) poderá ser útil na diferenciação de lesões testiculares, permitindo assim que o médico escolha entre um acompanhamento de observação, na presença de lesões provavelmente benignas, e a remoção cirúrgica de tumores malignos suspeitos. É verdade também que, na maioria dos casos, os testículos estão prontamente palpáveis, permitindo o exame direto de grandes massas sólidas; portanto, o papel da elastografia é limitado a massas intratesticulares incidentais pequenas e não palpáveis. Na avaliação por SE, o testículo normal mostra nível médio e homogêneo de elasticidade (▶ Fig. 11.17) e, às vezes, algumas estruturas lineares podem ser visualizadas, relacionadas ao com o componente fluido (ou seja, vasos). Achados preliminares sobre SE e lesões testiculares foram informados, em 2005,[48] quando 15 pacientes afetados por doenças inflamatórias e neoplásicas foram submetidos a exames por US e SE. Os autores concluíram que a SE aperfeiçoou a descoberta de nódulos testiculares e teve a habilidade de distinguir entre lesões testiculares e alterações inflamatórias com base na elasticidade dos tecidos.

Grasso *et al.*[49] informaram sua experiência em elastografia testicular avaliando 41 pacientes que apresentavam dor escrotal, dilatação indolor do escroto ou nódulos testiculares. Eles concluíram que a SE poderia ser usada como complemento à avaliação por US do modo B em casos de lesões sólidas inferiores a 10 mm, mas não isoladamente, pois o padrão elastográfico mostrado por lesões benignas e malignas era muito semelhante. Em uma série de 88 pacientes[50] os achados da SE de 144 lesões testiculares foram analisados, considerando-se formato, tamanho, critérios elastográficos e comparação ao diagnóstico histológico ou ao comportamento benigno nos exames de acompanhamento. Os autores designaram um escore elastográfico (de 1 a 5, onde 1 indicava tensão leve para toda a lesão hipoecoica e o valor mais alto 5 correspondia à ausência de tensão em toda a lesão hipoecoica e na área ao redor), de acordo com a distribuição e o grau de tensão, como sugerido por Itoh *et al.*[51] para a classificação de lesão de mama. Nesse estudo, quase 94% das lesões benignas mostraram um padrão elástico completo (escores 1 e

Elastografia das Glândulas Salivares, dos Linfonodos e dos Testículos

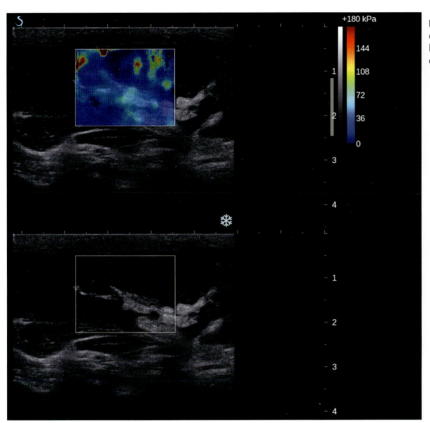

Fig. 11.16 Linfoma não Hodgkin na SWE. Observar os linfonodos jugulares dilatados (com valores baixos de elasticidade geral) com pequenos focos de alta rigidez.

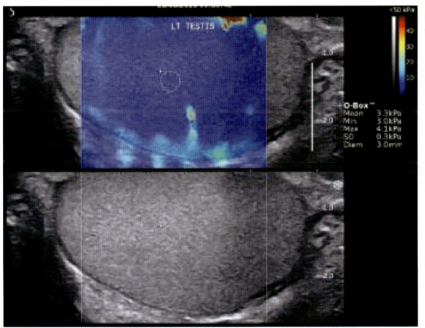

Fig. 11.17 Testículo normal mostrado na elastografia com ondas de cisalhamento.

2), enquanto os nódulos malignos exibiram um padrão rígido (escores 4 e 5) em 87,5% dos casos (▶ Fig. 11.18, ▶ Fig. 11.19). Os autores concluíram que a SE poderia ser uma técnica útil em casos selecionados, como nódulos testiculares pequenos e pseudonódulos (de acordo com estudos anteriores), tendo boa sensibilidade e especificidade na diferenciação entre lesões malignas e benignas. Um estudo retrospectivo muito recente[52] avaliou 50 pacientes afetados por lesões testiculares. Em 34 dos 50 casos achados do exame histológico e em 16 de 50 casos achados do acompanhamento clínico e por US foram usados como padrão de referência. Nessas séries, a SE forneceu informações adicionais na diferenciação entre lesões malignas e benignas, mostrando sensibilidade de 100% (todos os cânceres testiculares apareceram em regiões sólidas, caracterizadas por rigidez tecidual aumentada), especificidade de 81% e precisão de 94% no diagnóstico de tumores testiculares. As lesões neoplásicas foram excluídas na ausência de rigidez aumentada dos tecidos (ou seja, orquite, infarto parcial e cistos, que apareceram como estru-

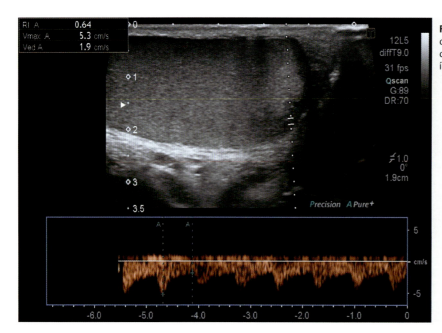

Fig. 11.18 Seminoma do testículo. O ultrassom com Doppler colorido mostra área hipoecoica, com sinal de fluxo periférico colorido e baixo índice de resistividade (IR).

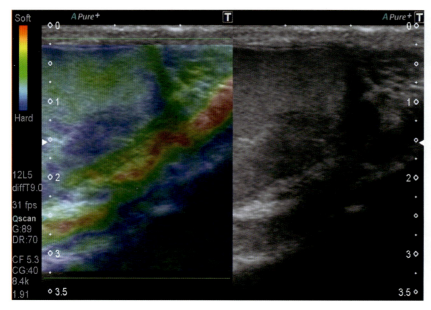

Fig. 11.19 Mesmo caso da ▶ Fig. 11.18. A lesão testicular na elastografia por compressão aparece azul, correspondendo a uma lesão rígida. O diagnóstico histológico final foi de seminoma.

turas moles). Os autores concluíram que essa técnica poderia ser complementar ao US convencional, mas não poderia ser uma modalidade isolada de investigação por imagens. Huang *et al.*[53] revisaram o potencial da SE além da investigação convencional por imagens do modo B na caracterização de lesões intratesticulares benignas e malignas, confirmando dados existentes para lesões sólidas como mais provavelmente malignos, e lesões moles como sugestivas de benignidade.

Por outro lado, a aplicação da SE a casos não neoplásicos poderia oferecer grandes vantagens. Várias doenças do escroto estão associadas a alterações na elasticidade do tecido (atrofia ou esclerose dos túbulos seminais, inflamação ou traumatismo). Mini Li *et al.* correlacionaram diferentes escores de tensão em 1.192 testículos, demonstrando tensão média ou baixa (ou seja, escores 3 a 5) em pacientes com azoospermia não obstrutiva, e esse índice foi significativamente mais alto que aquele dos testículos com azoospermia obstrutiva e de controle. A SE é um método promissor de investigação por imagens com grande potencial para o diagnóstico diferencial de azoospermia.[54]

Artefatos e Armadilhas

A SE tem várias limitações na melhora do índice diagnóstico de massas testiculares.

Em termos técnicos, os movimentos involuntários, como aqueles relacionados com a perfusão dos tecidos ou com a respiração, podem interferir na geração de um elastograma adequado; entretanto, essa limitação é mínima com os testículos, tornando-os um tecido ideal a ser explorado pela SE.[47] A principal limitação da SE está relacionada com a fonte de compressão manual externa pela qual o tecido é deformado para criar a tensão. Uma vez que a força de condução não seja exatamente co-

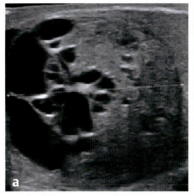 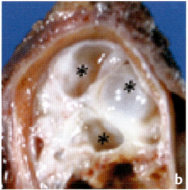 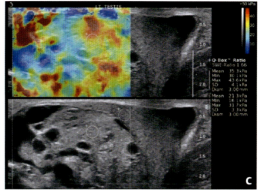

Fig. 11.20 Câncer do saco vitelino (sólido e cístico). Ele aparece como lesão sólida e cística (a) no ultrassom convencional e (b) na patologia macroscópica. A lesão apresenta aparência heterogênea (c) na SWE.

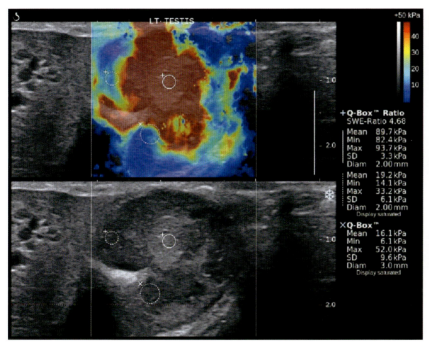

Fig. 11.21 Seminoma testicular. A lesão hipoecoica aparece acentuadamente rígida na SWE.

nhecida, a SE só pode acessar a razão de compressibilidade (razão de tensão) dos diferentes tecidos e, consequentemente, a elasticidade relativa e não o valor absoluto de suas tensões.

Um artefato resultando de uma distribuição de compressão não uniforme é facilmente reconhecível por informações *a priori* como o formato do tumor. Artefatos causados pela não linearidade do tecido também são observados. Essa não linearidade se torna acentuada quando a compressão gera a tensão em excesso de vários percentuais.[55]

As armadilhas estão relacionadas principalmente com as características das lesões: calcificações dentro da lesão são comuns e podem influenciar desfavoravelmente a rigidez da lesão, como já demonstrado para calcificações periféricas. A SE deverá ser interpretada com cautela em áreas císticas extensas, uma vez que o fluido nessas áreas possa causar artefatos (▶ Fig. 11.20).

Interpretação de Resultados

Embora a maioria das lesões malignas mostre rigidez (p. ex., seminoma), confirmando as características já informadas na literatura, algumas lesões neoplásicas malignas (p. ex., leidigiomas) e lesões benignas ou não neoplásicas (p. ex., cistos epidermoides) também podem mostrar rigidez. O padrão da SE é bem semelhante na presença de uma lesão testicular focal, provavelmente por causa da celularidade elevada e apertada típica das neoplasias. Por essa razão, a série publicada por Correas mostrou que o uso conjunto de US e SE não tinha nenhuma melhora diagnóstica significativa em relação ao uso de achados de US e Doppler.[47]

11.4.2 Investigação por Imagens com Elastografia por Ondas de Cisalhamento

Todos os quadros clínicos discutidos anteriormente podem ser potencialmente estudados com SWE (▶ Fig. 11.21), mas somente um relatório de caso existe até hoje na literatura. Esse relatório mostrou a utilidade potencial da SWE para identificar infartação segmentar do testículo no caso de um homem manifestando dor escrotal. Outras aplicações ainda precisam ser exploradas.

11.4.3 Diretrizes Publicadas

Há poucos relatórios disponíveis na literatura sobre a eficácia da elastografia para avaliação de lesões do escroto e de acordo com as diretrizes da European Federation for Societies of Ultrasound in Medicine and Biology (EFSUMB),[56] o testículo só é mencionado no capítulo final sobre perspectivas futuras. A elastografia é identificada como uma possível ferramenta para diferenciar lesões benignas das malignas.

11.4.4 Resumo

A elastografia é uma técnica de exame diagnóstico simples e não invasiva que acrescenta informações à elasticidade dos tecidos para a avaliação morfológica do US convencional, e deverá ser combinada com esse último recurso para a caracterização de lesões testiculares. Estudos clínicos sistemáticos de grande porte são necessários sobre essa caracterização com essa técnica recentemente desenvolvida, visando à melhor caracterização de lesões testiculares não palpáveis, especialmente as neoplasias benignas, nas quais o acompanhamento ou a biópsia estão agora se tornando cada vez mais solicitados como alternativa para a cirurgia radical. Por fim, a elastografia poderá oferecer grandes vantagens para a caracterização de transtornos testiculares funcionais e não neoplásicos, aplicações que, atualmente, ainda permanecem inexploradas.

Referências

1. Bialek EJ, Jakubowski W, Zajkowski P, Szopinski KT, Osmolski A. US of the major salivary glands: anatomy and spatial relationships, pathologic conditions, and pitfalls. Radiographics 2006; 26(3):745–763
2. Klintworth N, Mantsopoulos K, Zenk J, Psychogios G, Iro H, Bozzato A. Sonoelastography of parotid gland tumours: initial experience and identification of characteristic patterns. Eur Radiol 2012; 22(5):947–956
3. Yerli H, Eski E, Korucuk E, Kaskati T, Agildere AM. Sonoelastographic qualitative analysis for management of salivary gland masses. J Ultrasound Med 2012; 31(7):1083–1089
4. Steinhart H, Zenk J, Sprang K, Bozzato A, Iro H. Contrast-enhanced color Doppler sonography of parotid gland tumors. Eur Arch Otorhinolaryngol 2003; 260(6):344–348
5. Bhatia KS, Rasalkar DD, Lee YP et al. Evaluation of real-time qualitative sonoelastography of focal lesions in the parotid and submandibular glands: applications and limitations. Eur Radiol 2010; 20(8):1958–1964
6. Dumitriu D, Dudea SM, Botar-Jid C, Băciuţ G. Ultrasonographic and sonoelastographic features of pleomorphic adenomas of the salivary glands. Med Ultrasound 2010; 12(3):175–183
7. Dumitriu D, Dudea S, Botar-Jid C, Baciut M, Baciut G. Real-time sonoelastography of major salivary gland tumors. AJR Am J Roentgenol 2011; 197(5):W924–W930
8. Celebi I, Mahmutoglu AS. Early results of real-time qualitative sonoelastography in the evaluation of parotid gland masses: a study with histopathological correlation. Acta Radiol 2013; 54(1):35–41
9. Mansour N, Stock KF, Chaker A, Bas M, Knopf A. Evaluation of parotid gland lesions with standard ultrasound, color duplex sonography, sonoelastography, and acoustic radiation force impulse imaging - a pilot study. Ultraschall Med 2012; 33(3):283–288
10. Arda K, Ciledag N, Aktas E, Aribas BK, Köse K. Quantitative assessment of normal soft-tissue elasticity using shear-wave ultrasound elastography. AJR Am J Roentgenol 2011; 197(3):532–536
11. Mantsopoulos K, Klintworth N, Iro H, Bozzato A. Applicability of shear wave elastography of the major salivary glands: values in healthy patients and effects of gender, smoking and pre-compression. Ultrasound Med Biol 2015; 41(9):2310–2318
12. Bhatia KS, Cho CC, Tong CS, Lee YY, Yuen EH, Ahuja AT. Shear wave elastography of focal salivary gland lesions: preliminary experience in a routine head and neck US clinic. Eur Radiol 2012; 22(5):957–965
13. Westerland O, Howlett D. Sonoelastography techniques in the evaluation and diagnosis of parotid neoplasms. Eur Radiol 2012; 22(5):966–969
14. Wierzbicka M, Kałużny J, Szczepanek-Parulska E et al. Is sonoelastography a helpful method for evaluation of parotid tumors? Eur Arch Otorhinolaryngol 2013; 270(7):2101–2107
15. Olgun DC, Kantarci F, Taskin U et al. Relative proportions of stromal to cellular components of pleomorphic adenomas: determination with shear wave elastography. J Ultrasound Med 2014; 33(3):503–508
16. Badea AF, Tamas Szora A, Ciuleanu E et al. ARFI quantitative elastography of the submandibular glands: normal measurements and the diagnosis value of the method in radiation submaxillitis. Med Ultrasound 2013; 15(3):173–179
17. Badea AF, Lupsor Platon M, Crisan M et al. Fractal analysis of elastographic images for automatic detection of diffuse diseases of salivary glands: preliminary results. Comput Math Methods Med 2013; 2013:347238
18. Kałużny J, Kopeć T, Szczepanek-Parulska E et al. Shear wave elastography: a new noninvasive tool to assess the intensity of fibrosis of irradiated salivary glands in head and neck cancer patients. Biomed Res Int 2014; 2014:157809
19. Wierzbicka M, Kałużny J, Ruchała M, Stajgis M, Kopeć T, Szyfter W. Sonoelastography—a useful adjunct for parotid gland ultrasound assessment in patients suffering from chronic inflammation. Med Sci Monit 2014; 20:2311–2317
20. Zengel P, Schrötzlmair F, Schwarz F et al. Elastography: a new diagnostic tool for evaluation of obstructive diseases of the salivary glands; primary results. Clin Hemorheol Microcirc 2012; 50(1–2):91–99
21. Bhatia KS, Lee YY, Yuen EH, Ahuja AT. Ultrasound elastography in the head and neck. Part I. Basic principles and practical aspects. Cancer Imaging 2013;13(2):253–259
22. Lai G, Rockall AG. Lymph node imaging in gynecologic malignancy. Semin Ultrasound CT MR 2010; 31(5):363–376
23. Stramare R, Scagliori E, Mannucci M, Beltrame V, Rubaltelli L. The role of contrast-enhanced gray-scale ultrasonography in the differential diagnosis of superficial lymph nodes. Ultrasound Q 2010; 26(1):45–51
24. Dabirmoghaddam P, Sharifkashany S, Mashali L. Ultrasound-guided fine needle aspiration cytology in the assessment of cervical metastasis in patients undergoing elective neck dissection. Iran J Radiol 2014; 11(3):e7928
25. Saindane AM. Pitfalls in the staging of cervical lymph node metastasis. Neuroimaging Clin N Am 2013; 23(1):147–166
26. Riegger C, Koeninger A, Hartung V et al. Comparison of the diagnostic value of FDG-PET/CT and axillary ultrasound for the detection of lymph node metastases in breast cancer patients. Acta Radiol 2012; 53(10):1092–1098
27. Birkhäuser FD, Studer UE, Froehlich JM et al. Combined ultrasmall superparamagnetic particles of iron oxide-enhanced and diffusion-weighted magnetic resonance imaging facilitates detection of metastases in normal-sized pelvic lymph nodes of patients with bladder and prostate cancer. Eur Urol 2013; 64(6):953–960
28. Matsuzawa F, Einama T, Abe H et al. Accurate diagnosis of axillary lymph node metastasis using contrast-enhanced ultrasonography with Sonazoid. Mol Clin Oncol 2015; 3(2):299–302
29. Rossi CR, Seno A, Vecchiato A et al. The impact of ultrasound scanning in the staging and follow-up of patients with clinical stage I cutaneous melanoma. Eur J Cancer 1997; 33(2):200–203
30. Sohn YM, Hong IK, Han K. Role of [18F]fluorodeoxyglucose positron emission tomography-computed tomography, sonography, and sonographically guided fine-needle aspiration biopsy in the diagnosis of axillary lymph nodes in patients with breast cancer: comparison of diagnostic performance. J Ultrasound Med 2014; 33(6):1013–1021
31. Lyshchik A, Higashi T, Asato R et al. Cervical lymph node metastases: diagnosis at sonoelastography—initial experience. Radiology 2007; 243(1):258–267
32. Ying L, Hou Y, Zheng HM, Lin X, Xie ZL, Hu YP. Real-time elastography for the differentiation of benign and malignant superficial lymph nodes: a metaanalysis. Eur J Radiol 2012; 81(10):2576–2584
33. Lo WC, Cheng PW, Wang CT, Liao LJ. Real-time ultrasound elastography: an assessment of enlarged cervical lymph nodes. Eur Radiol 2013; 23(9):2351–2357
34. Rubaltelli L, Stramare R, Tregnaghi A et al. The role of sonoelastography in the differential diagnosis of neck nodules. J Ultrasound 2009; 12(3):93–100
35. Bhatia KS, Cho CC, Tong CS, Yuen EH, Ahuja AT. Shear wave elasticity imaging of cervical lymph nodes. Ultrasound Med Biol 2012; 38(2):195–201
36. Choi YJ, Lee JH, Lim HK et al. Quantitative shear wave elastography in the evaluation of metastatic cervical lymph nodes. Ultrasound Med Biol 2013; 39(6):935–940

37. Bhatia KS, Lee YY, Yuen EH, Ahuja AT. Ultrasound elastography in the head and neck. Part II. Accuracy for malignancy. Cancer Imaging 2013; 13(2):260–276

38. Choi YJ, Lee JH, Baek JH. Ultrasound elastography for evaluation of cervical lymph nodes. Ultrasonography 2015; 34(3):157–164

39. Alam F, Naito K, Horiguchi J, Fukuda H, Tachikake T, Ito K. Accuracy of sonographic elastography in the differential diagnosis of enlarged cervical lymph nodes: comparison with conventional B-mode sonography. AJR Am J Roentgenol 2008; 191(2):604–610

40. Cosgrove D, Piscaglia F, Bamber J et al; EFSUMB. EFSUMB guidelines and recommendations on the clinical use of ultrasound elastography. Part 2: Clinical applications. Ultraschall Med 2013; 34(3):238–253

41. Săftoiu A, Vilmann P, Hassan H, Gorunescu F. Analysis of endoscopic ultrasound elastography used for characterisation and differentiation of benign and malignant lymph nodes. Ultraschall Med 2006; 27(6):535–542

42. Dietrich CF, Săftoiu A, Jenssen C. Real time elastography endoscopic ultrasound (RTE-EUS), a comprehensive review. Eur J Radiol 2014; 83(3):405–414

43. Jenssen C, Dietrich CF. Endoscopic ultrasound-guided fine-needle aspiration biopsy and trucut biopsy in gastroenterology - an overview. Best Pract Res Clin Gastroenterol 2009; 23(5):743–759

44. Xu W, Shi J, Zeng X et al. EUS elastography for the differentiation of benign and malignant lymph nodes: a meta-analysis. Gastrointest Endosc 2011; 74(5):1001–1009, quiz 1115.e1–1115.e4

45. Larsen MH, Fristrup C, Hansen TP, Hovendal CP, Mortensen MB. Endoscopic ultrasound, endoscopic sonoelastography, and strain ratio evaluation of lymph nodes with histology as gold standard. Endoscopy 2012; 44(8):759–766

46. Paterson S, Duthie F, Stanley AJ. Endoscopic ultrasound-guided elastography in the nodal staging of oesophageal cancer. World J Gastroenterol 2012; 18(9):889–895

47. Correas JM, Drakonakis E, Isidori AM et al. Update on ultrasound elastography: miscellanea: prostate, testicle, musculo-skeletal. Eur J Radiol 2013; 82(11):1904–1912

48. Pallwein L, Pallwein E, Schurich M, Fischbach V, Steiner H, Frauscher F. Sonoelastography of the testicles: preliminary results in the diagnosis of different pathological processes. Paper presented at Fourth International Conference on the Ultrasonic Measurement and Imaging of Tissue Elasticity; October 16–19, 2005; Austin, TX

49. Grasso M, Blanco S, Raber M, Nespoli L. Elasto-sonography of the testis: preliminary experience. Arch Ital Urol Androl 2010; 82(3):160–163

50. Goddi A, Sacchi A, Magistretti G, Almolla J, Salvadore M. Real-time tissue elastography for testicular lesion assessment. Eur Radiol 2012; 22(4):721–730

51. Itoh A, Ueno E, Tohno E et al. Breast disease: clinical application of US elastography for diagnosis. Radiology 2006; 239(2):341–350

52. Aigner F, De Zordo T, Pallwein-Prettner L et al. Real-time sonoelastography for the evaluation of testicular lesions. Radiology 2012; 263(2):584–589

53. Huang DY, Sidhu PS. Focal testicular lesions: colour Doppler ultrasound, contrast-enhanced ultrasound and tissue elastography as adjuvants to the diagnosis. Br J Radiol 2012; 85(Spec No 1):S41–S53

54. Li M, Du J, Wang ZQ, Li FH. The value of sonoelastography scores and the strain ratio in differential diagnosis of azoospermia. J Urol 2012; 188(5):1861–1866

55. Shiina T, Nightingale KR, Palmeri ML et al. WFUMB guidelines and recommendations for clinical use of ultrasound elastography: Part 1: basic principles and terminology. Ultrasound Med Biol 2015; 41(5):1126–1147

56. Bamber J, Cosgrove D, Dietrich CF et al. EFSUMB guidelines and recommendations on the clinical use of ultrasound elastography: part 1: basic principles and technology. Ultraschall Med 2013; 34(2):169–184

12 Elastografia por Ressonância Magnética

Bogdan Dzyubak

12.1 Introdução

A elastografia por ressonância magnética, ou MRE, é uma técnica quantitativa de elastografia dinâmica que obtém imagens da propagação de ondas de cisalhamento com a investigação por imagens de ressonância magnética (MR) com contraste de fase, para calcular a rigidez subjacente dos tecidos.[1] A aplicação mais estabelecida da MRE é aquela usada para a detecção e estadiamento de fibrose hepática. Há muito tempo já se sabe que as alterações mecânicas ocorrem por causa da deposição de tecido conectivo durante a progressão da fibrose, e a MRE demonstrou alta sensibilidade e especificidade, 98 e 99% respectivamente, para a detecção de fibrose,[2] que supera de longe qualquer técnica não elastográfica.[3,4,5,6,7,8,9] Além disso, a MRE é capaz de caracterizar a rigidez de todo o órgão, levando a uma amostra muito maior que aquela obtida na biópsia (1/50.000 vezes o volume do fígado) ou na elastografia transitória por ultrassom (1/100 vezes). Entre a aprovação dessa técnica pela Food and Drug Administration (FDA, EUA), em 2007, e o verão de 2015, o produto clínico hepático da MRE foi introduzido em mais de 450 localidades no mundo e continua a ser adotado cada vez mais. Versões da MRE estão disponíveis dos principais fabricantes de RM (GE, Siemens e Phillips) como aperfeiçoamento dos sistemas-padrão de MR 1,5-T e 3-T, com parâmetros padronizados. Isto inclui o *hardware* para gerar ondas de cisalhamento e enviá-las ao paciente, a sequência de pulso de coleta de imagens e o *software* de cálculo da rigidez (inversão). Neste capítulo serão cobertos tanto a disseminação do uso da MRE hepática quanto o desenvolvimento das aplicações da MRE para outros órgãos e tumores.

As ondas acústicas usadas na MRE são geradas por um sistema dedicado de condução ativa. Por causa do uso limitado de componentes magnéticos em um campo magnético forte, o condutor ativo está localizado tipicamente longe do varredor da MR ou mesmo fora da sala de varredura, com a energia enviada ao paciente por uma série de tubos ou de outros conectores, e um condutor passivo acoplado ao corpo. A ▶ Fig. 12.1 ilustra as configurações padrão usadas para MRE do abdome e do cérebro. Essa configuração pode enviar ondas sonoras de compressão ao corpo que são convertidas em módulos para ondas de cisalhamento em interfaces entre tecidos com impedâncias acústicas diferentes.[10] Uma vez que a maioria dessas ondas seja gerada nos tecidos, em vez de na superfície do condutor, elas apresentam distância de viagem efetiva mais curta e sofrem menos atenuação. Além disso, órgãos situados atrás de estruturas que atenuam ondas de cisalhamento, como crânio, caixa de costelas e fluido,[11] podem ser investigados por imagens com essa abordagem. O condutor passivo pode vir na forma de um "tambor" plástico ou de uma "almofada" suave. O condutor em formato de almofada, enquanto gera ondas com eficiência ligeiramente mais baixa, tende a apresentar melhor conexão com o corpo, resultando em melhor transferência de energia. Como resultado, as ondas enviadas ao fígado ainda conservam amplitude suficiente e são mais paralelas, o que leva à menor interferência e a imagens mais precisas da rigidez (elastogramas). O condutor em formato de almofada é também mais confortável para o paciente. Para aplicações personalizadas frequências mais altas de ondas de cisalhamento (> 60 Hz) podem ser úteis. Essas ondas podem ser geradas de modo mais eficiente por condutores personalizados, que serão discutidos na Seção 12.3 Novas Aplicações.

Tanto cortes bidimensionais (2D) quanto volumes tridimensionais (3D) podem ser adquiridos na MRE, permitindo assim a caracterização de todo o órgão-alvo. As informações de propagação de ondas de cisalhamento são codificadas nas imagens de fase da MR, enquanto as informações anatômicas estão contidas na imagem de magnitude (▶ Fig. 12.2). A fase codificada é diretamente proporcional ao deslocamento de tecido em cada *pixel*, ao longo da direção da codificação de movimento (realizada sempre na direção do plano de passagem para MRE clínica). Imagens de fase múltipla, com diferentes deslocamentos entre o movimento aplicado e a codificação (denominados deslocamentos de fase) são sempre adquiridas para captar a propagação da onda com o passar do tempo. O movimento de alta amplitude pode levar a um artefato de *phase-wrapping*. As imagens de fase são normalmente processadas, usando-se *phase-unwrapping (desembrulhar)*, filtragem direcional, filtragem de frequência ou processamento de ondulação[12] (para remover ondas longitudinais), encaixe polinomial ou outro método de atenuação.[13] As imagens de fase processadas são geralmente conhecidas como *imagens de ondas*. A partir dessas, é calculado o elastograma quantitativo que contém valores de rigidez em cada *pixel* em unidades de quilopascal (kPa). As imagens e os elastogramas, ou mapas de rigidez, são sempre calculados em cores, mas também podem ser apresentados em escalas de cinza.

A versão clínica da MRE usa uma inversão padrão, com parâmetros fixos, para calcular os elastogramas. Várias inversões foram desenvolvidas para aplicações pré-clínicas em outros órgãos. Parâmetros de elasticidade diferentes podem ser

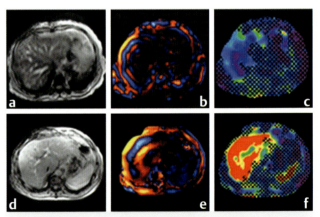

Fig. 12.2 Elastografia por ressonância magnética hepática de um paciente normal (**a, b, c**) e outro fibrótico (**d, e, f**). A doença não pode ser identificada na imagem de magnitude (**a, d**), mas é clara nos elastogramas (**c, f**). O padrão de tabuleiro de damas representa uma máscara no limiar de confiança padrão de 95%. Observar que a atenuação da onda é mais alta em fígados moles, resultando em (**e**) tendo amplitude de onda mais alta que (**b**).

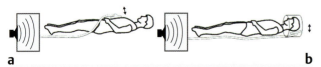

Fig. 12.1 Configurações comuns para condutores acústicos comerciais para elastografia por ressonância magnética de fígado (**a**) e cérebro (**b**).

calculados pelas inversões, todas elas podendo ser livremente conhecidas como "rigidez" na literatura. O módulo G de cisalhamento é um parâmetro de valor complexo que consiste nos módulos de armazenamento, G', e de perda, G'', $G = G' + i^*G''$ (às vezes enunciado como $\mu = \mu_r + i^*\mu_i$). G' descreve como a energia é armazenada e liberada pelo tecido e, às vezes, é informada como "rigidez" nas publicações. G'' está associado à perda de energia nos tecidos e atraso na resposta ao estímulo. Um material puramente elástico teria $G'' = 0$, sem atenuação e não exibindo atraso entre o estresse aplicado e a resposta do tecido. Inversões usando velocidade de ondas de cisalhamento (c_s) ou comprimento de onda (λ) para calcular rigidez não podem calcular G' e G'', calculando em vez disso um módulo de cisalhamento efetivo igual a $\rho^*c_s^2$ ou $\rho^*(\lambda^*f)$,[2] onde ρ é a densidade do tecido, e f é a frequência de vibração. As inversões que calculam o módulo de cisalhamento complexo podem informar ou suas partes individuais ou seu valor absoluto: $|G| = \sqrt{(G')^2 + (G'')^2}$. Em muitas publicações, essa quantidade é chamada também de "rigidez" ou "rigidez de cisalhamento" e representa a quantidade calculada pela versão clínica aprovada pela FDA em MRE. A magnitude do módulo de cisalhamento, $|G|$, será sempre maior que a do módulo de armazenamento, com a diferença variando entre 10 e 50% para a maioria dos tecidos, dependendo do valor de G''. O módulo de Young, informado no ultrassom, é quase igual a . Observar que todos os módulos de cisalhamento possuem unidades de quilopascal (kPa). A MRE hepática clínica informa o módulo de cisalhamento, que está diretamente relacionado com o módulo de Young usado em ultrassom. Os módulos usados em outras aplicações são comentados nas seções correspondentes. As inversões personalizadas podem ter capacidade de calcular outros parâmetros, geralmente exigindo aquisições de multifrequência,[14,15,16,17] que podem apresentar valor prognóstico maior que a rigidez em uma aplicação em particular. Os módulos de cisalhamento e de perda, assim como o da atenuação das ondas de cisalhamento, tendem a aumentar com a frequência, e seus valores só deverão ser comparados nas mesmas frequências, ou em frequências similares.

Deve-se observar que todos os valores de rigidez de MRE neste capítulo são dados como o módulo de cisalhamento, G, expresso em quilopascais (kPa), o que representa cerca de um terço do módulo de Young, informado com as técnicas de ultrassom e também expresso em kPa.

O valor da MRE foi investigado para várias outras aplicações que não o estadiamento de fibrose hepática. A viabilidade foi demonstrada em órgãos, como o cérebro, rins, músculos e pulmões, assim como para tumores na mama, cérebro e fígado. Várias aplicações demonstraram valor diagnóstico tentativo e são áreas de pesquisa ativa, que poderão estar disponíveis para propósitos clínicos no futuro. A aplicação hepática aprovada pela FDA com parâmetros e configuração bem estabelecidos será discutida em primeiro lugar, seguida das aplicações pré-clínicas, as quais poderão usar ou a versão clínica da MRE ou os condutores e inversões personalizados.

12.2 Elastografia de Fibrose Hepática por Ressonância Magnética

A aplicação clinicamente mais importante e difundida da MRE é a detecção e estadiamento de fibrose hepática. A cirrose, com as complicações em forma de carcinoma hepatocelular e hipertensão portal, está entre as principais causas de morte em muitos países desenvolvidos. Quadros, como hepatites B e C, doença hepática gordurosa não alcoólica (NASH), toxicidade farmacológica e obstrução biliar, podem, todos eles, levar à inflamação e necrose do parênquima hepático, seguida da deposição de um volume significativo de tecido conectivo extracelular, resultando em fibrose do fígado e, se o processo evoluir, em cirrose. A MRE pode detectar o aumento na rigidez hepática resultando em fibrose, com sensibilidade acentuada de 98% e especificidade de 99%.[2] Evidências recentes mostram que a fibrose pode ser revertida efetivamente com a remoção da etiologia de doença hepática crônica, especialmente no caso de hepatite viral crônica com o uso de um novo tratamento antiviral.[18,19] Com o surgimento de novas terapias e a promessa de reversibilidade da fibrose hepática, um método não invasivo e confiável para estadiamento de fibrose é importante tanto para os estudos clínicos de medicamentos quanto para o acompanhamento individual do paciente e a otimização da dosagem. O padrão ouro atual, a biópsia do fígado, carrega risco de complicações e é passível de erro por causa do tamanho de sua amostra e do acordo insatisfatório entre os observadores.[20,21,22] A MRE também é capaz de estadiar a fibrose não invasivamente com alta precisão,[8] o que é substancialmente melhor que um teste sérico de função hepática[3,23] ou que qualquer outro método de elastografia.[6]

A elastografia transitória por ultrassom (FibroScan, Echosens, Paris, França) é outro método capaz de diagnosticar fibrose com base na alteração em rigidez. Ela obtém a medição quantitativa de rigidez ao longo de uma linha unidimensional (1D) usando um transdutor de ultrassom tanto para estimular quanto para amostrar as ondas de cisalhamento. As técnicas de elastografia por ultrassom com base em ARFI podem medir rigidez hepática em uma pequena região (5 mm × 5 mm) de interesse (elastografia pontual por ondas de cisalhamento [pSWE]) ou em um campo maior de visão de aproximadamente 20 cm³ (elastografia por ondas de cisalhamento bidimensionais [2D-SWE]). Alguns fornecedores oferecem avaliação de rigidez do fígado por 2D-SWE simultânea. A MRE tem a vantagem de poder amostrar o órgão por inteiro, reduzindo o erro de amostragem, e depende pouco do operador. Sua precisão é melhor ou igual àquela da elastografia transitória,[23,24,25,26] enquanto o custo da MRE, quando considerado como parte de um exame limitado de MR, é de aproximadamente duas vezes tão alto quanto o da FibroScan.[26] As contraindicações para a MRE são aquelas de qualquer estudo por MR, como claustrofobia do paciente ou implantes metálicos, embora muitos implantes recentes, e até marca-passos, são fabricados para serem seguros contra MR com limites para a sequência de aquisições.[27]

Dois exames hepáticos por MRE de um paciente não fibrótico e de um cirrótico são mostrados na ▶ Fig. 12.2. As imagens de magnitude da RM (**a**) e (**d**) mostram imagens anatômicas. Em (**b**) e (**e**) são mostradas imagens de fase única, contendo um instantâneo de informação de propagação de onda. Os comprimentos de onda no paciente cirrótico, em (**e**), são mais longos que aqueles no paciente normal. Essa diferença é refletida nos elastogramas, (**c**) e (**f**).

A rigidez hepática média de sujeitos sadios a 60 Hz é de aproximadamente 2,1 a 2,3 kPa na população ocidental[7,28,29] e de 2,1 kPa na população asiática.[30] Gênero, idade e índice de massa corporal não parecem afetar a rigidez do fígado. O limiar diagnóstico para separar um fígado sadio da fibrose de estádio 1 é amplamente aceito como 2,93 kPa.[2] A zona diagnóstica cinza ao redor desse limiar, em que a história do paciente deverá ser considerada com o maior cuidado, é de aproximadamente ±0,5 kPa e se baseia grosseiramente no desvio-padrão de rigidez em sujeitos normais, que é de 0,3 a 0,6 kPa.[2,7] As diferenças longitudinais em rigidez do fígado, de aproximadamente 20 a 30% (0,6-0,9 kPa para pacientes com manifestações de fibrose), geralmente representam alterações significativas. Níveis de rigidez sugerida para corte para estádios mais altos de fibrose podem ser encontrados na literatura.[2,23,24] Vários estudos recentes usando, retrospectivamente, dados de populações maiores confirmaram a alta precisão da MRE em estadiamento de fibrose. Esses estudos podem levar a um refinamento dos limiares de estadiamento inicial, possivelmente fornecendo valores separados de corte para etiologias diferentes.[3,8,9]

O fígado é um dos órgãos mais fáceis para a realização da elastografia, pois as premissas de inversão são devidamente satisfeitas, por causa de seu tamanho, homogeneidade e isotropia relativas. Muitas abordagens para a aquisição e inversão podem conduzir a bons resultados em tecido hepático. Além disso, novos métodos de MRE, como MRE de multifrequência[31] ou abordagens mais rápidas de aquisição,[32] são sempre testados no fígado. Embora as teses de pesquisa tenham variação significativa em metodologia e definição de parâmetros, a técnica usada na MRE clínica aprovada pela FDA é muito padronizada. A repetitividade da MRE usando essa metodologia é muito alta, com coeficientes de correlação nas classes bem acima de 0,9 para os níveis de rigidez obtidos para aquisições de repetição no mesmo *scanner*,[33] comparações entre fornecedores,[34] e o cálculo de rigidez das imagens adquiridas.[33] O índice de falha também é muito baixo (cerca de 5,6%) e ocorre principalmente por causa da sobrecarga de ferro no fígado ou por erro do operador durante a configuração do condutor da MRE.[35] Essa sobrecarga de ferro provoca redução na intensidade de sinal causada por seu efeito T2* que limita a habilidade de monitorar as ondas de cisalhamento. Por causa da alta precisão, sem invasão e alta reprodutibilidade da MRE, várias clínicas estão usando essa técnica em lugar da biópsia como método primário de detecção de fibrose.

A indicação mais comum para um exame hepático por MRE é a presença de fatores de risco conhecidos para fibrose, como doença gordurosa do fígado, hepatite viral ou outra doença hepática crônica. O acompanhamento de pacientes com fibrose conhecida é outra indicação comum. A aquisição por MRE leva menos de um minuto, com os elastogramas calculados em seguida no mesmo *scanner* automaticamente, em menos de três minutos. Os dados são então transferidos para uma estação de trabalho por desenho da região de interesse (ROI), realizado por técnicos ou radiologistas com treinamento especial. A MRE pode ser realizada a qualquer momento durante um estudo do fígado por MR ou como aquisição simples para fins de avaliação de fibrose hepática. A rigidez no fígado não é afetada pela presença de agentes de contraste de gadolínio e, portanto, pode ser avaliada antes ou depois da injeção de contraste.[36] Tipicamente, a MRE é realizada como parte de um protocolo de MR abdominal total ou limitado. A combinação da MRE com a sequência de Dixon, permitindo a quantificação de gordura e de ferro, é benéfica em termos diagnósticos e pode ser realizada em menos de 10 minutos.

12.2.1 Aquisição

A aplicação clínica padrão usa um condutor acústico ativo (▶ Fig. 12.1a) para enviar ondas de 60 Hz para um condutor passivo colocado na parede abdominal do paciente, sempre sob uma matriz de bobina de torso só receptora para impulsionar a relação sinal-ruído (SNR) e protegida com faixa adicional. Pode-se usar também um condutor passivo macio. A amplitude de vibração é sempre definida em 50% ou menos da configuração máxima do condutor ativo[37] para atingir penetração de onda suficiente no fígado.

Em geral, as imagens são adquiridas em um *scanner* de 1,5T ou de 3T, com sequências disponíveis de todos os principais fabricantes. A aquisição de imagens em 3T geralmente fornece SNR melhor; entretanto, ela pode levar a um índice de falha mais alto no fígado, pois o sinal relacionado com o ferro é mais

significativo em 3T, e o aumento de ferro no fígado ocorre simultâneo à fibrose.[38,39]

Os parâmetros típicos de investigação por imagens incluem: quatro cortes, cada uma com quatro mudanças de fase e resolução de $1,7 \times 3,4 \times 10$ mm. A saturação de sinal inferior e superiormente à do *corte* de interesse e a anulação do momento do primeiro gradiente são usados para remover os artefatos de fluxo de sangue. Cada *corte* (todos os deslocamentos de fase) é adquirido durante uma retenção de respiração de 14 segundos realizada na expiração final para reprodutibilidade e tolerabilidade. Os cortes superior e inferior deverão estar pelo menos 1 cm dentro do fígado para evitar artefatos de propagação de onda pelo plano. A aquisição da imagem total é realizada em menos de 1 minuto e não depende do operador. Já foi desenvolvida para o fígado uma aquisição em 3D-MRE, com codificação de movimento em todas as três direções, e com as inversões correspondentes.[31,40] Entretanto, a aquisição geralmente exige várias retenções da respiração, o que pode criar inconsistências entre cortes e deslocamentos de tempo, e as exigências de tempo são de aproximadamente 10 a 15 vezes maiores que para a sequência em 2D. Por esta razão, a MRE hepática em 2D, que é eficaz desde que os elastogramas sejam triados quanto aos artefatos,[41] permanece como o padrão.

12.2.2 Processamento e Controle de Qualidade

O processamento das imagens clínicas da MRE hepática é conhecido como algoritmo de inversão direta de multimodelos (MMDI). Em um passo de pré-processamento, a desmoldagem de fase e filtração direcional são realizadas, e as ondas com frequências espaciais inferiores a dois ciclos por campo de visão (FOV) e superiores a 128 ciclos por FOV são filtradas da imagem. Uma janela de processamento de 11×11 *pixels* é usada para calcular o elastograma, assim como o mapa de confiança para mascarar regiões com baixa qualidade de onda. Todas as MREs clínicas, assim como as de pesquisa usando essa introdução, são informadas de elastogramas mascarados em intervalos de confiança de 95% para remover regiões com baixa qualidade de onda. Para excluir áreas com artefatos de volume parcial ou de propagação de ondas, a magnitude, a fase e as imagens de elasticidade são revisadas manualmente para selecionar uma ROI para a medição da rigidez, que inclui todo o parênquima, ao mesmo tempo em que evita:

- Tecido não hepático como vasos sanguíneos, fissuras hepáticas, rins, bexiga, intestinos, tumores etc.
- *Voxels* dentro de 5 *pixels* dos limites do fígado (metade do tamanho do núcleo de processamento) e seu volume parcial.
- Áreas onde as ondas não são planares nem concêntricas. Embora a filtragem direcional seja capaz de controlar alguma interferência de ondas, o "rodopio" proeminente ou padrões de ondas estacionárias podem causar uma estimativa de rigidez tendenciosa.

O exame ideal deverá ter mais de 50 cm^3 de tecido hepático disponível livre de artefatos (2.000 *pixels* usando a resolução padrão) para evitar erro de amostragem e preocupações sobre artefatos latentes. O passo de análise de ondas no processo de seleção de ROI é especialmente subjetivo e, por isso, essa seleção deverá ser realizada somente por leitores treinados. Embora a reprodutibilidade da medição de rigidez dos elastogramas seja satisfatória, com correlações nas classes superiores a 0,9 medida em vários estudos,[30,42,43] a variabilidade entre os leitores é a maior limitação à reprodutibilidade da MRE.[33] Um método automatizado de selecionar ROIs também foi desenvolvido e validado,[42] embora seja usado, nos dias de hoje, principalmente em ambientes de pesquisa.

12.2.3 Confundidores Fisiológicos

Parâmetros específicos ao paciente deverão sempre ser considerados, pois em alguns casos eles podem afetar a rigidez e, potencialmente, confundir o diagnóstico ou o estadiamento da doença. A MRE hepática deverá sempre ser realizada em pacientes em jejum, pois foi observado que a ingestão de alimentos aumenta a rigidez do fígado em 5 a 48%, especialmente em pacientes com fibrose. Provavelmente, a causa disso é o fluxo mesentérico aumentado e a pressão portal no fígado, que não é compensada de modo tão eficaz em pacientes fibróticos por causa da mecânica homeostática rompida.[44] Outras obstruções agudas ou crônicas ao fluxo de bile ou de sangue também podem levar ao aumento da rigidez hepática. Descobriu-se que tanto a rigidez hepática quanto a esplênica aumentam com a hipertensão portal que pode se desenvolver em casos de fibrose avançada.[45] A medição da rigidez do baço tem sido sugerida como uma forma responsável por essa hipertensão como variável confundidora.[40] Pode ser possível calcular diretamente a pressão do tecido durante um exame por MRE, usando-se aquisição de multifrequência e inversão poroelástica,[46] embora esse método não seja um estágio para uso clínico de rotina neste momento. A inflamação do parênquima do fígado, que pode ocorrer em pacientes com hepatite C ativa, por exemplo, também pode levar à rigidez hepática aumentada.[47,48] A esteatose hepática (deposição de gordura no fígado) não parece afetar a rigidez.[2] Por outro lado, a esteato-hepatite não alcoólica (NASH), caracterizada por inflamação e fibrose, afeta a rigidez e pode ser diferenciada da esteatose isolada com alta precisão.[49]

12.3 Novas Aplicações

A habilidade de medir informações sobre elasticidade dos tecidos é relativamente nova, e seu valor em vários órgãos e doenças está sendo ativamente investigado. A MRE oferece vantagens únicas na caracterização de vários órgãos. A elastografia do cérebro, por exemplo, só é atualmente viável com a MRE, por causa da forte atenuação dos sinais de ultrassom exercida pelo crânio. Além disso, a investigação por imagens em 3D e a codificação de movimentos tornadas possíveis pela MRE permitem que a complicada propagação de ondas em órgãos heterogêneos, como o fígado, ou em órgãos ocos, como coração, seja capturada, possivelmente capacitando reconstruções mais precisas de rigidez. Inversões mais sofisticadas calculando parâmetros adicionais de elasticidade, como as informações de porosidade ou dispersão, de informações multidirecionais ou de ondas de multifrequência, também foram desenvolvidas, e seu valor clínico para diferentes aplicações está sendo investigado. As seções a seguir resumirão as configurações e inversões preferidas para uso em vários órgãos e os achados fisiológicos e patológicos atuais dessas aplicações.

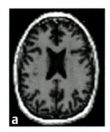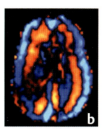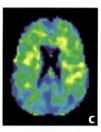

Fig. 12.3 Exemplo de elastografia por ressonância magnética do cérebro (MRE). (**a**) Imagem de magnitude anatômica; (**b**) ondas de cisalhamento são geradas pelo crânio e se propagam para dentro vindas de todas as direções (imagens de movimentos sagital e coronal não mostradas); (**c**) elastograma corroído do líquido cefalorraquidiano (LCR) pelo tamanho do núcleo de processamento. (Cortesia do Doutor John Houston e do Doutor Arvin Arani.)

12.3.1 Elastografia do Cérebro por Ressonância Magnética

A MRE do cérebro é uma área de pesquisa ativa e de interesse clínico significativo. Alterações nas propriedades mecânicas do tecido cerebral podem ser um meio de se detectar a doença em seus estágios iniciais, antes da ocorrência das alterações anatômicas, ou para mais bem caracterizar o dano distribuído, como aquele decorrente da lesão cerebral traumática. Embora estudos de deformação do cérebro envolvendo medições de compressão-tensão tenham sido desenvolvidos anteriormente, os resultados são substancialmente variáveis por causa da diferença nas abordagens e do fato de que as tensões podem não ser bem conhecidas, e que a tensão medida é uma quantidade relativa. Um grande número de estudos mecânicos do cérebro *ex vivo* foi desenvolvido, mas as diferenças nos métodos de preparação, o tipo de tecido estudado e a espécie animal estudada tornam os resultados significativamente variáveis.[50,51,52] Em razão da atenuação no crânio, a única aplicação da elastografia por ultrassom no cérebro tem sido em procedimentos intraoperatórios.[53] Por isso, a MRE é a única técnica, no momento, capaz de fornecer discernimento quantitativo absoluto das propriedades viscoelásticas da fisiologia do cérebro normal *in vivo* e de processos de doença de maneira não invasiva. Um conjunto de imagens de MRE de um exame do cérebro é mostrado na ▶ Fig. 12.3. A rigidez do cérebro normal foi calculada por vários estudos e é mostrada na ▶ Tabela 12.1.

Como pode ser observada na ▶ Tabela 12.1, a rigidez média do cérebro normal foi medida em vários estudos e resultou em valores muito semelhantes. Entretanto, pelo fato de esses estudos terem usado frequências e inversões diferentes, e alguns deles tendo populações limitadas de pacientes, mais investigação é necessária para compreender a faixa de variações normais e determinar o limiar de rigidez para doenças diferentes.

Tabela 12.1 Rigidez Normal do Cérebro Informada por Fontes Diferentes

Sujeitos	Frequência (Hz)	Rigidez (kPa)	Quantidade calculada	Estudo
45	60	2,6-3,0 dependendo da região	G'	Arani *et al.* 2015[54]
38	25-62,5	WB: 3,3	|G|	Streitberger *et al.* 2012[55]
10	60	WB: 2,99, CB: 2,38	|G|	Murphy *et al.* 2013[56]
8	80	WM: 2,41 + i1,21	G' + iG''	Zhang *et al.* 2011[57]
5	90	GM: 3,1 + i2,5 WM: 2,7 + i2,5	G' + iG''	Gree *et al.* 2008[58]

Abreviações: WB, cérebro total; WM, substância branca; GM, substância cinza; CB, cerebelo.

Foi observado que a rigidez do cérebro normalmente se altera com base na idade e no gênero, de modo que a combinação do paciente deverá ser feita ao se desenharem as comparações. Diferenças significativas em rigidez regional do cérebro com base em idade e gênero foram informadas em uma população de adultos mais idosos.[54] O cérebro, assim como os lobos frontal, temporal, occipital e parietal, foi informado como se mostrando cerca de 10 a 15% mais mole entre a faixa de idade de 60 a 90 anos. Os lobos occipital e temporal femininos se mostraram 10 e 5% mais rígidos que suas contrapartidas masculinas. Outro estudo[59] usando uma faixa de idade mais ampla de 20 a 80 anos descobriu uma redução linear no módulo de cisalhamento de 150 kPa (ou rigidez de 8%) por década, com a proporção de módulo de armazenagem/perda de módulo permanecendo a mesma com a idade e com a mulher apresentando cérebro mais rígido que o dos homens.

Doenças como esclerose múltipla (EM) e a doença de Alzheimer (DA) causam degradação axonal secundária à desmielinização e formação de placas, respectivamente. Investigações foram conduzidas para saber se esses processos levavam a alterações mecânicas detectáveis pela MRE e os resultados são tentativamente promissores. Um estudo de DA[60] descobriu diferença significativa entre a rigidez média de todo o cérebro de pacientes com DA (2,2 kPa, faixa de 1,96-2,29; $n = 7$) e controles negativos do composto B de Pittsburgh [PIB] compatíveis com gênero e/ou idade (2,37 kPa, faixa de 2,17-2,62; $n = 7$) e controles cognitivamente normais PIB-positivos (2,32 kPa, faixa de 2,18-2,67; $n = 7$) com os dois grupos de controle não sendo significativamente diferentes. Da mesma forma, um estudo animal usando um modelo de camundongo com DA descobriu rigidez 22,5% mais baixa em camundongos doentes que nas cobaias de controle.[61]

Descobriu-se também que pacientes com EM apresentaram rigidez cerebral reduzida (-20%) em um estudo com 23 pacientes e 38 controles.[55] O valor de alfa, o exponente da lei de potência determinando a dependência da frequência da rigidez, também diminuiu em 6,1%. Entretanto, os pacientes estavam em um estágio de doença de moderado a avançado, com perda de volume cerebral na faixa de 1,7 a 7,5%. Em um modelo animal (camundongo) foi descoberto que a desmielinização causava redução significativa nos parâmetros de viscoelasticidade, com o módulo de perda diminuindo mais rápido que o módulo de armazenamento. Descobriu-se que a alteração de rigidez era reversível se houvesse desmielinização.[62]

A hidrocefalia de pressão normal (HPN), um quadro caracterizado por demência e transtorno progressivo da marcha, é outro quadro em que os módulos de cisalhamento e de perda dos pacientes se mostraram substancialmente mais reduzidos, em cerca de 20%, que aqueles de voluntários normais.[63] O modelo de material do exponente da lei de potência usado neste estudo de multifrequência também foi reduzido em 9% nos pacientes, causando um aumento menor na rigidez com a frequência vibratória. Esse parâmetro foi descrito pelos autores como medida da estrutura do tecido. Três meses após o tratamento de derivação para drenar o líquido cefalorraquidiano (LCR), os módulos de cisalhamento do paciente e o parâmetro de estrutura aumentaram e terminaram como significativamente diferentes daqueles dos voluntários normais.

Por fim, um estudo de encefalomielite autoimune (AE) em ratos descobriu que a necroinflamação aguda (14 dias após a imunização) leva à redução nos módulos de armazenamento e de perda.[64] Os módulos se normalizaram no 28º dia, correspondendo ao estágio de recuperação clínica. É interessante notar que esse achado é o oposto dos estudos de necroinflamação no fígado humano, que descobriram que a rigidez aumenta com a inflamação.[65,66] Justificam-se, portanto, estudos complementares sobre os efeitos dessas alterações fisiológicas.

Na maioria dos casos (exceto para tumores do cérebro, discutidos na Seção 12.3.2 Caracterização de Tumor e Resposta ao Tratamento), foi observado que a rigidez (incluindo os módulos de armazenamento e de perda) e, às vezes, o coeficiente de escala exponencial de frequência se reduziram em relação aos valores normais. Os resultados em DA, EM, HPN e AE são intrigantes, embora sejam necessários estudos complementares que avaliem o desempenho diagnóstico da MRE com relação aos métodos existentes e no contexto de estádios diferentes da doença. As novas informações fornecidas pela elastografia podem ser valiosas seja isoladamente ou como biomarcador complementar para essas doenças.

Aquisição

Para enviar ondas para dentro do cérebro, passado o escudo mecânico do crânio, em vez de se aplicar ondas de cisalhamento diretamente ao crânio, a MRE sacode o crânio (▶ Fig. 12.1b) para gerar essas ondas nas interfaces internas por efeitos de inércia. Em todas as técnicas cerebrais de MRE usadas em estudos clínicos, a cabeça é balançada ou via um condutor acústico tipo travesseiro[54] ou por um berço craniano conduzido por eletromecânica.[67] Em estudos com camundongos também foi usado um condutor *bite-bar* com orientação eletromecânica.[64]

Uma vez que a direção planar de movimento no cérebro não possa ser garantida, no cérebro são usadas as aquisições e as inversões totais em MRE-3D. Já foram usadas ou estimulações de frequência única (na faixa de 60-100 Hz)[54,68] ou estimulações de multifrequência (com 4 frequências na faixa de 25 a 62,5 Hz).[59,63,67,69] A escolha da frequência de estimulação é um equilíbrio entre a resolução do elastograma e a atenuação da onda. A 100 Hz, cerca de 50% do cérebro (tecido profundo) foi mascarado por causa de SNR insuficiente em alguns estudos.[52] O uso de frequências mais altas permite que estruturas diferentes, como a substância branca e a cinza, sejam separadas sem efeitos significativos de volume parcial. Assim, abordagens com frequência mais baixa informam, tipicamente, rigidez maior regional ou em todo o cérebro. A MRE de multifrequência permite que sejam calculados parâmetros adicionais, como o coeficiente da lei de potência para alteração de rigidez com coeficientes de frequência ou de poroelasticidade. No momento, esses parâmetros adicionais não demonstraram fornecer uma separação melhor entre tecidos normais e anormais que aquela fornecida só pela rigidez. Foram exploradas também outras fontes de vibração incluindo: pulsação cardíaca fisiológica, movimento da maca do paciente[71] e sussurro do paciente[69] (com a frequência registrada por um microfone sendo usado para ajustar a frequência de codificação do gradiente). Embora a amplitude de movimento dessas abordagens seja em geral suficiente, a reprodutibilidade não é tão alta quanto aquela para um sistema de condução mais típico.

Em geral, as imagens são adquiridas usando *scanners* 3T e, às vezes, potências de campo mais altas. A diminuição de sinal relacionada com a suscetibilidade, como aquela observada no fígado e nos pulmões, não é uma preocupação significativa no cérebro, exceto nas vizinhanças dos seios contendo ar. Essas potências são preferidas para uma SNR melhor.

Processamento e Controle de Qualidade

Em geral, a inversão direta (DI) da equação de Helmholtz é usada para calcular a rigidez na MRE cerebral. Parâmetros adicionais podem ser calculados se frequências múltiplas forem adquiridas, e a filtração de ondulação, capacitada pela aquisição total da

Elastografia por Ressonância Magnética

MRE de vetor 3D, é quase sempre usada como passo de pré-processamento para remover ondas longitudinais.

Em razão do formato irregular das margens do tecido, tanto no interior como na superfície do cérebro, geralmente se usa um núcleo de processamento de tamanho reduzido nessa região (*voxels* de $3 \times 3 \times 3$, *vs.* 11×11 para o fígado) para melhorar a resolução do elastograma. Isto leva ao aumento da variabilidade na rigidez reconstruída, manifestado como ruído "de pico". Um filtro médio pode ser usado para reduzir o ruído do elastograma e foi usado para atenuar dados para fins de exibição. A informação de rigidez mediana, em vez de rigidez média, é outra forma de reduzir o ruído.[54] Um filtro de atenuação mais tradicional (movimentando a atenuação média ou gaussiana) não é eficaz, entretanto, para remover o ruído de pico.

Há várias abordagens para prevenir os efeitos de volume parcial dos diferentes tecidos (especialmente o LCR), que são desfocados juntos por causa do tamanho efetivo do núcleo de inversão, do viés da rigidez de uma região. Uma solução sugerida para a troca entre excluir regiões afetadas por efeitos de volume parcial e manter o mais possível do tecido cerebral foi desenhar todos os núcleos de filtragem e de processamento no domínio espacial, em vez de na frequência espacial, de modo que a extensão do viés desses efeitos seja conhecida exatamente.[56] Os núcleos resultantes exigiram 3 *pixels* para serem erodidos das máscaras, para evitar esses efeitos de volume parcial. Além disso, uma técnica de classificação de imagens com base em um volume de T1 3D *IR-SPGR* registrado e adquirido separadamente com alta qualidade anatômica foi usada para calcular frações de substância branca, de substância cinza e de LCR em cada *voxel* e remover *voxels* com mais de 30% de LCR.[72] Outra abordagem, que tem sido aplicada a inversões de elemento finito, mas que não precisa se limitar a elas, foi a de regularizar a inversão da rigidez por si própria, com base nas segmentações de tecido.[73] Essa abordagem torna essa inversão mais provável para *voxels* que foram segmentados como o mesmo tipo de tecido tendo rigidez semelhante no elastograma. Contanto que a segmentação, feita em investigação por imagens de ressonância magnética anatômica por eco de gradiente de aquisição rápida magnetizada-preparada e ponderada em T1 (MPRAGE MR), seja confiável, e o registro das imagens seja bom, esta abordagem tem a vantagem de ser capaz de lidar com margens complexas de tecido.

A segmentação automatizada de imagens anatômicas é usada ativamente para determinar ROIs de todo o cérebro ou medir rigidez regional usando uma segmentação de atlas com base em registro.[54] O sucesso das segmentações é habilitado pelo movimento mínimo da cabeça do paciente durante varreduras cerebrais por MRE e por intensidades relativas de tecidos muito coerentes.

A atenuação de ondas é alta no cérebro, conforme refletido pelo módulo de perda, sendo a ordem de magnitude mais alta que aquela no fígado, e uma métrica para excluir regiões de SNR baixa será útil. A SNR de movimento, medida diretamente das imagens de fase, tem sido usada para mascarar o cérebro com um limiar de 5.[56] A SNR de tensão de cisalhamento foi sugerida como um meio mais direto de prognosticar o viés do ruído na reconstrução da rigidez.[74] Seu cálculo exige codificação de movimento em todas as três direções, o que está disponível na MRE do cérebro. Um limiar de 4 foi sugerido para tecido cerebral. Entretanto, o valor da SNR de tensão de cisalhamento se altera com o comprimento da onda e pode ser necessário redefinir o valor do limiar, dependendo das frequências usadas. Quase todas as SNRs ou medições de qualidade de ajuste se alteram com a filtragem (atenuação) da frequência, resolução da aquisição e tamanho do núcleo de processamento, de modo que estes deverão se manter constantes, sempre que possível. Nenhuma seleção manual de ROI é feita na MRE cerebral para excluir áreas com interferência de ondas, embora a segmentação manual de tipos de tecido cerebral com base nas imagens anatômicas seja, às vezes, realizada.

Confundidores Fisiológicos

Como discutido anteriormente, sabemos que idade, gênero[54] e inflamação[64] afetam a rigidez do cérebro. A pressão intracraniana provavelmente também seja um fator, com base nas alterações observadas em rigidez observadas no fígado por causa da hipertensão portal.[44]

12.3.2 Caracterização de Tumor e Resposta ao Tratamento

O microambiente de tumores geralmente contém uma quantidade significativa de tecido conectivo, que é organizado de modo diferente do parênquima normal. Nos órgãos superficiais, como a mama e os linfonodos, os tumores são geralmente triados, usando-se a palpação, pois suas propriedades elásticas são conhecidas por contrastar com os tecidos regulares. A rigidez aumentada do microambiente do tumor também foi observada como contribuindo para sua progressão e metástase.[75,76,77] A habilidade de estudar quantitativamente as propriedades elásticas dos tumores de maneira não invasiva *in vivo* é recente. Esta seção demonstra a viabilidade do uso da MRE para medir rigidez de tumor em múltiplos órgãos e examina as aplicações clínicas conhecidas e os métodos preferidos de investigação por imagens para MRE de tumores.

Em alguns casos, a rigidez de um tumor pode ser de interesse clínico direto. Durante a ressecção de meningiomas no cérebro, os tumores mais moles podem ser removidos por sucção, enquanto tumores mais rígidos exigem dissecção tediosa resultando em procedimentos mais demorados. Essa rigidez de meningiomas foi avaliada em 12 pacientes usando-se uma técnica padrão de MRE do cérebro.[78] A rigidez medida com a MRE mostrou correlação significativa com a classificação qualitativa pelo cirurgião no momento da cirurgia e um prognosticador melhor de planejamento de tratamento que a RM anatômica ponderada em T1 e T2, usada atualmente.

A habilidade de distinguir tumores benignos de malignos é de importância crucial. Na mama, a MR com realce por contraste (RM com contraste, C+) tem a habilidade de detectar tumores com 98% de sensibilidade.[79] Entretanto, a técnica não tem especificidade suficiente, levando a muitas biópsias desnecessárias. A 3D-MRE executada em 65 Hz descobriu que os módulos de cisalhamento de tumores cancerosos eram mais altos que aqueles dos tumores benignos (1,3 kPa para fibroadenomas e 1,2 kPa para mastopatia), que eram mais rígidos que o parênquima normal (0,87 kPa).[12] Um estudo posterior com 39 pacientes com tumores malignos e 29 pacientes com tumores benignos descobriu uma ordem de rigidez similar e estatisticamente significativa: tecido maligno > benigno > normal.[80] Além disso, usando dados de multifrequência, o estudo determinou que as lesões malignas tinham coeficiente da lei de potência mais alto (a rigidez aumentava mais rapidamente com a frequência) e atenuação mais baixa, enquanto os tumores benignos tinham a relação oposta. O módulo de perda derivado da MRE foi capaz de separar os dois grupos com alta precisão (área sob a curva característica de operação do receptor [AUROC] = 0,91) e quando combinado com a MRE com contraste levou ao aumento da especificidade de 40% (para MRE C+ isolada) para 60%, com AUROC aumentando para 0,96. Resultados semelhantes foram observados em um estudo posterior de 57 pacientes, em que a precisão da MRE isolada rivalizou com aquela da MR com contraste AUROC de 0,91 *versus* 0,93), e a combinação das duas resultou

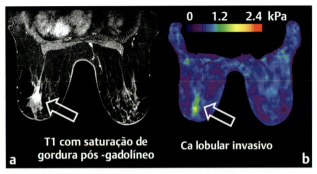

Fig. 12.4 Elastografia por Ressonância Magnética (MRE) de carcinoma ductal. (**a**) Investigação por imagens de ressonância magnética com realce de contraste (MRI) mostrando lesão em realce; (**b**) a MRE detecta a lesão com forte contraste a partir do parênquima. (Cortesia do Doutor Jun Chen.)

em melhora da AUROC para 0,96, principalmente por causa da especificidade aumentada.[81] Um exemplo de MRE de tumor de mama é mostrado na ▶ Fig. 12.4.

Em um estudo com definição padrão de MRE hepática e frequência de condução de 60 Hz,[29] a rigidez calculada de tumores malignos (> 7,5 kPa) se mostrou significativamente mais alta que aquela do parênquima do fígado com fibrose avançada e muito mais alta que a rigidez de tumores benignos (~ 2,7 kPa), que estavam na faixa entre parênquima normal e fibrose leve. Outro estudo com 76 pacientes[82] também descobriu que tumores hepáticos malignos eram substancialmente mais rígidos que os benignos. Nesse estudo, a rigidez absoluta calculada foi mais baixa por causa do uso de uma frequência de condução de 50 Hz e, possivelmente, do tipo de inversão sendo usado. Outro estudo com 100 tumores hepáticos em 63 pacientes descobriu que as medições de ambos os módulos de cisalhamento e de perda executaram por si mesmos a separação hepática com base em MRE C+ de tumores benignos e malignos. Descobriu-se que o módulo de perda era o melhor prognosticador de malignidade, com curva AUROC de 0,81.[83]

Em um estudo de tumores de xenoenxertos em cérebros de camundongos que usou ondas de 1.000 Hz enviadas via um transdutor *bite-bar*, a rigidez dos diferentes tipos de tumor, incluindo os gliomas humanos ($n = 8$), gliomas de ratos ($n = 7$) e carcinomas de mama humanos ($n = 5$), foi significativamente diferente uma da outra e diferente daquela dos cérebros dos camundongos de controle ($n = 6$).[84] Em outro estudo com seres humanos ($n = 16$), os tumores malignos apresentaram tendência a terem rigidez mais fraca que aquela da substância branca e dos tumores benignos (significância não avaliada).[85] Essa observação difere dos resultados no fígado e na mama, onde tumores malignos tendem a ser os mais rígidos. O estudo especula que o tecido neuronal normal é altamente organizado, resultando em sua rigidez elevada, que se perde à medida que a matriz extracelular se deteriora, e o tecido é substituído por tecido de tumor menos organizado.

A MRE também foi avaliada como biomarcador para a resposta à quimioterapia. Em um estudo de tumores do flanco implantados em camundongos,[86] a quimioterapia foi aplicada a 27 animais, com 8 deles mantidos como controles, durante quatro dias. Os animais foram investigados por imagens, usando ondas de cisalhamento enviadas aos tumores por meio de uma agulha orientada por pilha piezoelétrica a 800 Hz. O estudo descobriu uma diferença significativa em rigidez entre o grupo da quimioterapia, em que a rigidez dos tumores diminuiu, e no grupo de controle, começando no dia 3. O volume dos tumores também diminuiu no grupo da quimioterapia, mas a alteração não foi significativa, o que indica que a MRE pode ser capaz de demonstrar efeitos de resposta mais precoces ao tratamento que as medições com base em volume. Outro estudo de tumores de xenoenxertos de camundongos[87] tratados com um agente de ruptura vascular (4 tratados, 6 controles) demonstrou redução significativa nos módulos de cisalhamento e de perda no grupo de tratamento com relação aos controles (o módulo de cisalhamento sendo mais significativo) 24 horas após o tratamento. A elasticidade se alterou somente no centro do tumor, com a borda permanecendo na linha de base, o que concordou com a patologia *post-mortem*, demonstrando necrose hemorrágica somente no centro. A alteração no coeficiente de difusão aparente (ADC), um biomarcador mais estabelecido de resposta ao tumor medido com MR ponderada em difusão, não foi significativa nesse momento.

Estudos caracterizando resposta de ablação do tumor também foram conduzidos. Em um estudo com porcos, *laser* de 4,5 a 15 W foi aplicado durante dois minutos para ablação de tumores hepáticos por uma incisão no abdome.[88] Um condutor inercial personalizado foi anexado ao aplicador e usado para enviar ondas de 60 Hz diretamente ao fígado. A rigidez do tumor aumentou significativamente em resposta à ablação. Essa rigidez continuou aumentando nos minutos após o procedimento e durante as pausas, mais provavelmente refletindo a resposta fisiológica ao dano. Foi demonstrada[89] também uma configuração de MRE de intervenção com agulha condutora enviando vibrações de 100 Hz ao tumor durante a operação e calculando a rigidez em tempo real.

Em resumo, a habilidade da MRE de separar tumores benignos e malignos tem sido tentativamente demonstrada no cérebro, fígado e mama. Embora a diferença entre todos os tumores e o parênquima normal fosse significativa nesses estudos, o valor da MRE na triagem tumoral não foi investigado por causa do custo mais alto que aquele das técnicas convencionais, como ultrassom e mamografia. Não obstante, poderão ocorrer descobertas incidentais à medida que a MRE continue a ser mais disseminada. Por fim, embora estudos de resposta ao tratamento tenham tentativamente fornecido resultados promissores, justifica-se a necessidade de validação em seres humanos com comparações de pontos finais aos biomarcadores de resposta existentes.

Aquisição

A técnica 3D-MRE é usada para a investigação por imagens de todos os tumores, pois a propagação das ondas por todo o plano não pode ser evitada. Os parâmetros de aquisição por MR dependem do órgão sendo investigado por imagens e podem ser encontrados nas referências individuais.

Condutores acústicos em formato de tambor[29] e de almofada[90] têm sido usados para investigar tumores do cérebro e do fígado em 50 a 60 Hz. Vários estudos de mama usam condutores eletromecânicos unilaterais[91] ou bilaterais[80] que enviam vibrações de 60 Hz por condutores passivos em forma de placa. Foi demonstrada também[93] uma abordagem que usa um condutor em almofada para enviar vibrações ao esterno, para evitar a compressão precoce da mama, que é um fator confundidor na MRE e na elastografia por ultrassom.[92,93] Por fim, condutores piezoelétricos[86,89] e inerciais[88,95,96] têm sido usados para enviar vibrações de alta frequência para tumores superficiais ou profundos durante a cirurgia, para melhorar a resolução do elastograma.

Processamento e Controle de Qualidade

A detecção e o contorno do tumor são feitos manualmente, usando, em geral, imagens anatômicas adquiridas e registradas separadamente. Deverá ser considerado um tamanho mínimo de tumor quantificável pela frequência sendo usada, e as regiões com efeitos de volume parcial deverão ser excluídas com base no tamanho do núcleo de processamento composto, se um valor

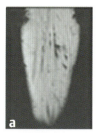 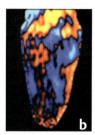 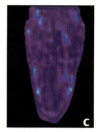

Fig. 12.5 Elastografia por ressonância magnética do músculo gastrocnêmio. Imagens de magnitude (**a**), de fase (**b**) e de elasticidade (**c**). Somente a direção axial da propagação de ondas (ao longo das fibras musculares) é mostrada. (Cortesia de Roger Grimm.)

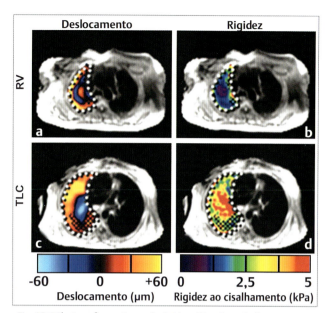

Fig. 12.6 Elastografia por Ressonância Magnética dos pulmões. Sobreposição de imagens de ondas (**a, b**) e de elastogramas (**c, d**) nas imagens anatômicas é mostrada para o mesmo paciente em expiração total (RV, volume residual) e inspiração total (TLC, capacidade total do pulmão). (Adaptada com autorização de Mariappan YK, Glaser KJ, Levin DL et al. Estimation of the absolute shear stiffness of human lung parenchyma using (1) H spin echo, echo planar MR elastography. J Magn Reson Imaging. 2014 Nov:40(5):1236.)

absoluto de rigidez for desejado. Uma vez que várias frequências sejam usadas em tumores, a rigidez só deverá ser comparada entre configurações de aquisição similares. A métrica de SNR quantitativa deverá ser usada para tumores maiores, investigados por imagens em alta frequência, pois a atenuação de ondas pode ser um problema.

Inversões múltiplas que calculam parâmetros diferentes têm sido aplicadas a tumores com base em uma ou mais frequências de onda mais acústicas. Parâmetros múltiplos de elasticidade deverão ser investigados para cada aplicação, pois alguns podem ser mais úteis que outros. Por causa da grande variedade de tipos de tumor presentes em cada tecido, é provável que informações de outras modalidades, como a investigação por imagens de difusão, funcional ou de perfusão, serão necessárias para a caracterização precisa de alguns tipos de tumor.

Confundidores Fisiológicos

O escopo dos parâmetros fisiológicos que podem afetar a elasticidade de um tumor ainda não é bem conhecido. Pressão e pré-tensão no tecido e na atividade inflamatória, que sabemos afetarem a rigidez dos tecidos hepático e cerebral, provavelmente também afetam a rigidez do tumor.

12.3.3 Outros Órgãos

Esta seção descreve alguns estudos em órgãos que são especialmente desafiadores para a investigação por imagens ou que simplesmente não receberam tanta atenção da pesquisa naquele momento. Embora os limiares de rigidez diagnóstica e a utilidade diagnóstica não tenham ainda sido estabelecidos com firmeza nessas aplicações, eles fornecem discernimento útil aos efeitos fisiológicos adicionais sobre a rigidez da MRE e as abordagens alternativas à aquisição da MRE.

As propriedades elásticas do pulmão são críticas para a função sadia, e ambas as doenças restritivas do pulmão, como a fibrose pulmonar, e as doenças obstrutivas, como o enfisema, causam alterações ao microambiente, que afetam as propriedades elásticas. A MRE do pulmão foi realizada com sucesso usando-se uma aquisição em *spin eco* com tempo de eco curto (TE curto) para lidar com a perda de sinal relacionada com a suscetibilidade.[97] A propósito, essa aquisição também permitiu que a MRE fosse executada em fígados com hemocromatose,[98] uma das principais causas de falhas nos exames. Um condutor de tambor acústico padrão foi usado para enviar vibrações à parede torácica, a 50 Hz. As imagens do pulmão por MRE são mostradas na ▶ Fig. 12.5. Diferentemente da densidade dos outros tecidos, a densidade pulmonar não pode ser igualada àquela da água e não pode ser assumida como constante, uma vez que ela se altere durante o ciclo respiratório (0,08-0,5 g/mL). Imagens de RM por prótons foram usadas para corrigir a densidade do tecido, e a rigidez do pulmão foi medida em 0,9 kPa em expiração total, em 1,5 kPa em inspiração total e em 1,1 kPa em inspiração média,[99] embora a SNR da medição fosse mais baixa que a usada no fígado ou no cérebro. A habilidade de distinguir doença de pulmão de um parênquima normal não foi investigada nesse momento.

Já sabemos que as propriedades mecânicas dos músculos se alteram substancialmente durante a contração ativa e passiva,[100] assim como por causa de processos de doenças, como espasmos ou inflamação. Numerosos estudos de pesquisa aplicaram a MRE a músculos diferentes *in vivo*.[101] A ▶ Fig. 12.6 mostra um exemplo de MRE de músculo. Por causa da anisotropia do músculo, a 3D-MRE geralmente é a exigida para calcular a rigidez do músculo em sua totalidade, embora possa ser possível caracterizar um músculo fusiforme, ou uma porção planar de um tipo de músculo mais complexo, executando-se a 2D-MRE com *corte* oblíquo. Em geral, frequências mais altas (> 100 Hz) são desejáveis, pois a rigidez de um músculo, especialmente em estado de contração, pode ser elevada. Estudos demonstraram que as características anisotrópicas dos músculos levam as ondas a se propagarem principalmente ao longo da direção das fibras,[102] e a rigidez cruzando essas fibras é mais baixa que aquela ao longo delas.[103] Descobriu-se, por meio de vários estudos, que a rigidez dos músculos aumenta significativamente com a aplicação de carga.[102,104,105] Além disso, descobriu-se que tanto a rigidez do músculo relaxado quanto a mudança na rigidez em razão da carga são substancialmente diferentes em pacientes portadores de transtornos musculares[106,107] e miosite[108], em comparação a sujeitos normais. Entretanto, as dimensões do músculo e os ângulos de inserção variam muito entre os indivíduos e deverão ser considerados para estudos populacionais.[109] E mais, a configuração experimental precisa levar em conta os componentes ativo e passivo da rigidez muscular. Estudos complementares com variáveis firmemente controladas são necessárias para avaliar a utilidade da MRE para o diagnóstico da doença muscular.

Estudos dos rins foram realizados em pacientes e cobaias animais. Uma estenose arterial aguda induzida resultou em diminuição do fluxo sanguíneo renal e em rigidez mais baixa. Na estenose crônica, o fluxo reduzido (-60%) confundiu o diagnóstico de fibrose confirmada por patologia, apresentando os rins com rigidez normal.[110] Embora isto possa ser confundidor, tanto o fluxo renal quanto a fibrose podem ser estudados com MRE se a outra situação puder ser excluída com base em outras informações. Um estudo usando MRE de multifrequência (30-60 Hz)[111] descobriu uma diferença estatisticamente significativa na rigidez de várias regiões dos rins, com a medula sendo mais rígida que o córtex, que era mais rígido que o hilo. Como o córtex só tem 6 mm de espessura, frequências superiores a 200 Hz, cujo envio é tecnicamente desafiador, são exigidas para separar completamente as regiões.[112] Estudos renais são feitos com configurações semelhantes às da MRE do fígado, mas o condutor é posicionado na parede posterior do corpo.

Historicamente, a MRE cardíaca tem sido um esforço desafiador, pois a parede do coração é fina e rígida, exigindo ondas de alta frequência (> 200 Hz) para a quantificação precisa de rigidez. Uma abordagem proposta é comparar amplitudes de onda dentro e fora do coração em frequências baixas de condução (ao redor de 20 Hz) para calcular as diferenças relativas de rigidez entre o coração e o outro tecido, ou entre fases diferentes do ciclo cardíaco. A investigação do coração por imagens por esse ciclo levou um estudo[113] a descobrir um aumento de 2,5 vezes na amplitude de onda na diástole com respeito à sístole, o que correspondeu a uma rigidez 37 vezes mais alta na sístole, com base no modelo. Descobriu-se que pacientes com anormalidades de relaxamento comprovadas pela ecocardiografia tinham amplitudes de onda mais baixas (correspondendo a rigidez mais alta) e relação mais baixa de amplitude ventricular esquerda para amplitude da parede torácica que os sujeitos normais.[114] Uma amplitude significativamente reduzida de onda de cisalhamento também foi descoberta em pacientes com disfunção diastólica.[115] Inversões diretas dos deslocamentos das ondas de cisalhamento também foram realizadas usando frequências mais altas dessas ondas (160 Hz). Um aumento muito menor em rigidez sistólica com respeito à diastólica foi encontrado por estudos usando inversão direta (aumento de 1,3 vez[116] e aumento de 2,5 vezes[117]) que aquela do estudo anteriormente discutido comparando amplitudes de onda. A pressão ventricular também mostrou correlação com rigidez cardíaca usando métodos diferentes.[118,119] Configurações para envio de ondas de cisalhamento a mais de 200 Hz e inversões modelando propagações de ondas de casca fina estão sendo investigadas atualmente.

12.3.4 Dicas e Truques

Embora o índice de falha para a técnica padrão de MRE hepática seja de apenas 5%, ele pode ser mais alto em aplicações novas ou em sítios novos. Vários módulos de falha podem ser facilmente identificados no *scanner*, permitindo que o exame seja readquirido. Imagens da fase ruidosa com ondas visíveis podem resultar de um sinal de baixa magnitude (▶ Fig. 12.7a), geralmente causado por sobrecarga de ferro ou de outros artefatos de suscetibilidade. Amplitude de movimento mais alta e gradientes de codificação de movimentos, cortes mais espessos da investigação por imagens ou o uso de uma sequência de pulso diferente (eco de gradiente reconvocado (GRE) *versus* imageamento planar de *eco spin* [SE EPI], por exemplo) podem ser usados para reforçar o sinal. Como alternativa, um *scanner* com potência de campo diferente (1,5 T em vez de 3 T) pode ser preferível. Embora a SNR tenha tendência a ser melhor em potências de campo mais altas, a perda de sinal relacionada com a suscetibilidade é também mais significativa. A falta de movimento ou movimento de baixa amplitude pode ser detectada notando-se imagens da fase plana (▶ Fig.

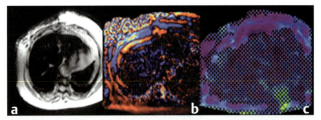

Fig. 12.7 Identificação de exames falhos de elastografia por ressonância magnética (exames hepáticos). (**a**) Sinal de baixa magnitude (possível sobrecarga de ferro); (**b**) amplitude baixa de onda (provavelmente um problema do condutor); (**c**) região do fígado no elastograma mascarada (sinal de baixa magnitude ou de amplitude baixa de onda).

12.7b). Em geral, a causa disso é a acoplagem insatisfatória do condutor ao corpo, uma conexão tubo-condutor frouxa ou porque o condutor ativo foi acidentalmente desligado. Proteger o condutor, verificar todas as conexões, aumentar a amplitude de movimento e desviando o condutor para um local diferente no corpo são todos meios de aumentar a amplitude de movimento enviada ao tecido.

Caso um mapa de confiança refletindo a qualidade da onda esteja disponível, como aqueles fornecidos pela técnica de modelo múltiplo de inversão da direção (MMDI), a fração do órgão sendo mascarada com base no limiar padrão deverá ser verificada (▶ Fig. 12.7c). Um condutor também pode ficar frouxo durante o curso do exame, causando a redução de amplitude da onda ou seu desaparecimento em cortes ou reduções de fase adquiridas posteriormente no exame. Se as imagens de fase não aparecerem para propagar de modo contínuo, o condutor deverá ser reajustado, e o exame realizado novamente.

O movimento do paciente, assim como o movimento respiratório, o movimento cardíaco e os artefatos de fluxo, todos se manifestam como "fantasmas" da RM padrão, onde o tecido se distorce para um local diferente na imagem. Se esses artefatos ficarem fora do órgão de interesse, eles poderão ser ignorados; caso contrário, uma nova aquisição deverá ser conduzida, possivelmente com uma prescrição diferente de cortes. Algumas instalações podem ser equipadas com um calibre de tensão que pode ser usado para monitorar a qualidade da retenção da respiração, como fornecer *feedback* ao paciente via um indicador (possivelmente um espelho) em casos particularmente desafiadores.

A propagação de ondas fora do plano pode, às vezes, acontecer se o condutor estiver posicionado na parte superior ou inferior do fígado. Essa possibilidade deverá ser considerada se um aumento sistemático da rigidez for observado à medida que os cortes se tornam mais distantes da localização desse condutor. Este deverá ser reposicionado no centro do fígado ou, no mínimo, somente o *corte* mais próximo (ou os cortes mais próximos) do condutor deverá ser analisado. Se a interferência das ondas refletidas for um problema poderá ser benéfico reduzir a amplitude de modo que nas ondas refletidas a amplitude se torne muito menor.

O tamanho e o material do condutor, assim como as dimensões da tubulação de conexão, dão origem a frequências de ressonância no sistema, levando o movimento a ser mais alto em algumas amplitudes mecânicas de ondas que em outras. Desde que a amplitude seja suficiente, as variações nos comprimentos da tubulação e os tamanhos do condutor não afetam o cálculo da rigidez. Entretanto, pode ser vantajoso tentar um condutor passivo com dimensões diferentes ou usar um comprimento de tubo diferente se a amplitude enviada ao paciente for insuficiente. Nas aplicações de pesquisa como prova de conceito pode ser mais prático trocar a frequência de condução por um volume menor (vários hertz) na ressonância.

Elastografia por Ressonância Magnética

12.4 Conclusão

A MRE tem uma ampla faixa de aplicações com algumas já tendo utilidade clínica bem estabelecida, como no estadiamento da fibrose hepática. A MRE está substituindo a biópsia como método de escolha para a detecção de fibrose em várias instituições, por causa de seus resultados substancialmente reprodutíveis, erros de amostragem menores e pelo potencial de ser incluída em um exame de MR abdominal padrão para fornecer informações mais abrangentes a um custo adicional muito baixo. A MRE do cérebro é uma aplicação emergente com tentativa de utilidade demonstrada para caracterização de doenças degenerativas (p. ex., doença de Alzheimer, esclerose múltipla e hidrocefalia de pressão normal), assim como no planejamento de ressecção de um tumor. A MRE também demonstrou melhorar significativamente a especificidade de detecção de um tumor maligno quando usada em combinação com a RM com realce de contraste, enquanto também oferece alta precisão isoladamente. A habilidade de caracterizar a resposta precoce de tumores ao tratamento é também um resultado inicial convincente, mas que exige mais investigação.

Várias aplicações, como a MRE do pulmão, são novas, e sua eficácia clínica ainda precisa ser explorada. A rigidez pode estar diretamente relacionada com o processo de uma doença em alguns casos, como a fibrose, e pode ser o melhor parâmetro diagnóstico. Em outras circunstâncias, como em tumores da mama, as medições de elasticidade podem fornecer informações complementares, que são muito úteis quando combinadas com informações de outros métodos diagnósticos. Fatores, como pressão arterial (ou do LCR) e inflamação, deverão ser considerados ao se conduzir exames por MRE, pois seu efeito sobre a rigidez dos tecidos pode ser confundidor ou, se usada corretamente, muito valioso em termos diagnósticos. A habilidade da MRE de investigar praticamente qualquer órgão por imagens, incluindo o cérebro, os pulmões e os músculos individuais, torna-a uma ferramenta extremamente poderosa. Além disso, a codificação de movimento por vetor e as aquisições com base em volume permitem a execução de inversões de ondas complexas ocorrendo em órgãos pequenos ou delgados e a avaliação das variações espaciais na rigidez de órgãos maiores. Numerosas inversões para cálculo de parâmetros diferentes, assim como aquisições em diferentes frequências de ondas de cisalhamento, já foram propostas para aplicações mais recentes. Uma investigação comparativa de quais técnicas levam ao maior valor diagnóstico possível, seguida de uma padronização dessas aplicações, é atualmente um tópico de importância fundamental. Os valores de elasticidade fornecidos pela MRE, seja isoladamente ou combinada com dados funcionais, de difusão, anatômicos ou espectroscópicos passíveis de se obter da MR ao mesmo tempo, são biomarcadores valiosos com muitas aplicações em potencial no estudo da fisiologia e do diagnóstico das doenças.

Referências

1. Muthupillai R, Lomas DJ, Rossman PJ, Greenleaf JF, Manduca A, Ehman RL. Magnetic resonance elastography by direct visualization of propagating acoustic strain waves. Science 1995; 269(5232):1854–1857
2. Yin M, Talwalkar JA, Glaser KJ et al. Assessment of hepatic fibrosis with magnetic resonance elastography. Clin Gastroenterol Hepatol 2007; 5(10):1207–1213.e2
3. Ichikawa S, Motosugi U, Morisaka H et al. Validity and reliability of magnetic resonance elastography for staging hepatic fibrosis in patients with chronic hepatitis B. Magn Reson Med Sci 2015; 14(3):211–221
4. Tang A, Cloutier G, Szeverenyi NM, Sirlin CB. Ultrasound elastography and MR elastography for assessing liver fibrosis: Part 2, diagnostic performance, confounders, and future directions. AJR Am J Roentgenol 2015; 205(1):33–40
5. Cui J, Ang B, Haufe W et al. Comparative diagnostic accuracy of magnetic resonance elastography vs. eight clinical prediction rules for non-invasive diagnosis of advanced fibrosis in biopsy-proven non-alcoholic fatty liver disease: a prospective study. Aliment Pharmacol Ther 2015; 41(12):1271–1280
6. Venkatesh SK, Yin M, Takahashi N, Glockner JF, Talwalkar JA, Ehman RL. Non-invasive detection of liver fibrosis: MR imaging features vs. MR elastography. Abdom Imaging 2015; 40(4):766–775[E-pub ahead of print]
7. Batheja M, Vargas H, Silva AM et al. Magnetic resonance elastography (MRE) in assessing hepatic fibrosis: performance in a cohort of patients with histological data. Abdom Imaging 2015; 40(4):760–765
8. Singh S, Venkatesh SK, Wang Z et al. Diagnostic performance of magnetic resonance elastography in staging liver fibrosis: a systematic review and meta-analysis of individual participant data. Clin Gastroenterol Hepatol 2015; 13(3):440–451.e6
9. Su LN, Guo SL, Li BX, Yang P. Diagnostic value of magnetic resonance elastography for detecting and staging of hepatic fibrosis: a meta-analysis. Clin Radiol 2014; 69(12):e545–e552
10. Mariappan YK, Rossman PJ, Manduca A, Romano A, Ehman RL. High frequency mode conversion technique for stiff lesion detection in magnetic resonance elastography. Paper presented at 15th Annual Meeting of the International Society for Magnetic Resonance in Medicine; May 6–12, 2006; Seattle, WA
11. Venkatesh SK, Yin M, Ehman RL. Magnetic resonance elastography of liver: technique, analysis, and clinical applications. J Magn Reson Imaging 2013; 37(3):544–555
12. Sinkus R, Tanter M, Xydeas T, Catheline S, Bercoff J, Fink M. Viscoelastic shear properties of in vivo breast lesions measured by MR elastography. Magn Reson Imaging 2005; 23(2):159–165
13. Manduca A, Oliphant TE, Dresner MA et al. Magnetic resonance elastography: non-invasive mapping of tissue elasticity. Med Image Anal 2001; 5(4):237–254
14. Klatt D, Hamhaber U, Asbach P, Braun J, Sack I. Noninvasive assessment of the rheological behavior of human organs using multifrequency MR elastography: a study of brain and liver viscoelasticity. Phys Med Biol 2007; 52(24):7281–7294
15. Holm S, Sinkus R. A unifying fractional wave equation for compressional and shear waves. J Acoust Soc Am 2010; 127(1):542–559
16. Riek K, Klatt D, Nuzha H et al. Wide-range dynamic magnetic resonance elastography. J Biomech 2011; 44(7):1380–1386
17. Clayton EH, Garbow JR, Bayly PV. Frequency-dependent viscoelastic parameters of mouse brain tissue estimated by MR elastography. Phys Med Biol 2011; 56(8):2391–2406
18. Fowell AJ, Iredale JP. Emerging therapies for liver fibrosis. Dig Dis 2006; 24(1–2):174–183
19. Friedman SL, Bansal MB. Reversal of hepatic fibrosis — fact or fantasy? Hepatology 2006; 43(2) Suppl 1:S82–S88
20. Thampanitchawong P, Piratvisuth T. Liver biopsy:complications and risk factors. World J Gastroenterol 1999; 5(4):301–304
21. Ratziu V, Charlotte F, Heurtier A et al; LIDO Study Group. Sampling variability of liver biopsy in nonalcoholic fatty liver disease. Gastroenterology 2005; 128(7):1898–1906
22. Regev A, Berho M, Jeffers LJ et al. Sampling error and intraobserver variation in liver biopsy in patients with chronic HCV infection. Am J Gastroenterol 2002; 97(10):2614–2618
23. Huwart L, Sempoux C, Vicaut E et al. Magnetic resonance elastography for the noninvasive staging of liver fibrosis. Gastroenterology 2008; 135(1):32–40
24. Ichikawa S, Motosugi U, Morisaka H et al. Comparison of the diagnostic accuracies of magnetic resonance elastography and transient elastography for hepatic fibrosis. Magn Reson Imaging 2015; 33(1):26–30
25. Bensamoun S, Wang L, Robert L, Charleux F, Latrive JP, Ho Ba Tho MC. Measurement of the liver stiffness with two imaging techniques: magnetic resonance elastography and fibroscan. J Magn Reson Imaging 2008; 28(5):1287–1292
26. Xanthakos SA, Podberesky DJ, Serai SD et al. Use of magnetic resonance elastography to assess hepatic fibrosis in children with chronic liver disease. J Pediatr 2014; 164(1):186–188
27. Nordbeck P, Ertl G, Ritter O. Magnetic resonance imaging safety in pacemaker and implantable cardioverter defibrillator patients: how far have we come? Eur Heart J 2015; 36(24):1505–1511[E-pub ahead of print]
28. Lee DH, Lee JM, Han JK, Choi BI. MR elastography of healthy liver parenchyma: normal value and reliability of the liver stiffness value measurement. J Magn Reson Imaging 2013; 38(5):1215–1223

29. Venkatesh SK, Yin M, Glockner JF et al. MR elastography of liver tumors: preliminary results. AJR Am J Roentgenol 2008; 190(6):1534–1540

30. Venkatesh SK, Wang G, Teo LLS, Ang BWL. Magnetic resonance elastography of liver in healthy Asians: normal liver stiffness quantification and reproducibility assessment. J Magn Reson Imaging 2014; 39(1):1–8

31. Hirsch S, Guo J, Reiter R et al. MR elastography of the liver and the spleen using a piezoelectric driver, single-shot wave-field acquisition, and multifrequency dual parameter reconstruction. Magn Reson Med 2014; 71(1):267–277

32. Garteiser P, Sahebjavaher RS, Ter Beek LC et al. Rapid acquisition of multifrequency, multislice and multidirectional MR elastography data with a fractionally encoded gradient echo sequence. NMR Biomed 2013; 26(10):1326–1335

33. Lee YJ, Lee JM, Lee JE et al. MR elastography for noninvasive assessment of hepatic fibrosis: reproducibility of the examination and reproducibility and repeatability of the liver stiffness value measurement. J Magn Reson Imaging 2014; 39(2):326–331

34. Serai SD, Yin M, Wang H, Ehman RL, Podbereski DJ. Cross-vendor validation of liver magnetic resonance elastography. Abdom Imaging 2015; 40(4):789–794

35. Yin M, Talwalkar JA, Glaser KJ, Ehman RL. MR elastography of the liver: observations from a review of 1,377 exams. Paper presented at 19th Annual Meeting of the International Society for Magnetic Resonance in Medicine; May 7–13, 2011; Montreal, Canada

36. Hallinan JT, Alsaif HS, Wee A, Venkatesh SK. Magnetic resonance elastography of liver: influence of intravenous gadolinium administration on measured liver stiffness. Abdom Imaging 2015; 40(4):783–788

37. Venkatesh SK, Ehman RL. Magnetic resonance elastography of liver. Magn Reson Imaging Clin N Am 2014; 22(3):433–446

38. Pietrangelo A, Caleffi A, Corradini E. Non-HFE hepatic iron overload. Semin Liver Dis 2011; 31(3):302–318

39. Grady L. Random walks for image segmentation. IEEE Trans Pattern Anal Mach Intell 2006; 28(11):1768–1783

40. Nedredal GI, Yin M, McKenzie T et al. Portal hypertension correlates with splenic stiffness as measured with MR elastography. J Magn Reson Imaging 2011; 34(1):79–87

41. Yin M, Glaser KJ, Talwalkar JA, Manduca A, Ehman RL. Validity of a 2-D wave field model in MR elastography of the liver. Paper presented at 17th Annual Meeting of the International Society for Magnetic Resonance in Medicine; April 18–24, 2009; Honolulu, HI

42. Dzyubak B, Glaser K, Yin M et al. Automated liver stiffness measurements with magnetic resonance elastography. J Magn Reson Imaging 2013; 38(2):371–379

43. Shire NJ, Yin M, Chen J et al. Test-retest repeatability of MR elastography for noninvasive liver fibrosis assessment in hepatitis C. J Magn Reson Imaging 2011; 34(4):947–955

44. Yin M, Talwalkar JA, Venkatesh SK, Ehman RL. MR elastography of dynamic postprandial hepatic stiffness augmentation in chronic liver disease. Paper presented at 17th Annual Meeting of the International Society for Magnetic Resonance in Medicine; April 18–24, 2009; Honolulu, HI

45. Yin M, Kolipaka A, Woodrum DA et al. Hepatic and splenic stiffness augmentation assessed with MR elastography in an in vivo porcine portal hypertension model. J Magn Reson Imaging 2013; 38(4):809–815

46. Hirsch S, Guo J, Reiter R et al. Towards compression-sensitive magnetic resonance elastography of the liver: sensitivity of harmonic volumetric strain to portal hypertension. J Magn Reson Imaging 2014; 39(2):298–306

47. Ichikawa S, Motosugi U, Nakazawa T et al. Hepatitis activity should be considered a confounder of liver stiffness measured with MR elastography. J Magn Reson Imaging 2015; 41(5):1203–1208

48. Shi Y, Guo Q, Xia F et al. MR elastography for the assessment of hepatic fibrosis in patients with chronic hepatitis B infection: does histologic necroinflammation influence the measurement of hepatic stiffness? Radiology 2014; 273(1):88–98

49. Chen J, Talwalkar JA, Yin M, Glaser KJ, Sanderson SO, Ehman RL. Early detection of nonalcoholic steatohepatitis in patients with nonalcoholic fatty liver disease by using MR elastography. Radiology 2011; 259(3):749–756

50. Cheng S, Clarke EC, Bilston LE. Rheological properties of the tissues of the central nervous system: a review. Med Eng Phys 2008; 30(10):1318–1337

51. Chatelin S, Constantinesco A, Willinger R. Fifty years of brain tissue mechanical testing: from in vitro to in vivo investigations. Biorheology 2010; 47(5–6):255–276

52. Kruse SA, Rose GH, Glaser KJ et al. Magnetic resonance elastography of the brain. Neuroimage 2008; 39(1):231–237

53. Scholz M, Lorenz A, Pesavento A et al. Current status of intraoperative realtime vibrography in neurosurgery. Ultraschall Med 2007; 28(5):493–497

54. Arani A, Murphy MC, Glaser KJ et al. Measuring the effects of aging and sex on regional brain stiffness with MR elastography in healthy older adults. Neuroimage 2015; 111:59–64

55. Streitberger KJ, Sack I, Krefting D et al. Brain viscoelasticity alteration in chronic-progressive multiple sclerosis. PLoS ONE 2012; 7(1):e29888

56. Murphy MC, Huston J III, Jack CR Jr et al. Measuring the characteristic topography of brain stiffness with magnetic resonance elastography. Paper presented at the 21st Annual Meeting of the International Society for Magnetic Resonance in Medicine; April 20–26, 2013; Salt Lake City, UT

57. Zhang J, Green MA, Sinkus R, Bilston LE. Viscoelastic properties of human cerebellum using magnetic resonance elastography. J Biomech 2011; 44(10):1909–1913

58. Green MA, Bilston LE, Sinkus R. In vivo brain viscoelastic properties measured by magnetic resonance elastography. NMR Biomed 2008; 21(7):755–764

59. Sack I, Beierbach B, Wuerfel J et al. The impact of aging and gender on brain viscoelasticity. Neuroimage 2009; 46(3):652–657

60. Murphy MC, Huston J III, Jack CR Jr et al. Decreased brain stiffness in Alzheimer's disease determined by magnetic resonance elastography. Paper presented at 19th Annual Meeting of the International Society for Magnetic Resonance in Medicine; May 7–13, 2011; Montreal, Canada

61. Murphy MC, Curran GL, Glaser KJ et al. Magnetic resonance elastography of the brain in a mouse model of Alzheimer's disease: initial results. Magn Reson Imaging 2012; 30(4):535–539

62. Schregel K, Wuerfel E, Garteiser P et al. Demyelination reduces brain parenchymal stiffness quantified in vivo by magnetic resonance elastography. Proc Natl Acad Sci U S A 2012; 109(17):6650–6655

63. Freimann FB, Streitberger KJ, Klatt D et al. Alteration of brain viscoelasticity after shunt treatment in normal pressure hydrocephalus. Neuroradiology 2012; 54(3):189–196

64. Riek K, Millward JM, Hamann I et al. Magnetic resonance elastography reveals altered brain viscoelasticity in experimental autoimmune encephalomyelitis. Neuroimage Clin 2012; 1(1):81–90

65. Shi Y, Guo Q, Xia F, Dzyubak B, Glaser KJ, Ehman RL. MR elastography for the assessment of hepatic fibrosis in patients with chronic hepatitis B: does histological necroinflammation influence the masurement of liver stiffness. Paper presented at the 23rd Annual Meeting of the International Society for Magnetic Resonance in Medicine; May 10–16, 2014; Milan, Italy

66. Ichikawa S, Motosugi U, Ichikawa T et al. Magnetic resonance elastography for staging liver fibrosis in chronic hepatitis C. Magn Reson Med Sci 2012; 11(4):291–297

67. Streitberger K-J, Wiener E, Hoffmann J et al. In vivo viscoelastic properties of the brain in normal pressure hydrocephalus. NMR Biomed 2011; 24(4):385–392

68. Murphy MC, Curran GL, Glaser KJ et al. MR elastography of the brain in a mouse model of Alzheimer's disease. Paper presented at the 18th Annual Meeting of the International Society for Magnetic Resonance in Medicine; May 1–7, 2010; Stockholm, Sweden

69. Rossman PJ, Rose GH, Riederer SJ, Ehman RL. A local gradient feedback system for use in MR elastography. Paper presented at the 6th Annual Meeting of the International Society for Magnetic Resonance in Medicine, April 18–24, 1998; Sydney, Australia

70. Soellinger M, Rutz AK, Kozerke S, Boesiger P. 3D cine displacement-encoded MRI of pulsatile brain motion. Magn Reson Med 2009; 61(1):153–162

71. Gallichan D, Robson MD, Bartsch A, Miller KL. TREMR: Table-resonance elastography with MR. Magn Reson Med 2009; 62(3):815–821

72. Jack CR, Lowe VJ, Senjem ML et al. 11C PiB and structural MRI provide complementary information in imaging of Alzheimer's disease and amnestic mild cognitive impairment. Brain 2008; 131(3):665–680

73. McGarry M, Johnson CL, Sutton BP et al. Including spatial information in nonlinear inversion MR elastography using soft prior regularization. IEEE Trans Med Imaging 2013; 32(10):1901–1909

74. McGarry MDJ, Van Houten EEW, Perri–ez PR, Pattison AJ, Weaver JB, Paulsen KD. An octahedral shear strain-based measure of SNR for 3D MR elastography. Phys Med Biol 2011; 56(13):N153–N164

75. Paszek MJ, Zahir N, Johnson KR et al. Tensional homeostasis and the malignant phenotype. Cancer Cell 2005; 8(3):241–254

76. Cox TR, Bird D, Baker AM et al. LOX-mediated collagen crosslinking is responsible for fibrosis-enhanced metastasis. Cancer Res 2013; 73(6):1721–1732
77. Baker AM, Bird D, Lang G, Cox TR, Erler JT. Lysyl oxidase enzymatic function increases stiffness to drive colorectal cancer progression through FAK. Oncogene 2013; 32(14):1863–1868
78. Murphy MC, Huston J III, Glaser KJ et al. Preoperative assessment on meningioma stiffness by MR elastography. Paper presented at 20th Annual Meeting of the International Society for Magnetic Resonance in Medicine, May 5–11, 2012; Melbourne, Australia
79. Heywang-Köbrunner SH, Viehweg P, Heinig A, Küchler C. Contrast-enhanced MRI of the breast: accuracy, value, controversies, solutions. Eur J Radiol 1997; 24(2):94–108
80. Sinkus R, Siegmann K, Xydeas T, Tanter M, Claussen C, Fink M. MR elastography of breast lesions: understanding the solid/liquid duality can improve the specificity of contrast-enhanced MR mammography. Magn Reson Med 2007; 58(6):1135–1144
81. Siegmann KC, Xydeas T, Sinkus R, Kraemer B, Vogel U, Claussen CD. Diagnostic value of MR elastography in addition to contrast-enhanced MR imaging of the breast-initial clinical results. Eur Radiol 2010; 20(2):318–325
82. Doblas S, Garteinser P, Haddad N et al. Magnetic resonance elastography measurements of viscosity: a novel biomarker for human hepatic tumor malignancy? Proc of 19th Ann Meet of ISMRM. 2011:389.
83. Daire J, Sinkus R, Wagner M, Haddad N, Vilgrain V, Beers B. Is shear viscosity a sign for malignancy in liver tumours? Proc of 18th Ann Meet of ISMRM. 2010:4658.
84. Jamin Y, Boult JK, Li J et al. Exploring the biomechanical properties of brain malignancies and their pathologic determinants in vivo with magnetic resonance elastography. Cancer Res 2015; 75(7):1216–1224
85. Simon M, Guo J, Papazoglou S et al. Non-invasive characterization of intracranial tumors by magnetic resonance elastography. New J Phys 2013; 15:1–15
86. Pepin KM, Chen J, Glaser KJ et al. MR elastography derived shear stiffness—a new imaging biomarker for the assessment of early tumor response to chemotherapy. Magn Reson Med 2014; 71(5):1834–1840
87. Li J, Jamin Y, Boult JKR et al. Tumour biomechanical response to the vascular disrupting agent ZD6126 in vivo assessed by magnetic resonance elastography. Br J Cancer 2014; 110(7):1727–1732
88. Chen J, Woodrum DA, Glaser KJ, Murphy MC, Gorny K, Ehman R. Assessment of in vivo laser ablation using MR elastography with an inertial driver. Magn Reson Med 2014; 72(1):59–67
89. Corbin N, Vappou J, Breton E et al. Interventional MR elastography for MRIguided percutaneous procedures. Magn Reson Med 2016; 75(3):1110–1118
90. Murphy MC, Huston J III, Glaser KJ et al. Preoperative assessment of meningioma stiffness using magnetic resonance elastography. J Neurosurg 2013; 118(3):643–648
91. McKnight AL, Kugel JL, Rossman PJ, Manduca A, Hartmann LC, Ehman RL. MR elastography of breast cancer: preliminary results. AJR Am J Roentgenol 2002; 178(6):1411–1417
92. Krouskop TA, Wheeler TM, Kallel F, Garra BS, Hall T. Elastic moduli of breast and prostate tissues under compression. Ultrason Imaging 1998; 20(4):260–274
93. Barr RG, Zhang Z. Effects of precompression on elasticity imaging of the breast: development of a clinically useful semiquantitative method of precompression assessment. J Ultrasound Med 2012; 31(6):895–902
94. Chen J, Brandt K, Ghosh K et al. Noncompressive MR elastography of breasts. Paper presented at 21st Annual Meeting of the International Society for Magnetic Resonance in Medicine; April 20–26, 2013; Salt Lake City, UT
95. Arani A, Plewes D, Chopra R. Transurethral prostate magnetic resonance elastography: prospective imaging requirements. Magn Reson Med 2011; 65(2):340–349
96. Arani A, Da Rosa M, Ramsay E, Plewes DB, Haider MA, Chopra R. Incorporating endorectal MR elastography into multi-parametric MRI for prostate cancer imaging: initial feasibility in volunteers. J Magn Reson Imaging 2013; 38(5):1251–1260
97. Mariappan YK, Glaser KJ, Hubmayr RD, Manduca A, Ehman RL, McGee KP. MR elastography of human lung parenchyma: technical

development, theoretical modeling and in vivo validation. J Magn Reson Imaging 2011; 33(6):1351–1361
98. Dzyubak B, Mariappan Y, Glaser J, Venkatesh S, Ehman R. Evaluation of spinecho based sequences for MR Elastography of liver with iron overload. Proc of 23th Ann Meet ISMRM. 2015:1908.
99. Mariappan YK, Glaser KJ, Levin DL et al. Estimation of the absolute shear stiffness of human lung parenchyma using (1) H spin echo, echo planar MR elastography. J Magn Reson Imaging 2014; 40(5):1230–1237
100. Jenkyn TR, Ehman RL, An KN. Noninvasive muscle tension measurement using the novel technique of magnetic resonance elastography (MRE). J Biomech 2003; 36(12):1917–1921
101. Ringleb SI, Bensamoun SF, Chen Q, Manduca A, An KN, Ehman RL. Applications of magnetic resonance elastography to healthy and pathologic skeletal muscle. J Magn Reson Imaging 2007; 25(2):301–309
102. Bensamoun SF, Ringleb SI, Littrell L et al. Determination of thigh muscle stiffness using magnetic resonance elastography. J Magn Reson Imaging 2006; 23(2):242–247
103. Papazoglou S, Rump J, Braun J, Sack I. Shear wave group velocity inversion in MR elastography of human skeletal muscle. Magn Reson Med 2006; 56(3):489–497
104. Dresner MA, Rose GH, Rossman PJ, Muthupillai R, Manduca A, Ehman RL. Magnetic resonance elastography of skeletal muscle. J Magn Reson Imaging 2001; 13(2):269–276
105. Klatt D, Papazoglou S, Braun J, Sack I. Viscoelasticity-based MR elastography of skeletal muscle. Phys Med Biol 2010; 55(21):6445–6459
106. Basford JR, Jenkyn TR, An KN, Ehman RL, Heers G, Kaufman KR. Evaluation of healthy and diseased muscle with magnetic resonance elastography. Arch Phys Med Rehabil 2002; 83(11):1530–1536
107. Ringleb S, Kaufman K, Basford J, et al. Magnetic resonance elastography: a noninvasive method to differentiate between healthy and pathologic muscle stiffness. Paper presented at the 30th Annual Meeting of American Society of Biomechics; Sept. 6–9, 2006; Blacksburg, VA
108. McCullough MB, Domire ZJ, Reed AM et al. Evaluation of muscles affected by myositis using magnetic resonance elastography. Muscle Nerve 2011; 43(4):585–590
109. Hobbie RJ, Wikswo JP. Intermediate physics for medicine and biology. 1st ed. New York, NY: John Wiley & Sons, 1988:6–12
110. Warner L, Yin M, Glaser KJ et al. Noninvasive in vivo assessment of renal tissue elasticity during graded renal ischemia using MR elastography. Invest Radiol 2011; 46(8):509–514
111. Streitberger KJ, Guo J, Tzschätzsch H et al. High-resolution mechanical imaging of the kidney. J Biomech 2014; 47(3):639–644
112. Lee CU, Glockner JF, Glaser KJ et al. MR elastography in renal transplant patients and correlation with renal allograft biopsy: a feasibility study. Acad Radiol 2012; 19(7):834–841
113. Sack I, Rump J, Elgeti T, Samani A, Braun J. MR elastography of the human heart: noninvasive assessment of myocardial elasticity changes by shear wave amplitude variations. Magn Reson Med 2009; 61(3):668–677
114. Elgeti T, Beling M, Hamm B, Braun J, Sack I. Cardiac magnetic resonance elastography: toward the diagnosis of abnormal myocardial relaxation. Invest Radiol 2010; 45(12):782–787
115. Elgeti T, Knebel F, Hättasch R, Hamm B, Braun J, Sack I. Shear-wave amplitudes measured with cardiac MR elastography for diagnosis of diastolic dysfunction. Radiology 2014; 271(3):681–687
116. Kolipaka A, Araoz PA, MCGee KP, Manduca A, Ehman RL. In vivo cardiac MR elastography in a single breath hold. Paper presented at the 18th Annual Meeting of the International Society for Magnetic Resonance in Medicine; May 1–7, 2010; Stockholm, Sweden
117. Robert B, Sinkus R, Gennisson JL, Fink M. Application of DENSE-MR-elastography to the human heart. Magn Reson Med 2009; 62(5):1155–1163
118. Kolipaka A, Araoz PA, McGee KP, Manduca A, Ehman RL. Magnetic resonance elastography as a method for the assessment of effective myocardial stiffness throughout the cardiac cycle. Magn Reson Med 2010; 64(3):862–870
119. Elgeti T, Rump J, Hamhaber U et al. Cardiac magnetic resonance elastography. Initial results. Invest Radiol 2008; 43(11):762–772

13 Aplicações Futuras para Elastografia

David O. Cosgrove

13.1 Introdução

As novas aplicações para a elastografia podem ser agrupadas naqueles contingentes de avanços da tecnologia e naqueles associados a aplicações clínicas ainda não desenvolvidas: as duas categorias estão interligadas. Uma vez que as comparações entre imagens pré e pós-distorções sejam a essência da elastografia por compressão, qualquer técnica de investigação por imagens pode ser usada para esta abordagem, incluindo a ressonância magnética (MRI) (Capítulo 12) e as técnicas ópticas, notadamente a tomografia computadorizada de coerência óptica (OCT) e os métodos optoacústicos. Para a elastografia com ondas de cisalhamento, estão sendo explorados novos meios de criar impulsos de força de radiação acústica e de medir a velocidade dessas ondas.

13.2 Métodos de Ultrassonografia

Uma aplicação que exige compressão lenta é a poroelastografia, em que o fluxo de fluido intersticial sob compressão, que ocorre durante vários segundos, é medido. A analogia clínica é a demonstração de um edema depressível, por exemplo, no tornozelo, demonstrado pela compressão suave e sustentada do dedo e depois pela palpação da depressão resultante da pele. O problema foi modelado matematicamente.[1,2] Uma aplicação de ultrassonografia foi descrita em rins transplantados, em que a compressão uniforme da sonda e o relaxamento foram aplicados em ciclos de três segundos, usando-se rastreamento de salpicos para avaliar a distorção resultante.[3] Diferenças significativas foram obtidas nos tempos de relaxamento, comparadas aos escores de Banff indicando diferenças em edemas.

Novos meios de deslocar os tecidos sob exame incluem o envio simultâneo de vários impulsos de força de radiação acústica (ARFIs) de diferentes partes da matriz. Conhecida como elastografia *comb push,* esta técnica permite índices mais altos de estrutura que aqueles atingidos por um único pulso de impulso. A sobreposição de várias ondas de cisalhamento leva a padrões de interferência que podem revelar novas propriedades dos tecidos.[4]

Atualmente, assume-se que as ondas de cisalhamento produzidas pelos pulsos de impulso convencionais dos ARFIs viajam a uma velocidade única, que é usada para avaliar rigidez tecidual. Mas isto é uma simplificação. Na verdade, essas ondas ocupam uma faixa de frequências de cerca de 50 a 500 Hz. Aquelas de frequências mais altas viajam mais rápido que as de frequência mais baixa (diferentemente de um som audível de compressão na mesma velocidade). Esse fenômeno, conhecido como dispersão, parece resultar de propriedades do componente viscoso do tecido. A compreensão de como o sistema de ondas de cisalhamento de cada fabricante lida com essa dispersão poderia levar a aperfeiçoamentos na extensão da leitura, em razão da consistência melhorada nesses sistemas.[5] Uma estimativa da dispersão mostrou, em estudos animais e humanos *ex vivo,* permitir o diagnóstico do volume de gordura no fígado e pode fornecer informações sobre o grau de esteatose, que é um problema clínico de grande porte.[6]

O conceito de aproveitamento das ondas de cisalhamento geradas em todo o nosso corpo por movimentos cardiovasculares nativos é tema de pesquisa ativa.[7] O desafio é detectar essas ondas de baixa amplitude a partir do ruído e decifrar os padrões de interferência complexos produzidos quando elas se sobrepõem. Isto poderia abrir o caminho para uma faixa mais ampla de estimativas de velocidade dessas ondas.

13.3 Métodos Ópticos

A tomografia de coerência óptica (OCT) é uma técnica poderosa para investigação de estruturas superficiais por imagens, como a pele e os olhos usando luz a *laser* em comprimentos de onda visíveis e uma técnica sensível à fase para produzir tomogramas com resolução de submícrons. Ela se tornou a técnica padrão para exame da retina e das camadas por baixo da retina em oftalmologia e pode ser adaptada como método elastográfico por compressão ao comparar varreduras por OCT obtidas antes e depois da aplicação de uma pequena força de distorção; por exemplo, à córnea por um "jato" de ar (como usado para medir a pressão intraocular no glaucoma).[8] Uma aplicação potencial importante é o caso de ceratocone, em que a córnea amolece e se projeta para frente. Os portadores sofrem alterações progressivas em sua refração e podem receber tratamento a *laser,* que tem o efeito desastroso de enfraquecer mais ainda a córnea.[9]

A elastografia de coerência óptica foi desenvolvida para avaliar as propriedades mecânicas da pele em tumores e queimaduras.[10,11] Estudos fantasma e clínicos foram realizados por meio de uma sonda com membrana transparente para entrar em contato com a pele e aplicação de uma força de distorção (que podia ser manual, em um dispositivo manual, ou automática, por meio de um cristal piezoelétrico). O uso de uma placa de sensor de tensão transparente, Elastosil, com 1 mm de espessura entre a sonda e a pele para medir a tensão aplicada permite estimativas quantitativas da elasticidade da pele. As imagens do estudo clínico apresentam contraste de tensão surpreendentemente alto em resolução submilimétrica. Se sensores de tensão similares puderem ser incorporados nos transdutores de ultrassom, a elastografia quantitativa por ultrassonografia de tensão poderá tornar-se possível.

13.4 Métodos Optoacústicos

Quando um feixe de luz consistente atravessa ou tem dispersão retrógrada de um material que sofre vibração mecânica, o movimento do material perturba o feixe de luz e altera o padrão a *laser* do salpico. Uma câmera de frente para o *laser* detecta a redução no contraste a *laser* desse salpico. Este efeito pode ser aproveitado para sentir a chegada de uma onda de cisalhamento, formando um sistema de detecção alternativo à ultrassonografia, com a vantagem de melhor sensibilidade que aquela oferecida pela ultrassonografia.

A abordagem foi desenvolvida em um sistema experimental de ondas de cisalhamento em que um ou mais pulsos do ARFI são direcionados a um objeto-teste, e o tempo de excursão (*time-of-flight*) da onda é medido oticamente com grande precisão.[12] No sistema experimental, a câmera vigia a redução transitória no contraste a *laser* do salpico, enquanto um pulso do ARFI é enviado para o material com alguma distância de um lado; o reposicionamento do pulso do ARFI pode ser usado para medir a velocidade da onda de cisalhamento. Tanto os modelos teóricos quanto a simulação foram desenvolvidos para o sistema. Como todos os sistemas ópticos, ele tem limitação profunda e, mesmo usando os comprimentos de onda mais longos da luz infravermelha, apenas 20 a 30 mm de penetração podem ser atingidos, de modo que o uso clínico estaria limitado às estruturas próximas às sondas, como pequenas partes e aplicações endoscópicas.

13.5 Novas Aplicações Clínicas

Há várias aplicações clínicas sendo exploradas, mas ainda não na prática clínica. A literatura sobre as aplicações mais promissoras está resumida a seguir.

13.5.1 Obstetrícia e Ginecologia

Uma das aplicações clínicas possíveis e mais desafiadora é a avaliação do amolecimento do colo uterino antes do parto na gravidez tardia (▶ Fig. 13.1). No processo normal, assim como no encurtamento cervical, o colo uterino se torna menos rígido, o que permite a dilatação cervical para a passagem da cabeça do bebê pelo canal de parto. Essas alterações são avaliadas de modo convencional por uma combinação de ultrassom transvaginal e palpação manual; essas ações formam a base para o escore de Bishop que é usado na tomada de decisão obstétrica. Se esse amadurecimento ocorrer mais cedo, o parto prematuro será o mais provável, com consequências devastadoras para o neonato.

As tentativas de se usar a elastografia por compressão não foram bem-sucedidas, provavelmente por causa da estrutura complexa do colo uterino, com camadas entrelaçadas de tecido fibroso e músculo liso, e a dificuldade de aplicar a força necessária de maneira uniforme.[13] A abordagem por ondas de cisalhamento parece mais promissora, embora isto possa precisar do desenvolvimento de transdutores pequenos especiais que possam ser aplicados diretamente à superfície posterior do colo uterino pelo fórnix posterior.[14]

Outra aplicação obstétrica promissora são as gestações ectópicas, em que massas suspeitas dos anexos, comprovadamente ectópicas, mostraram rigidez aumentada na elastografia por compressão (denominado *sinal do olho azul*).[15] Isto se tornou confiável independentemente do nível da β-HCG (gonadotropina beta coriônica humana) ou das características da ultrassonografia convencional.

A rigidez de massas ovarianas predominantemente císticas foi estudada em um pequeno grupo de pacientes (26), usando-se a elastografia por compressão transvaginal e um sistema de classificação subjetivo.[16] A maioria das lesões mostrou o padrão misto sugestivo de cistos simples, mas três das massas continham regiões mais rígidas, e estas corresponderam a carcinomas, confirmados por histologia. O método poderia ser um adjunto útil à abordagem transvaginal convencional, quando o diagnóstico de câncer de ovário fosse cogitado.

Na elastografia por compressão, descobriu-se que os ovários policísticos (SOP) são mais rígidos que os normais, em um estudo de 48 pacientes, comparado a um número igual de voluntárias sadias,[16] e as correlações entre observadores foram excelentes. A medição da rigidez ovariana merece mais investigação como forma de melhorar o diagnóstico de SOP em conjunto com a aparência e volume dos ovários.

Um estudo piloto de mais de 200 mulheres (algumas normais e outras com várias doenças uterinas), usando a elastografia por compressão transvaginal, demonstrou que o miométrio normal tinha aparência uniforme e rígida, diferente da aparência serosa que apresentava padrão laminar.[17] Descobriu-se também que os leiomiomas (56 casos confirmados na histologia ou RM) mostravam rigidez uniforme, embora um pouco mais rígidos que o miométrio normal (▶ Fig. 13.2). A adenomiomatose (11 casos confirmados por RM) era mais mole que o miométrio, com padrão e margens irregulares. Alguns artefatos cujo reconhecimento é importante foram esclarecidos no estudo, assim como a necessidade de praticar para se obterem resultados passíveis de serem repetidos.

Em um relatório de caso de mulheres, uma com leiomiossarcoma, comparada a outra com leiomioma simples (fibroide), foi descoberto que a malignidade era mais rígida na elastografia por compressão e de ondas de cisalhamento, ambas realizadas pelo método do ARFI.[18] O leiomiossarcoma também mostrou mais heterogeneidade de rigidez em toda a lesão. São necessários estudos mais amplos.

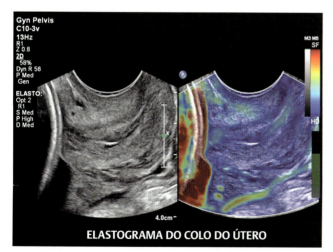

Fig. 13.1 Colo uterino. Parte da cabeça fetal rígida (codificação em vermelho) pode ser visualizada à esquerda nesse elastograma por compressão obtido com sonda transvaginal. O endocérvix se mostra levemente mais rígido que a porção muscular, indicando que não houve progresso do amadurecimento. (Cortesia do Doutor John McQuarry, Philips Medical Systems, Bothel, Washington.)

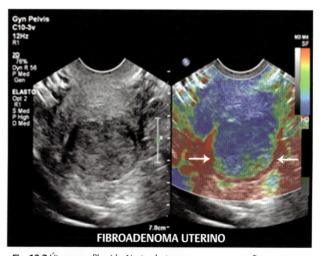

Fig. 13.2 Útero com fibroide. Neste elastograma por compressão transvaginal do útero, o miométrio apresenta aparência uniforme mais rígida com o fibroide do fundo (*setas*) mais rígido e razoavelmente heterogêneo. (Cortesia do Doutor John MacQuarry, Philips Medical System, Bothel, WA.)

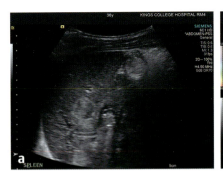 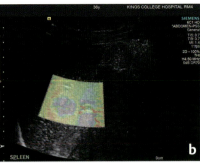

Fig. 13.3 Abscesso esplênico. Um paciente com 36 anos chegou do Oriente Médio e apresentou-se com febre e dor no quadrante superior esquerdo. A varredura pelo modo B (**a**) mostrou massa esplênica bem definida, de aparência sólida e heterogênea. Na elastografia por compressão por ARFI foi descoberto tratar-se de uma rigidez mista de média para suave (verde a malva) em comparação ao baço ao redor, que se mostrou um pouco heterogêneo. A massa provou ser um abscesso bacteriano, captado na fase de pré-liquefação. (Cortesia do Prof. Paul Sidhu, King's College Hospital, London, UK.)

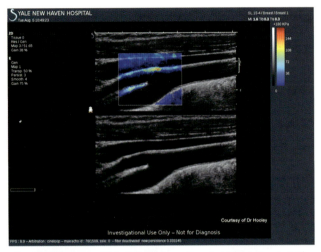

Fig. 13.4 Placa na carótida. Esta pequena placa ateromatosa é mais rígida que a artéria ao redor na elastografia por ondas de cisalhamento, sugerindo ser estável.

13.5.2 Baço

As propriedades mecânicas do baço são afetadas pelas alterações hemodinâmicas que ocorrem na hipertensão portal, e isto foi proposto como alternativa para avaliação do próprio fígado, especialmente quando essa avaliação for difícil pelo fato de o órgão estar muito danificado e heterogêneo (▶ Fig. 13.3). Em um estudo com 123 pacientes com vários graus de fibrose e cirrose hepáticas (atribuíveis principalmente à hepatite C, usando o sistema SuperSonic [SSI] de elastografia por ondas de cisalhamento de investigação por imagens [Aixplorer, SuperSonic Imagine]), a rigidez do baço se mostrou maior que a do fígado em todos os graus.[19] Recomenda-se um valor de corte de 23 kPa (cf., 11 kPa para o fígado normal) entre fibroses hepáticas leve e intensa. Um índice alto de massa corporal (IMC) e um baço pequeno foram associados a medições esplênicas falhas, que foram mais comuns que as medições hepáticas falhas.

Pacientes com atresia biliar foram estudados após o procedimento de Kasai usando a abordagem de ARFI (Quantificação com Toque Virtual [VTq], Siemens) e descobriu-se que a rigidez esplênica se correlaciona com o desenvolvimento da hipertensão portal e que é possível prognosticar a necessidade de transplante de fígado, usando-se um limiar de 2,55 m/s.[20] A combinação dos valores de rigidez do fígado e do baço melhorou o valor prognóstico.

A elastografia por compressão transitória (TSE, FibroScan, Echosens) e a elastografia por ondas de cisalhamento (SSI, Aixplorer, SuperSonic Imagine) foram comparadas em um estudo prospectivo bem conduzido de 79 pacientes a várias doenças hepáticas difusas em grau avançado.[21] Uma descoberta surpreendente foi o elevado índice de falha da TSE (58% em comparação a 3% para SSI SWE), atribuível à ascite, o que é uma limitação reconhecida do empurrão mecânico usado pelo FibroScan. Entretanto, embora as medições do fígado tenham sido úteis no prognóstico de hipertensão portal nesses pacientes cirróticos, a rigidez do baço foi menos útil, embora a combinação fosse a mais forte.

13.5.3 Neuroectoderma

O cérebro poderia parecer uma escolha improvável de órgão para a elastografia por ultrassonografia, mas o mapeamento da rigidez aumentada de tumores cerebrais para orientar a operação do cérebro é muito interessante para os cirurgiões, o que levou ao desenvolvimento de métodos intraoperatórios.[22] Os meningiomas são mais rígidos que os gliomas.

Outro órgão cujas propriedades mecânicas podem ser estudadas com ultrassonografia (assim como com OCT) é o olho. Num estudo de 14 olhos cegos por causa de glaucoma, a elastografia por compressão foi usada para avaliar a rigidez do nervo óptico e da gordura retrobulbar.[23] A vibração foi aplicada via as pálpebras fechadas e os mapas de tensão desenvolvidos, dos quais as proporções nervo/gordura foram calculadas. As aplicações sugeridas incluem tumores, inflamação e alterações autoimunes, como ocorre na exoftalmia da síndrome de Graves. Embora a elastografia por compressão seja provavelmente segura nos olhos, os impulsos de pulso usados na elastografia por ARFI são superiores ao limite estabelecido nas recomendações da Food and Drug Administration (FDA) para potência acústica no olho, de modo que tais estudos podem ser imprudentes, embora já tenham sido usados em caráter experimental no ceratocone, onde foram capazes de monitorar melhorias na rigidez da córnea após terapia de ligação cruzada.[24]

13.5.4 Sistema Vascular

A conformidade das paredes arterial e venosa é um tópico importante em hipertensão e na seleção de vasos para enxertia e formação de fístula arteriovenosa de diálise, e pode ser medida por meio da elastografia com ultrassonografia. Até agora, ela permanece como ferramenta de pesquisa, mas implementações mais simples poderão levar ao uso clínico mais amplo.

A elastografia por ondas de cisalhamento tem sido usada para avaliação de placas nas artérias carótidas e aqui, como em muitas aplicações musculoesqueléticas, o tecido mais mole é o doente. A placa mole, graças a seu conteúdo líquido abundante, é mais vulnerável à ruptura e, assim, está associada a risco maior de derrame, usando-se sistemas experimental e comercial de investigação por imagens (▶ Fig. 13.4).[26,27] O fato de tais estruturas tão pequenas poderem ser avaliadas qualitativamente quanto à rigidez é um tributo à sofisticação da tecnologia.

Aplicações Futuras para Elastografia

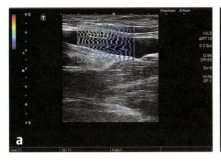
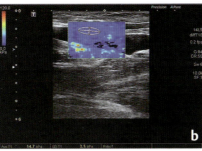

Fig. 13.5 Trombo. Após inserção de um PICC (Cateter Venoso Central de Inserção Periférica), o paciente manifestou sensação de volume no braço esquerdo. O ultrassom de módulo B mostrou veia subclávia dilatada sem sinais em seu interior no Doppler. A elastografia por ondas de cisalhamento mostrou tecido rígido, indicando que o trombo passou por organização. (**a**) Demonstração da propagação da onda, que pode ser usada como indicador de qualidade. A rigidez é mostrada em (**b**) com média de 14,7 kPa.

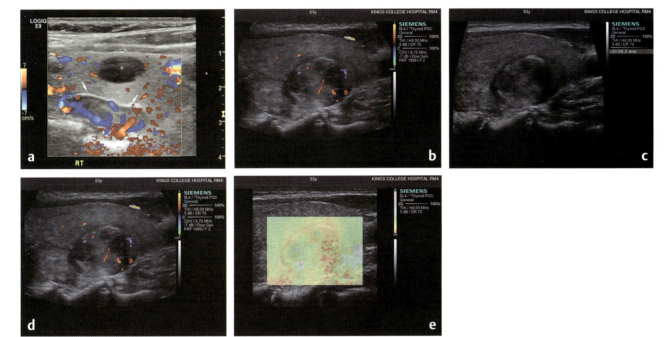

Fig. 13.6 Glândula parótida. Um nódulo hipervascular encapsulado (*setas* em **a**) repousando profundamente no polo inferior do lobo direito da tireoide é visualizado neste paciente com hipercalcemia; na elastografia por compressão (**b**) ele apresentou sinais intermediários, talvez levemente menos rígidos que a tireoide adjacente. Sua cápsula é mostrada como uma região rígida (azul), mantendo sua natureza fibroide. Existe também um cisto incidental da tireoide (*asterisco* em **a**) que mostrou o artefato azul-verde-vermelho típico fornecido pelo fluido. O nódulo de 15 mm com endentação na superfície posterior do lobo direito da glândula da tireoide em (**c**) apresentou textura heterogênea e moderadamente vascular no Doppler (**d**). Na elastografia por compressão (**e**), ele tinha padrão misto, com regiões rígidas extensas (codificadas em vermelho), o que é inesperado para um adenoma paratireóideo simples. O nódulo comprovou ser um carcinoma paratireóideo na biópsia, com excisão subsequente. ([a, b] Cortesia do Doutor Chris Harvey, Hammersmith Hospital, Imperial College, London. [c, d, e] Cortesia do Prof. Paul Sidhu, King's College Hospital, London, UK.)

A rigidez de um trombo venoso se altera à medida que ele se desenvolve: inicialmente, o trombo é muito mole, mas se a fibrose ocorrer à medida que ele amadurece, ele enrijece, e as medições poderão ser úteis para se estimar a idade de um trombo[28] (▶ Fig. 13.5). Podem ser usadas as abordagens por compressão ou ondas de cisalhamento.

13.5.5 Diversos

A tireoide tem sido extensivamente estudada por elastografia, na tentativa de reduzir o alto e desnecessário índice de biópsia para nódulos dessa glândula (Capítulo 8), mas seu uso em nódulos paratireóideos é menos bem explorado.[29] Entretanto, esta poderia ser uma aplicação útil, pois esses nódulos são tipicamente mais suaves que aqueles da tireoide. A elastografia poderia confirmar o diagnóstico de casos difíceis, por exemplo, para nódulos paratireóideos intratireoides (▶ Fig. 13.6). Ela também poderia alertar os médicos para a presença de um carcinoma paratireóideo raro.

As glândulas salivares (parótida e submandibular) foram estudadas na síndrome de Sjögren;[30] as glândulas normais poderiam ser completamente separadas daquelas com inflamação crônica e os escores de tensão bem correlacionados com os escores do módulo B, embora não tenha ficado claro se a elastografia ofereceria uma vantagem.

A rigidez da parede da bexiga é um fator importante na bexiga instável que é causa da incontinência de esforço; tentativas de medir essa rigidez por elastografia parecem promissoras (▶ Fig. 13.7).[31]

O desenvolvimento de úlceras de pressão pode ser prognosticado pelo desenvolvimento de áreas mais rígidas nas camadas mais profundas do tecido subcutâneo isquêmico, antes que o dano à superfície possa ser visível.[32]

Existe certo relacionamento entre o potencial para estimativas de rigidez nos turbinados nasais, cujos turbinados inferiores são acessíveis ao ultrassom.[33] O edema nasal não afetou os resultados em voluntários sadios. Aqui, o interesse clínico está em comprovar uma avaliação quantitativa dos resultados da cirurgia.

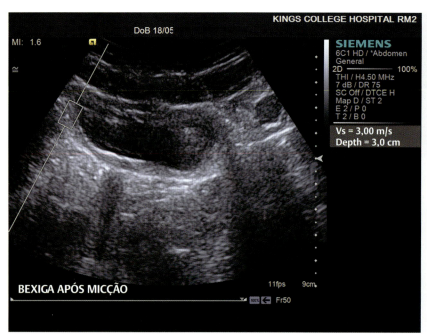

Fig. 13.7 Parede da bexiga. Neste paciente com bexiga superativa, a parede após micção mostra velocidade de onda de cisalhamento com ARFI de 3 m/s, coerente com um aumento na rigidez que poderia significar tônus muscular aumentado ou fibrose.

O monitoramento dos efeitos da terapia intersticial é um papel em potencial para a elastografia por ondas de cisalhamento, especialmente no fígado, usando-se técnicas térmicas, como ultrassom focalizado de alta intensidade (HIFU). O tecido coagulado é mais rígido que o normal, e a velocidade da onda de cisalhamento mais alta que produz pode ser demonstrada com SWE. Isto poderá formar uma alternativa prática ao ultrassom com realce por meios de contraste para monitorar ablações intersticiais.[34]

13.6 Conclusão

Novas técnicas e aplicações para a elastografia são promissoras e poderão ter um impacto clínico muito significativo.

Referências

1. Righetti R, Srinivasan S, Kumar AT, Ophir J, Krouskop TA. Assessing image quality in effective Poisson's ratio elastography and poroelastography: I. Phys Med Biol 2007; 52(5):1303–1320
2. Righetti R, Ophir J, Kumar AT, Krouskop TA. Assessing image quality in effective Poisson's ratio elastography and poroelastography: II. Phys Med Biol 2007; 52(5):1321–1333
3. Gao J, Hentel K, Kazam J, Min R. Ultrasound strain relaxation time ratio: a quantitative marker for the assessment of cortical inflammation/edema in renal allografts. Ultraschall Med 2015; 41:112
4. Song P, Zhao H, Manduca A, Urban MW, Greenleaf JF, Chen S. Comb-push ultrasound shear elastography (CUSE): a novel method for two-dimensional shear elasticity imaging of soft tissues. IEEE Trans Med Imaging 2012; 31(9):1821–1832
5. http://qibawiki.rsna.org/index.php?title=Ultrasound_SWS_Biomarker_Ctte. 2015. Acessado em 13 de Maio, 2015.
6. Barry CT, Mills B, Hah Z et al. Shear wave dispersion measures liver steatosis. Ultrasound Med Biol 2012; 38(2):175–182
7. Brum J, Catheline S, Benech N, Negreira C. Quantitative shear elasticity imaging from a complex elastic wavefield in soft solids with application to passive elastography. IEEE Trans Ultrason Ferroelectr Freq Control 2015; 62(4):673–685
8. Schmitt J. OCT elastography: imaging microscopic deformation and strain of tissue. Opt Express 1998; 3(6):199–211
9. Ford MR, Dupps WJ Jr, Rollins AM, Roy AS, Hu Z. Method for optical coherence elastography of the cornea. J Biomed Opt 2011; 16(1):016005
10. Wang RK, Sampson DD, Boppart SA, Kennedy BF. Special section guest editorial: optical elastography and measurement of tissue biomechanics. J Biomed Opt 2013; 18(12):121501
11. Es'haghian S, Kennedy KM, Gong P, Sampson DD, McLaughlin RA, Kennedy BF. Optical palpation in vivo: imaging human skin lesions using mechanical contrast. J Biomed Opt 2015; 20(1):16013
12. Cheng Y, Li S, Eckersley RJ, Elson DS, Tang MX. Detecting tissue optical and mechanical properties with an ultrasound modulated optical imaging system in reflection detection geometry. Biomed Opt Express 2015; 6(1):63–71
13. Myers KM, Feltovich H, Mazza E et al. The mechanical role of the cervix in pregnancy. J Biomech 2015; 48(9):1511–1523
14. Feltovich H, Hall TJ, Berghella V. Beyond cervical length: emerging technologies for assessing the pregnant cervix. Am J Obstet Gynecol 2012; 207(5):345–354
15. Gazhonova VCS, Zubarev A. Real-time sonoelastography improved early detection of ectopic pregnancy. Paper presented at the European Congress of Radiology (ECR); March 4–8, 2010; Vienna, Austria
16. Ciledag N, Arda K, Aktas E, Aribas BK. A pilot study on real-time transvaginal ultrasonographic elastography of cystic ovarian lesions. Indian J Med Res 2013; 137(6):1089–1092
17. Stoelinga B, Hehenkamp WJ, Brölmann HA, Huirne JA. Real-time elastography for assessment of uterine disorders. Ultrasound Obstet Gynecol 2014; 43(2):218–226
18. Furukawa S, Soeda S, Watanabe T, Nishiyama H, Fujimori K. The measurement of stiffness of uterine smooth muscle tumor by elastography. Springerplus 2014; 3:294
19. Grgurevic I, Puljiz Z, Brnic D et al. Liver and spleen stiffness and their ratio assessed by real-time two dimensional–shear wave elastography in patients with liver fibrosis and cirrhosis due to chronic viral hepatitis. Eur Radiol 2015; 25(11):3214–3221
20. Uchida H, Sakamoto S, Kobayashi M et al. The degree of spleen stiffness measured on acoustic radiation force impulse elastography predicts the severity of portal hypertension in patients with biliary atresia after portoenterostomy. J Pediatr Surg 2015; 50(4):559–564
21. Elkrief L, Rautou PE, Ronot M et al. Prospective comparison of spleen and liver stiffness by using shear-wave and transient elastography for detection of portal hypertension in cirrhosis. Radiology 2015; 275(2):589–598
22. Chauvet D, Imbault M, Capelle L et al. In vivo measurement of brain tumor elasticity using intraoperative shear wave elastography. Ultraschall Med 2015 April 15[E-pub ahead of print]
23. Vural M, Acar D, Toprak U et al. The evaluation of the retrobulbar orbital fat tissue and optic nerve with strain ratio elastography. Med Ultrasound 2015; 17(1):45–48
24. Urs R, Lloyd HO, Silverman RH. Acoustic radiation force for noninvasive evaluation of corneal biomechanical changes induced by cross-linking therapy. J Ultrasound Med 2014; 33(8):1417–1426

25. Biswas R, Patel P, Park DW et al. Venous elastography: validation of a novel high-resolution ultrasound method for measuring vein compliance using finite element analysis. Semin Dial 2010; 23(1):105–109
26. Ribbers H, Lopata RG, Holewijn S, Pasterkamp G, Blankensteijn JD, de Korte CL. Noninvasive two-dimensional strain imaging of arteries: validation in phantoms and preliminary experience in carotid arteries in vivo. Ultrasound Med Biol 2007; 33(4):530–540
27. Ramnarine KV, Garrard JW, Kanber B, Nduwayo S, Hartshorne TC, Robinson TG. Shear wave elastography imaging of carotid plaques: feasible, reproducible and of clinical potential. Cardiovasc Ultrasound 2014; 12:49
28. Wang C, Wang L, Zhang Y, Chen M. A novel approach for assessing the progression of deep venous thrombosis by area of venous thrombus in ultrasonic elastography. Clin Appl Thromb Hemost 2014; 20(3):311–317
29. Ünlütürk U, Erdoğan MF, Demir O, Culha C, Güllü S, Başkal N. The role of ultrasound elastography in preoperative localization of parathyroid lesions: a new assisting method to preoperative parathyroid ultrasonography. Clin Endocrinol (Oxf) 2012; 76(4):492–498
30. Iagnocco A, Iorgoveanu V, Priori R. Involvement of salivary glands in primary Sjögren's syndrome: elastographic assessment and correlations with ultrasonographic findings. Ann Rheum Dis 2014; 73(2):474–475
31. Ying H, Da L, Luo J et al. Quantitative assessment of bladder neck compliance by using transvaginal real-time elastography of women. Ultrasound Med Biol 2013; 39(10):1727–1734
32. Deprez JF, Brusseau E, Fromageau J, Cloutier G, Basset O. On the potential of ultrasound elastography for pressure ulcer early detection. Med Phys 2011; 38(4):1943–1950
33. Kismali E, Göde S, Turhal G, O Öztürk K, Raşit M. A new insight for evaluation of the inferior turbinate with ultrasound elastography. J Ultrasound Med 2015; 34(5):777–782
34. Hoyt KPK, Rubens DJ. Sonoelastographic shear velocity imaging: experiments on tissue phantom and prostate. IEEE Ultrason Symp. 2006:1686–1689.

Índice Remissivo

Nota: Os números de página marcados em **negrito** ou em *itálico* indicam títulos ou figuras, respectivamente.

A

Adenocarcinoma
  na elastografia da próstata, *93*
  na elastografia do pâncreas, *120-121*
Adenocarcinoma ductal pancreático (PDAC), 119
Adenoma folicular na elastografia da tireoide, *77, 81, 83*
Adenomiomatose, 171
AE, *veja* Encefalomielite autoimune (AE)
Anatomia dos linfonodos cervicais, 102, *103*
Angiomiolipoma em elastografia renal, 126
Anisotropia em elastografia musculoesquelética, 129, *130*
ARFI, *veja* Impulso de força de radiação acústica (ARFI)
Artefato (s)
  azul-verde-vermelho, 15, *16, 50,* 50, 73, *73*
  de explosão, *23,* 23, 59, *62*
  deslizante, 15, *16, 50,* 50
  em elastografia por compressão, 15, *16-17, 49,* 49, *50-51,* 72, *73*
  na elastografia da mama
    com elastograma por compressão, *49,* 49, *50-51*
    com elastograma por ondas de cisalhamento, 59, *61-62*
  na elastografia da tireoide, 72, *73,* 80
  na elastografia por onda de cisalhamento, 22, *23,* 29, 59, *61-62,* 80
  na elastografia salivar, 146
  olho de boi, 15, *16,* 73, *73*
  padrão vermiforme, 15, *17,* 50, *51*
  sombreamento, *17,* 17
  Artefato azul-verde-vermelho
  em elastografia por compressão, 15, *16, 50,* 50
  na elastografia da mama, *50,* 50
  na elastografia da tireoide, *73, 73*
  Artefato com padrão vermiforme
  na elastografia da mama, 50, *51*
  na elastografia por compressão, 15, *17,* 50, *51*
Artefato de deslizamento
  em elastografia por compressão, 15, *16, 50,* 50
  na elastografia da mama, *50,* 50
  na elastografia salivar, 146
Artefato de explosão
  na elastografia da mama, 59, *62*
  na elastografia musculoesquelética, 132, *132*
  na elastografia por ondas de cisalhamento, *23,* 23
Artefato de olho de boi
  em elastografia por compressão, 15, *16, 49,* 49
  na elastografia da mama, *49,* 49
  na elastografia da tireoide, 73, *73*
Artefato de sombreamento em elastografia por compressão, *17,* **17**
Atresia biliar, 172

B

Biópsia hepática, 25

C

Câncer de próstata (PCa)
  diagnóstico, 87
  rastreio, 87
Carcinoma de células renais (RCC), *125,* 126
Carcinoma ductal em elastografia da mama, *49,* 64
Carcinoma hepatocelular (CHC), 25, *38, 41,* 159
Carcinoma papilar na elastografia da tireoide, *71,* 75, *83*
CHC, *veja* Carcinoma hepatocelular (CHC)
Cistadenocarcinoma na elastografia do pâncreas, *122*
Cisto ovariano, 171
Codificação de cores, 2
  na elastografia por compressão, 9, *9,* 10
  na elastografia das ondas de cisalhamento, *23,* 23
  falta de, como artefato, *23,* 23
Coração, elastografia de ressonância magnética do, 166
Curva de aprendizado, 1

D

DA, *veja* doença de Alzheimer (DA)
Dedo de gatilho, **135**
Diagnóstico de linfadenopatia
  distribuição vascular em, 101, *102*
  elastografia em, 102, *103-113*
  resistência vascular em, 101
  ultrassonografia Doppler em, 100, *102*
  ultrassonografia em modo B em, 100, *101*
Diagnóstico de linfadenopatia convencional, **100,** *101-102*
Disfunção salivar, 141
Doença de Alzheimer (DA), 162
Doença esteatótica não alcoólica (NAFLD), 25, **31**

E

ECI, *veja* Índice de contraste de elasticidade (ECI)
Elastografia, ver Elastografia de onda de cisalhamento (SWE), Elastografia por compressão (SE)
Elastografia arterial, 172, *172*
Elastografia cardiovascular, *172,* **172,** *173*
Elastografia cervical, 171, *171*
Elastografia *comb push,* 170
Elastografia da bexiga, 173, *174*
Elastografia da mama, 4
  artefato azul-verde-vermelho em, *50,* 50
  artefato com padrão vermiforme, 50, *51*
  artefato de explosão, 59, *62*
  artefato de olho de boi em, *49,* 49

artefatos em
  com elastografia por compressão, *49,* 49, *50-51*
  com elastografia por ondas de cisalhamento, 59, *61-62*
carcinoma ductal em, *49,* 64
compressão mínima e moderada/sistemas de vibração em, 46, *47-48*
diretrizes publicadas em, 63
elastografia bidimensional por ondas de cisalhamento em, 59
elastografia por compressão em, *12,* 44, *44, 45-57*
elastografia por ondas de cisalhamento em, *57,* 57, *58, 60-62*
elastografia tridimensional em, 64, *65*
escala de cores de 5 pontos em, 13, *14,* 53, *54*
exame em
  com elastografia por compressão, 45, *46-47*
  com elastografia por ondas de cisalhamento, 59, *60*
fibroadenoma em, 12, *13,* 51, *51, 53, 57-58*
grau do tumor em, 53, *53*
impulso de força de radiação acústica, 44, *49,* 49
interpretação de, 65, *66*
  com elastografia por compressão, 50, *51-53*
  com elastografia por ondas de cisalhamento, 59
lesões adjacentes em, 52, *53*
limitações em, 56, 63
mapa de fator de qualidade em, *63,* 63, 64
mapa(s) de confiança em, *63,* 63, *64*
mapas de cores em, 45
modo B em, 44, *45,* 51, *51-52*
posicionamento do paciente em, 44
pré-compressão em
  com elastografia de ondas de cisalhamento, 58, *58*
  com elastografia por compressão, 47, 48
razão de compressão em, 54, *55*
razão E / B em, 12, *13, 51,* 51, *52-53*
rigidez relativa da lesão em, *56,* 56, *57*
sensibilidade de, 52, *52*
sistemas sem compressão manual em, 46
técnica do transdutor em, 44, *44-45*
visão geral de, 43
Elastografia da próstata, 4, *97,* 97
  adenocarcinoma em, *93*
  biópsia vs., no diagnóstico, *95-96,* 96
  elastografia por compressão em, 89, *90-91*
  elastografia por ondas de cisalhamento em, 91, *92-94*
  hiperplasia prostática benigna em, 80
  interpretação de, 89, *90-91,* 91, *92-93*
  limitações em, 89, 92, *94*
  MRI vs., no diagnóstico, 97

Índice Remissivo

prostatectomia radical vs., no diagnóstico, *95*, 95
razões para, *88*, 88
Elastografia de coerência óptica, 170
Elastografia de ressonância magnética (MRE), 4
  bidimensional, 158
  caracterização de tumor em, 163, *164*
  cérebro, *161*, 161
  como biomarcador para resposta à quimioterapia, 164
  configurações padrão em, 158, *158*
  confundidores em, 161, 163, 165
  coração, 166
  de fibrose hepática, 158, 159, 166, *166*
  geração de ondas acústicas em, 158
  músculo, 165, *165*
  processamento em, 160, 162, 164
  pulmão, 165, *165*
  rim, 166
  tridimensional, 158
Elastografia de ressonância magnética como biomarcador para resposta à quimioterapia, 164
Elastografia de tireoide, 4, 173, *173*
  adenoma folicular em, *77*, *81*, *83*
  artefato de olho de boi em, 73, *73*
  artefato vermelho-verde-azul em, 73, *73*
  artefatos em, 80
    com elastografia por compressão, 72, *73*
  carcinoma folicular em, 75
  carcinoma papilar em, *71*, 75, *83*
  concordância interobservador em, 75
  desempenho diagnóstico de, 74, *76*
  desvantagens da elastografia por compressão em, 75, *76*
  elastografia bidimensional por ondas de cisalhamento em, 78
  elastografia por compressão (*strain*) em, 68, *69-71*, *73*, *76-77*
  elastografia por compressão (*strain*) vs. elastografia por ondas de cisalhamento em, 80, *82*
  elastografia por compressão *in vivo* usando a pulsação da artéria carótida em, 70, 75, *76-77*
  elastografia por ondas de cisalhamento em, 78, *79*, *81*
  elastografia qualitativa por compressão em, *69*, 69
  elastografia semiquantitativa por compressão em, 69, *71*
  elastografia tridimensional em, 82, *83*
  impulso de força de radiação acústica em, 79
  interpretação de 73, 75, *76-77*, 80, *81*
  limitações em, 72, *73*, 79
  modo de propagação das ondas de cisalhamento, 78, *79*
  modo de rigidez na onda de cisalhamento, 78, *79*
  modo de velocidade das ondas de cisalhamento, 78, *79*
  na doença difusa, 82
  precisão de, 74
  pré-compressão em, 72
  pré-configuração em, 80
  pulsações da artéria carótida e, 72

razão de compressão na elastografia em, 69, *71*, 75
técnica do transdutor em, 72, 75, 80
Elastografia do baço, **115**, *116*, **172**
Elastografia do cérebro, *161*, **161**, 172
Elastografia do pâncreas
  adenocarcinoma ductal pancreático e, 119, *120-121*
  doenças inflamatórias em, 118, *119*
  e prognóstico de fístula pancreática pós-operatória, 120, *122*
  elastografia por compressão em, 117
  elastografia por ondas de cisalhamento em, 117
  neoplasias císticas em, 120, *122*
  neoplasias sólidas em, *120-121*
  pâncreas sadio em, *118*
  pancreatite autoimune em, 119
  pancreatite em, 118, *119*
  tumores neuroendócrinos pancreáticos em, 120
Elastografia dos linfonodos, 5
  elastografia por compressão em, 102, *103-110*, *147*, 147, *148*
  elastografia por ondas de cisalhamento em, *111*, 111, *112-113*, *148*, 148, *149-151*
  em linfonodos profundos, 151, *153*
  impulso de força de radiação acústica em, *111*, 111, *148*, 148, *149-151*
  limitações em, 110, 112
  no diagnóstico de linfadenopatia, 102, *103-113*
  posicionamento do paciente em, 103
  razão de compressão em, 108, *109*
  SuperSonic Imagine em, 111, *112-113*
  técnica do transdutor em, 103-104, *104*
  ultrassom endoscópico em, 112, *113*, 151-152
Elastografia dos olhos, 172
Elastografia dos testículos
  diretrizes publicadas em, 156
  elastografia por compressão em, 152, *153-155*
  elastografia por ondas de cisalhamento em, *155*, 155
  interpretação de, 155
Elastografia hepática, 4
  acurácia da, 30
  artefatos em, 29
  doença esteatótica não alcoólica em, 31
  elastografia de impulso de força de radiação acústica em, 25
  elastografia de onda de cisalhamento bidimensional em, 26
  elastografia de onda de cisalhamento em com doença hepática focal, 37, *38-39*
    em doença hepática difusa, 26, *26-27*, 27, *28-29*, 31
  elastografia de onda de cisalhamento em, 26, *26-27*
  elastografia por compressão em tempo real em, 27, *27*, 29
  elastografia por compressão em em doença hepática difusa, 27, *27*, 29, 32
    na doença focal hepática, 39, *40*

elastografia por ressonância magnética em, *158*, 159, 166, *166*
elastografia transitória controlada por vibração em, 25, 27, 30
elastografia transitória em, 159, 172
fatores de confusão em, *30*, 30
hemangioma em, 37, *38*, 40, *40*
limitações em, *30*, 30
na doença focal hepática, 37, *38-41*
na hepatite viral, 30
na prática clínica, 31
para doença hepática difusa, 25, *26-30*
procedimento, 27, *28-29*
técnicas, 25, *26-29*
valor da, 40, 41
Elastografia musculoesquelética, 5
  anisotropia em, 129, *130*
  aplicações de, 132, *133-139*
  artefato de explosão, 132, *132*
  detecção de úlcera de pressão em, 138
  elastografia das ondas de cisalhamento em, *131*, 131, *132*
  elastografia por compressão em, 129, *130*
  elastografia por ressonância magnética em, 165, *165*
  epicondilite lateral em, 133, *134*
  fascite plantar em, 135, *137*
  gatilho em, 135
  interpretação de, 130
  lacerações dos tendões digitais, 135
  técnica do transdutor em, 129-130, *130*
  tendinopatia de Aquiles em, 132, *133*, 139
  tendinopatia do manguito rotador em, *135*, 135
  tendinopatia patelar em, *134*, 134
  tendões em, 132
  tumores em, *138*, 138, *139*
Elastografia paratireóidea, *173*
Elastografia por compressão (SE), 1, 6, *9*
  Veja também Elastografia
  aplicação de estresse em, 6, *7-9*
  artefato azul-verde-vermelho em, 15, *16*, *50*, 50
  artefato com padrão vermiforme em, 15, *17*, 50, *51*
  artefato de olho de boi em, 15, *16*, *49*, 49
  artefato deslizante em, 15, *16*, *50*, 50
  artefato do sombreamento em, *17*, 17
  artefatos em, 15, *16-17*, 49, 49, *50-51*, 72, *73*
  codificação de cores em, 9, *9*, 10
  dicas e truques com, 17
  em tempo real na elastografia hepática, 27, *27*
  escala visual em, 7, *7*
  escores de escalas de cores em, 13
  exibição dos resultados em, *9*, 9
  impulso de força de radiação acústica em, 11
  in vivo, com pulsação da artéria carótida, na elastografia da tireoide, 70, 75, *76-77*
  interpretação de, *12*, 12, *13-15*
  limitações de, 15
  modo B em, 8, *9*
  na elastografia da mama, 12, *44*, 44, *45-57*
  na elastografia da próstata, 89, *90-91*

na elastografia da tireoide, 68, *69-71*, *73*, *76-77*

na elastografia de linfonodos, 102, *103-110*, *147*, 147, *148*

na elastografia do sistema musculoesquelético, 129, *130*

na elastografia hepática
na doença focal hepática, 39, *40*
para doença hepática difusa, 27, *27*, 29, 32

na elastografia renal, 122

na elastografia salivar, 141, *142-143*, 144

na elastografia testicular, 152, *153-155*

onda de cisalhamento vs., na elastografia da tireoide, 80, *82*

plano de imagem em, *7*, *8*

posicionamento do paciente em, 7, *9*

pré-compressão em, *10*, 10, *11*, 14

qualitativa na elastografia da tireoide, *69*, 69

razão de compressão em, 13, *14*

razão E / B em, *12*, 12, *51*, 51, *52-53*

rigidez relativa da lesão em, 14, *15*

semiquantitativa na elastografia da tireoide, 69, *71*

técnica do transdutor em, 8, *9*

tridimensional, 64, *65*

uniformidade em, *7*, *8*

Elastografia por compressão em tempo real (RTSE) 27, *27*, **29**

Elastografia por compressão *in vivo* usando a pulsação da artéria carótida na elastografia da tireoide, **70**, **75**, *76-77*

Elastografia por compressão quase estática interna, *veja* Elastografia por compressão *in vivo*

Elastografia por onda de cisalhamento (SWE), 1, 6
Veja também Impulso de força de radiação acústica (ARFI)
artefato de explosão em, *23*, 23, 59, *62*
artefatos em, 22, *23*, 29, 59, *61-62*, 80
bidimensional, 18, 19, *20-21*, 22, 26, 38, *39*, 59, 78
codificação por cor em, *23*, 23
dicas e truques com, 24
elastografia por compressão *versus*, na elastografia da tireoide, 80, *82*
em elastigrafia dos testículos, *155*, 155
exibição de resultados, *19*, 19, *20-21*, 21
impulso de força de radiação acústica em, 12
interpretação de, 21
limitações de, 22
mapa de qualidade em, *22*, 22
métodos ópticos em, 170
modo de propagação na elastografia da tireoide, 78, *79*
modo de rigidez na elastografia da tireoide, 78, *79*
modo de velocidade na elastografia da tireoide, 78, *79*
na elastografia da mama, *57*, 57, *58*, *60-62*
na elastografia da próstata, 91, *92-94*
na elastografia da tireoide, 78, *79*, *81*
na elastografia de linfonodos, *111*, 111, *112-113*, *148*, 148, *149-151*
na elastografia do baço, 115, *116*

na elastografia do pâncreas, 117, *118*

na elastografia do sistema musculoesquelético, *131*, 131, *132*

na elastografia hepática
para doença focal hepática, 37, *38-39*
para doença hepática difusa, 27, *28-29*, 31

na elastografia renal, 122, *123*

na elastografia salivar, 143, *144*, 145

na próstata, 4

pontual, 18, 18, *19-20*, 21, 26, *26-27*, *38*, 38, 62, 78

pré-compressão em, 21

transdutores em, 18

tridimensional, 18, 59, *65*

velocidade da onda de cisalhamento em, 18

Elastografia por onda de cisalhamento bidimensional, 18, 19, *20-21*, 22
na elastografia da mama, 59
na elastografia da tireoide, 78
na elastografia hepática, 26, 38, *39*

Elastografia por onda de cisalhamento pontual, 18, 18, *19-20*, 21
na elastografia da mama, 62
na elastografia hepática
com doença difusa, 26, *26-27*
com doença focal, *38*, 38
na elastografia da tireoide, 78

Elastografia por ressonância magnética cardíaca, 166

Elastografia pulmonar, 165, *165*

Elastografia renal
angiomiolipoma em, 126
aplicações clínicas com, 123, *124-125*
avaliação de doença intersticial por aloenxerto renal com, 125
avaliação do tumor renal com, *125*, 126
carcinoma de células renais em, *125*, 126
elastografia por compressão, 122
elastografia por ondas de cisalhamento em, 122, *123*
elastografia por ressonância magnética em, 166
em pacientes pediátricos, 122
medição de fibrose renal em pacientes com doença renal crônica, *124*, 124
para detecção de dano renal em crianças, 123
técnica de exame em, 122

Elastografia salivar, 173
artefato deslizante em, 146
artefatos em, 146
diagnóstico diferencial de lesão focal com, 141, *144*
doenças difusas em, 144, *145*
elastografia de ondas de cisalhamento em, 143, *144*, 145
elastografia por compressão em, 141, *142-143*, 144

Elastografia transitória (TE), 1, 159, 172
curva de aprendizado para, 1
exibição de resultados em, 1, *2*
introdução à, 1
princípios de, *6*, 6, *7-23*
ressonância magnética, 4

Elastografia transitória controlada por vibração (VCTE) na elastografia hepática, 25, **27**, **30**

Elastografia tridimensional
na elastografia da mama, 64, *65*
na elastografia da tireoide, 82, *83*

Elastografia vascular, 172, *172*, *173*

Encefalomielite autoimune (AE), 162

Epicondilite lateral, **133**, *134*

Escala de cores de cinco pontos em elastografia da mama, 13, *14*, **53**, *54*

Esclerose múltipla (MS), 162

Escores de escalas de cores na elastografia por compressão, **13**

Escores de Tsukuba, 13, *14*

Estadiamento de fibrose hepática, **31-32**

Esteatose hepática, **32**

EUS, veja Ultrassonografia endoscópica (EUS)

F

Fascite plantar, **135**, *137*

Fator de qualidade e/ou mapas de confiança
na elastografia da mama, *63*, 63, 64
na elastografia de onda de cisalhamento, *22*, 22

Fibroadenoma na elastografia da mama, 12, *13*, 51, *51*, *53*, *57-58*

Fibrose cística, 119

Fibrose hepática, *25, 158*, **159**

G

Gestações ectópicas, 171

Ginecologia, *171*, **171**

Glaucoma, 172

H

Hemangioma em elastografia hepática, 37, *38*, 40, *40*

Hepatite B, 25, **30**

Hepatite C, 25, **30**

Hidrocefalia, veja Hidrocefalia de pressão normal (HPN)

Hidrocefalia de pressão normal (HPN), 162

Hiperplasia folicular na elastografia da tireoide, *71*

Hipertensão do portal (PH), 115, *116*, 161, 172

HPN, veja Hidrocefalia de pressão normal (HPN)

I

Impulso de força de radiação acústica (ARFI), 1, 6
Veja também elastografia por onda de cisalhamento (SWE)
aplicações futuras para, 170
em elastografia por compressão, 11
na elastografia da mama, 44, *49*, 49
na elastografia da tireoide, 79
na elastografia das ondas de cisalhamento, 12
na elastografia de linfonodos, *111*, 111, *148*, 148, *149-151*
na elastografia hepática, *26*
Índice de contraste de elasticidade (ECI) na elastografia da tireoide, **70**

Índice de rigidez da tireoide (TSI), **70**

Interpretação
da elastografia da mama, 65, *66*

Índice Remissivo

com elastografia por compressão, 50, *51-53*

com elastografia por ondas de cisalhamento, 59

da elastografia da onda de cisalhamento, 21

da elastografia da próstata, 89, *90-91*, 91, *92-93*

da elastografia da tireoide, 73, 75, *76-77*, 80, *81*

da elastografia musculoesquelética, 130, 132

da elastografia testicular, 155

de elastografia por compressão, *12*, 12, *13-15*

L

Lancerações dos tendões digitais, **135**
Leiomiossarcoma, 171
Linfoma, 100, *110*
Lipoma, 15, *16*, *50*, 138, *138*

M

Mapa de confiança em elastografia da mama, *63*, **63**, *64*
Mapa de movimento, 1, *3*
Mapas de cores na elastografia da mama, 45
Medidas de rigidez hepática, **29**
Métodos optoacústicos, **170**
Modo de propagação na elastografia da glândula tireoide por ondas de cisalhamento, **78**, *79*
Modo de rigidez na elastografia por ondas de cisalhamento da tireoide, **78**, *79*
Modo de velocidade na elastografia da tireoide por ondas de cisalhamento, **78**, *79*
Módulo de Young, *18*
MRE, *veja* Elastografia por ressonância magnética (MRE)
MS, *veja* esclerose múltipla (MS)

N

NAFLD, veja Doença esteatótica não alcoólica (NAFLD)

O

Obstetrícia, *171*, **171**
OCT, *veja* Tomografia de coerência óptica (OCT)
Ondas de cisalhamento, movimentos cardiovasculares nativos, 170
Ovário policístico (PCO) 171

P

Pacientes pediátricos
detecção de dano renal em, 123
técnicas de elastografia renal em, 122
Pancreatite autoimune (PAI), 119
PCa, *veja* Câncer de próstata (PCa)
PCO, *veja* Ovário policístico (PCO)
PDAC, *veja* Adenocarcinoma ductal pancreático (PDAC)

PH, *veja* hipertensão do portal (PH)
Poroelastografia, 170
Posicionamento do paciente, ver Técnica do transdutor
na elastografia da mama, 44
na elastografia de linfonodos, 103
na elastografia por compressão, 7, *9*
Pré-compressão
na elastografia da mama
com elastografia por ondas de cisalhamento, 58, *58*
com imagens elastográficas, 47, *48*
na elastografia de onda de cisalhamento, 21
na elastografia da tireoide, 72
razão de compressão e, 14
na elastografia por compressão, *10*, 10, *11*, 14
Prostatectomia radical *vs.* elastografia da próstata no diagnóstico, *95*, **95**
Pulsação da artéria carótida
como interferência na elastografia da tireoide, 72
em elastografia por compressão *in vivo* para elastografia da tireoide, 70, 75, *76-77*
Push pulse, 6

R

Rastreio do câncer de próstata, **87**
Razão de compressão
em elastografia de compressão, 13, *14*
na elastografia da mama, 54, *55*
na elastografia de linfonodos, 108, *109*
pré-compressão e, 14
Razão de compressão na tireoide elastografia, 69, *71*, 75
Razão E/B
na elastografia da mama, *51*, 51, *52-53*
na elastografia por compressão, *12*, 12, *51*, 51, *52-53*
RCC, ver Carcinoma de células renais (RCC)
Resultados, exibição dos, 1, 2
Reumatologia, **138**
Rigidez relativa da lesão
na elastografia da mama, *56*, 56, *57*
na elastografia por compressão, 14, *15*
RTSE, ver elastografia por compressão em tempo real (RTSE)

S

SE, ver elastografia por compressão (SE)
Sialolitíase, 145
SSI, *veja* SuperSonic Imagine (SSI)
SuperSonic Imagine (SSI)
na elastografia da mama, 58, 64
na elastografia da tireoide, 78, 80, *81*, *83*
na elastografia de linfonodos, 111, *112-113*
SWE, veja Elastografia por onda de cisalhamento (SWE)
SWS, *veja* Velocidade da onda de cisalhamento (SWS)

T

TE, *veja* Elastografia transitória (TE)
Técnica do transdutor, *veja* Posicionamento do paciente
na elastografia da mama, 44, *44-45*
na elastografia da tireoide, 72, 75, 80
na elastografia de linfonodos 103-104
na elastografia do sistema musculoesquelético, 129-130, *130*
na elastografia por compressão, 8, *9*
Tendinopatia de Aquiles, **132**, *133*, 139
Tendinopatia do manguito rotador, *135*, **135**
Tendinopatia patelar, *134*, **134**
Tireoidite de de Quervain, 82
Tireoidite de Hashimoto, 82
Tireoidite granulomatosa, 82
Tiroidite, 82
Tomografia de coerência óptica (OCT), 170
Transdutores em elastografia de onda de cisalhamento, 18
TSI, *veja* Índice de rigidez da tireoide (TSI)
Tumores da parótida, 141
Tumores de tecidos moles, 138, *139*

U

Úlcera por pressão, detecção de, elastografia do sistema musculoesquelético, **138**
Ultrassom em modo B
na elastografia da mama, 44, *45*, 51, *51-52*
na elastografia da tireoide, 4
na elastografia por compressão, *8*, *9*
na elastografia por onda de cisalhamento, 1
na elastografia renal, 126
no diagnóstico de linfadenopatia, 100, *101*
Ultrassonografia Doppler para o diagnóstico de linfadenopatia, **100**, *102*
Ultrassonografia endoscópica (EUS)
na elastografia de linfonodos, 112, *113*, 151-152
na elastografia do pâncreas, 118, *119*, 119, *120*
Ultrassonografia, comparação de modos de, *1*
Veja também Ultrassom em modo B, ultrassonografia Doppler
Útero com fibroide, 171, *171*

V

Velocidade da onda
conversão de módulo de Young para, *18*
de cisalhamento (SWS), 1
na elastografia por onda de cisalhamento, 18
pré-compressão e, 10, *11*